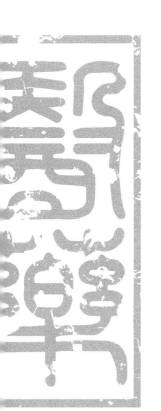

中国近现代中医药期刊续编

第一辑

中华医学杂志（三）

王咪咪◎主编

2019 年度北京市古籍整理 出版资助项目

北京科学技术出版社

我國之回歸熱病

上海雷氏德醫學研究院病理學系

魏　曦

回歸熱一病,遍佈全球各處;惟澳洲一隅,至今尚無此病之踪跡. 其猖獗之情形,在歐戰時已數見不鮮,并曾形成極嚴重之公共衛生問題. 以後自一九二一至一九二八之七年間此病又曾一度流行於菲洲之西部及中部一帶,病者之死亡率,達全人口百分之二十五;計二十餘萬人. 近年來此病在吾國各處,疊有發生,其過去之情形,惜無詳細之文獻可供參攷;惟有少數零星不全之記載可作根據. 此病在過去二十餘年前,似極罕見,尤以長江流域及大江以南之內地各省爲然. 如革蘭氏 (Graham) [1] 所報告者爲可靠,則在宜昌一處,在一九一〇年以前,絕無此病之存在. 同時亦有人報告,上海一埠,此病亦不多見 *. 而近年來此病之流行情形,與日俱增,幾至各省皆有,實一極嚴重之問題也. 茲就近年來各方所發表關於我國此病之研究結果,以及作者本人對於回歸熱病原菌之觀察,約略敍述於下.

分 佈 狀 況

據史明登氏 (Shrimp'on) [2] 之統計字數,則在此五年之內,全國各處皆有此病之存在,且病例之多,流行之廣,均超過以往之情

*China Med. Jour. 之 1887-1923 總目錄第二十三頁載有題目,而原文因所屬頁數錯誤無從稽考.

形;有數處以前無此病者,近亦發見多數之病例. 是以此病在目前,實有注意之必要,尤因其所戕害者,以勞働大衆爲最多數. 以全國計,其經濟上所受之損失,實不可勝數也.

(一)地域之分佈情形: 在我國北方諸省,如河北,山東,東三省等處,此病之存在,早已見之數種記載 (3),(4),(5),(6). 其最早之報告,爲北平一八六四至一八六五年之大流行,大概此病在我國北方,已有不少年之歷史,而在我國之極南部,如香港(4)雲南等處,其存在之情形,諒亦與北方諸省相同,蓋於一八六四年間,香港亦曾有同樣之大流行也. 而其他中部諸省之流行情形,直至近二十餘年中,始漸見擴大蔓延;參閱第一表,當可明瞭其分佈之大概情形.

第一表　關於我國回歸熱可稽考之文獻

時　期	省　名	縣　名	病者數目	參　考　書
1864—1865	河　北	北　平	大 流 行	N. M. J. 1931, 17: 233.
1864—1865	廣　東	香　港	大 流 行	N. M. J. 1931, 17: 233.
1877	河　北	天　津	大 流 行	Custom M. R. 14: 66.
1889	山　東	蓬　萊	大 流 行	C. M. J. 1890, 4: 164.
1890	山　東	蓬　萊	十 人	
1904	江　蘇	賈家汪	間有病例	Arch. Med Navals. 1904, 32: 363.
1904	廣　東	北　海	局部流行	J. Trap. Med. 1904, P. 35.
1909	雲　南	蒙　自	九十四人	Ann. d'hyz. de la Med. Col. 1911, P.40
1910	湖　北	宜　昌	大 流 行	C. M. J. 1911, 25: 47.
1910—1911	四　川	重　慶	局部流行	C. M. J. 1911, 25: 328.
1910—1913	湖　南	常　德	局部流行	C. M. J. 1913, 27: 321.
1911	四　川	成　都	大 流 行	Bull. de la Soc. Poth. Exot 1911, 4:
1911	湖　南	湖南南部	局部流行	C. M. J. 1912, 26: 5.
1911	安　徽	安　慶	四 人	C. M. J. 1913, 27: 318.
1911—1919	四　川	成　都	大 流 行	Bull. de la Soc. Path. Exot. 1920, 13: 38
1911	山　東	青　島	間有病例	N. M. J. 1931, 17: 233.
1912	浙　江	杭　州	局部流行	C. M. J. 1913, 27: 333.
1912	遼　寧	撫　順	十 人	N. M. J. 1930, 17: 233.
1913	江　蘇	上　海	間有發現	J. Trop. Med. 1916, P.63.
1915	遼　寧	撫　順	一百六十人	N. M. J. 1931, 17: 233.
1918—1934	江　蘇	常　州	局部流行	Ann. Roports of Hospitals.

第一表　（續）

時　期	省　名	縣　名	病者數目	參　考　書
1918	福　建	延　平	三十五至四十八	C. M. J. 1919, 33: 210.
1923	福　建	延　平	大流行	C. M. J. 1924, 38: 397.
1923；1925	西　康	巴　塘	大流行	C. M. J. 1926, 40: 181.
1924	西　康	巴　塘	大流行	C. M. J. 1932, 46: 853.
1924	西　康	沙月洞	大流行	C. M. J. 1932, 46: 853.
1925	雲　南	阿墩子	大流行	C. M. J. 1932, 46: 853.
1926	湖　北	宜　昌	大流行	C. M. J. 1926, 40. 162.
1926—1932	江　西	南　昌	局部流行	Hospital Ann. Reparts.
1926	湖　南	醴　陵	無此病例	Hospital Ann. Reparts.
1927	雲　南	麗　江	大流行	私人消息 (H. G. Thompson)
1928—1934	河　北	北　平	大流行	Ann. Reports of Hospitals.
1928	山　東	煙　台	局部流行	Ann. Reports of Hospitals.
1928—1934	湖　北	武　昌	局部流行	Ann. Reports of Hospitals.
1928—1934	香　港	香　港	局部流行	Med. Dept. Ann. Reports.
1929—1933	山　東	濟　南	局部流行	Ann. Reports of Hospitals.
1629—1934	廣　東	廣　州	局部流行	Ann. Reports of Hospitals.
1930	河　北	北　平	廿六人	N. M. J. 1931, 17: 224.
1930—1934	江　蘇	上　海	大流行	S. M. C. Ann. Reparts.
1930—1931	浙　江	杭　州	無此病例	Hospital Ann. Reparts.
1030—1931	浙　江	湖　州	無此病例	Hospital Ann. Reparts.
1930；1933	湖　北	漢　口	局部流行	Hospital Ann. Reparts.
1930	湖　北	安　陸	無此病例	Hospital Ann. Reparts.
1930—1931	江　蘇	清　江	局部流行	Hospital Ann. Reparts.
1930—1933	湖　北	武　穴	局部流行	Hospital Ann. Reparts.
1931—1934	福　建	廈　門	局部流行	Hospital Ann. Reparts.
1931—1932	河　北	開　平	間有病例	Hospital Ann. Reparts.
1931	河　北	新　台	局部流行	Hospital Ann. Reparts.
1931	山　東	濟　南	間有病例	Hospital Ann. Reparts.
1931	安　徽	蕪　湖	局部流行	Hospital Ann. Reparts.
1931	山　東	煙　台	局部流行	Hospital Ann. Reparts.
1932	河　南	開　封	間有病例	Hospital Ann. Reparts.
1932—1934	江　蘇	蘇　州	局部流行	Hospital Ann. Reparts.
1932—1934	江　蘇	清江浦	局部流行	Hospital Ann. Reparts.
1932—1934	四　川	成　都	大流行	Hospital Ann. Reparts.
1933—1934	安　徽	陸　州	局部流行	Hospital Ann. Reparts.
1933—1934	四　川	雅　安	大流行	Hospital Ann. Reparts.
1933—1934	廣　東	佛　山	局部流行	Hospital Ann. Reparts.
1933—1934	江　蘇	清　江	局部流行	Hospital Ann. Reparts.
1934	河　北	開　平	大流行	Hospital Ann. Reparts.

　　依據一般觀察者之意見,皆以此病之發生與蔓延之情形,實與整個社會之變動有密切關係;兵燹,災荒,歷來使此種疾病廣播流行. 我國北方以及西北方與雲南諸省之連年旱災,黃河與長江流域之大水災,均足以使人民奔走離散,以致造成新的流行區域. 吾等一九三二年在滬戰時所目睹之大流行[7],即係顯明之一例. 病者由戰區逃出,寄居各收容所內,以致避難者互相傳染,甚至一部份之俄僑,亦染此病. 與此同樣之傳染方式,常不難為其他各省區之情形推想及之也.

　　(二)回歸熱與季候之關係: 我國區域雖廣,而南北各省之氣候變遷,皆有顯明之寒季與熱季之更換;回歸熱一病,則常在溫暖之二三月間出現,至八九月之間,乃卽斂跡;其最猖獗之時期,則為五月至六月之間,故此病在我國實一熱季病也. 惟此種起伏之情形,據經驗觀察者之意見,則認為南北稍有差異;愈趨北方,此病流行之期間,有向寒季數月移動之勢,然缺乏比較之統計材料,亦不能認此說為絕對可靠. 雲南一省,則確具有不同之高原氣候,四季常春,無劇烈之冷熱變遷,而此病在雲南,亦呈特異之季候

第二表　回歸熱與季候之關係

地域	時　　期	一月	二月	三月	四月	五月	六月	七月	八月	九月	十月	十一月	十二月	處數
上海	民國十八年至廿二年		3	43	86	199	187	95	10	4		1	4	632
漢口	民國二十年至廿二年		2	2	11	29	17	4		1				66
南京	民國十七年至廿二年				4	9	14	7			1	1		56
北平	民國廿一年至廿二年	1	1		5	15	5		1				1	29
濟南	民國廿一年至廿二年		23	23	1	2	1							57
南昌	民國廿一年至廿二年		2	7	3	7	1	1						32
雲南	民國廿一年至廿二年	13	12	16	17	10	8	9	12	11	6	5	12	131

分佈情形,病例之多寡,在各月中亦無顯明之起伏狀況也.

　　(三) 回歸熱與病者職業之關係: 回歸熱病者之社會地位,據歷來之記載,大多數皆爲貧苦階級,尤以無業之遊民及苦力爲最多. 依史明登 [2] 氏最近之分析,此種論斷殊屬可靠,第二表所統計之字數逾五百者,當極準確.

第三表　我國回歸熱與職業者之關係

社　會　地　位		職　　業	病　　　　例	
社會下層:	無業者.	流浪者	67	
	無技藝勞動者	臨時傭工	47	
		固定傭工	33	
				147
	半技藝勞動者	兵	38	
		水手	2	
		警察及閽者	10	
		僕役	7	
		小販及小工業者	30	
		農人	1	
		錄事書記等	7	
				95
	社會下層之總數			242
社會中層:	技藝純熟勞動者	教員	2	
		軍官	6	
				8
社會上層				
	不列等級者	嬰孩	29	
		女子(主婦等)	48	
				77
不知等級者		乞丐,無業者,囚犯,老人,等.		177
總　　　　計				504

　　吾人於分析之餘,當可了然於此病連綿不絕之情形,大概此等貧苦病者處於極困苦之環境下必爲藏納此病之淵藪,局部流行或大流行,皆易由少數而至多數病例逐漸擴大也. 如欲根絕

此病,此等社會問題,實應列入研究範圍之內也.

（四）回歸熱與性別及年齡之關係: 我國之社會情形,可影響此二者之關係者甚多;女性病者,每多不願入院,或任其自然痊愈,或往覓舊醫治療,故統計字數,不無上下之處;觀史明登氏[2]就一九三三至一九三四年之醫院報告而分析之結果,亦可畧得梗概.

第四表　我國回歸熱與性別之關係

醫院所在地	病　　例			以百分率計算	
	男	女	男女共計	男	女
濟　　南	48	9	57	84.2	15.8
漢　　口	57	9	66	86.4	13.6
上　　海	135	9	144	93.8	6.2
昆　　明	107	24	131	81.7	18.3
南　　昌	27	5	32	84.4	15.6
各院總計	441	63	504	87.5	12.5

女性病例較男性為少,除上述我國特有之情形外,其他如女子受傳染之機會,確不如男子之多,勞働者多為男子,女子則異常之少,以勞働者所處之貧苦地位,環境卑劣,生活極不衞生,受傳染之機會當然較女子為多之也. 關於男女之生活狀況,袁貽謹氏[8]曾在北平作一詳細之探討,其結果許多作者皆認為可靠,大概30%之男子,皆露宿於沿街之廊下,而96%之女子皆有正式之住屋可居. 在歐洲,茂倫氏 (Mühlers)[9] 亦有同樣之統計,其男女生活之情形,與我國亦極相似. 由此以觀,當可瞭然於回歸熱或其他種傳染病在男女兩性間分佈狀況之所由來也.

依年齡而分析,病者之最多數為十五歲至三十五歲之間,回

歸熱非與年齡有關之疾病,其病例之多寡,不依年齡而定,實人生過程中最活動之時期,亦即傳染機會最多之時期而決定之也.其大概之分佈情形,閱第五表,當可明瞭.

第五表　回歸熱與病者年齡之關係

醫院所在地	年齡之界限　　　（以百分率計算）						
	0—	1—	5—	15—	25—	35—	45—	55—
上　海	0	.7	11.6	28.7	28.7	16.8	9.1	3.5
濟　南	0	1.8	14.9	38.6	24.6	8.8	8.8	3.5
昆　明	0	3.7	3.8	38.9	29.0	19.8	4.6	.8
漢　口	0	1.5	3.0	33.3	28.8	16.7	10.6	6.1
各醫院總計	0	1.4	7.2	37.6	28.2	15.1	7.0	3.6

病　原

回歸熱螺旋體係阿伯邁爾氏 (Obermeier) 於一八七三年所發見. 在未明病原之前,殊難分別數種病症相似之傳染病,如斑疹傷寒與瘧疾等. 醫者臨症,實等於暗中摸索,而不得其真實面目. 自阿伯邁爾氏首次之發見後,一九〇四年答頓及他特二氏 (Dutton and Todd) 又在菲洲發見同樣之螺旋體,於是歐洲所謂之回歸斑疹熱 (Typbus recurrens) 及菲洲之壁蝨熱 (Tick fever),皆獲得科學上之證據,而認為同類之疾病;同時亦不致與其他傳染病稍有混淆矣. 此二病雖同為一種形態相似之螺旋體所致;但歐洲與菲洲之螺旋體,確各具有不同之性質,Dutton 氏回歸熱螺旋體之毒力強,其回歸熱發生之次數亦多;而 Obermeier 氏之回歸熱螺旋體則適得其反,其毒力微細,熱度回復之次數亦少. 此外其他不同之點尚多;當於討論我國之回歸熱螺旋體時再分別提出之.

　　至於我國之回歸熱螺旋體係屬何類,已經多人之研究,如伍連德氏 [10], 久芬杜伯爾氏 (Jouveau-Dubreuil) [11], 豐田氏 [4] 及勞勃生氏 (Robertson) [7] 及鍾氏 [12],等皆認我國之回歸熱螺旋體與歐洲之 Obermeier 氏回熱螺旋體 (Spirochaeta recurrentis) 同屬一類. 茲就此種螺旋體之各種性質,分別論述如下:

　　(一)形態: 檢驗回歸熱螺旋體之方法甚多,亦極簡易,較之檢驗其他螺旋體如梅毒螺旋體實便利不少,蓋回歸熱螺旋體在病者發高熱時,即在血液內可用數法尋得,茲將各法列舉於下:

　　(甲)染色法: 血液塗片標本,可依平常之塗片法製作,然後即用純酒精或木醇固定之. 染色之顏料,以 Wright's 或 Leishmann Stain 及 Giemsa's Solution 為最簡易;然祇宜於診斷之用. 如若作形態上之探討,則 Zettnow's Method [13] 及杜順德氏 [14] 之方法,比較清晰多多矣.

　　(乙)不着色檢驗法: 取得病者血液後,可不即塗片,而置一滴在玻璃片上,并覆以玻蓋;此項標本,即可用暗野檢視法 (Dark field illumination) 檢查之. 應用暗野時,當注意燈光之處理,務使光柱之中心,準對暗野之中心,則所得之結果必佳. 此法不獨對於診斷有用,而對形態之考察,實有無窮之便利也. 除暗野法外,亦可將血液與墨汁混和,并製成塗片標本,再以普通之高倍油鏡頭檢視之,則可見白色透明之螺旋體矣.

　　在暗野下檢驗時,回歸熱螺旋體呈長短不一 (平均長度為二十至三十秒) 細絲狀之形態. 此絲狀體盤旋如螺絲之輪廓,兩端尖銳,游動時兩端無前後之分,如所在之處為液體,而無血球或其他凝結物,則其動作祇限於自左至右或與其相反之方向旋轉;但一遇固定物,則前後奔竄,急如閃電,瞬息即已逃出視線之外矣. 有時亦能變曲及左右擺動,然此等現象發生時,即此螺旋體

之生命漸趨衰老矣. 哥爾氏 (Coles) [15] 以爲螺旋體內之組織
呈顆粒狀. 吾人在觀察我國回歸熱螺旋體時,有同樣之印象;不
獨在染色標本上可見此等顆粒,卽在暗野檢視下,亦有同樣之現
象. 有人謂回歸熱螺旋體之末端有鞭毛;然吾人之觀察,則不能
證實之. 至於其一端或兩端,確實可以同時或單獨具有一枚極
細螺旋狀之"絲體",乃係事實. 野口氏 (Noguchi) [13] 認此"絲
體"爲回歸熱螺旋體之中心軀幹所突出之一部,其大部份則藏
於回歸熱螺旋體之內. 經吾人之研究,此點似有從新討論之必
要,蓋吾人觀察所得,獲知回歸熱螺旋體之軀體,係附着於一根中
心"絲體"之上,而非此絲體通過其軀體也. 在螺旋體分裂時,此
"絲體"可因分裂之結果,而暴露其一端或兩端於螺旋體之外.

　(二)繁殖: 蕭定氏 (Schaudin) 研究此等螺旋體時,曾主張
有兩種繁殖方法,一爲橫的分裂法,其他爲直的分裂法,直分裂法
至今已被許多學者所否認,一般人皆祇承認橫分裂法,當吾人檢
驗我國之回歸熱螺旋體時,亦祇能窺見多數之螺旋體以橫分裂
一法繁殖,從未見回歸熱螺旋體以直分裂法生長也. 與度氏
(Hindle) [16] 以爲前人所主張之直分裂法,乃觀察上之錯誤,蓋一
橫分裂之螺旋體,可因析叠而使人誤認爲直分裂之現象也. 除
上述之橫分裂法外,目前尙有一種未曾決定之分裂方法,卽顆粒
體繁殖法是也. 脊頓及他特二氏 (Dutton and Todd) 於 1907. 年
試驗 Dutton 氏之螺旋體時,曾在該種病源體內發見一種顆粒狀
之變化,尤以在壁蝨之 Malpighi 氏管內發見最多. 二氏卽倡此顆
粒繁殖法之一說,後來尼可氏 (Nicolle) [17] 觀察以蝨傳染之回歸
熱螺旋體時,亦承認有此種顆粒繁殖期. 當吾人觀察我國之回
歸熱螺旋體在蝨體內繁殖時,祇見螺旋體在三小時至六小時內
漸漸變化爲顆粒狀之小體,經過六小時後,卽不復可見回歸熱螺

旋體之踪跡．然至第五日時，螺旋體在蟲之體腔內又復重見，且數目極多，此種情形使吾人相信我國之囘歸熱螺旋體，具有顆粒體繁殖法之可能．囘歸熱發熱輪流囘復之狀況，有人卽以此種現象解釋之．蓋認發熱之時，卽囘歸熱螺旋體由顆粒狀小體發育長成之時期，而熱度降低時，亦卽螺旋體變爲顆粒小體而分離也．此種見解，是否與實情相合，殊難決定，蓋興度氏（Hindle）[16]以爲囘歸熱螺旋體在熱度降低時之失去，非絕對的，乃數目之減少而已；如檢驗者細心檢查，仍可獲見極少數之螺旋體．關於我國北方之囘歸熱螺旋體，鍾惠蘭氏[18]亦不能在蟲之體內察見其增多與消失之循環現象．綜上所述各情，實難斷定此顆粒體繁殖法之是否眞正存在．至於上擧之兩種情形，可否同時存在，則爲另一問題．

（三）中間宿主：我國囘歸熱螺旋體之中間宿主爲蝨業經多人之證實．其最近者如勞勃生氏（Robertson）[7]及鍾惠蘭[12]，[17]等在北平用蝨試驗之結果，證明該處之囘歸熱螺旋體，可在其體內繼續生存并繁殖，至十八日之久，而無消失與囘復之現象．吾人在上海所作之觀察，則顯然具有此種現象，是否北平之囘歸熱螺旋體與南方之此種病原有不同之處，係一可研究之問題．至於臭蟲是否傳染囘歸熱，則說者紛紜，乃一尙未完全證實之問題．近來盧森荷氏（Rosenholz）[19][20]之試驗結果，認定臭蟲實一良好之中間宿主．在我國依鍾氏之意見，則認爲臭蟲有傳帶囘歸熱螺旋體之可能，蓋鍾氏曾證明我國之囘歸熱螺旋體能在臭蟲之體內生存至二十五小時半之久，且依然具有致病力．璧蟲（Tick）爲傳播非洲波斯及美洲囘歸熱螺旋體之中間宿主．至於我國之囘歸熱是否亦藉此物爲傳播之媒介，亦爲一急需探討之問題．據鍾氏[16]之報告，在一家病者之室內，并未獲見璧

蟲之踪跡. 又布翁卜特氏 (Brumpt) [1] 最近曾將壁蝨用人工方法使其感染我國之囘歸熱螺旋體,所得結果,證明此種蟲並不能傳播我國之囘歸熱病,蓋不獨鼠經壁蝨咬後不能染得疾病,且我國之囘歸熱螺旋在壁蝨之體內,祇能活至六日之久. 吾人在上海亦曾作同樣之試驗,其結果亦與上舉者相似. 因此在我國囘歸熱之傳染,全賴蟲為中間之媒介;除蟲以外,臭蟲亦有傳染之可能,而壁蝨則絕對不能傳染.

(四) 培養: 囘歸熱螺旋體之培養,極為不易,方法雖多,而在各個研究者之手中,却有不同之結果,其最著名者為野口氏 [12] 之半固體培養基,為一種無氧之培養法. 其中以凝固之蛋白質,腹膜液或睪囊液與葡萄糖為主要成份. 應用此法以作培養者,大多數人祇能接種至第二代或第三代;而最近李元白氏 [22] 利用蛋黄及生理食鹽水作成培養基而以凝固之蛋白質置其底部,所得結果殊佳. 吾人近曾試用孵青之鷄卵以為培養基,其方法至易,幷能每三五日接種一次,至今五月之久,尚能保存其原有之生殖力及致病力.

(五) 免疫學: 囘歸熱螺旋體在一次傳染後所引起之免疫力量,據一般人之報告,皆認為時間極暫. 加爾蘇氏 (Jarnssow) [1] 報告: 1908 年俄國大流行時,病者在痊愈後之短時期內,均仍有再受傳染之可能,其例之多,且達全體病者三分之一. 吾人利用鼠作試驗,亦曾得與人類傳染相同之情形. 惟鼠在第二次或以下各次受人工傳染所得之疾病,均不若前一次之劇烈,且病之期間亦漸次縮短,故在一次傳染發生之後,即有少量之抵抗體病產生,雖不足以抵禦疾病之侵襲,但仍可使其較初次發生時為輕. 勞勃生氏 [7] 利用此種愈後血清,曾作小鼠之保護試驗 (Protection test) 及治療試驗,均得極佳之結果;並測知此種免疫性在

中华医学杂志（三）

病者痊愈後之一月內,仍極有效.

　　在細菌方面有所謂凝聚作用,補體結合作用等現象,因細菌傳染所發生之傳染病,如傷寒痢疾等,皆可利用此等現象作診斷之張本,惟此等現象之應用於囘歸熱螺旋體方面者,祇有學理上研究之價值,而無實際用途也. 此種試驗之方法亦與用於細菌者迥異. 凝聚作用有二法可用,一爲團聚現象 (Clumping Phenomenon),一爲黏附現象 (Adhesion Phenomenon);此二法皆須以暗野法檢視之. 近年來研究者均用此法以分類,但所得之結果,則使囘歸熱螺旋體之分類愈趨複雜,而無實用之價值. 勞勃生氏[10]及吾等,均曾用我國之囘歸熱螺旋體作此等試驗. 惟是否可利用此等方法以鑑別我國各地之囘歸熱螺旋體,則尚爲一待決之問題.

病　狀

　　傳染初期: 囘歸熱歸旋體侵入人體後,其平均之潛伏期爲五日至七日. 在我國病者,多遷延就醫,至復發時始思及入院治療,故潛伏期每不能決定之. 病起時患者即感覺全身不適,至二日之久,於是畏寒及前額疼痛等症,即徒然於第三日時發生,但病者多不因此等病症即停止工作,多數病者仍工作如舊,許多病者甚至病已六七日之久,而仍能步行自投醫院者.

　　病症併發期: 病者入院時之主訴病情,多爲畏冷,發熱,頭痛,背痛及四肢疼痛,與尿色深濃等症. 綜合各種症候,可別爲數類,如體溫失常而覺寒熱交攻;各處疼痛包括頭痛,背痛,四肢痛,及腹部痛,鼻腔出血,面現黃疸以及肝臟漲大,週身斑疹,與其他複雜症等,皆可次第發生,故當一一分別論述之:

　　惡寒發熱: 惡寒症者於初起之三四日內發生. 病者初不知有熱,直至第三或四日之後,乃自覺熱度增高;在初起之三日內,病者每日下午卽有惡寒之感覺;然此等寒戰,皆不若患瘧疾病者之沉重;體溫至第五日,乃逐漸增高至 104°F 或 101°F,高溫度在午後至曉,乃漸降低.

　　頭痛: 所有病者之主訴頭痛,皆限之於前額.

　　四肢及背部疼痛: 病者三分之一的人數,俱有此等病症;但在病將痊愈之後數日內,此症亦漸消失,至溫度退完時,卽無頭痛之感覺矣.

　　腹上部疼痛: 極爲普遍,在 1930 及 1931 之病例中,有 50%. 又 1932 之病例中高至 70%. 最引人注意者,則爲此項疼痛大多數皆在上腹部之偏左處,每每與病者漲大之脾臟有連帶之關係,然亦有脾臟未漲大而疼痛依舊者.

　　惡心與嘔吐: 此症幾至每一病者皆有,其最劇烈者,則因病者同時生有黃疸病,抽噎亦時有發生,且極可厭,大半發熱後之最末一二日極易發生.

　　厭食: 每一病者均有,但在熱度降下之後,病者卽可恢復原有之食量.

　　便祕: 在發熱期間,病者皆患便祕,然用洩藥治之卽愈. 腹洩極不易見.

　　鼻腔出血: 約分爲主要之兩種,少數病者在起初三數日內發生鼻腔之輕性出血,一如傷寒病者然,不經治療,卽可霍然而愈. 另一種鼻腔出血則較爲劇烈,其發生之時,亦在病之後期,且常繼續出血至最後之全愈時期. 初發生時,極似胃潰瘍出血;但經詳細之檢驗後,卽可發現其來源係發自鼻腔之內,血浸出甚多,而不易使其停止,且常因此等創口而引起中耳發炎. 黏膜出血之處,

除鼻腔外,其他如胃出血,腸出血,及子宮出血,皆曾見之於少數病
者.

黃疸: 黃疸一症,在已往數年間,以稍有不同;一九二九年時,
病者多無黃疸,至 1930—1932 年,幾佔百分之四. 許多病者,祇有
眼角膜稍帶黃色其他病者則黃色幾遍及全身皮膚. 黃疸最劇
者,類皆極其嚴重之病者,死亡之數亦高;但黃疸之深淺,亦不足以
推測其病之輕重;蓋有時極沉重之病者,亦祇現輕微之黃疸而已.
黃胆之深淺,亦與肝臟漲大,毫無關係. 嘔吐黃膽汁者亦極多.

脾臟漲大: 殊不多見,即有漲大,亦極有限,大多數祇在肋骨
下一二指之間. 在我國檢驗脾臟時,似宜留心其他病症如瘧疾,
及血吸蟲病等.

肝臟漲大: 極其普遍;78.2% 之病者,可發見此種現象,如上
所舉之右上腹觸痛,及黃疸症二者,即與此一病症有連帶之關係.
由此推之,則肝臟爲人體內各器官之最易受同歸熱螺旋體之侵
襲者.

小便可發現少許之蛋白質,且常有不少之赤血球,膽汁可
在尿內發現,即黃疸甚輕,亦可在尿內獲得膽汁. 但在病愈後各
種現象即立刻消斂.

斑疹: 不大常見,而在北方,此症似較南方爲多. 斑疹形似
極細而微帶紅色之顆粒,大多經二十四小時至三十六小時卽歸
消滅.

肯節病: 亦可在少數病者中發現,然多半一經治療,卽獲全
愈.

溫度驟退期(Crisis): 平均在七日之後,但亦有六日至九日
者. 平常熱度約在101°F至103°F;但一至驟退期,熱度立卽上升
至105°F. 在數小時之內,又可徒然下降,而至低於常人. 在此

時期內,病者感覺虛弱,或輕性之神經失常;但絕無嚴重之情形發
生. 鼻腔出血,多在溫度驟退期之前,類皆流汗甚多;然較之瘧疾,
則尚有遜色.

全愈期間,熱度常退至普通常人之溫度以下,在此種狀況下
繼續四五日之久,乃恢復平常溫度. 然亦有少數病者之體溫繼
續如此至一星期之久者. 但如溫度在全愈後之五日內忽然增
高,則屬併發症之徵象,尤以肺炎爲最可慮.

發熱之回歸次數,在我國之病者,多祇一次;然亦有發生五次
者. 病者多半在入院之前,即有初次發熱;迨第二次復發時始再
入院,此種病人約佔全數 22%. 初次發熱至第二次發熱之時間,
約有八日半之久. 如病者身體衰弱,此段時間可縮短至五日或
六日;然亦有少數病例,須經過四十餘日始有第二次發熱者.

熱度復發時,其病狀亦與初次之情形無異;但在併發症發生
時,則病狀極其沉重,與回歸熱之情形相比較,實嚴重多多矣.

吾人測驗病者之溫度時,有數例頗饒興趣,而其最使吾人注
意者,則爲病狀復發之初,病者之溫度祇稍微增高,經過四十八小
時後,乃不繼續增高,而反降低至常溫以下. 於是始再逐漸增高.
在溫度微增之時,亦無惡寒等現象;惟病者稍覺不適而已. 且病
者血液內之螺旋體,在此時期內,亦不甚多.

在病者全愈期內,常有一種假性發熱,極似復發之回歸熱;但
熱亦不高,祇 91°F 至 100°F 耳. 在病者血液內,亦不能發現回歸
熱螺旋體.

病　　理

(一) 組織病理: 回歸熱病者之器官,無甚明顯之變化. 脾
臟及肝臟,有時稍覺漲大;用顯微鏡檢驗各器官之切片時,皆呈涸

渴腫漲 (Cloudy Swelling). 在脾臟內有時可獲得局部之壞死情形,在各種器官內,如腎臟,心,腎上腺,肺,肝,及水腦等,皆可尋見囘歸熱螺旋體之存在;惟均在細胞之外耳. 間或有少數螺旋體在細胞之內,然大多數均已變爲不完整之斷片而已.

(二) 血球: 在囘歸熱正旺時,亦生變化;紅血球大多與常人無異 (5,000,000),亦有稍降低至 4,000,000 或 4,500,000 者. 然有病極沉重而歷久不退,則紅血球不大爲減低. 赤血素大概在 65% 至 75% 之間. 然此種字數,對於此等病者,實爲正常之標準也. 白血球皆有增加,約自 7000 至 20,000 之間;但在整個之病期,亦少顯劇之變化. 在病初起時,白血球之數目稍高,旋卽降低,而維持一種無大變化之數目;直至病愈而後,始復原狀. 因此病者血液內螺旋體增多,實與白血球之反應無關也. 白血球內有時發生空泡形之變化,其數目約有二至三個之多.

診　斷

囘歸熱初起時,利用血液塗片檢驗,常不易尋得螺旋體,而黃疸,脾臟漲大,及畏寒,發熱,出汗與頭痛等症,實極容易與瘧疾相混淆,鼻腔出血,紅色斑疹及脾臟漲大,又不易鑑別其是否傷寒或斑疹傷寒. 惟漸入後期,至能發現螺旋體時,始能確定其診斷.

治　療

我國之囘歸熱螺旋體,一似歐洲之囘歸熱病原極易治療,此點乃與菲洲囘歸熱螺體不同之處. 普通砒劑如 Novarsenobillon (N. A. B.) 與 Neoarsphenamin (914) 之靜脈注射,均易奏效;兒童則用 Myosalvarsan 或 Infantile Acetylarsen 等之肌肉注射. 如藥劑注入之時,適逢高熱時期,則病狀可立刻終止,而至全愈. 但在溫度

驟退時期中,給病者以此等藥劑之注射,則熱度始而增高,然後乃
徐徐降下,而退至比常溫更低. 經十餘小時後,逐漸復元如常人.

砒劑注射後,其生效之時間約十七至二十四小時. 藥劑之
份量,似與此必須經過之一段時期無關. 砒劑如在發熱之三日
後或熱度驟退之前注射,從未見再有第二次復發者. 但在熱度
正在降低時或業經低落時注射者,每有重發第二次者.

砒劑份量之計算,約以體重每一公斤給與 0.007 瓰.

如熱度在注射後仍持續不退至二十四小時之久,可給病者
一劑阿司匹靈 (Aspirin),並加以冷洗法擦身,則可立卽全愈.

如遇併發症時,可依其情形治理之;但在全愈之初,病者極度
軟弱,且畏寒,可置熱水囊於其身旁;有時注射 5% 之葡萄糖液,亦
極有效.

豫　　後

如病者之體格十分健全,則治愈後之結果必佳,且恢復原有
之健康,爲時亦速. 如病者在病前身體羸弱,及營養不良,則非獨
全愈遲緩,且常有不幸之結果發生. 兒童之染有此病者,多不十
分劇烈,經治療後,復元亦速.

預　　防

蝨爲傳染回歸熱螺旋體之媒介,故防止此病蔓延之方法,在
乎消滅此種中間宿主. 病者之衣服被褥,均應在搜羅之列,而加
以消毒. 消毒之法有二: 一爲濕熱法,一爲乾濕法. 此二法之
使用,因各個人習慣而加以選擇. 二者之効力俱佳,濕熱如用之
得當,滲透力甚大,當不難殺滅蝨及其所產之卵;然亦有喜用乾熱

者,蓋取其溫度可用之較高,而方法亦殊簡便也.

　　病者之毛髮間,多藏有蝨及其卵,應儘量剃去,投之於火,以消滅之.

　　當一九三二年時滬埠之一部份俄僑中,曾有此病流行,後施行以上諸法,其病至今已根絕矣.

總　　論

　　我國回歸熱病之流行病學,在本篇內曾詳細論述. 此病之踪跡,在目前已遍及我國之各省,尤以北方及西南諸省爲然,實形成一極廣闊之公共衛生問題.

　　我國之回歸熱螺旋體,爲蝨所傳染,臭蟲恐亦有一部份關係,惟壁蝨則已確定爲毫無傳播此病之可能. 是則我國之回歸熱螺旋體與歐陸所有者相似,而絕不類菲洲之回歸熱病原.

　　我國回歸熱螺旋體之形態,免疫作用,以及染色與培養諸事,均在本篇內有所論列. 其最有興趣而尙未解之點,則爲回歸熱螺旋體之生活循環是也. 在我國北方與南方之此種病原體似有不同之處,如有比較之研究,常能獲得不少新知識也.

參　考　書

1. *Graham, A.*:　Chinese Imp. Customs Med. Rep., 1910, No. 68/80, p. 97.

2. *Shrimpton, E.A.G.*:　C.M.J., 1936, Suppl. I, 50: 312.

3. *Huang, T. F.* (黃子方):　Nat. M. J. China, 1927, 13: 92.

4. *Toyoda, H. B.* (豐田):　Nat. Med. J. China, 1931, 13: 233.

5. *Fraser, J.*:　Chinese Imp. Customs Med, Rep., 1877, No. 14, p. 66.

6. *Neal, J. B.*:　China Med. Jour., 1890, 4: 245.

7. *Robertson, R. C.*:　C.M.J., 1932, 46: 853.

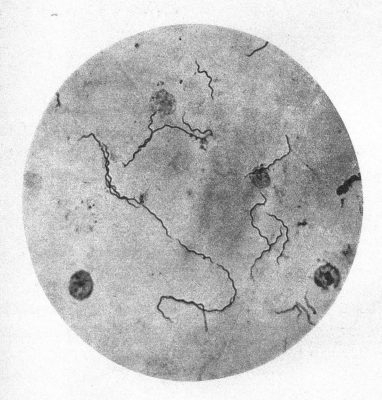

第一圖　回歸熱螺旋體之形態及分裂情形

杜氏法染色 ×1200

魏　曦

中華醫學雜誌第二十三卷第七期

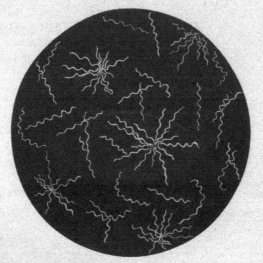

第二圖　回歸熱螺旋體之凝聚作用

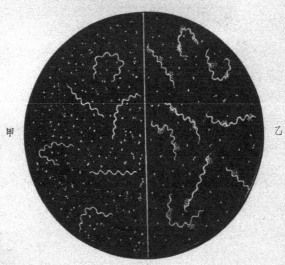

第三圖　回歸熱螺旋體之黏附作用

甲＝負反應　　　乙＝正反應

魏　曦

8. *Yuan, I-chin* （袁貽瑾）: Peking Nat. Hist. Bull., 1933, 7:283.

9. *Mühlens, P.:* Handbuch der Pathogene Mikroorganismen, Jena, 1930, 7: 383.

10. *Wu Lien-teh* （伍連德）: North Manchurian Plague Prevention Service Report, 1911-13, I: p. 98.

11. *Jouveau-Dubreuil:* Bull de la Soc. de Path. Exot., 1920, 13: 38.

12. *Chung, H. L.* （鍾惠蘭）: C.M.J., 1936, 50: 1723.

13. *Noguchi, M.* （野口）: The Newer Knowledge of Bacteriology and Immunology, Univ. Chicago Press, 1928 p. 452.

14. *Du, S. D.* （杜順德）: C.M.J,. 1931, 45: 657. Idem., 1936, 50:1283.

15. *Coles, A. C.:* J. Trop. Med. Hyg., 1936, 39:77.

16. *Hindle, E.:* A System of Bacteriology, Med. Resear. Council, London, 1931, 8: p. 108.

17. *Nicolle, C., Blaizot, L. and Conseil, E.:* Quoted by Hindle, E., A System of Bacteriology, Med. Resear. Council, London, 1931, 8: p. 161.

18. *Chung, H. L.* （鍾惠蘭） *and Feng, L. C.* （馮蘭洲）: C.M.J., 1936, 50: 1179.

19. *Rosenholz, H. P.:* Trop. Dis. Bull, 1927, 24: 685.

20. *Rosenholz, H. P.:* Trop. Dis. Bull., 1928, 25: 86.

21. *Brumpt, E.:* Annales de Parasit., 1936, 14: 578.

22. *Li, Yuan-po* （李元白）: Kitasato Arch. Exp. Med., 1933, 10: 78.

上海之霍亂

上海海港檢疫所

伍　連　德

上海爲通商巨埠,交通繁密,華洋雜處,各種傳染病,極易輸入.預防之事,旣甚複雜,復因人烟稠密,生活狀況多不合衛生,致發生後之制止,尤爲困難. 於過去多年中,最常發生之傳染病,厥爲暑季流行之霍亂. 此病發現於上海之歷史,已甚久遠,今將流行較劇而可考者,擇錄於下.

羅克哈特醫師於道光二十六年,曾在上海診視霍亂病人二名,當時並有"此凶惡之瘟疫,時有發現,戕人至夥,實爲可畏",之言. 羅氏復於其道光二十八年之報告書中,述及多人因霍亂而死亡之事;並謂"傳聞患病者甚多,人心恐惶,以爲此可畏之瘟疫,卽將降臨;但實際上僅屬散發性之病例,未成巨禍也". 同治元年時,上海霍亂大流行,王孟英霍亂論中謂: "上海人烟繁華,地氣愈熱,室廬稠密,穢氣愈甚. 附郭之河,藏垢納污,水皆惡濁不堪. 今夏余避地來遊,適霍亂臭毒番痧諸證盛行,而臭毒二字,切中此地病因;奈醫者茫然,竟有令人先服薑汁一錢者,有以大劑溫補主治者,皆刊印遍貼通衢. 病家信之,死者日以千計,道殣相望". 觀以上之言,當時疫勢之盛,可見一斑矣. 同治二年,霍亂復行發現,患者甚衆. 及六月下旬,已成燎原之勢;至七月中始殺,三星期間,華人每日病亡數目,由七百至一千二百,七月十四日二十四小時內,死者且至千五百名,誠浩规也(載博醫會報).

光緒元年,霍亂見於十月與十一月初之際,疫勢不重. 三年

時復熾,八九月間,外僑患者二十二人中,死亡十六人,華人死者極衆（海關醫報）. 光緒十一年時,霍亂復盛行,八九月間,華人死者五二二人,光緒二十七年見於國內多處,東三省亦遭波及,上海死者一五〇〇人.

民國八年時,霍亂蔓延各省,上海公共租界死者六四八人. 十五年時復見,蔓延全國. 上海死者三六六人. 十八年夏復盛,患者三五一三人,死者三〇七人. 二十年時,上海舉行大規模預防運動,受預防接種者七十餘萬人. 患輕霍亂病人四八二名,死者五七名. 二十一年時,盛行於全國各地,患者共十萬人,上海患者四二八一人,死者三一八人. 死亡百分數為七·四.

以上所述之上海霍亂,多為劇烈流行;至於輕微發現,則幾每歲皆有;是以預防設施,實極重要;惟上海情形復雜,政令不一,握衞生行政權者,有上海市政府,公共租界工部局及法工董局三機關,各自為政,效果難收. 民國十九年時,衞生部劉部長有鑒於此,遂於是年六月間,在上海召開防止霍亂會議三次. 當地衞生長官如達維斯,喬頓,佛雷爾,胡鴻基,諸局長,蒲德醫師及其他有關係人,如國際聯合會代表哥梯醫師,派克醫師,鐵道部胡宣明處長,衞生部金寶善嚴智鍾二司長,梅貽琳技正,中央大學醫學院院長顏福慶,海港檢疫處處長伍連德,海港檢疫醫官愛華德,中央衞生試驗所所長陳方之,上海市衞生試驗所所長程慕頤等,均出席與議. 當時決定進行方法數則,即 (一) 為集中疫勢情形報告起見,設立防止霍亂臨時事務所於海港檢疫處,以伍連德處長主其事;(二) 當地各衞生機關應共同合作,隨時將疫勢消息報告於防止霍亂臨時事務所;(三) 施行霍亂預防注射,所用苗液,亦經規定,並擇五月十五日為霍亂宣傳日;(四) 制定霍亂報告及記錄表式,分送各時疫醫院及各衞生機關;(五) 對於往來船客之檢疫事宜,由海港

檢疫所任之;(六)檢查帶菌者及水,以研究疫源.

自防止霍亂臨時事務所成立以後,預防霍亂事宜,乃於有系統組織之下,得以積極進行. 關於施行預防接種,舉行公開演講,散發手册傳單,粘貼標語圖解,及接洽醫院收容病人,並自來水公司免費給水與貧民等事,均努力推進. 該所每年召集聯席會議,討論關於預防之要案,並設防疫宣傳兩組,每二週會議一次. 於暑期中並發表霍亂公告,將關於霍亂之情形與其他有關係之消息詳細報告.

茲將最近七年中,上海預防霍亂接種數目及霍亂病例與死亡數目分列如下.

		民國十九年	二十年	二十一年	二十二年	二十三年	二十四年	二十五年
霍亂接種	上海市	404,675	531,466	668,403	545,465	448,551	474,030	388,593
	公共租界	66,338	162,939	173,655	242,069	211,915	203,254	166,005
	法租界	66,021	63,874	64,654	77,879	80,472	81,720	108,441
	鐵路局					8,687	8,721	14,095
	一年總數	537,034	761,279	906,712	865,413	749,625	767,725	977,134
霍亂病例		127	471	4281	0	3	0	0
死亡		16	53	318	0	0	0	0

關於上海之帶菌人問題,於民國十九年時,曾經海港檢疫處加以研究,糞便係由閘北及浦東兩區之公共廁所得來. 閘北位於公共租界之北,霍亂初期患者,常爲該地居民而浦東則爲翌年最先發生霍亂之區域,故所選擇之地點,甚爲適宜. 然檢驗一二〇八人糞便之結果,竟無一次見有霍亂菌,對於此問題,雷氏德醫學研究院勞勃森及余溍二氏於民國二十二年復作研究. 氏等共檢驗仁濟醫院住院患者五〇二人之糞便七三九次,結果並未

發見霍亂菌. 復於六月至九月間檢驗腹瀉患者之糞便三五五次,亦未見霍亂病菌. 據氏等之意見,以爲二十一年中國旣有猖獗之流行,如帶菌者與霍亂之散佈有關,則二十二年時帶菌者自應多見;而二月至九月間所檢驗之一○九四次糞便中,竟完全未見霍亂菌,故上海之霍亂,或非由帶菌者所保存也.

　　關於檢查水之工作,由海港檢疫擔任,該處派伯力士醫師專司水弧菌之研究. 其計劃爲按期檢驗水中弧菌,及試驗霍亂菌與類似霍亂菌在水中之生機. 規定由黃浦江蘇州河等六處,每星期取水檢驗,由井塘及各小河溝輪流取水檢驗. 並將由病人所得之霍亂菌及類似霍亂菌加以檢驗,而資比較. 由民國二十二年四月至二十四年二月,共驗水五九二次. 對於所獲弧菌於各種培養基之反應狀況,與凝結牛乳及於血清中凝集之現象,均詳細檢驗之,茲將所獲之結果,撮要錄下.

　　1. 檢驗時曾注意搜索霍亂弧菌,結果除於二十三年七月間由黃浦江水分出弧菌一種,與抗霍亂血清生凝集現象外,餘者均爲不起凝集現象之弧菌;然該弧菌之其他反應性質,則極似霍亂弧菌.

　　2. 以加熱血液瓊脂基及血球混懸液試驗,而按汾克耳斯坦氏之法將弧菌分爲四類,卽(甲)不能使血瓊脂透明,亦不溶解赤血球者;(乙)使血瓊脂透明,並溶解赤血球者;(丙)不能使血瓊脂透明,然能溶解赤血球者;(丁)能使血瓊脂透明,但不能溶解赤血球者;所檢得之弧菌,多屬於乙類,次爲甲類,以丁類爲最少.

　　3. 上海河水中終年帶有弧菌,暑季特多,寒季較少.

　　關於霍亂菌與弧菌生機之試驗,所獲結果如下:

　　1. 霍亂菌於江河水中之生機甚屬低微,於試驗時曾置有霍亂菌之水五十份於暗處,在室中溫度下二十四小時後有百分

之六十六巳爲陰性,能生存至四日者極少;

2. 將霍亂菌置於過濾或消毒水中,則生存甚久,由二十二年五月至翌年三月時,仍有生存者,並均繼續保持對於抗霍亂血清所起凝集現象之性;

3. 弧菌之生機在消毒水中,較在過濾水中爲長.

關於氣象與霍亂流行之影響,海港檢疫處陳永漢醫師曾發表論文. 渠謂上海霍亂流行,每有四年一現之趨勢;但該四週年之循環,極易受各種原因之影響,而致參差不齊. 如絕對濕度高,而前季雨量低,則流行卽易發生. 故考核民前二十六年至民國二十一年四十七年間上海之霍亂流行史,雖有數次流行適在四週年循環之時,但殊未能一律. 其原因或由早年統計不全,且有氣象及其他種種複雜情形,常能影響循環期,變更其正常程序之故;或因四年循環之說,根本不成立,亦未可定. 自民國十九年上海防止霍亂臨時事務所成立後,霍亂之診斷,均經細菌檢驗證實,其病例之數目較爲可靠,所惜者,期間過短,不能用以作充份之研究耳. 茲將上海之氣象與霍亂流行之情形撮要列下:

1. 上海地方之絕對濕度,每於各季降至低於〇‧四吋;而夏季則升至高於〇‧四吋,與溫度之升降每相互並行.

2. 絕對溫度高於〇‧四吋,而冬春二季雨量稀少,則霍亂卽有流行之可能性.

3. 在過去三次霍亂流行年內（民國十五年,十八年,及二十一年）,患者數目與溫度及絕對溫度,均於七八月間升至最高點;其下降也,亦三線並行,故溫度及絕對溫度,似與霍亂流行之情勢甚有關係.

4. 關於上海之霍亂問題,如詳細加以研究,則每次流行由外輸入之說,實覺甚少可能性. 北方數處之霍亂流行,係由南方

傳入,可無疑義;而其特性則爲散佈甚速,患者於短期內卽相繼發現. 而上海之流行,則多不若是之迅速與顯明. 凡此情形,均示霍亂爲上海之地方病,而非由外間傳入;換言之,上海之霍亂,起初固係由外間輸入,但現今或已成爲上海之地方病矣.

專　著

中國的糖尿病考

北平協和醫學院中國文獻部

李　濤

糖尿病是人類很古的疾病，Celsus (25 B. C.-A. D. 50) 氏曾敍述一多尿而消瘦之病．Aretaeus (A. D. 150) 氏始採用 diabetes (aiphon) 這個病名，意思是排尿如虹吸管流水一樣．印度的 Susruta 氏 (A. D. 500) 也曾說有一種甜尿病人，因此印度人稱之爲蜜尿．波斯醫 Avicenna (Ibn Sina 980—1036)，首記糖尿病人之尿味甜．1674 年，英人 T. Willis 始知糖尿病人之尿味甜，遂爲尿崩病與糖尿病鑑別之基礎．其後 Liverpool 之醫師 Matthew Dobson 在 1776 年始證明尿和血清內有糖．

中國人認識糖尿病，較之歐人，波斯人，印度人皆早．黃帝素問稱之爲消癉，消是肌肉消失之謂，癉是久病或發熱的意思．奇病論描述此病最爲逼眞，其中有云：

"'帝曰有病口甘者，病名爲何？何以得之？歧伯曰：此五氣之溢也，名曰脾癉，夫五味入口，藏於胃脾，爲之行其精氣，津液在脾，故令人口甘也．此肥美之所發也，此人必數食甘美而多肥美也．肥者令人內熱，甘者令人中滿．故其氣上溢，轉爲消渴．治之以蘭，除陳氣也''．

總之糖尿病的主要症狀如口甘，尿多（氣厥論：肺消者飲

一溲二,死不治). 口渴,消瘦（靈樞經五變篇: 五臟皆柔弱者善病消癉). 內經中都已明白指出. 內經雖然不能說是黃帝著的,至少也得是戰國時代的作品,所以中國人認識這種病是遠在公元前五世紀左右.

太倉公（186 B. C.—?）所載之齊,章武里,曹山跗病,謂爲肺消癉,後人注解爲消渴病,但僅記有形弊,寒熱,等症狀,是否糖尿病則頗難推定.

到了漢初,劉安（?—122 B.C.）著淮南子,已載有''嫁女於病消者,夫死則後難復處也. 故沮舍之下不可以坐,倚牆之傍不可以立''. 可見當時普通人已能認識此病,並且知道這種病不能治愈,所以相戒不嫁女這種病人.

後漢時有一位有名的文人得過這種病,便是司馬相如 （?—118 A. D.）. 因爲這種原故,有很多詩人吟咏這種病,例如張正見詩: ''長卿病消渴,壁立還成都''; 杜甫詩: ''我雖消渴甚,敢忘帝力勤''; 溫庭筠詩: ''子虛何處堪消渴,試向文園問長卿''; 李商隱詩: ''相如未是眞消渴,猶放涫江過錦城''. 由此可知中國人不但認識糖尿病,並且以爲這種病最富有詩意.

世界各地糖尿病發見之年代

羅馬	Celsus	25 B. C.—A. D. 50	
印度	Susruta	A. D. 500	
波斯	Avicenna	980—A. D. 1036	
英國	Thomas Willis	A. D. 1674	
中國	內 經	400 B. C.	
	淮 南 子	?—122 B. C.	

至於本病發生的原因,素問主張由於食肥美,所以上熱中滿

結果成爲氣溢. 釋名則謂: ‘‘消澈, 澈渴也, 腎氣不周於胸, 胃中, 津調消渴, 故欲得水也’’. 這兩種解釋都很牽强, 當然不能滿人之望.

到了隋代, 巢元方著巢氏病源, 便說是由於 ‘‘服五石諸丸散, 房室過度日久, 石勢結於腎中, 使下焦虛熱, 及至年衰血氣減少, 所以得消渴病’’. 這種說法, 乃是因爲當時的人服石之風甚盛, 所以推想到服石爲本病之源.

巢元方除了說服石爲糖尿病的原因以外, 對於觀察症狀上也大有進步. 他知道消渴病人易併發膿毒傳染, 更知道有不渴而小便多的病人.

唐代孫思邈著千金方指出積久飲酒必得消渴, 是又以飲酒爲病原矣! 所以主張糖尿病應禁飲酒, 房室和食鹹及麵三種.

金劉完素謂消渴由於腸胃燥熱, 汗孔閉塞, 所以覺渴, 又因水不能自腸胃滲泄於外, 故小便數出. 此種學說雖仍不切實際, 但較前人確勝一籌.

元張從政儒門事親謂 ‘‘三消由火所致, 火甚於上爲隔膜, 甚於中爲腸胃之消, 甚於下爲膏液之消, 甚於外爲肌肉之消’’. 大致與劉完素之說相類. 其後明代學者大致皆本劉張之說, 無大發明.

中國糖尿病之學說

（1）氣溢		素問
（2）腎氣不周於胸胃		釋名
（3）服石		巢氏病源
（4）飲酒		千金方
（5）腸胃燥熱 汗孔閉塞		劉完素

古今綠驗則按症狀分糖尿病爲三種, 卽 ‘‘(1) 渴而飲水多, 小便數, 無脂, 似麩片, 甜者是消渴病. (2) 吃食多不甚渴, 小便少似有油

而數者,此是消中病也''. (3)渴飲水不能多,但腿腫脚先瘦小痿弱,數小便者是腎消病也''. 唐以後便按照這種分類法敍述消渴病,卽所謂三消病. 不過名稱不甚一致,有時稱第一種爲上消,高消,或鬲消,其病在肺;稱消中爲中消,或消穀,其病在脾胃;稱腎消爲下消,其病在腎.

因爲第十三世紀始有人敍述膵臟(Mundinus 1270—1326), 1869 年 Paul Langerhans 氏始發見胰島. 所以醫家推測此病與胰臟有關,要在十八世紀以後. 例如 Cawley (1788) Richard Bright (1831) John Elliotson (1833) 氏等.

按我國古人解剖學不發達,不明胰臟的功用,說文謂素問所記之脾,卽胰,惟當時以爲是夾脊肉而不甚注意. 所以對於糖尿病也想不到胰臟上去. 僅能想到食肥美,腎氣,服石,飲酒,腸胃燥熱,火等,無疑都是憶度,沒有眞正價值可言.

胰臟與糖尿病關係之發見

年代	人名	發現
1290—1926	Mundinus	胰臟
1642	Georg Wirsung	胰管
1869	Paul Langerhans	胰腺島
1889	J. Von Mering O. Minkowski	剔除胰臟可致糖尿病
1893	E. G. Laguesse E. Hedan	發見胰內分泌
1902	E. L. Opie	糖尿病人之胰腺島有透明變性
1907	M. A. Lane	細胞內有 A 與 B 兩種顆粒
1915	Homans	B 顆粒分泌胰島素

| 1916 | Sharpey Schafer | 規定胰島素之名 |
| 1921 | Banting | 分離胰島素 |

　　至於診斷法大致全憑症狀沒有各種試驗法所以不能診知輕病,縱然有嚐尿的辦法,也只能診斷重病. 脈經上說"緊數相搏,則爲消渴" 這明明是須要有糖尿病症狀,用切脈作參考,決不是緊數脈皆是糖尿病.

　　1893 年 E. G. Laguesse 與 E. Hedon 氏斷定胰島產生一種內泌素, 1902 年 F. L. Opie 發見糖尿病人之胰島有透明變性. 1921 年 Banting 氏始發明胰島素 (insulin),於是糖尿病之治療開一新紀元,而糖尿的原因也得以大明.

糖尿病治法之發明

1797	John Rallo	肉食治法
1794	J. P. Frank	規定尿崩病之性質
1871	Troisier	銅色糖尿病
1874	F. W. Pavy	研究膳食療法
1877	E. Lancereaux	認糖尿病爲胰病
1883	E. Stadelmann	酸中毒
1911	E. M. Allen	禁食療法
1921	Banting	胰島素療法

　　在中國,漢魏時代,對於糖尿病毫沒有治法,所以人得了這種病,便惟有待死,例如司馬相如得了這種病,便不肯出仕,李通得了消渴病,也是辭去宰相之尊,囘第養病. 卞蘭得消渴疾,魏明帝賜以咒水,卞蘭不信,終也不免於死. 可見在那時沒有治糖尿病的方法,所以一般病人都抱着坐以待死的心理.

　　凵古人知道糖尿病不能治愈,所以說飲一溲二死不治.

但是因爲這種病與人的壽命無一定影響,患之者仍可生存十年以至二十年. 一般醫家不明此理,偶見症狀消退,便以爲治愈. 中國文獻上有許多醫案記載治愈此病,正是因爲不明此病病程之故. 至於中國古人所用之治法,大致都是對症治療,例如口渴便用麥門冬,茯苓,黃連,烏梅一類的藥,心力虛弱便用人參,白朮,鹿茸,蓯蓉,地黃一類藥.

至於用飢餓法,以治糖尿病,中國古人也曾提倡,例如外臺祕要第十一卷載有將息禁忌論一首,主張"積饑乃食";"人不得每夜食,食畢卽須行步";"夫人至酉戌時後,不要吃飯". 其次感情衝動與糖尿病有關,亦爲周知之事,故外臺祕要有云: "才不逮而思之傷也,悲哀憔悴傷也". 這些主張,實在與糖尿病的治療和預防有關. 不過宋以後的醫書便見不到這類辦法,真是可惜. 反有用桑椹,葡萄治糖尿病者,真可算背道而馳了!

用臟器以療糖尿者,據食醫心鑑載有用鷄,豬胃,兔骨,鹿頭,鷄腸等. 更有飲用人尿(聖惠方)牛乳以治消渴者. 近閱明日醫藥稱用鷄,鴨豬脿與病人食,以治糖尿病,蓋由胰島素而想到此種治法也.

參　　考

李昉等:　　　　　太平御覽第 743 卷

劉　熙:　　　　　釋名,釋疾病

陳布雷等:　　　　圖書集成醫部彙考280—282

淸聖祖敕撰:　　　佩文韻府入聲七曷韻

巢元方:　　　　　巢氏諸病源候總論卷五

王　燾:　　　　　外臺祕要第十一卷

中华医学杂志（三）

徐春甫:　　　　　　古今醫統卷五十二

咎　殷:　　　　　　食醫心鑑

丹波元簡:　　　　　扁鵲倉公傳彙考

梁廷燦:　　　　　　歷代名人生卒年表,民國廿二年

Sir Humphry Rolleston:　The Endocrine. Disorders, A short
　　　　　　　　　　　History of some Common Diseases.

S. H. Wang:　　　　　Diabetes Mellitus, Chinese Medical
　　　　　　　　　　　Journal, Vol. 51, No. 1,2.

Fielding H. Garrison:　An Introduction to the History of
　　　　　　　　　　　Medicine, 1917.

抗戰中救護事業底一個斷面

龐 京 周

一. 抗戰準備中的全國救護準備

　　去年中央因爲日人對華情勢惡化,國防日益吃緊,早就頒布了個非常區域救護事業辦法大綱,指定某某十幾個省市爲非常區域,令由黨政機關參加指導當地紅十字會分會,醫藥團體,醫事教育機關,商會,和其他與救護工作有關各團體,組設救護委員會.附設相當的救護機關,從事編練儲備,準備辦理軍民臨時救護工作. 並由衞生署和中國紅十字會總會派員,並聯絡軍醫署和其他與救護工作有關各機關團體,在中央設置救護事業總管理處,以便指揮調度,期收指臂相使之效. 紅十字總會除通令全國各分會參加組織,加緊準備外,並聯絡總管理處和各界專門人員,特設救護委員會,設計協助供應,支配,訓練各事宜.

　　迨平津危急沿江沿海一帶要臨,隨在有戰事爆發之可虞,紅會護委會和總管理處便切實公籌款項,預計暫以五萬受傷病人可用五個月爲度,購置藥械. 一面呈由教部衞署,先後會令各省市查報醫藥人員,各醫藥院校速組救護隊,準備組織二十個救護大隊,候命編發. 所購藥械,撥總數三分之二,分區存儲某某六個比較安全的場處;餘卽供戰區使用. 各院校遵組救護隊者,除同濟,齊魯,先已受軍醫署委託,組織手術組,準備參加重傷醫院工作,

東南,同德,準備留滬服務外,計有上海醫學院二隊,中央,湘雅,中山,華西,光華,南通,河南,廣西,諸醫學院,和贛專,浙專,魯專,藥專各一隊.此外,河北省立醫學院以院長爲紅會華北救護委員會副主席,早受紅會囑託,編組手術組一隊,在保定一帶服務. 管理處並酌發藥械;令綏蒙衛生院組設一隊,相機出發. 其他地方衛生機關自動組織救護隊者,有吳興二隊. 自告奮勇,準備待命出動者有甘肅衛生處,海鹽縣立醫院兩處. 又威海衛兩醫院同人,灤縣基督教醫院同人,中華護士會護士數百人,滄縣博施醫院男護士全體同人,亦曾向管理處自請候命參加救護工作.

二. 華北的戰地救護

紅會自綏遠抗戰事起,即在平組設華北救護委員會,以便就近策動救護工作. 這次七七事變,華北委員會於倉卒間籌劃布置,也盡過相當的努力. 平津失陷後,除促華北救護委員會駐保人員就河北省立醫學院抽組手術組,令清苑分會協力合作,以應急需,並即派中大和中央醫院合組之救護隊赴平漢線隨某軍服務外,並添請齊魯大學所組之一隊,即開赴津浦線某地,協助軍醫擔任救護. 一面令小站,武清,滄縣,蠡縣,任邱,饒陽,獻縣各分會查報地方情形,準備救護. 同時青島,滄縣,宣化,洛陽,定興,惠民各分會,也都自動函告,已積極準備. 宣化方面請款補助,並經准予撥發. 定興,獻縣,都請發藥械,準備辦理後方醫院,許力協助. 詳情俟得報告後,當再陳告. 只是南口,張垣,商都,各方面,紅會旗幟下的救護工作,因爲種種阻礙,尚付闕如,僅由軍醫自行救護. 是我們覺得最感不安的.

三．淞滬戰區救護

　　在八一三滬戰快爆發前由上海市紅十字會分會,地方協會,市黨部,社會局,衛生局等,和其他醫藥團體,連組上海市救護委員會,會同紅會總會布置一切. 經費由抗敵後援會撥助. 醫務組,醫院,救護,分課處理. 救護課從戰事開始之前夕起,至八月二十八日止,隨局勢需要陸續募集熱心人士,編組救護隊十隊,急救隊五隊,奔波閘北,江灣,顧家宅,眞如,大場,南翔,吳淞,虹口,羅店,嘉定,楊行,瀏河,浦東,白龍港,爛泥渡,南市,龍華等處,不捨晝夜,冒險搶救,護送受傷軍民分投特區所設各救護醫院,特約醫院,或崑山野戰醫院(按該院初設眞如,後拼崑山,嗣眞如院址卽被炸). 常熟,蘇州救護醫院,無錫紅會臨時醫院受治. 並爲清理戰場,鞏固軍心計,發派普善山莊掩埋隊數隊從事掩埋工作. 救護隊每隊有五十三人,車五輛,急救隊有十五至二十人,車三輛. 在十八日至三十一日間,因日軍不顧人道,弃毫公法,對救護人員亦存敵視,任意轟炸搶殺,致遭慘殺醫師護士各二人,担架隊長一人,傷隊長,副隊長各一人,隊員七人,掩埋隊隊員,隊工各一人,失蹤隊員二人,伙夫一人. 但各隊員均仍再接再屬,奮不顧身,往往逕赴火線戮力救護. 二十九日起,會中不得已改令一律晝伏夜出,迅捷施救. 綜計八月份戰區,長達數十公里,服務隊員平均三百人,被救兵民總共六千七百人,在十九天內,合每人平均救出二十二個半人,每天每人救出一個多人. 各隊服務精神之強毅,深爲各軍事長官和軍醫當軸所嘉許. 惟按照過去情形,仍然不免因戰區驟擴,人員,軍輛和財力,不敷作相當之支配,並或因各隊駐所,迭遭轟炸,人員迭遭傷害,時感失却聯絡,尤以車輛供不應求,缺乏過甚,輒多貽誤.

近經竭力疏通後方交通,已可設法利用他種車輛和河道,水陸同時幫運,並將傷兵運往他處醫治. 以後護送工作或可稍較便利.

醫院課至八月杪止,計陸續組設救護醫院及特約醫院各十六所. (現已設立二十三所——編者按)救護醫院有床位三四二十九張;特約醫院有床位八八三張. 共收傷兵四三五〇人,傷民九八八人. 最近另擬在較便運輸之處添設一院,另組一醫藥急救團,以供各院額滿時臨時治療之用,並因傷兵中發見有傷寒病人,特擬專設一病兵醫院,以便防治. 醫院床位,隨時因適應需要,陸續添設. 但仍時時有床位不敷,過於擁擠之患. 且運送特區治療,本屬一時權宜之計. 一俟後方交通稍暢,亟待力向後方醫院輸送. 傷兵管理和出院歸隊問題,最近亦已和軍事長官和軍醫署商定辦法,見諸實施.

後方傷兵醫院和野戰病院委員會,原擬就真如,崑山,無錫,嘉興設立四所. 後真如被炸,併入崑山. 嘉興另有相當設備,未往設置. 無錫經國立上海醫學院第一救護隊向總會具領藥械前往組織,業早成立. 最近因上海護委會重定救護範圍,改以崑山,松江爲界,無錫一院,已撥歸紅會總會管轄. 同時另行撥給藥品,促武進縣府,醫界和商會合組一傷兵醫院,同任救護.

「紅會總會最近除將日軍非法殘殺救護人員情形報請在美王會長儒堂提出國際聯盟會,予以處置,並擬籌設一俘虜醫院,用示我大國民風度,藉樹國際觀聽外;因時值瘧季,前線官兵,易患瘧疾,特按期運送大批金鷄納霜,用資預防. 並已建議另在某相當地點,設一後方醫院,以利接濟. 蘇州,松江,常熟,並都已發給藥品,助各分會和各分委員會,設置救護醫院. 海門,當塗,都會準備寄助藥品. 蘇州護委會所組救護隊,並已出發工作.

京周不敏,遒隨紅會諸公,助理會務,凡所措施,大概已如上述.

周行是示,物力是脅,端賴時賢;惟京周於此,也有幾點,要希望我各界和醫界愛國諸公鑒察的. 請順便把來寫在下面,做我這段文字的一個結尾:

（一）這次上海市救護工作,把幾天的預備工作,應付這般大的戰局,運輸工具並且這般缺乏,根本不能相稱,自然不容易辦的滿意.

（二）在長期抗戰歷程中,上海根本不是後方. 上海救護醫院的所以能這樣風起雲湧,都只為上海醫界的人材和器械較多,辦理比較容易一些. 但是長期抗戰下去,傷兵是否可以永遠移尊就教,到上海來求醫,還是或許要由醫師們屈駕赴後方處理,這是京周所要請我醫界同人詳加考慮的.

（三）在長期抗戰中辦救護醫院,應有一定的水準（中央曾有規定）,要旨是在能撙節物力,準備持久. 在水準以下,社會人士固然應當加以裁制,但必欲辦到水準之上,似亦毋須提倡. 京周以為大家為國家服務,應先存一無我之念. 他日旣不希望論功行賞,那末現在殊可不必爭奇鬥異. 假如他處醫生用客觀眼光,目我上海的醫生為'海派',怕也不是諸公所樂聞的罷.

（四）在特區裏辦醫院,和在戰線上救護傷兵,是截然不同的兩樁事情. 希望辦醫院的,能體認到從前線救回一個傷兵,是很不容易的,對入院傷兵的留院施治,幸勿加以選擇;不論輕傷重傷,苟可留治,務必一視同仁地留下施治.

（五）因為社會上一般人的不知尊重紅會,往往把紅會旗幟作不正常的用途,所以特區當局對傷兵的出入,時時發生很大的周折. 現在紅會對章幟的使用已有嚴密的規定,並已分別知照軍事和特區當局. 希望社會人士對紅會章幟,也嚴密監視,帮同杜絕朦混,以利工作.

（六）滬戰救護工作爲財力所限,對於熱心報效的青年——尤其是對於受過救護訓練的學員——未能盡量羅致,很是歉仄. 但是所以未能通函錄用的原因,也不少是因爲諸位底住址改變,或是原通訊處已陷入戰區的. 此點應請多多鑒原:

大家勿因失望而發生反感,是所至禱.

（七）現在有許多人士很想到救護醫院裏去慰勞傷兵. 紅會各救護醫院和特約醫院鑒於上海華洋雜處,同時必須遵守軍警命令,門禁不得不稍嚴緊,因此却一律謝絕慰勞. 開罪之處,知所不免;併祈各界多多鑒諒!

衞 生 事 業

各省市現有公共衞生設施之概況

全 國 經 濟 委 員 會 衞 生 實 驗 處

金 寶 善　　許 世 瑾

一. 緣　起

民族健康,爲民族復興之主要條件;在我國現時社會經濟教育情形之下,欲達到增進全民健康之目的,必須採行公醫制度,此爲識者所公認. 國民政府自奠都南京以來,對於國內醫事設施,卽本此目標進行. 八年來雖因受政治上及經濟上之限制,不能突飛猛進;但因努力推行之結果,現時各地方之醫事建設,較之八年以前,確已有相當之進步. 本文係根據二十六年一月之調查結果,對於各省市現有之公共衞生設施加以檢討,或不無可供今後推行上參考之處. 茲按行政組織,設施概况,及經費三項分述之.

二. 行 政 組 織

根據二十三年衞生行政技術會議之決議,每省應設衞生處,每市應設衞生局,每縣應設衞生院（或縣立醫院）. 在衞生局及衞生院之下,更應設衞生所及衞生分所,俾醫藥設施得普及於

民間,此實為實施公醫制度必取之途徑.

　　各省已往對於衛生行政,大都由民政廳設科,或設股,或僅由普通行政人員兼辦,並無獨立主管機關. 至二十三年六月,江西省政府經由全國經濟委員會衛生實驗處之協助,設置全省衛生處,主持全省衛生行政事宜,此為各省有獨立衛生主管機關之嚆矢. 嗣後湖南,甘肅,青海,寧夏等省,亦均於同年內次第設置衛生實驗處. 在二十四年份內設置同樣組織者,有陝西省之衛生委員會,及浙江省之衛生實驗處. 在二十五年份內,則有雲南省之全省衛生實驗處,及安徽省之省衛生院（其主管範圍現僅限於安慶）. 此外,廣西省於二十三年秋季,亦曾一度設置衛生委員會;但已於二十五年二月取消. 故截至二十五年年底止,各省設置獨立衛生機關者,僅有上述九省;其中直屬於省政府者有六處;歸民政廳管轄者有三處. 茲按其成立先後,列表於下.

第一表　各省衛生主管機關一覽表
（二十六年一月調查）

省　別	江西	湖南	甘肅	青海	寧夏	陝西	浙江	雲南	安徽
機關名稱	全省衛生處	衛生實驗處	衛生實驗處	衛生實驗處	衛生實驗處	衛生委員會	衛生實驗處	全省衛生實驗處	衛生院
直屬上級機關	省政府	省政府民政廳	省政府	省政府	省政府	省政府	省政府民政廳	省政府	省政府民政廳
成立年月	廿三年六月	廿三年七月	廿三年九月	廿三年十一月	廿三年十二月	廿四年一月	廿四年七月	廿五年七月	廿五年八月
技術人員人數	53	19	17	8	18	17	32	14	10
行政人員人數	52	6	18	7	7	7	9	15	6
經費	124916	35760	20400	21996	27820	24000	91864	22920	49864

　　各市已往設置衛生局者,有南京,北平,上海,漢口,天津,青島,廣州,杭州等處;後因經費緊縮,有數處已被裁併. 現除北平,上海,廣

州三市設有衞生局外,在南京市設衞生事務所,在青島市則由社會局第三科設股辦理. 南京市設有衞生分所二十一處;廣州市有衞生所六處;上海市有五處;北平市有四處.

　　各縣設置縣衞生院或縣立醫院者,現已不少;但設備完善,組織健全者尙不甚多. 據調查所及浙江省有縣立醫院八處,共有病床一四九,平均每院有病床一八‧六具;陝西省有衞生院九處,平均每院有病床一五‧八具;河南省有縣立醫院七十二處,平均每院僅有病床九‧八具,惟大部份醫院,無正式醫師主持,去標準尙遠;江蘇省已成立縣立醫院四十四處,大都係由戒烟所改設,現仍兼辦戒烟事務,設備方面應加改進之處尙多;江西省有縣立醫院八十一處,設備人員亦尙多欠缺,現正在力求充實. 此外各省設立衞生院或縣立醫院者,湖南省有六處;湖北省有二處;福建省有十五處;雲南省有一處;山東省有三處;甘肅省有一處,病床數均未詳.

　　在各衞生院或縣立醫院中,具有較充實之下層組織者,應推江寧自治實驗縣. 該縣衞生院雖尙未正式成立;但已設有衞生所六處,衞生分所九處. 更訓練各鄉鎮公所之事務員,戶籍衞生警及小學職教員等,授以救急,種痘,簡易治療及報告生死等事,頗能根據實施公醫制度之目標進行. 河北定縣之保健院,係由中華平民教育促進會於民國二十一年春季設立. 年來於鄉區設置保健所及保健員,訓練鄉村衞生人員,實驗各項農村衞生工作,頗多貢獻. 此外浙江省之蘭谿,山東省之鄒平等處,其衞生設施之進展亦頗速. 茲將各縣衞生組織槪況列入第二表:

三. 設施槪況

　　按衞生工作之種類,分別加以檢討如下:

第二表　各縣衛生組織概況

二十六年一月調查

縣名 項目	江寧	蘭谿	鄒平	華縣	宜興	泰縣	吳興	長沙
名　稱	衛生院籌備處	衛生行政管理處	衛生院	衛生院	縣立醫院	縣立醫院	衛生事務所	縣衛生院
設立年月	24—10	24—9	23—7	23—8	25—5	21—11	23—10	23—0
醫師人數	9	2	2	4	2	3	1	3
護士人數	19	6	3	3	4	8	6	4
助產士人數	10	7	1	1	1	3	6	1
其他職員數	29	6	16	10	5	5	1	9
衛生所及衛生分所數	15	6	4	2		1	3	4
經費(25年)	41,900	11,069	15,360	10,800	11,988	18,392	14,346	4,100

第三表　各省省立醫院一覽表

二十六年一月調查

省別	河南	湖北	甘肅	江蘇	貴州	甯夏	陝西	青海	江西
醫院名稱	省立醫院	省立醫院	省立蘭州醫院	省立醫院	省立醫院	省立醫院	省立醫院	省立中山醫院	省立醫院
直屬上級機關	民政廳	武昌市政處	省政府	民政廳	民政廳	衛生實驗處	省政府	省政府	全省衛生處
設立年月	民國二十三年改組	民國十九年	民國二十五年七月	民國十八年七月	民國十年	民國二十四年	民國二十年	民國十八年	民國二十三年七月
醫師數	10	8	4	15	4	4	12	2	
護士數	35	5	5	20	16	4	40		
藥師數	15	2	1	3	1	1	1		
助產士數	3	5	1	4	2	1			
床數	120	64	52	280	30	40	120	16	200
二十五年經費	34,735	46,512	46,500	81,336	30,000		30,000	23,760	108,000
住院人數(二十五年)	680	966	660	996	254	296			
初診人數(二十五月)	29,387	25,395	5,079	11,849	4,000	6,415			
復診人數(二十五年)	61,751	56,335	9,109	22,593	9,000	5,589			

（甲）醫藥設施　各省設置省立醫院者,據調查所及,有江蘇等九省. 其中以貴州省立醫院成立最早. 江西省立醫院規模設備較佳;惟經費似均嫌不足（詳見第三表）. 此外在廣西省設有省立醫院五處,因詳情未悉從略.

浙江,湖南及陝西各省會,均設有傳染病院;其設備及床位均不敷需要.

各市設有市立醫院者,有南京,上海,北平,青島,廣州,漢口,天津,杭州等處. 上海有市立醫院兩處;青島有市立醫院分院五處;廣州有分院一處;市立傳染病院在南京,北平,上海,青島,廣州,各有一處. 市立麻風院在廣州有三處;青島有一處;市立精神病院在北平及廣州各有一處.

如就各市之市立醫院及傳染病院病床數,按人口數加以比較,則以青島之比例數為最高,每一萬人口有病床三・七;上海次之,有二・一;南京及廣州均為一・七;北平僅〇・六. 各市公有之病床數,均不敷市民之需要;欲使民衆獲得普遍享受公醫之利益,則市立醫院及傳染病院之擴充及增設,實有必要（見第四表）.

第四表　各市市立醫院及傳染病院病床比較表
（二十六年一月調查）

	南京	北平	上海	青島	廣州
人　口　數	1,008,968	1,554,618	2,112,120	570,037	1,204,462
市立醫院病床數	120	50	339	180	150
市立傳染病院病床數	50	59	100	30	50
合計病床數	170	100	439	210	200
每一萬人口所有病床數	1.7	0.6	2.1	3.7	1.7

（乙）防疫設施　各地方衞生機關辦理防疫工作,多偏重於

種痘及傷寒霍亂之預防注射. 近年來各大城市天花患者之人數確有減少之趨勢;至霍亂則自二十一年大流行後,已絕跡數年,應否歸功於預防注射及飲水之改進,抑係由於霍亂流行之循環性之關係,尚待事實證明. 他如白喉及猩紅熱之預防,尚鮮有大規模舉行者;對於寄生蟲性疾病之防治,如在浙江蕭山之防治薑片蟲病,在衢縣之防治住血蟲病,以及在江蘇清江浦之防治黑熱病,均由中央衞生署協同地方辦理. 以我國寄生蟲病蔓延之廣,此種防治工作,亟待推廣. 此外對於傳染病患者之隔離,帶菌者之管理,蚊蠅之撲滅,以及糞便之處置等,尚乏澈底之辦法. 總之,各地方對於防疫工作,應促進之處,尚屬甚多.

關於全省防疫之組織,陝西省自二十二年以來,設有陝西防疫處;福建省於二十四年,設置鼠疫防治所. 至對於獸疫之防治,則西北各省衞生機關,均專設獸醫科司其事;在甘肅更開辦西北畜牧獸醫推廣人員訓練所,造就防治獸疫人才,分發各縣工作. 於獸疫流行區域,正謀獸疫防治所之推廣設置.

(丙)學校衞生設施　在各項衞生工作中進展最速者,應推學校衞生,似各地方行政長官對其重要性已漸能明瞭,故推行上之阻礙較少. 截至最近止,各大城市舉辦學校衞生者,已有二十一單位,代表十六省及南京,上海,北平三市,大都成立健康教育委員會;其中雲南,貴州,廣東,及蕪湖四處,係於二十六年一月及二月成立. 學校校數及學生人數未詳;其餘十七單位,共有學校七八八所,學生二六八·三一七人,均獲得享受健康教育之利益. 此外各縣衞生院及縣立醫院辦理學校衞生者亦不少(見第五表).

第五表　全國辦理學校衛生機關一覽表

學校衛生機關	地址	學校數	學生數	開辦年月
南京市健康教育委員會	南京	181	67,797	21.7
江蘇省會衛生教育委員會	鎮江	71	13,538	23.11
上海市社會局衛生組健康教育委員會	上海	74	27,767	25.8
杭州市政府衛生科	杭州	15	5,195	
江西省健康教育委員會	南昌	52	16,736	23.7
福建省健康教育委員會	福州	40	15,679	22.7
陝西省健康教育委員會	西安	29	12,416	23.8
河南省會學校衛生事務所	開封	20	10,231	22.9
湖北教育廳衛生教育處	武昌	30	17,628	24.9
山東省健康教育委員會	濟南	60	19,725	24.8
北平市學校衛生委員會	北平	71	19,513	
湖南省健康教育委員會	長沙	54	18,989	23.
安徽省立衛生院學校衛生部	安慶	31	9,944	25.10
蕪湖衛生教育委員會	蕪湖			26.2
鳳陽衛生教育委員會	鳳陽	7	2,050	26.2
廣東健康教育委員會	廣州			26.2
青海健康教育委員會	西寧	11	2,691	23.12
雲南健康教育委員會	昆明			26.1
貴州健康教育委員會	貴陽			26.2
甘肅健康教育委員會	蘭州	27	6,385	24.10
寧夏健康教育委員會	寧夏	15	2,123	

（丁）其他衛生設施　婦嬰衛生工作,近年來頗見發展;在城市方面,如南京市之免費接生人數,已達全市出生人數百分之二十五,他如北平鎮江杭州等處之成績,亦頗可觀. 在各縣方面,如浙江省之吳興,在縣城內之人口不過五萬餘人,而該縣衛生事務所在二十五年份內,共接生七百八十七人,約占全體出生人數百

中华医学杂志（三）

分之五十以上,成績頗佳;此外各地成立平民產院者亦已不少. 生命統計工作較具成績者,爲南京市及北平之第一衞生區. 南京市自二十三年六月成立生命統計聯合辦事處後,生死登記之數字較前完全;而每一死亡均派員調查,故死因亦較正確. 北平市第一衞生區辦理生命統計,已有十二年之歷史,生死登記均頗可靠. 其他如公衆衞生教育,在各地亦有相當進展;如刊物之印發,衞生展覽會及衞生運動之舉辦等,多能引起人民之注意;惟工廠衞生,雖經北平,上海等處一度試辦,迄鮮發展. 近來上海,南京兩處,或正在計劃,或僅就少數工廠辦理,有待於推進之處尚屬甚多, 關於衞生化驗工作,據衞生署之統計,在二十五年份內送驗之藥品,約有百分之八十五符合標準;而在二十五年以前,送驗符合標準者,不過百分之七十,可見各地方對於藥品管理,已見相當之效驗.

　　戊　醫事人員之訓練　各省市除設有醫學專科學校,高級護士職業學校,高級助產職業學校外,對於公共衞生人員之訓練,係派送學員至衞生署公共衞生人員訓練所受訓;截至二十六年三月止,計各省市共派送學員六百九十人,包括公共衞生醫師,婦嬰衞生醫師,熱帶病學醫師,公共衞生護士,衞生稽查,助產士,學校衞生人員,及檢驗技術生等（詳見第六表）. 此項人員在各省市需要甚切,現仍在繼續派送.

四. 經費

　　經費爲事業之母;欲使衞生設施漸臻於完善之境,必須有相當之經費. 各地行政長官重視衞生事業者雖不乏其人,而各地行政費之支配,衞生費所占之百分比,大都甚低. 就各省言之,安徽,浙江,河南等省衞生費,均僅占全體行政費之百分之〇·三,比

第六表　衛生署公共衛生人員訓練所各省保送受訓學員人數統計表

（自民國二十二年至二十六年三月止）

省市別 \ 班別	公共衛生醫師	婦嬰衛生醫師	熱帶病學醫師	公共衛生護士	衛生稽查	助產士	學校衛生人員	檢驗技術生	總計
廣　東	9	4	1	6					20
江　蘇	6		1	30	5	3	3		48
湖　南	10	1	1	29	4				45
福　建	56	1		32	13			1	103
浙　江	4		1	15	3	4			27
河　北	3			6	1	1			11
山　西	1	1		2					4
安　徽	1			9				1	11
陝　西	5			1	8		3		17
河　南	6	1		5	1		25		38
廣　西	1			6					7
貴　州	3								3
江　西	29		1		9	3		1	48
山　東	4				2	7			13
四　川	1			5					6
甘　肅								1	1
雲　南			1			3			4
湖　北				7	1				8
寧　夏				3					3
上海市	1	1		3	11	1			17
漢口市					1			1	2
天津市				6					6
南京市	*118	1	7	14	96	1	1	1	239
北平市					9				9
總　計	259	10	13	172	180	17	32	7	690

* 包括衛生實驗處,中央醫院及南京市立醫院保送者在內

教育費少約五十倍. 江西省之衛生費較多,但亦僅占全體行政費百分之二·二較教育費少四·三倍（見第七表）. 在各市

第七表　各省衛生行政經費與教育行政經費比較表

（二十五年份）

省　別	行政經費總數	教育行政經費總數	教育經費佔行政費之百分數	衛生經費總數（省　款）	衛生經費佔行政費之百分數	衛生行政經費與教育行政經費之比較（以衛生費作一）
安　徽	15,422,906	3,140,811	20.4	49,864	0.3	63.7
浙　江	23,656,812	2,705,998	11.4	91,864	0.3	39.5
河　南	32,792,160	5,431,923	16.6	139,263	0.3	51.8
江　西	26,957,855	2,555,070	9.5	598,163	2.2	4.3
貴　州	7,000,000	900,000	12.9	70,000	1.0	12.9
寧　夏	1,148,407	260,159	22.7	27,820	2.4	9.4
陝　西	14,498,660	444,000	3.1	121,488	0.8	3.6
雲　南	5,836,900	934,587	16.0	22,920	0.4	41.1

第八表　各市及省會衛生行政經費與教育行政經費比較表

（二十五年份）

城市別	人口總數	行政經費總數	教育行政經費總數	教育費佔行政費之百分數	衛生行政經費總數	衛生費佔行政費之百分數	平均每人享受之衛生行政經費數	衛生行政經費與教育行政經費之比較（以衛生費作一）
南　京	1,006,968	10,842,958	1,434,725	13.2	311,744	7.5	0.81	1.8
北　平	1,554,618		1,439,726		641,553		0.41	2.2
上　海	2,112,120	11,059,002	2,056,580	18.6	526,526	4.8	0.25	3.9
青　島	570,037	7,218,855	935,137	13.0	289,541	4.0	0.51	3.2
杭　州	581,648	2,333,300	482,117	20.7	172,434	7.4	0.30	2.8
開　封	307,701				41,498		0.13	
長　沙	516,996				108,588		0.21	
武　昌	428,612				87,739		0.21	
南　高	301,163				121,801		0.40	
鎮　江	213,926				49,662		0.23	

方面,南京市之衞生費占全體行政費百分之七‧五,杭州占七‧四,上海占四‧八,青島占四‧〇;雖較省衞生費之比例爲高,但仍較教育費少二三倍不等（見第八表）。 至各縣衞生費之比例;則以蘭谿縣爲最高,占全體行政費百分之一〇‧三,鄒平次之,占百分之九‧一（見第九表）。 此外江西各農村服務區之行政費支配,頗值得注意;衞生費占百分之一八‧三,而教育費則僅占百分之一〇‧四,衞生費較教育費爲多.

第九表　各縣區衞生行政經費與教育行政經費比較表

（二十五年份）

縣區名	人口總數	行政經費總數	教育行政經費總數	教育行政經費佔行政費之百分數	衞生行政經費總數	衞生經費佔行政費之百分數	平均每人享受之衞生行政經費數	衞生行政經費與教育行政經費之比較（以衞生費作一）
江寧縣	450,680	730,683	209,998	28.7	41,900	5.7	0.09	5.0
蘭谿縣	283,203	107,772	47,186	43.8	11,069	10.3	0.04	4.3
鄒平縣	168,000	168,436	58,183	35.4	15,360	9.1	0.09	3.8
泰　縣	1,204,395	702,303	177,424	25.3	18,392	2.6	0.02	9.7
吳興縣	693,548	524,858	117,591	22.4	14,346	2.7	0.02	8.2
華　縣	133,896	123,479	25,439	20.6	10,800	8.7	0.08	2.4
江西第一至第十農村服務區	482,402	115,300	12,000	10.4	21,174	18.3	0.04	0.6

　　如按每一人口每年所享之衞生費研究之除各省因所報告之衞生費僅限於省款（地方款不在內）未能計算外,南京,北平,上海,青島四市中,以南京市爲最多;平均每人年享衞生費八角一分,次爲青島市,五角一分;再次爲北平市,四角一分;上海市最少,僅二角五分;四市平均爲四角三分;清道費及市立醫院經費均在內.據李廷安氏在民國二十三年之調查,南京市民平均年享衞生費爲五角四分;青島市爲四角六分;北平市爲一角七分;上海市爲一角九分. 與此次調查結果相較,可知各市衞生費均有增加,殊屬

第十表　各市及省會衛生行政經費用途分析表（二十五年份）

項目	南京 實數	百分比	青島 實數	百分比	杭縣 實數	百分比	長沙 實數	百分比	武昌 實數	百分比	南昌 實數	百分比	鎮江 實數	百分比	貴州 實數	百分比
衛生行政經費總數	811,744	100.0	289,541	100.0	172,434	100.0	108,588	100.0	87,739	100.0	121,901	100.0	49,662	100.0	38,320	100.0
（一）總　務	21,900	2.7			7,380	4.3	24,000	22.1	14,003	16.0	12,728	10.5	7,123	14.3	5,230	13.6
（二）基本衛生	245,753	30.3	137,604	47.5	94,496	54.8	6,300	5.8			36,462	30.0	22,979	46.3	6,400	16.7
（三）防疫設施	32,500	4.0	865	0.3	3,600	2.1	3,613	3.4	7,000	8.0	1,981	1.6			770	2.0
（四）醫藥設施	348,947	43.0	148,672	51.3	62,384	36.2	45,350	41.8	45,752	52.3	26,507	21.8	8,500	17.1	720	1.9
（五）保健衛生	29,428	3.6							9,715	11.0	10,248	8.4	5,500	11.1	8,600	22.4
（六）特種衛生	19,150	2.4	併入醫藥設施		4,224	2.4	8,400	7.7			16,000	13.1	2,400	4.8	3,600	9.4
（七）衛生教育	1,010	0.1									1,020	0.8	600	1.2		
（八）生命統計	5,200	0.6	併入學校衛生		360	0.2					500	0.4	768	1.6		
（九）衛生化驗	5,900	0.7	併入總務				6,600	6.1			3,500	2.9			600	1.6
（十）其　他	91,966	11.3	2,400	0.9			14,280	13.1			12,792	10.5			12,400	32.4

可喜.

　　就各省會加以比較,南昌每一市民平均年享衞生費爲四角;杭州爲三角;鎮江爲二角三分;長沙及武昌均爲二角一分;開封一角三分;武昌開封兩處之經費,僅限於醫院及清道等項.

　　如更就對於衞生事業較爲重視之各縣衞生費加以研究,每人年享之衞生費,以江寧自治實驗縣及山東之鄒平實驗縣爲最多,均爲九分.　次爲陝西之華縣計八分;浙江之蘭谿實驗縣,僅四分;江西之各農村服務區亦爲四分.

　　關於各種衞生事業用途之支配;因此次填覆之調查表,多未曾分別填明,故祇就南京,靑島,杭州,長沙,武昌,南昌,鎮江,蘭州八處加以研究（見第十表）.　各處對於衞生費之分配頗有差異;如環境衞生費以杭州爲最高,占全體衞生費百分之五四·八;蘭州爲最低,僅占百分之二·〇,各地方之中數,爲百分之三〇·二.醫藥設施費以武昌爲最高,計百分之五三·〇;南昌最低,僅百分之八·四;各地方之中數爲百分之三九·〇;較環境衞生費之中數爲高.　茲將此次調查各種費用之中數與李廷安氏在二十三年所調查者加以比較（見第十一表）,

第十一表　各城市衞生行政經費分配情形比較表

衞生行政費種類	此次調查（二十五年）	李廷安氏調查(二十三年)
總　　務　　費	7.4%	10.2%
環　境　衞　生　費	30.2%	51.8%
防　疫　設　施　費	2.3%	4.6%
醫　藥　設　施　費	39.0%	17.0%
保　　健　　費	8.8%	3.1%
其　　　　他	12.3%	11.2%

此次調查之結果,總務費,環境衛生費及防疫設施費之百分比較李氏所調查者爲低,反之醫藥設施費及保健費之百分比則較高.

結　語

以上所述,均係根據調查所得,對於各省市現有之公共衛生設施,按行政組織,設施概況及經費分別加以歸納及比較,藉供當政者之參攷.　按我國衛生事業尚在萌芽時期,各省市現有之設施,較諸已往,雖已有相當之進步;但去吾人之理想尚屬甚遠.　欲使衛生設施漸臻於完善之境,尚有待於國內醫界同人之努力也.

中华医学杂志（三）

專　著

醫 學 上 之 慣 性 論

盧　鏡　泉

慣性 (Inertia) 乃物質之公性,牛頓之運動定律 (Newton's law of motion). "物體若無外力擾之,則靜者恆靜,而動者恆依直線之路,等速進行,永無止境." 之第一律,實由慣性演出,可稱爲慣性律 (Law of inertia) 者也. 此種本爲力學之基本定律,天文及機械工程常應用之,作者覺醫療上亦多有相符之處,故一論之. 固然;此項運動定律,僅有理論,並無事實,因宇宙間一切對待名詞,僅有相對的,並無絕對的,動靜二名詞當然不能出乎例外. 但應用其理論,於數種事實,頗便解說,惟作者學識淺陋,又乏文獻參攷,謬誤處自屬難免,不過乘中華醫學雜誌徵稿之便,錄出以求海內醫界之印證耳,若因此引起同道研究,於醫療上發現一定律,作治療之綱領,寧非大幸,故不畏貽笑大方,而略述於下.

(甲) 健 康 狀 態

人體生理上之健康狀態,亦如一運動物體,向直線方向進行不止,(卽維持健康狀態) 因有尚未發現之不可避免之外力制囘,(如運動物體對於空氣阻力及地心引力等無法避免,致先變更方向而落地,又加地之摩擦力,終至靜止),終乃漸變方向 (老),

而至靜止(死).　自初發至靜止之時間(壽),及運動之速率（才能),方向（善惡及性質),當然關乎初發時之力（遺傳及其他);但與自然阻力（卽不可避免者),及其他阻力（疾病及其他環境刺激等),助力（飲食敎育及衞生等),俱不無關係;此種關係,甚爲複雜.　且人體係生活物,自與無生命之物體不同,況此生活體,又係多數且多種小生活體之集團,中間時時增力,（飲食空氣等),時時消耗（工作等).　身內細胞,亦不停生長死亡,故引用該定律於人體,實係最複雜之多方面的,因非今所欲論,茲姑略之.

（乙）疾病及治療

疾病者,乃此運動物體（健康狀態)受外力而變更方向,或加減其速率也,其外方包含生物（菌及寄生蟲等),化學（無生命的有機無機物質,飲食物亦在內),物理（光熱力等能力),環境,心理等.　如創傷,乃受力之損傷也;若染菌而成繼發性感染,是又受生物之損傷也;繼之,該菌發生毒素,則又受化學之損傷焉.任何疾病,無非受外力之擾亂.　此種外力擾亂,有持續性者,如傳染病等;有一過性者,如創傷等;雖有所謂內因者,但詳推其初發原因,除原因未明者外,亦多係外力擾亂.　此種擾亂,可分數類,卽:

1. 力足制止生活動力者,如毁壞或分離生活臟器之創傷及重症,與極重之中毒等（此種力足直接制止生命之病,究屬不多;雖死於疾病之人,數目甚多,實另有多種原因,不應認爲疾病實有此項大力).

2. 阻力雖似甚大,生活動力終可克服或驅除之者,如霍亂,腸熱等類急性傳染病等.

3. 疾病久遠成爲慣性,無論原因是否存在,而症狀竟不易治療者,如諸多慣性症等.

4. 力雖甚小,持續長久,終至漸阻生活動力者,如慢性中毒等.

5. 單純慣性狀態,如菸,酒,阿片等一切癮,飲食及他種生活習慣,亦屬此類（此類應爲生理的,蓋阿片等癮,雖生病狀,實係另外之慢性中毒問題,其發癮,卽禁斷現象,實與飢餓狀態同）.

以上除第一類阻力過大,僅可預防或除去阻力別無療法外,茲舉數病與身體之關係及治療略論如下:

（A）亂霍症　霍亂,乃腸受霍亂菌之感染,故受刺激而泌液,於是大吐大瀉,以排除之,於常理,此種吐瀉,如用藥止之,不啻閉盜戶內,徒增禍患也;若用藥殺腸內之菌,乃爲要務. 但治療之經驗,恆與此不全相符,何也? 顧嘗考之,霍亂之死因,恆非死於菌或菌毒,實因吐瀉劇烈,致速成吐瀉慣性而不止,致身中脫水,血量大減,血壓大降,心臟內壓等於零,乃受制於外壓,不克舒張而停止,生命中樞,亦缺水缺血而失工用也. 故於危殆時灌注生理鹽水,卽能救命,非必殺菌始能救死,但此時除因體內缺水,吐瀉已止者外,多有吐瀉因慣性仍不停止者,而病原菌或巳早經排除淨盡. 卽不然,身體受此急劇刺激,已有備成抗力,令無害於身體之可能矣,究之,此病之險,仍爲被外力所易方向（吐瀉）,向前運動不已,以迄落地而兼受摩擦力（脫水之害）,以致停止（死亡）也. 夫治療之要務,卽除去其阻動之外力（根治的如殺菌）,且須糾正其變易之方向（對症的）,或須增加其原動力（如興奮劑補劑營養劑等）,此三者,對於他種比較慢性病症,有充分治療時間者,固須面面顧到,或於症狀無關重要者,僅施根治的治療,但對急劇病症,則應視病情何者對生命較爲危急,而施適當治療;根治療法,或當置之,所謂 "急則治標",並非妄言也. 故此症常用樟腦等興奮劑,及阿片等止瀉鎮靜劑之反理論的治療,而見效焉.

（B）腸熱等急性熱性傳染病　此類病原菌之毒力頗大,而

不甚劇,故身體必經多日始能備成抗毒之力,蓋如阻力劇烈,幾危生命,猶如治水立即全阻其流,除阻力之質(即堅固程度,如菌之毒力)過大,致水流中絕(死亡)外,則該水流必集全力,速潰防物,而恢復原狀(病癒). 但阻力之量(即面積,如菌之數目),若未足全阻,或甚漸而未至全阻程度時,則所阻水流面積既小,餘處水流,倘可通過,故水流壓力,不至驟增,僅所阻一部水流,微衝阻物,雖略能損之,但未足立即潰破. 如此延長病期,以迄阻物面積漸增,至所阻水流之壓力大於阻力之質時,始潰破阻物而治癒,故數種傳染病,其菌毒力,及增殖情形,比較一致者,皆有固定病期.

是以阻物質愈大病愈危;量愈大,愈易癒. 菌液療法者,即增加其量,如古兵法之置之死地而後生也,但必確知其質之略較生活全力小,不然,則如馬謖守街亭,置之死地而竟死矣. 因生活力之大小,人各不同,故同一疾病有死亡與自癒之差異(現在尚無特效療法者,其治癒皆應視為自癒). 故菌液之應用,與其用量,及結果,可依(1)人體生活力愈大,用量可愈大,結果愈佳;(2)菌毒愈大,用量應愈小,結果愈惡;(3)菌毒大於生活力時,如用菌液,死亡愈速;(4)生活力大於菌毒力,則菌液用量愈大,治癒愈速數則,而予測定焉,惟因生活力與菌毒力,無法確實衡量,故用時必自少量始,且同一人之生活力,常因疾病,逐漸減弱,故菌液之施用,愈早愈佳,至病人自身菌液,奏效較佳者,因增其量,必與原阻力之方向同也,苟所增之量,能與原方向相同,則奏效非獨菌液,異性蛋白之能奏效者,即由此也. 又捕鼠雖貓之天性,但以活鼠,與一未經食鼠之幼貓,則不敢捕之,必其母代其咬死而與之,俟食慣然後捕鼠,此以死菌嚐噬細胞,乃菌液治療及預防之又一義也,若阻力大於生活力,則必死亡;若用菌液,實促其死. 如此惟有助其生活力,或助其衝壞力,或減弱阻力之質始可. 助生活力者,加意營養也;助其

衝壞力者,與奮劑及助食菌之劑也;減弱其質者,抗毒素類也. 抗毒素雖似有根治之能,但仍不應視爲根治之劑,蓋僅能中和菌毒,未能捕滅菌體,則該菌仍當蕃生不已,而毒素亦仍生生不止,以有限之抗毒素,中和生生不已之毒素,其能迅速治療者,不外減弱阻力之質,俾生活之流,得以衝毀之也. 抑如服食毒物如阿片砒等,者由不足顯毒之量起,而逐漸增加,則速成慣性,而能耐其毒,恆能超過普通之致死量,而不顯毒狀. 夫傳染病之毒力,依死亡率觀之,最烈者不過中等致死量而已. 故只須中和其初期之過量毒素,後雖仍產毒素,亦可無害,此所以血清治療,對於劇烈重症,恆顯佳效,而於輕類病症,效果不顯也. 中等病之死亡者,死於飢餓狀態者,實較死於病者爲多;因病菌侵入身體,或破壞體內細胞,或被細胞破壞,其破壞產物,無論爲體內細胞抑爲菌體,皆爲毒害;身體爲排除此等廢物,不得不增加氧化,氧化時又必發生熱量;因發熱過甚,妨害消化而不能進食,即勉強進食,亦不克消化,徒耗體力而已;組織消廢過鉅,而無物填充,逐至體力衰脫,而至死亡. 此種情形,恰如阻其流而絕其源,阻流之力,雖不甚大,流力既減,難以衝破;故用已消化之養料補助體力,實較任何爲重要也. 除體力衰竭者外,多死於改變方向之結果（即症狀）,如腸熱症之腸出血,腸穿空是也. 出血多死於失血過多;穿空多死於穿空性腹膜炎;對病因論,實係間接致死. 凡此仍應對死因作對症治療,或預防焉. 其直接死於菌毒者,僅少數病症中,一部初期急促死亡之極少數而已. 於此少數,用抗毒素血清治療,實爲妙劑,故血清治療,仍可視爲對症的,其根治的方法,即於不損人體範圍內,以外力（藥物等）直接除去阻力（病原菌）也.

　　（c）疾病久遠成爲慣性者　常習性頭痛,便祕,及久咳（結核等傳染性病除外）等病,有時或無機質病理變狀,而致病之阻

中华医学杂志（三）

力,已不存在;故根治此病,幾爲不可能;蓋所謂根治方法,卽直接以外力除去阻力,阻力旣不存在,自無法求得根治方法,且一切疾病,除傳染性疾患爲病原菌生存增殖,持續擾亂生活力外,其餘多屬一過性阻力,症狀發生時,病原已不存在,故仍須特對症治療,以助復原而已. 如治療不當,生活力衰,再加多次受一過性阻力,則成慣性,而不易治癒;卽所謂慢性,頑性者也. 此等頑性病之治療,惟有改正其慣性,於有誘因者,絕其誘因,並糾正其心理,生活,環境,習慣等之異常狀態;且須於不致另成藥物慣性之範圍內,施以長時之對症的藥物治療,以止其病態方向,冀中止其慣性. 其治癒之可能,及所須期限,常視慣性之程度深淺,及生活慣性之強弱,卽初發病至治療時間愈長,治療所須時間亦愈長,生活慣力愈強,治療愈易也. 憶余曾治一貧病者之心臟性咳嗽,兼訴心跳,苦悶,狀甚苦惱. 診之,知爲心臟衰弱,乃與以毛地黃酊二十滴,余意不過暫解其苦而已,不料竟因此而全癒焉. 夫毛地黃對其咳嗽而論,似可視爲根治的,但對心臟衰弱論之,仍當視爲對症的,因其僅能刺激心臟令之發力,究非溯心臟衰弱之原而治之也,然而竟能治癒者仍不得不歸功於生活慣力. 蓋人體受某種一過性阻力,而發生症狀,其症狀如係有利的,固能因之自癒;但若係無利的,則將互爲原因,成一惡性巡環;如止其症狀則惡巡環中斷,人體乃得依原動方向,照舊前進. 如病症歷時過久,致成慣性,則治療較難;若疾病慣性超過生活慣性時,則或致終身不能治癒焉.

（D）**慢性中毒**　慢性中毒,可分二種.

（一）無慣性者,卽有蓄積性者,此種關係,與急性中毒同,如汞鉛等劑,雖用小量,因排泄緩故,一部沉積體內,積至毒量,乃顯中毒.若於將至毒量時,停止若干時,俟排除盡時,再行續用,卽可避免.其與急性症狀恆不同者,例如阻止運動物體,驟加大力,必至將該

物碰囘;力較小,亦必至該物多少之振盪,卽所謂反應也. 慢性申毒,則如不足顯反應之空氣阻力,由漸而至停止,缺少初期之反應症狀而已,其治療要義,與對一般持續性外力所擾之疾病同,不外遂宜採用(一)除去阻力,如對傳染病之殺菌,卽中止該毒物之服用,及助身體排除該物質;(二)消解該物毒力,如傳染病使用抗毒素,卽使用化學解毒劑,(三)改正變易之方向,卽對症治療;(包括生理解毒劑)(四)增加人體生活力之四端(一過性外力所致疾病,多僅後二可用)焉.

　　(二)有慣性者,卽無蓄積性者. 此類如阿片,通常以禁斷現象爲慢性中毒,殊不合理. 蓋中毒係生體直接受毒之損害,症狀顯現於持續服用之時;此則不然,乃症狀顯於中止服用時,且仍能服用超過致死量之阿片,而不顯毒狀. 若上類之慢性中毒,至發毒狀時,其耐量必減小,故知禁斷現象,乃另一慣性問題. 至慢性中毒,卽持續服用所顯面黃,肌瘦,消化不良,陽萎,便祕,及憂鬱,易怒等神經衰弱症狀也. 此等症狀似與初用時所顯效力有關;如初用時能醫早洩,後則必至陽萎遺精;大概初用時效力,於壯體多顯催眠作用,於弱體多顯興奮作用,總屬改易當時情狀,並不一律;故其後所顯中毒症狀,亦不一致,惟久不斷除,最後多因下痢(俗稱烟痢)而致命耳,此中毒症狀顯現之遲速,人各不同,有數月至數十年之差異,且間有永不顯現者,惟甚少耳 (作者僅見一人,壯歲成癮,八十四歲始死,身體全無異狀), 究之,此類中毒症狀,是否直接受毒損害,殊屬疑問,或與久服胃蛋白酶而顯消化不良之情形相仿,乃生體久受作用所起之一種退行變性(卽身體某部之廢用萎縮,亦慣性之一種現象)焉.

　　(三)單純慣性狀態 此類卽阿片,高根,酒,茶,菸,飯等癮是也. 此等癮之最初,皆爲心理之習慣,繼成生理之慣性,最後乃成病理

狀態. 此三階段,有全具者,有僅具一或二者. 所謂心理慣性,卽普通所謂單純習慣,如普通酒,茶,菸等癮,及阿片癮初期,多爲此類,卽慣用某物,屆時想念而已. 甚至單純之沸水,亦能因長久於定時飲用,則屆時不飲卽感不快;特無最後之病理變狀,故不爲人注意. 生理慣性者,卽所謂禁斷現象,中止該物服用時,生理所顯之變狀;如馬文昭醫師對嗎啡癮所研究之生理變狀是也. 但未必僅此一端,蓋用蛋黃素,仍未能緩解禁斷現象(作者所試用,乃上海健康藥廠出品,由中英藥房所購得,謂係由黃豆製出,試用結果,任何方面,俱絕無效果;而馬氏之試驗,係怡默克廠出品,此點或有出入). 所謂病理狀態者,卽持續服用時所顯症狀,卽上文慢性中毒節所述者. 茲以阿片爲例,表列於下.

$$
\text{阿片癮}\begin{cases}\text{慣性}\begin{cases}\text{心理慣性──普通習慣} \\ \text{生理慣性──禁斷現象(中止服用時所顯症狀)}\end{cases}\quad\begin{matrix}\text{常態}\\ \\ \text{病態}\end{matrix} \\ \text{中毒──病理狀態──慢性中毒(持續服用時所顯症狀)}\end{cases}
$$

心理慣性,由服用某物感覺快味而來,曾見服用阿片,不感快味之人,持續甚久,而不成癮;反之,一感快味,則成癮甚速. 故曾成癮而戒除者,無論其戒除若何長久,若再用之,則成癮極速;往往僅用數次,癮卽完成;實不過心理上記憶前時之快味及慣性而已,非必生理上卽有此特速之變化也. 此等心理作用,無須治療;中止服用,不過微感不快,此不快與服用時所感快味有一定關係而已. 但如意志薄弱,斷除亦殊不易,因生理既無異狀,故無相當療法. 至慢性中毒之治療亦與其他慢性中毒同,卽以中止服用爲第一義,而同時中止服用又顯禁斷現象,此所以較他種中毒爲難治,此等問題如阿片癮向未爲學者所注意,故特效治法,尚未發明,以故智者見智,仁者見仁,致斷除方法,五花八門. 理想之方法,最好得一作用可代嗎啡而無慣性及毒性之品;次則僅具毒性無慣性,或

僅具慣性而無毒性者代之即可. 蓋無慣性則可隨時停止使用,無毒性則雖永遠使用,除光陰經濟損失外,別無他害. 如此非特於斷癮爲妙劑,且於醫療上亦將成爲最寶貴之救苦良劑據經驗,阿片劑確具諸多特殊有益作用,特因有慣性之故,或久用成癮,或屢服無效,致不適用於慢性疾患. 卽如單純之久咳（肺及氣管無機質病亦無痰者）,因須長時治療,不適用阿片劑具有慣性之品,而除此又無奏效確實之藥物,故對此症,甚感棘手,若能得一無慣性且無害之劑,豈非快事. 且據嗜好阿片者所述特異作用,爲醫書未載者甚多,故若能除去其慣性,可成理想藥物. 未知此項理想,有無實現之可能耳,此作者所馨香禱祝深望於藥學大家者.

飲食,本爲生活之持續助力,而且必需,今亦列於此者,因其情形甚相似也;蓋飢餓狀態,實際可分爲習慣的（即發癮的）,及生理的二種,如吾人逾習慣進食之時,則飢餓甚苦,且工作無力;究之此時生理上尚未至缺乏養料時期,因自食物入胃,而消化而吸收,而被血輸送於各器官,頗須時間,然而飢餓者,實屬發癮. 故欲增加食慾,必須規定進食時間,乃故意令之成癮,以資攝養. 及斷食數日,體內組織缺乏營養,固然發生諸多障害（此爲生理的飢餓）;但飢餓感覺,竟反大減;故知飢餓感覺,非必身體正常之需要,實係一種慣性狀態. 其情形實與嗎啡等發癮狀態同,特無後期之病理狀態耳. 雖然,亦未可一概而論,病理狀態,非絕無之,常見鄉村小兒,被無知父母所溺愛,惟恐其食之不飽,乃以過量飲食,習爲慣性,每飯常有超過十人之量者. 若因過食釀成胃腸卡他,則可譬如阿片之急性中毒;若不至此,則亦逐漸衰弱,蓋身體每日需用,常有定量,其多餘者,則刺激身體而竭力排除,既耗排除力,又耗消化力,（所食過多,胃液被稀釋,消化自不良）得不償失,其他足致疾病之諸多損害,尚不在內也. 此時若令減食,雖仍爲數人之量亦

中华医学杂志（三）

必飢餓而不願. 久之,其胃因常受食物之過度充填,如橡皮袋之
過度伸展而不能復縮,於是乃成胃擴張,即所謂最後之病理狀態
也. 故吾謂過度飯癮之害,不亞於阿片等癮,特因發生率較少,又
不過度者爲有利之癮,且爲生活所必須,故不爲人注意耳. 此非
作者故作怪語,實目擊此項任何方面均屬有害之過度飯癮甚多,
不能自已耳!

　　他如常用力則力大,常用腦則腦靈,拉車夫之腿,打鐵匠之手,
因筋肉常用而發達,常避冷者易感冒;常避日光易晒傷,乃皮膚之
廢用而退化,以至心理之慣成自然,行爲之習與性成,何莫非慣性
使然? 故非特醫療上應顧及慣性,卽衞生上,教育上,乃至政治上,
亦在在須顧慮慣性作用也.

結　論

　　1. 生理狀態,一如運動物體,向直線方向前進不已,惟係多數
生活物體之集團其各個生活物 (細胞), 亦各如一運動物體,永
遠向直線方向前進,不加外力,不能靜止,因有不可避免之阻力,故
漸改方向 (發育停止及老等) 而至靜止,惟此種阻力,尚未發現.

　　2. 疾病者,乃生體或各個細胞正常運動之速度及方向,受外
力之改變,此種外力,包括生物,化學,物理,心理等,因生活力大小方
向及所受外力種類大小等等之不同,故所顯症狀,千差萬別.

　　3. 因 (1) (2) 二條理由,故疾病之治療,不外 (一) 除去阻力,
如 Quinine 治瘧, Nesstibosan 治黑熱等, (二) 減弱阻力,如抗毒素之
應用 (僅用於無法除去阻力時); (三) 糾正外力變易之方向,如
一般之對症方法,(四) 助原動力,如補劑,營養劑,與奮劑 (糖尿病
使用 Insulin, 粘液水腫使用甲狀腺劑,以及脚氣使用 Vitamin B,
皆屬此類) 等,之四端. (一) 即所謂根治的,(二) 爲特別的對症

方法,(三)(四)即普通所謂對症治療.

4. 疾病多數不能直接危及生命,其死亡多係外力改變方向之結果;故根治方法有時亦僅能瘳病,而不能救命.

5. 疾病經過中,病原之外力非必存在;故有時根治方法爲不可能,即僅可施對症方法.

6. 持續性外力所致疾病,固以根治方法爲必要,但外力所變易之方向（症狀）足危生命時,則須先施:對症的方法.

7. 對症療法,須儘先治療爲害較大之症狀,不可制止有利的症狀,如痰甚多時不可制止其咳嗽.

8. 對症方法,若運用適當,亦常可奏根治效果,因生活慣力常有突破阻力之能,其未能即瘳,多因受某症狀牽制,加以幫助,即可發展瘳病之能故.

9. 治療不過遂宜扶助,究竟疾病之治瘳,乃生活慣力之功,如創傷治療不過消毒防腐,（即防其他阻力）或施縫合,（助瘳合）而瘳合則仍須生活力,非治療所能,故一切對症治療,不過令人體免受症狀之障礙得以恢復而已.

10. 疾病若非生活力有慣性關係,則任何對症治療,皆不能治瘳,如菌體生生不已,毒素亦產生不已,則抗毒素之使用,當必持續,不能停止,停止則病當復發,因其不能驅除菌體也. 可奏特效之抗毒素既然,遑論其他普通對症方法?

11. 菌液對於預防,價值甚大,將永佔重要地位,其理由與欲避感冒練習冷水浴相似,同屬練成身體之抵抗慣性,但於治療方面,實可視爲不得巳的例外方法,他日根治方法發明後,必被廢棄.

12. 嗎啡之禁斷現象,乃慣性狀態,非慢性中毒;其中毒,係持續服用時所生症狀.

13. 阿片劑之罪惡,因其具備慣性及毒性,若缺少其一,即爲無

中华医学杂志（三）

害之品;尤以缺少慣性爲佳若能全缺二者;當成爲寶貴之物.

14. 飯癮,與阿片癮之情形相同,惟在相當限度內,爲有利的,其量與健康成正比. 反之,超過相當限度,爲有害的,其量與健康成反比.

15. 方今醫學,雖突飛猛進,但前途尙甚遼遠. 對於持續阻力所致疾病,如傳染性病,均須求得一種根治方法,卽於不損人體範圍內,以外力直接除去阻力. 雖數種疾病已發明抗毒素療法,但僅可視爲一種有力之特別的（卽非一般的）對症方法. 菌液則爲不得已的例外療法. 不能認爲已達目的而停止前進. 並須對一切症狀,卽生活動力可能的變易,均須求得適宜糾正方法. 而於一切疾病尤須全部澈底明了其相對絕對之原因,及各症狀發顯之理由,治療上始有一定標準,而研究上亦有一定目標.

（例如某病人因心力衰竭而死亡. 查其心力衰竭之原因,係腹膜炎. 而腹膜炎之原因,爲腸穿空,腸穿空之原因,爲外傷,故外傷爲絕對原因,其他腸穿空對腹膜炎,及腹膜炎對心力衰竭,爲相對的原因;又心力衰竭爲死門;足致心力衰竭之疾患如腹膜炎,爲死因,而腸穿空及創傷則爲病因,而非死因. 因外傷係一過性外力,當然無法求得絕對的根治方法,僅可就其損害,加以對症治療,卽治療其腸穿空,自可防其後來他種結果;故對後來結果,亦可稱爲相對的根治療法）.

中华医学杂志（三）

公共衛生

郷村衛生問題之檢討

許　世　鉅

郷村衛生工作人員應具有何種資格

郷村衛生工作人員,有醫師,護士,助產士,藥劑師或藥劑員,衛生稽查,及檢驗員等等,其資格應與在城市工作者相同. 茲將各種郷村衛生工作人員之資格,提述如左:

一. 醫師:

（一）立案之醫學校畢業,領有衛生署醫師證書者;

（二）曾受衛生署認可之公共衛生訓練機關訓練,得有證明文件者（其在醫學校設有認可之公共衛生科及見習衛生機關畢業者亦同.）

衛生院院長除上述二條外,更須有下列資格;

（三）畢業後在社會服務一年以上者.

二. 護士:

（一）立案之護士學校畢業,領有衛生署護士證書者;

（二）曾受衛生署認可之公共衛生護士訓練機關訓練,得有證明文件者（其在護士學校受過同等訓練者亦同.）

護士長除上述二條外,更須有左例資格.

（三）畢業後在社會服務二年以上者.

三. 助產士:

　(一)立案之助產學校畢業,而領有衛生署證書者.

四. 藥劑師或藥劑員:

　(一)領有藥劑師署證者.

　如不能聘用藥劑師時,得用藥劑生,由主管醫師負責指導.

五. 衛生稽查:

　(一)衛生署衛生稽查班畢業,而領有證書者.

六. 檢驗員:

　(一)在立案學校受過專門檢驗訓練二年以上,領有證書者;

　(二)在醫院或衛生機關內曾任檢驗工作二年以上者.

七. 助理員及衛生員:

　(一)高小畢業曾受衛生機關相當訓練者.

鄉村工作衛生人員應如何訓練

　　鄉村衛生工作人員,可分為二種:一由學術機關訓練後而聘往鄉村服務者,即醫師,護士,助產士,衛生稽查等. 一由當地衛生機關,因地取才訓練而成者,即衛生員,助理員,保健員,種痘員等. 前者之訓練方式,以使學生能有繼續在農村社會服務之能力及興趣. 後者之訓練方式,以不改變農人固有之生活狀態,授以簡單之衛生技術及常識. 茲將各種人員訓練原則略述如左:

　　一.醫師: 醫師為鄉村衛生建設中最重要份子,但最不易聘到適當人才,更難使之繼續安心於事,鄉村醫師須具下列條件.

　　(一)對於治療有診治內外科,小兒科,產婦科,及皮膚科,花柳科等之技術,並有預防醫學之訓練及辦事之能力,此三者尤以辦事能力為多半醫師所缺乏.

　　(二)能過農村生活. 其生活需要須在一般農村社會醫師

俸給之下,尙覺安適而有餘.

訓練原則:

(一)限制學生數目及充實設備,使學生多有臨床實地見習之機會,學校應有健全之公共衛生科及見習之衛生機關. 畢業後在指定政府衛生機關服務一年,始予授憑,在此期間祗給予津貼費.

(二)學校環境及學生生活,務求避免機關化及城市化,使學校中之生活,較農村一般狀況不致距離過遠. 學校教員之生活及其俸給,最爲學生所羨慕,更須予以注意及規定.

二.護士: 多半護士學校畢業之護士,在衛生機關服務,尤以主持衛生分所時,常不能應付裕如. 對於診治及舉辦各種預防工作,更感困難,又因限於經濟,鄉村衛生機關聘用護士時每多不能再用助產士,故助產工作,因環境之需要,勢不能不由護士兼顧矣. 鄉村護士應有左列之訓練.

(一)疾病護理及診治農村常見疾病之訓練.

(二)公共衛生之訓練.

(三)助產之訓練.

三.助產士: 助產工作在發達時,需要有專人負責,但在我國鄉村衛生初創時期,經費人才均感缺乏,助產士與護士工作常不能彼此劃分清晰,又因鄉村缺乏醫師,故助產士須有處理普通難產之技術. 助產士除助產訓練外,應有下列訓練:

(一)公共衛生訓練.

(二)簡單診治訓練.

(三)難產(下產鉗及倒轉)技術之訓練.

四.衛生稽查: 衛生稽查在城市服務時,其職務偏重管理,但在鄉村服務時,除管理工作外,更須有粗淺而實用之設計,如井之鑽打,廁所之建造等,故在訓練期間,並應着重實地見習及衛生工

中华医学杂志(三)

程之設計.

五.衛生員及助理員： 在今日之中國農村社會環境中,勢不能盡量僱用各種專門技術人才,實有就地訓練衛生員及助理員執行各項例行工作之必要. 但衛生員及助理員之工作,較近專門,在時代過程中亦屬一種職業,茲提述其訓練之方式如左,

（一）學徒式訓練： 爲適合農村職業習慣,節省經費及預防學生將來在職務上出規之行爲起見,以學徒式之訓練最爲合宜,即避免固定課室教授,使工作即訓練,從日常規定之工作,學習一部份之例行技術,其工作範圍須予嚴勵限制,即衛生員及助理員只能做應做之工作,在學徒期間,並須負操役之義務.

（二）資格： 以家境清寒而無較好出路或較大希望之小學畢業農村子弟,年齡在十五歲以上二十歲以下身體健全者爲合格.

六.種痘員及保健員： 因農村地面遼闊,交通不便,各種衛生工作不能普及,故有訓練種痘員保健員或救急員等爲人民執行簡易工作,但種痘員保健員等僅爲農村人民之副業,其訓練期限宜短,其訓練項目宜簡單.

鄉村衛生組織法

鄉村衛生,指一縣之衛生設施無言,其組織須充分獨立,而不孤立. 雖爲縣政府之附屬機關,而不與縣政府隔閡爲宜.

一. 衛生視導員辦公處——爲免除衛生機關之孤立及與縣政府發生隔閡起見,在縣政府內設衛生視導員辦公處,衛生視導員由衛生院院長兼任,直隸於縣長,設辦事員數人協助辦理來往文件,但衛生事業在初創時期,經費人員及組織均未充實健全,衛生行政在縣政府內,尚無需獨立成處,可先在第一科設衛生股

辦理之．其衞生股主任，仍以衞生院院長兼任爲宜，並須指定科員或辦事員一人協助辦理衞生文件，至於衞生獨立設科一節在縣境內衞生機關未能林立，及其他社會救濟事業尚未舉辦以前，事實上似無設科之必要．

　　茲將衞生視導員辦公處或衞生股之職掌開列如下：

　　（一）整理各級機關關於衞生之來往公文稿件．

　　（二）關於衞生人員之任免．

　　（三）編造衞生經費預算審核公款收支．

　　（四）設計全縣衞生工作大綱．

　　（五）關於醫藥管理及取締事項．

　　二．衞生機關——我國現行之衞生機關，有衞生院，衞生所及衞生分所三級．衞生院爲行政技術之中心，常附有病院，設在縣區之中心；衞生所有醫師主持，設在區之中心；衞生分所有護士在醫師指導之下主持，設在重要之鄉鎮．但各級衞生機關之設立，須因人力財力及地理而改變．固不可一概論也．可採行衞生院所及分所制者，亦可採行衞生院所制，或衞生院及分所制．要之均以最經濟之方法，求得最普遍之設施是也．

　　甲．衞生院

　　衞生院規模大小應隨經費而定，有祇有醫師一人及佐理人員數人者，亦有因人員經費充足，附設有病院者衞生院由院長總攬事權，無需另行分股．其職掌如下：

　　（一）關於推行及研究各種衞生工作事項．

　　（二）關於訓練各種人員事項．

　　（三）編造概算及決算．

　　（四）督促附屬各衞生所及分所．

　　子．組織及人員

　　衞生院設院長一人，由縣長遴選，呈請省政府加委或由省衞

生處直接委派。其資格以曾受公共衛生專門訓練,領有醫師證書之醫師,在國內公共衛生機關服務一年以上者充任之。院長以下另設醫師若干人公共衛生護士兼護士長一人,護士若干人,助產士一二人,藥劑師或藥劑生一人,事務員一人,並依經濟狀況,設得衛生稽查,檢驗員等。

　　丑. 經費

　　衛生院之經費,依不同之經濟情形,酌分下列三等:

　　(一)甲種衛生院附有二十五床至四十五床之病院。

　　(二)乙種衛生院僅附設數床為傳染病及急症住院之用。

　　(三)丙種衛生院祇有門診治療及其他衛生工作,而無病院之設備,規模較小。

類別 經費總類	科目	甲種	乙種	丙種	備註
開辦費	房屋建築費	三萬元	一萬五千元	五千元	在建築費本能發足以新可利用屋宇寺廟加以繕修速設傳費在內甲種六千元乙種四千元丙種一千五百元
	設備費	五千元	三千元	一千元	
	合計	三萬五千元	一萬八千元	六千元	
經常費	院長	一百八十元	一百六十元	一百二十元	
	醫師	一百五十元	一百二十元		丙種不設醫師
	助理醫師	一百元			乙丙兩種不設助理醫師
	公共衛生護士兼護士長	六十元	五十元	五十元	
	護士	一百二十元	三十元	三十元	甲種護士四人
	助產士	四十元	四十元	四十元	
	藥劑員	三十五元	三十元		丙種不設藥劑員
	檢驗員	四十元			乙丙兩種不設檢驗員
	衛生稽查	三十五元	三十元	三十元	
	事務員	三十元	三十元		丙種不設事務員
	會計員	四十五元			乙丙兩種不設會計員

		甲	乙	丙	
	助理員	四十五元	三十元	十五元	甲種三人乙種二人丙種一人
	工友及廚役	一百元	五十元	二十元	每名以工食十元計算
	藥品材料	一百五十元	一百元	六十元	
	印刷文具	四十元	三十元	十五元	
	郵電	十元	五元	三元	
	報章雜誌	二十元	十元	五元	
	運輸交通	六十元	三十元	二十元	
	油電煤水	一百元	五十元	二十元	
	特別飯費	六十元	三十元		此種費用備作貧苦病人之用丙種無病院故不需
	修繕購置	三十元	二十元	十元	
	雜支	六十元	二十元	十元	
	合計	一千五百十元	八百六十五元	四百四十八元	
臨時費	防疫費	二千元	一千元	五百元	
	衞生事業費	二千元	一千元		丙種可指定以醫藥收入作事業費
	合計	四千元	二千元	五百元	

　　乙．　衞生所

　　衞生所直接隸屬於衞生院其規模亦隨經費而定所務由主任醫師主持其職掌如下：

　　（一）負責辦理管轄區域內之一切衞生行政及技術事項．

　　（二）督促附屬衞生分所．

　　　子．　組織及人員

　　衞生所設主任醫師一人由衞生視導員介紹縣府委任其資格爲曾受公共衞生專門訓練領有醫師證書之醫師主任以下設公共衞生護士及助產士各一人及助理員一人或二人助產工作由護士兼任亦可如經費充足并得設衞生稽查一人．

　　　丑．　經費

　　衞生所之經費依不同之經濟情形酌分左列二種：

類　別 經費種類　科　目	甲種	乙種	備　註
開辦費　房屋修繕	二百五十元	一百五十元	衛生所以租利用有屋宇及寺廟爲原則
設備費	六百五十元	三百五十元	包括藥品器械木器等
合　計	九百元	五百元	
經常費　主任醫師	一百二十元	八十元	
公共衛生護士	四十五元	四十五元	乙種兼助產工作
助產士	三十五元		乙種助產由護士兼
衛生稽查	三十元		乙種不設衛生稽查
助理員	三十元	十五元	甲種二人乙種一人
廚役及工友	二十元	十元	甲種二人乙種一人
藥品	五十元	四十元	藥品印刷最好由衛生院統籌統辦但預算經費以此爲準
紙張印刷	十元	五元	
旅費	十五元	八元	
修繕購置	十元	五元	
雜支	十元	五元	
合　計	三百七十五元	二百十三元	

丙. 衛生分所

衛生分所隸屬於衛生所,受主任醫師之監督,由護士主持,其職務如下:

(一)負責辦理該管鄉鎮之各種衛生工作.

子. 組織及人員

衛生分所設公共衛生護士,由具有公共衛生及助產經驗之護士充任之,設助理員一人,協助其工作.

丑. 經費

類　別 經費種類　科　目	金額	備　註
開辦費　房屋修繕	一百元	以利用公共場所祠堂廟宇爲原則

	設　備　費	一百三十元	包括藥品器械木器等
	合　　計	二百三十元	
經常費	公共衛生護士	四十五元	
	助　理　員	十　五　元	
	工　　友	十　　元	
	藥　　品	二十五元	藥品印刷最好由衛生院統籌統辦經費以此為準
	印刷紙張	三　　元	
	旅　　費	三　　元	
	修繕購置	三　　元	
	雜　　支	四　　元	
	合　　計	一百另八元	

　　邊遠省份常感人材缺乏,如一時不易聘到受過專門公共衛生訓練人員時,得以普通衛生人員充任之,惟衛生院院長須曾受公共衛生訓練,或具有經驗者.

釋 名 病 解（三續）

余 雲 岫

嘔，傴也. 將有所吐，脊曲傴也.

說文：歐，吐也. 廣雅釋詁四：歐，吐也. 漢書丙吉傳集注：歐，吐也，字作歐. 左氏哀二年傳；吾伏弢嘔血. 杜注：嘔，吐也，字作嘔. 歐嘔可通作，古從欠之字，可通作從口，歖之與噴，歘之與嘷（左哀二年，吾伏弢嘔血. 釋文：嘔本又作嘷，嘷卽歘字，廣雅釋詁四：歘，吐也.）歖之與鳴，歐之與嘔，皆是也.

吐者，詩大雅烝民篇：柔則茹之，剛則吐之. 毛傳曰：剛柔之在口，或茹之，或吐之，茹訓爲食，（後漢書陳蕃傳注）自口而入也. 吐與茹對，其義爲自口而出矣. 說文，土部土下曰：地之吐生萬物者也. 又示部祇下曰：地祇提出萬物者也. 吐生萬物與提出萬物同義，是吐有出義也. 故後漢書翟酺傳注曰：吐，猶出也. 說文口部吐下曰：寫也，一切經音義引蒼頡曰：吐，棄也. 亦寫也. 廣雅釋言：吐，瀉也. 寫瀉同，詳見下，瀉之義爲傾，謂傾倒而出也. 今則專以瀉爲泄瀉義，不復作吐義矣.

欲吐者，必曲其上半身向前，故曰脊曲傴也. 左傳哀二年

所云:伏發嘔血者,卽曲偏而吐也.

嘔吐者,乃胃內容逆從口出,諸病之一證候,非病之專名.

欬,刻也.　氣奔至,出入不平調,若刻物也.

說文:欬,屰氣也　一切經音義二引字林曰:欬,瘶也.　又十引蒼頡篇曰:齊部謂欶爲欬,周禮疾醫冬時有嗽上氣疾.注曰:嗽,欬也.　欶瘶嗽同,玉篇:欬,上欶也.　上欶卽屰氣也.　亦卽此所謂氣奔至也.　說文玉篇釋名,訓義相近.

按欬乃喉頭,氣管氣,管枝等有刺戟時之反射運動也.　爲一種證喉之名,非病名也.

喘,湍也湍,疾也,氣出入湍疾也.

說文:喘,疾息也.　又嘽下曰:喘息也.　引詩小雅四牡篇嘽嘽駱馬,毛傳亦曰:嘽嘽,喘息也,馬勞則喘息.　前漢書丙吉傳:逢人逐牛,牛喘吐舌.　顏師古注曰:喘,急息也.　又王襃傳:匈喘膚汗,人極馬倦.　案此乃呼吸促迫之謂也.　凡劇動勞作奔走之後,心病肺中鬱血之時,肺病痰唾壅塞之際,氣少不足以供要求者,皆能發呼吸湍疾.　今人以之爲Asthma之專名,非是.　Asthma之呼吸數並不增加,或反減少與湍疾之義不合.

吐,瀉也.　故揚豫以東謂瀉爲吐也.

吐,義見前嘔字下.　瀉後出之字.　說文祇作寫.　口部吐下曰:吐,寫也;是說文以寫爲瀉也.　禮記曲禮上:御食於君,君賜餘,器之溉者不寫,其餘皆寫.　鄭康成注曰:寫者,傳已器中乃食之也.　蓋謂傾倒移瀉於自己所食器中,而後食之也.　故孔疏曰:寫謂倒傳之也.　若所賜食之器可滌溉者,不畏污,則不須倒寫,仍於器中食之;食訖,乃澡絜以還君也.　是亦以寫爲瀉也.　周禮地官稻人:以澮寫水.　鄭注曰:澮,田尾去水大溝.　孔疏曰:以澮是寫去水,是亦以寫爲瀉也.　由此觀之,傾瀉之瀉,經典皆

作寫,不作瀉;故說文無瀉字. 玉篇始收之曰:瀉,傾也. 廣韻始以瀉水之瀉,隸上聲馬韻;以吐瀉之瀉,隸去聲馬韻;皆後人爲之分別,古無是也. 此瀉字疑本作寫,今作瀉者,後人所改也. 故畢沅釋名疏證云:此作瀉,近字也. 然漢人所著書中,多有瀉字. 如白虎通德論曰:膀胱者,腎之府也,腎者,主瀉. 淮南子曰:楚人有烹猿而召者隣者,皆以爲狗羹也而甘之;後聞其猴也,據地而吐之,盡瀉其食,論衡曰:夫人之生也,稟食飲之性,故形上有口齒,形下有孔竅;口齒以噍食,孔竅以注瀉. 此皆作瀉字. 而白虎通以膀胱出溺爲瀉;論衡以前陰出溺,後陰出矢爲瀉;淮南子以吐出食物爲瀉;尤與釋名之義合. 此諸瀉字,未必盡出後人所改也. 觀以上所引諸書之言,知凡傾倒而出者,皆得謂之瀉. 吐可謂之瀉,放溺亦可謂之瀉,矢亦可謂之瀉也. 今則專以瀉爲下泄,古人無是也. 然釋名既釋嘔爲將有所吐,復釋吐爲瀉;且曰揚豫以東謂瀉爲吐,似與嘔別義謂下泄之瀉爲吐. 今詳說文,廣雅,一切經音義所引倉頡篇及淮南子,皆謂吐爲瀉,未聞有謂瀉爲吐者;且說文頗多兩字互訓,吐下云寫也,寫下不云吐也. 蓋瀉之義廣,吐之義較狹,廣可以統狹,即瀉可以統吐,故吐可以訓瀉;狹不可以統廣,即瀉不可以統吐,故寫不可以訓吐也;故釋名特著揚豫以東謂瀉爲吐,蓋謂吐爲瀉者,常時之通訓;謂瀉爲吐者,揚豫以東之方言也. 吐亦疾病之一證喉,非病名也.

乳癰曰妬,妬,猪也,氣積猪不通,至腫潰也.

　本書下文曰:癕,壅也,氣壅否結裹而潰也. 癕與癰同. 說文:癰,腫也. 史記佞幸列傳:文帝嘗病癰,鄧通常爲帝唶吮之. 漢書亦載其事,唶作齰,顏師古注曰:齰,齧也,齧出其膿血. 然則癰之爲病,有否結,否結即痞結,硬也. 又有腫,又有膿血,又能潰,乃今之膿瘍也. 乳癰者,乳腺生膿瘍也. 備急小品集驗諸方

書,皆有妬乳方,見外臺祕要,然外臺分妬乳乳癰爲二門;而其中所述證候,多相混同,二者實一病也. 如妬乳門中,屢以妬乳乳癰連稱,乳癰腫中,載備急葛氏方,乳癰妬腫連稱,其明徵矣.

　　褚與貯通,畜也,謂畜藏也. 左傳襄公三十年:取我衣冠而褚之. 杜預注曰:褚,畜也. 奢侈者畏法,故舊藏,呂氏春秋引此,褚作貯,周禮廛人注謂貨物諸藏於市中,陸德明經典釋文曰:諸本或作貯,又作褚,洪吉亮春秋左傳詁曰:褚貯古通用,然則積褚不通者,即積貯不通也.

心痛曰疝, 疝,詵也. 氣詵詵然上而痛也.

心痛之病候,舊說有眞僞之別. 素問厥論曰:眞心病手足靑至節,心痛甚,旦發夕死,夕發旦死. 巢氏病源亦曰:眞心痛朝發夕死,夕發朝死. 張景岳曰:凡病心腹痛者有上中下三焦之別;上焦者,痛在膈上,此卽胃脘痛也. 內經曰:胃脘當心而痛者卽此,時人以此爲心痛,不知心不可痛也;若病眞心痛者,必手足冷至節,爪甲靑,旦發夕死,夕發旦死,不可治也. 普通舊醫之書,所謂心痛者,大都皆以爲胃脘痛,以眞心痛不多見也. 以今日醫學之智識言之,所謂眞心痛者,惟狹心症(Angina pectoris)足以當之,其餘若冠狀動脈栓塞,若心內膜炎,心肌炎等,亦有發心痛,皆有死者,亦可以屬之眞心痛之中也.

　　此書名心痛曰疝,解之曰:詵詵然上而痛,則其痛爲自下而上可知;乃指胃脘痛而言. 狹心痛等眞心痛,其痛之發生,不自下而上也. 詳諸書之言疝者,皆統胃腸胸腹之痛而言. 說文疒部疝下曰:腹痛也. 漢書藝文志有五藏六府疝十六病方四十卷,注曰:疝,心腹氣病. 史記扁鵲倉公傳,有湧疝,其病不得前後溲,溺赤;有氣疝,其病難於前後溲,溺赤. 倉公以爲病客於膀胱. 湧疝氣疝,病候相似. 湧疝之不得前後溲,當亦以爲膀胱

病也,然不得前溲,固當有病在膀胱者;而不得後溲,則非膀胱之所能爲也。　查排糞排溺,同時發生障阻者,其病甚少。　腹膜炎之時,直腸膀胱同時發麻木者,則大小便皆閉。　脊髓病如脊髓經路之壓迫,(腫瘤出血等)脊髓炎,脊髓橫斷,(外傷)脊髓癆(Tabes dorsalis)脊髓空洞病(Syringomyelie),進行性麻痺(Paralysis progressiva),臟躁病(Hysterie)等神經精神障害之病有之。　此等原因,當然非古人所知;惟旣曰不得前後溲,則膀胱直腸同發阻礙可知;然則胃痛爲疝,腹痛亦爲疝,並直腸膀胱障阻亦有疝名矣。

　巢氏病源候論說寒疝腹痛曰:疝者,痛也……風冷邪氣相擊,則腹痛裏急。　又說寒疝心痛曰:疝者,痛也……寒氣盛則痛,上下無常處冷氣上衝於心,故令心痛也。　其云上衝於心,令心痛,與釋名上而痛之言合其云上下無常處,則爲腸中氣體轉動無疑。　故外臺祕要載集驗方,有桂心湯治寒疝,氣來往衝心腹痛。　來往衝心腹,卽上下無常也。　氣體上衝至上腹部,使心窩痛,則謂之寒疝心痛,來往臍部及下腹部使之痛,則謂之寒疝腹痛也。

　病源又有七疝之候。　七疝者,厥疝,癥疝,寒疝,氣疝,盤疝,胕疝,狼疝也。　厥逆心痛,足寒,諸飲食吐不下,名曰厥疝也。　腹中氣乍滿,心下盡痛,氣積如臂,名曰癥疝也。　寒飲食則脅下腹中盡痛,名曰寒疝也。　腹中乍滿乍減而痛,名曰氣疝也。　腹中痛在臍旁,名曰盤疝也。　腹中臍下有積聚,名曰胕疝也。　少腹與陰相引而痛,大便難,名曰狼疝也。　其第一厥疝,有飲食不下及吐之候,則胃痛也。　第二癥疝,有氣積如臂之候,則氣體積聚,而橫行結腸,起痙攣也。　第三寒疝,亦腸蠕動而痙攣也。　第四氣疝,亦氣體轉動也。　第五盤疝,痛在臍旁,則小腸痙攣也。　第六

胕疝,謂臍下有積聚,則因下腹部臟腑之廱瘤,子宮膀胱之炎症等而起之腸痙攣也. 第七㿗疝,有少腹與陰相引而痛,則生殖器炎性作痛,及本書下文所云:陰疝曰癀,㿗,㿗引少腹急痛是也. 此七疝中,除第一第七之外,多爲腸痙攣,腸痙攣常有氣體聚集,故疝病多言氣. 以此推之其第七之㿗疝,乃今之脫腸(Hernia)因小腸嵌入而起痙攣,故作痛也. 是亦因腸痙攣而起也. 其第一厥疝之心痛或亦指胃痙攣而起之痛,亦未可知也. 然則所謂疝者,卽可謂之胃腸痙攣病矣. 彼史記扁鵲倉公列傳之湧疝,氣疝,因麻痺而起,而亦名疝者,可視之爲例外. 蓋史記所載病名病候,多不與後世方書相同,非後世醫家所能得而明也. 餘詳後文陰疝曰癀條下.

痞,否也,氣否結也.

畢秋帆疏證曰:痞,俗字. 說文作㾊,痛也. 玉篇:腹內結病. 易之否卦,爲閉塞之誼,此亦然也.按廣韻上聲五旨,作腹中結痛;集韻五旨,作腸中結病. 通觀說文,玉篇,廣韻,集韻,或云痛,或云病,或云腹,或云腸,不能一例. 要之㾊爲結塊之在腹中者;或有痛,或無痛也. 考巢氏病源候論卷十九積聚病諸候,亦有否名,脾之積,名曰否氣,是也. 積聚心腹脹滿候曰:積者,陰氣,五藏所生,其痛不離其部,故上下有所窮已. 聚者,陽氣,六府所成,故無根本,上下無所留止,其痛無有常處也. 積聚成病,蘊結在內,則氣行不宣通. 據此則積聚有痛,爲氣行不宣通,氣不宣通,卽否結,故亦得名否也. 卷二十又有否噎病諸候. 其論八否候曰:血氣壅塞不通而成否也. 否者,塞也. 言府藏否塞,不宣通也. 其論諸否候曰:府藏否塞,而不宣通,故謂之否. 所舉病源,與積聚無大異. 而否病特有之病候,則爲時時壯熱,又不言痛,而但言脹滿,此與積聚不同者,是卽㾊有不痛之證也. 病源候論卷

十九又有癥瘕病,謂由飲食不消,聚結在內所致. 其病,不動者名爲癥;可移動者名爲瘕也. 卷二十又有癖病,謂由飲水漿過多,停滯不散所致.癥瘕與癖不同之點,癥瘕爲飲食聚結,癖爲水漿停滯,此二者亦與積聚諸否相似.而癖病更近,蓋病源候論之敍癖,有曰:榮衞氣理,則津液通流,雖復多飲水漿,不能爲癖;若攝養乖方,三焦否隔,則腸胃不能宣行,因飲水漿過多,便令停滯不散,更遇寒氣積聚,而成癖. 癖者,謂側在於兩脅之間,有時而痛是也. 據此則癖之爲病,亦因否隔及腸胃不宣通而成,且有時而痛,非痞而何? 總而言之,凡上下腹及兩側脅部有結塊者,皆痞之類也. 舊醫或謂之痞,或屬之積聚,或屬之癥癖,無確乎不拔之界限也. 此卽今之肝脹,脾大,腎腫,及胃腸膀胱子宮等之腫瘤膿瘍也. 乃諸病之一候,非病名也.至積聚中之上下無所留止,痛無常處,則卽腸之痙攣,又與上條之疝相混矣.

小兒氣結曰哺. 哺,露也. 哺而寒露,乳食不消,生此疾也.

　　哺者,哺乳也. 說文口部哺下曰:哺,哺咀也. 段氏注曰:釋元應引許淮南注曰:哺,口中嚼食也. 又引字林:哺,咀食也. 凡含物以飼曰哺,爾雅生哺鷇. 按段說是也. 說文鳥部鷇下曰:鳥子生哺者. 郭注爾雅釋鳥生哺鷇曰:鳥子須母食之. 注生噣雛曰:能自食. 生哺與生噣對言. 噣爲自食,則哺爲須母食之. 故口含食物,嚼以飼小兒曰哺. 以乳授小兒亦可曰哺. 而因哺乳所生不消化之病,亦曰哺也.

寒露者,露體不加衣被,而受寒也. 乳兒不消化之因頗多,此獨云寒露者,古人多以風寒爲病之源,如巢氏病源候論,其言病之源,多主風寒,亦其證也.

哺病而云氣結,必小兒之腹膨隆而堅可知;此乃消化不良及腹膜炎,腸閉塞等諸病之一候,非病名也.

注病,一人死,一人復得,氣相灌注也.

畢沅疏證云:注御覽引作疰. 廣雅:疰,病也. 王念孫疏證云:疰與注通.巢氏病源候論有注病諸候,屢言注者,住也;言其病連滯停住,死又注易傍人也. 其以注爲注易,與釋名灌注之義同,惟其訓爲住,則與釋名之說異. 按注病者,慢性傳染病也,釋名以爲一人死,一人復得,氣相灌注;病源候論以爲死又注易傍人,則傳染病也. 而病源候論之訓注爲住,謂其病連滯停住,則慢性病也. 御覽疾病六引范汪方曰:凡九十種寒尸疰……至於死,死尸相注,或至滅門;夫慢性傳染病而能殺人滅門者,惟結核爲然,然則疰病卽結核病矣.

釋名病解（四續）

余雲岫

泄利,言其出漏泄而利也.　下重而赤白曰膿,言屬膿而難也.

御覽疾病部引泄利之利作痢.　史記萬石張叔列傳,載郎中令周仁,爲人陰重不泄.　集解引韋昭曰:陰重,如今帶下病泄利;是泄卽利也.　淮南子墜形訓曰:輕土多利.　高誘注曰:利疾,玉篇:痢,瀉利也.廣韻:痢,病也.　御覽疾病部引魏武令曰:凡山水甚強,寒飲之,皆令人痢.　是痢卽今之溏泄也.　古醫書祇作利字,內經及張仲景書皆作利,不作痢;其作痢者,後起之字也.　今人則專以痢爲滯下赤白之病,而以普通溏泄爲瀉泄,不復謂之利矣.

下重而赤白,卽今人之所謂痢也.　赤多者曰赤痢,白多者曰白痢;古則謂之注下.　素問至眞要大論,六元正紀大論:注下赤白,是也.　亦作癙下,玉篇疒部,癙竹世切,赤白痢也.　一切經音義引釋名此條,曰膿作曰癙,是也.　廣韻去聲十三祭亦曰:癙,竹例切,赤白利;亦作膿,蓋本釋名也.　又作滯,外臺祕要卷二十五重下方,引病源曰:此謂今赤白滯下也.令人下部疼重,故曰重下,去膿血如雞子白,日夜數十行,繞臍痛也.　今本病源候論無此條,蓋非全書也,其曰重下,卽釋名之下重也.

由此觀之,今之瀉泄,古通謂之利字或作痢.　今之赤白痢(Dysentery),古謂之癙字亦作膿,滯.

玉篇瘕字下又曰:又音帶,瘕下病也.廣韻亦曰:又音帶,故當
蓋切下,又出瘕字,注曰:瘕下病也,此乃婦人白帶之病,卽史記扁
鵲倉公列傳所載:扁鵲過邯鄲,聞貴婦人,卽爲帶下醫,是也;非釋
名之膌.　然史記萬石張叔傳韋昭注云:陰重,如今帶下病泄利,
而張晏注則曰:陰重不泄,下濕,故溺袴,以是得比宦者,得入後宮.
仁有子孫,先未得此病時所生.　則爲男子前陰病矣.　合張韋
二氏之注觀之,則男子前陰濕,亦得名帶下,亦得謂之泄利矣.
陰腫曰隤,氣下隤也.又曰疝,亦言詵也.詵詵引小腹急痛也.

　　說文:隤,下隊也,不言陰腫.　玉篇作㿒,曰:下腫也.　下腫卽
陰腫,故廣韻上平十五灰㿒字下注曰:陰病,可見玉篇之下腫,卽
廣韻之陰病,亦卽釋名之陰腫矣,是隤卽㿒也.　又集韻於㿒字
下注曰:倉頡篇陰病,或作癏,㿗,㿗,則知廣韻注陰病二字,本倉頡
篇也.然集韻癏字見爾雅釋詁,釋文引字林云:病也音呼回切,不
與㿒同音也,且不謂爲陰腫.　㿗字見一切經音義毗曇論卷下,
引字林云:重疾也,亦不謂之陰腫.　㿗字則見於今本素問脈解
篇:厥陰所謂㿗疝是,字亦作癩.　陰陽別論篇:三陽爲病……其
傳爲頹疝,是也.蓋頹與隤通,詩小雅谷風:維風及頹,毛傳曰:頹,風
之焚輪者也.　爾雅釋天:焚輪謂之穨.　爾雅之穨,本爲釋詩小
雅谷風維風及頹而設,故毛傳亦曰:頹,風之焚輪者也.　是毛從
爾雅也.　然爾雅作穨,詩作頹者:穨正字,頹俗字也.　段注說文
穨曰:此從貴聲,今俗作頹,失其聲矣:其說是也.　爾雅釋文出頹
字,是陸德明所見爾雅,亦作頹也,釋文注曰:本或作穨,隤,同徒回
切,是頹隤同音通假也.　故頹亦多用爲下墜之義.　如爾雅焚
輪謂之穨,郭注曰:暴風從上下,正義引李巡曰:焚輪,暴風從上來
降,謂之頹,頹,下也.　文選長笛賦:感迴飇而將頹,注曰:頹,落也.
史記河渠書:水頹以絕商顏,集解引臣瓚曰:下流曰頹,水之從上

下流曰穨,猶風之從上下降曰穨也．禮記檀弓:泰山其穨乎．亦崩墜意也．癲字則後人更因穨字而加疒傍耳．穨之爲癲,亦猶隤之爲癀也．靈樞不作癲,皆作癀.邪氣藏府病形篇:肝脈滑甚爲癀疝,經脈篇:肝足厥陰之脈,是動,丈夫癀疝,婦人少腹腫,是也．癀字玉篇始收之,癲字集韻始收之;則癲更爲後起之字,昭然明矣　而素問作癲,靈樞作癀,則靈樞之書,較古於素問,而說者乃謂靈樞之書,後於素問而作,此足以證其說之非是矣.

隤之名爲疝,見素問靈樞,上文所引素問之穨疝癲疝,靈樞之癀疝是也.

疝病之名,古今異趣.病源七疝,巳詳上心痛曰疝.條下,與陰隤之疝無與．千金卷二十四:癲病分四種,一曰腸癲,二曰卵脹,三曰氣癲,四曰水癲,而不詳言其證候．明李梴醫學入門,以腸癲爲小腸氣,卵脹作卵癲,謂爲玉莖脹硬;氣癲爲睪丸能左右相過;水癲爲外腎腫大如斗,不痛不痒.其以腸癲爲小腸氣,名實俱符,蓋卽今之脫腸病,而下墜於陰囊者也;今日則謂之鼠蹊脫腸(Hernia Inguinalis)．然其以卵脹爲玉莖腫,則非也．千金所謂卵者,睪丸也．有治癲疝,卵偏大,氣上不能動方,以睪丸有兩,分居左右,一腫大,一不腫大,故有偏大,是卵卽睪丸之證也．其言莖,則謂陰莖也,非睪之謂．然則千金之卵脹,謂睪丸脹大耳.其以氣癲爲睪丸能左右相過,無此病也．或如今移動性之脫腸,未可知也．其以水癲爲外腎腫大如斗,則今之慢性陰囊水腫,(Hydrocele) 陰囊血瘤,象皮病,脫腸及肉腫瘤等也．然則千金之所謂陰癲包含脫腸,睪丸脹大諸病及陰囊水腫等,而釋名之所謂陰腫曰隤者,亦卽包含此多種疾病,非一病之名也.

病源候論千金方以後,論疝者,莫詳於張子和,子和不以病

源七疝之名爲然,自立七疝之名:曰寒疝,曰水疝,曰筋疝,曰血疝,曰氣疝,曰狐疝,曰㿗疝,其與病源不同之點,則專主陰器之病,專由足厥陰肝經所生,以靈樞經脈篇,言足厥陰肝經過陰器入小腹也. 故子和所謂七疝,專主陰器,屬釋名此條範圍之內,與病源之七疝,完全不同而其所敍七疝病形,實支離破碎,與今日陰腫諸病,不能密合也. 今試略論之如左:

子和敍寒疝之候曰:其狀:囊冷,結硬如石,陰莖不舉,或控睾丸而痛……久而無子. 按此極似副睾丸結核.

水疝之候曰:其狀:腎囊腫痛,陰汗時出;或囊腫而狀如水晶;或囊痒而燥,出黃水;或小腹中按之作水聲. 按此證候複雜,斷非一種之病所能容納,而與陰囊水腫頗相近然按之作水聲,則又與還納性之鼠蹊脫腸相似,然鼠蹊脫腸無狀如水晶及出黃水之候也.

筋疝之候曰:其狀陰莖腫脹,或潰,或膿,或痛,而裏急筋縮,或莖中痛,痛極則痒,或挺縱不收,或白物如精,隨溲而下,桉素問陰陽別論,其傳爲㿗疝,王太僕註曰,睾垂縱緩內作㿗疝. 張仲景金匱要略有陰狐疝氣之病,其證曰:陰狐疝氣者,偏有大小,時時上下此明是睾丸及陰囊內容之病,與病源之七疝不同. 故金匱不與寒疝同章敍述,與釋名心痛曰疝,陰腫曰疝,分列兩處,不合作一條敍述者同意.蓋亦內經之㿗疝;而亦子和七疝之屬也. 然則㿗疝之爲病,漢之張仲景,唐之王冰,皆以爲陰囊內容之疾,未有牽及陰莖者,則釋名所謂陰腫,亦專指陰囊而言,非兼陰莖而言之,可以推而知矣. 子和七疝,乃別立筋疝之名,而傍及陰莖,真不免多事矣. 其所以如此者,蓋認疝爲足厥陰之病,而內經足厥陰肝經爲環陰器而上入少腹,所環之陰器,不可有陰囊陰莖之分,故不得不兼及陰莖,以圖包舉陰器而傅合內經也;然

此決非陰腫曰隤之疝,茲姑不論.

血疝之候曰:其狀如黃瓜,在少腹兩傍,橫骨兩端約中,俗名便癰,膿少血多,此今所謂橫痃也. 若祇在少腹一側,或是未全之鼠蹊脫腸,今云在少腹兩傍,且有膿血,則知其為化膿性之橫痃也. 化膿性橫痃多自軟性下疳而發,淋病亦間有之,乃花柳病之一候,非陰腫之隤疝也. 子和別立一名,亦溝而合諸疝痛之中,其誤亦與筋疝同也.

氣疝之候曰:其狀上連腎區,下及陰囊,或因號哭忿怒,則氣鬱之而脹怒,哭號罷則氣散者是也. 或小兒亦有此疾,俗名偏氣,……胎中病也. 按此即今先天性鼠蹊脫腸也;亦即病源卷五十之小兒病㿗差㿉也.

狐疝之候曰:其狀如瓦,臥則入少腹,行立則出少腹入囊中. 狐則晝出穴而溺,夜入穴而不溺,此疝出入上下往來,正與狐相類也亦與氣疝大同小異,今人帶鈎鈐是,案此則今日之不全脫腸 Hernia Incompleta 也.

癩疝之候曰:其狀陰囊腫縋,如升如斗,不痒不痛者是也. ……王冰云:陽氣下墜,陰氣上爭,上爭則寒多,下墜則筋緩,故睪垂縱緩,因作癩疝,……經所謂陰盛而腹脹不通者,癩癃疝也. 案所引王冰之言,即素問陰陽別論癩疝之注文也. 癩癃疝則脈解蒿之文,王氏無解釋之語,則其意以為即陰陽別論之癩疝,已釋於彼,故此處不加解釋也. 然則子和之意,以為己所立七疝中之癩疝,即素問陰陽別論之癩疝,亦即脈解蒿之癩癃疝也;而云如升如斗,則即今日之超巨大陰囊脫腸 Hernia scrotalis permagna 矣.

由此言之,子和之七疝,寒疝似副睾丸結核,水疝似陰囊水腫,筋疝血疝,非此陰腫下隤之疝,氣疝,狐疝,癩疝,則今之鼠蹊脫

腸也．其曰㿗疝引少腹急痛,則脫腸而有嵌頓者矣．

疼,卑氣疼疼然煩也．

畢沅疏證改卑字作痺也二字,疼字說文所無有淒字,云動病也．一切經音義第十四云:疼又作痋,腠二形,同徒冬切,說文痋,動痛也.釋名疼,痺也.下里間音騰,據此則說文痋卽疼字,動病當作動痛,而釋名疼卑當作疼痺也三字．故畢校悉據一切經音義,改卑爲痺,又於痺下增也字．而段玉裁說文解字注引釋名卑作旱曰:疼旱氣疼疼然煩也．引詩:旱旣太甚蘊隆蟲虫爲證,不知何本也．王念孫廣雅疏證卷二上,疼痛也條下引說文引釋名直用一切經音義之說,動病作動痛,卑氣作痺氣,但痺下無也字耳;餘與畢校同．今依畢校爲解．

說文玉篇皆曰:痺,溼病也．集韻亦同．廣韻則以爲脚冷溼病．荀子解蔽篇註曰:痺冷病也．漢書藝文志有五藏六府痺十二病方三十卷．注曰:痺,風溼之病．此與素問痺論風寒溼三氣合而爲痺之說相合．此但言其病原,不言病候,仍不知其爲何病也．

一切經音義十八引蒼頡篇:痺手足不仁也．文選嵇康與山巨源絕交書曰:危坐一時,痺不得搖;久坐而足麻木,人所常有;亦不仁之屬也．神經炎亦往往有此候,則痺者神經之疾,而有不仁麻木之候者也．韓非子曰:平公腓痛足痺而不敢壞坐,此亦久坐受壓迫之故．古者席地而坐,以尻著蹠也．是痺不但有麻木且兼有痛也,與此書疼訓痺合．史記扁鵲倉公傳亦載:倉公診王后弟宋建腰脊痛不可俯仰,以爲是腎痺,是亦痺有痛之證也．然則痺之爲病,有痛有麻木不仁;乃神經炎之候也．

醫書之言痺,多與風相連;然與風有分別.金匱要略卷上中風歷節第五曰:夫風之爲病,當半身不遂,或但臂不遂者,此爲痺．所

謂臂不遂者,仲景舉臂以爲例耳. 要之,一部分之麻木不仁,皆名曰痹;非中風也. 按以今日之醫學言之:凡一部分之神經麻木,除神經直接由創傷割斷之外,皆因神經炎而起者也. 與余以痹爲神經炎之說相合. 又卷上痙濕暍第一曰:太陽病關節疼痛而煩,脈沉而細者,此名濕痹. 是仲景說痹之候,不僅有麻木不仁,亦有疼痛也. 與釋名訓痹爲痹合. 但神經炎不發於關節;此云關節疼痛而煩,則又以關節炎爲痹矣.關節炎雖有局部性之痛,然無麻木不仁之候,雖亦有運動障礙,乃因痛而不得運動,或因關節發生變化而不得動運,非神經麻木也. 濕痹之候,仲景又謂有小便不利之象,小便不利者,心腎之病爲多. 關節病與腎極少交涉,其心臟病之所生乎. 關節疼痛而又有心臟病者,惟僂麻質斯 Rheumatism 爲最著. 然則仲景之濕痹,即僂麻質斯也.

　　有所謂風痹者靈樞以爲風與痹合病. 壽天剛柔篇曰:病在陽者名曰風. 病在陰者名曰痹. 陰陽俱痛,名曰風痹. 病有形而不痛者,陽之類也. 無形而痛者,陰之類也. 然則所謂陰陽合病,乃有形而痛者也. 僂麻質斯之爲病,或關節變化,或肌肉腫脹而有痛者也. 正與陰陽俱病之言合. 則風痹亦僂麻質斯也. 千金則以爲中風之一種千金卷八論雜風狀第一引岐伯曰:中風大法有四:一曰偏枯. 二曰風痱. 三曰風懿. 四曰風痹. 不別立痹門也. 其風痹第八所載多素問金匱之言. 惟金匱濕痹血痹及但臂不隨之痹,分載各篇,不相交涉. 而千金混而一之,且以風痹之遊走無定處者爲血痹,此其與仲景不同者也.

　　仲景所謂血痹,在金匱血痹虛勞第六章中言之,位於虛勞之上,與虛勞同科. 謂是尊榮之人,骨弱而肌膚盛者所發之病,

所謂骨弱肌膚盛者,乃肥胖而少氣力之人也. 此種體質往往有糖尿病,而糖尿病之人往往有神經炎,則血痹者亦神經炎也. 彼風痹之陰陽俱病,有形而痛,爲今之僂麻質斯. 宜不同也. 故仲景分之,千金所以謂與風痹同者,徒以其有痹之名耳.

外臺諸痹之方,列入腳氣門中,腳氣亦神經炎也然所舉深師及古今錄驗諸方,多有言痛而兼腫者,蓋亦兼有形有痛之僂麻質斯而混一之者也.

是故舊醫之所謂痹,至少含有神經炎及僂麻質斯兩種. 恐其餘種種關節肌肉之有腫痛及痲木不仁者,多有混雜其中;故所述病候複雜. 試取素問痹論觀之,誕漫雜亂,豈復有疾病境界之可言乎.

痔,食也.蟲食之也.

說文疒部曰:痔,後病也. 文選登徒子好色賦注曰:痔,後病也. 莊子人間世篇釋文引司馬曰:痔,隱創也. 顏師古注急就章曰:痔,蟲食後之病也. 今亦謂之痔. Haemorrhoid

酸,遜也.遜遁在後也.言腳疼力少,行遁在後似遜遁者也.

畢沅疏證曰:說文:酸,酢也. 此借爲酸痛意. 遜,遁也. 遁,遷也. 亦見說文. 周禮疾醫:春時有痟首疾, 鄭注:痟,酸削也. 首疾,頭痛也,疏謂頭痛之外,別有酸削之痛. 蓋依注分而言之. 說文痟字下云:酸痟頭痛. 亦引周禮. 蓋合而言之. 此文云腳疼力少,則非專指首疾也. 當以注疏之言爲是. 凡體中酸痛及足酸,亦今人常語. 今本似作以,譌,據文誼改正. 臬翊寅曰:酸卽痠之叚借字. 玉篇:痠,疼也.

案王念孫廣雅疏證卷一上瘝病也.注云:瘝者,玉篇:瘝,痠瘝也. 廣韻:痠瘝,疼痛也, 周官疾醫:春時有痟首疾. 鄭注云:痟,酸削也. 酸削猶痠瘝語之轉耳. 酸削之痛,別是一種,與凡痛

不同；竭力勞動之後，手足骨節癵困特甚，常發一種非痛非熱之
特別感覺；卽酸也。　鼻中遇刺戟，往往發一種非痛非熱之特別
感覺；甚至淚出，亦卽酸也。　宋玉高唐賦所謂寒心酸鼻者是也。
此種現象，患僂麻質斯者常有之，患神經炎者亦常有之。

消，弱也。如見割削，筋力弱也。

　　案消非病名。筋力弱如見割削，則似痿病。又患糖尿病
者，往往形容消瘦，筋力歒弱；醫書名爲消渴。廣雅釋詁一，作瘠
瘝。或卽此病歟。

懈，解也。骨節解緩也。

　　按，懈，說文爾雅漢書董仲舒傳注，後漢書傅毅傳注皆曰：怠
也。孝經夙夜匪懈注，淮南子脩務訓注，皆曰：惰也。廣雅釋詁
二，訓：嬾也，緩也，無訓爲病者。而骨節解緩，亦非病候。

厥逆，氣從下厥起，上行入心脅也。

　　厥說文作瘚。曰：逆氣也。或省作厥，其字从欠。段玉裁
注曰：欠猶氣也。从屰。說文曰：逆，不順也。從下厥起上行，所
謂不順也。是說文與釋名之義同矣。字又作蹷。呂氏春秋：
多陰則蹷。高誘注曰：蹷逆，寒疾也。此蹷逆，卽內經腹中論之
厥逆；亦卽此書之厥逆。仲景傷寒論或言手足厥冷，或言手足
逆冷，厥卽逆。故釋名以從下上行釋之也。凡病之危篤發厥
者必先手足指尖冷，進而至手至足，再進而至臂至胻，再進而至
肱至股，再進則瀕於死而胸心之部亦冷矣。以其寒冷之候，從
下而上，從末梢而向中心，故謂之逆，謂之厥也。

　　素問厥論有熱厥寒厥之分：以熱厥爲手足熱，寒厥爲手足
寒。後世醫家知厥無手足熱之事，因委曲以說之。羅謙甫衛
生寶鑑曰：陽厥，手足雖冷，有時或溫。張景岳亦謂陽厥卽逆厥，
四肢逆冷，或時乍溫。然則雖熱厥，亦手足冷也。

成無已傷寒明理論又分逆與厥爲二;謂逆是四肢不溫,厥是手足冷;以爲厥甚於逆. 此不知厥逆二字同義;故妄爲分別. 李東垣駁之是矣;其言曰:竊嘗考之,仲景言四逆與厥者非一;或曰四逆,或曰厥,或曰厥逆,或曰厥冷,或曰厥寒,或曰手足逆冷,或曰手足厥冷,或曰手足厥逆冷. 細詳其義,俱是言寒冷耳. 故厥逆二字,每每互言,未嘗分逆爲不溫,厥爲冷也.

瘧,酷虐也;凡疾或寒或熱耳;而此疾先寒後熱,兩疾,似酷虐者也.

說文:瘧,寒熱休作. 禮記月令:民多瘧疾, 注:瘧疾,寒熱所爲也. 素問瘧論有日作,間日作,間二日作之分. 今亦謂之瘧. Malaria

疥,齘也;癢搔之,齒齗齘也.

說文:疥,搔也. 廣雅釋詁一:疥,創也. 周禮疾醫:夏時有痒疥疾. 痒與癢同;顏師古注急就章曰:疥,小蟲攻齧皮膚,澀錯如鱗介也. 今亦名疥. Scabies. 實有蟲.

畢沅疏證云:說文:齘,齒相切也. 說文無齗字當作噤,口閉也. 王先謙疏證補引蘇輿曰:靈樞熱病篇腰折瘛瘲齒噤齘. 畢云齗當作噤,是按疥癬之疾,癢極難忍,抑搔之時,往往作閉口切齒之體勢以忍之. 故釋名以噤齘釋疥,此一說也. 師古注急就章,謂如鱗介,是以鱗介釋疥;此又一說也. 周禮疾醫疏曰:四月純陽用事,五月巳後,陰氣始起,惟水沴火;水爲甲,疥有甲,故有疥痒之疾,是以甲介釋疥;此又一說也. 三說以顏說之誼爲長.

左傳:昭公二十年,齊候疥遂痁. 梁元帝讀疥爲痎. 正義引袁狎說云:痎是小瘧痁是大瘧. 廣雅釋詁又曰:疥,病也. 王念孫疏證云:疥讀爲痎. 亦引左傳釋文及疏謂疥與痎通. 此借疥爲痎瘧字,非癢搔之疥瘖也.

癬,徙也. 浸淫移徙,處日廣也.故青徐謂癬爲徙也.

　　說文:癬,乾瘍也. 一切經音義十五引字林,亦曰:乾瘍也.

一切經音義又引釋名,癬字作瘫,畢沅以爲譌字. 癬今亦名癣.
Psoriasis

胗,展也癢搔之,連展起也.

　　嚴按此卽今所謂蕁麻疹 Urticaria 也. 俗謂之風疹塊.
說已見上文疹診也條下.

腫,鍾也.寒熱氣所鍾聚也.

　　說文:腫,癰也. 癰,腫也. 蓋癰腫兩字,混言之則可通. 且
往往兩字連文用之.而有二義:其一膿瘍也. 史記倉公傳載:齊
侍御史成病疽,五日而臒腫,八日嘔膿死. 此臒腫,則膿瘍也.
戰國策:人之所以喜扁鵲者,爲有癰腫也. 臒卽臒字. 素問五
常政大論曰:卑監之紀其動瘍涌分潰癰腫. 王冰注曰:癰腫,膿
瘍也. 其又一義,則段氏玉裁說文解字注曰:凡膨大粗大者謂
之癰腫,是也. 莊子逍遙遊篇惠子曰:吾有大樹,人謂之樗. 其
大本擁腫而不中繩墨,其小枝卷曲而不中規矩. 釋文引李曰:
擁腫猶盤癭. 又庚桑楚篇:擁腫之與居. 釋文引司馬曰:醜貌.
醜亦謂身體粗大也. 梁武帝答陶弘景論書曰:點掣短則法臒
腫. 此皆膨脹粗大之謂也. 張仲景金匱要略:痤癰腸癰浸淫
第十八,師曰:諸癰腫欲知有膿無膿,以手掩腫上,熱者爲有膿;不
熱者爲無膿. 是醫家之所謂癰腫,亦有指無膿者而言也.

　　若單言腫,則祇是膨脹粗大墳起之意, 周禮考工記旁不
腫,注:腫,瘣腫也. 瘣者,說文曰:腫旁出也. 爾雅釋木:瘣木苻婁.郭
璞以庭偏瘣腫訓之. 又枹遒木魁瘣,郭以盤結魂磊訓之. 然
則瘣卽墳起而不平者也. 左氏傳: 定公十年,公閉門而泣之,

目盡腫. 亦膨脹塡起之意;不得與癰通,不得訓爲目盡癰也.
周禮天官瘍醫職云:掌腫瘍潰瘍金瘍折瘍之祝藥劀殺之齊.
鄭注曰:腫瘍,癰而上生創者. 潰瘍,癰而含膿血者. 賈疏曰:腫
瘍,癰而上生瘡者,謂癰而有頭未潰者. 潰瘍,癰而含膿血,已潰
破者;此謂未潰之癰但有塡起掀腫之瘡頭而已. 然則腫者,未
潰之癰之證候,非即癰也. 要而言之:腫者,大都爲炎症之一證
候,所謂掀腫 Turgor 也.

　　以上所言之腫,乃身體一小部分之膨脹也. 引申爲身體
大部分或全身膨脹之稱. 素問陰陽別論曰:結陽者腫四肢.
史記扁鵲倉公列傳曰:病見寒氣則遺溺;使人腹腫. 素問水熱
穴論曰:胕腫者,聚水而生病也. 後漢書順烈梁皇后傳詔曰:朕
素有心下結氣,從間以來,加以浮腫. 此心臟病而發生血行障
礙者也. 其腫雖自下肢始,然必非一小部之腫,可斷言也. 靈
樞水脹篇曰:膚脹者寒氣客於皮膚之間,鼕鼕然不堅,腹大身盡
腫. 張仲景金匱要略水氣病第十四曰:風水急風,一身悉腫.
此全身皆膨脹也,今所謂非炎性之浮腫 Oedema 也.

　　巢氏病源候論卷三十一論諸腫候曰:腫之生也,皆由風邪
寒熱毒氣客於經絡;使血澀不通,壅結皆成腫也. 其風邪不作
者,腫無頭無根,浮在皮上,如吹之狀也. 按此乃非炎性之浮腫
也. 又曰:其寒氣與血相搏作者,有頭有根,色赤腫痛. 按此乃
炎性之掀腫也,又曰:其熱毒作者,亦無正頭;但急腫久不消,熱氣
結盛,壅則爲膿. 按此乃謂化膿性炎症之初起. 當其無頭急
腫之時,亦腫之屬也.

癰,壅也. 氣壅否結裏而潰也.

　　癰即瘫字也. 畢沅疏證曰. 顏師古注急就章云:癰之言
壅也.氣壅不結裏腫而潰也. 似本此文. 此裏字疑裹字之誤;

又脫腫字. 按釋名此文,以膿瘍之已潰者為癰,則即周禮之潰瘍矣. 然考上條所引周禮鄭注賈疏:未潰已潰,皆可謂之癰;不必專指已潰. 蓋即今之膿瘍 Abscess 也. 膿瘍之稍久者,其周圍必生成薄膜以包裹之. 今名之曰膿瘍囊, Abscess Membranae 然則此文之裹字正與膿瘍囊之事合,不必依急就篇顏注改裹為裏也.

　　古多癰疽並稱. 巢氏病源候論曰:癰者由六府不和所生也. 六府主表,氣行經絡而浮,故癰浮淺,皮薄以澤: 疽者五藏不調所生也. 藏氣主裏,氣行經絡而沈. 故疽腫深厚,其上皮強,如牛領之皮. 然則癰疽皆膿瘍;浮淺者為癰而深厚者為疽也.

痳,懍也小便難,懍懍然也.

　　巢氏病源候論諸淋候曰:腎虛則小便數,膀胱熱則水下澀;數而且澀,則淋瀝不宣,故謂之為淋. 其狀小便出少起數,小腹弦急痛引於臍. 蓋古之所謂痳,指小便淋瀝澀痛而言,範圍頗廣. 故有五淋之目. 五淋者:石淋,勞淋,血淋,氣淋,膏淋也. 見於病源候論卷十四. 姚僧垣集驗方則易血淋為熱淋 見於外臺祕要卷二十七. 石淋即今之腎臟結石,膀胱結石等病. 勞淋者病源候論謂其狀尿留莖內,數起不出,引小腹痛,小便不利,倦勞即發. 據此則似慢性疾患,身體安靜則病勢減,勞倦則病勢增;頗似膀胱結核. 血淋者凡尿中有血之病皆是:如腎臟結石,膀胱炎,膀胱腫瘤等,血尿而兼痛者皆是也. 氣淋者,病源候論言其狀曰:膀胱小便皆滿,尿澀,常有餘瀝也. 此則尿道狹窄,攝護腺腫大等病之所發也. 膏淋者,病源候論謂淋而有肥狀如膏也. 按此乃攝護腺分泌液也. 於攝護腺炎 Prostatitis 及攝護腺漏 Prostorrhoe 等病見之. 此五者皆有小便澀痛

之候,故皆名爲淋;病源候論又有熱淋寒淋:其言熱淋之狀爲小便赤澀,亦有宿病淋,今得熱而發者,熱甚則尿血,亦有小便後如似小豆羹汁狀者;齋作有時云云. 按小便赤則不濁白可知,得熱而發,則有熱可知,乃熱性病之小便量小者也. 量小則濃度重而有刺戟性,放尿時莖中作痛;如霍亂痢疾,往往發此,熱甚則尿血者,此舊醫想像之說. 故集驗以熱淋易血淋,以爲同源.然血尿與熱性病之尿,自不同也. 其言寒淋之狀曰:先寒戰,然後尿是也. 以今言之,無是病. 然小便困難痛苦甚者,往往發寒戰之狀,不必別有獨立之病也.

中藏經,僞書也. 其敍淋有砂淋之目,而無石淋之名;蓋即以砂淋爲石淋也. 然慢性攝護腺中,有烏爾滋曼氏 Ultzmann 所記載之一候,謂尿最後一滴有砂樣物排出,此亦砂淋之類,然與腎膀胱等結石病實不同,不得謂即是石淋也. 由是言之,凡小便數而澀,淋瀝有痛者,皆名爲淋. 非如今之專爲傳染性花柳病之一種也 (Gonorrhoe).

舊醫書淋病之外,別有白濁. 王肯堂證治準繩曰:今患濁者,雖便時莖中如刀割火灼而溺自清. 唯竅端時有穢物如瘡膿目眵,淋漓不斷,初與便溺不相混濫,據此文,則白濁者眞是今日傳染性花柳病之一,所謂 Gonorrhoe 也.

創,戕也.戕毀體使傷也.

廣雅釋詁四曰:創,傷也. 王念孫疏證曰:創者,刃傷也. 說文:㓤,傷也. 或作創. 月令云:命理瞻傷察創是也. 其創瘍之創亦同義. 釋名釋疾病篇云:創戕也. 戕毀體作傷也. 曲禮云:頭有創則沐,是也. 是王氏以釋名此條之創爲創瘍之創也,創瘍字,今俗多作瘡. 其實釋名此文亦可作刃傷解. 刃傷亦曰金創. 漢書藝文志:金創瘲瘛方,是也. 故釋名此文,亦包兩

義:一爲金創,一爲創瘍也.

痍,侈也.侈開皮膚爲創也.

　　痍亦金創也. 王氏釋名疏證補引葉德烱曰:公羊成十六年傳;敗者稱師,楚何以不稱師王痍也,王痍者何,傷乎矢也.

瘢,漫也.生漫故皮也.

　　說文疒部瘢下曰痍也. 徐鍇曰:痍傷處已愈有痕曰瘢. 玉篇疒部曰:瘢痕也. 廣韻上平二十六桓亦曰:瘢痕也. 按長楊賦:喉鋋瘢者,孟康注云:瘢瘡,馬脊耆創瘢處. 段氏說文解字注引而解之曰: 古義傷處曰瘢. 今義則少異是. 段氏以說文訓瘢爲痍. 故以爲瘢之古義爲傷處,與今之訓爲瘢痕者少異. 其實長楊賦孟氏注之創瘢,未必遂非創痕. 段氏引之以爲說文訓痍之證,似未允當. 故徐灝說文解字注箋疑痍爲誤字, 然則瘢惟有瘢痕一義耳;古今未始有異也.

痕,根也.急相根引也.

　　畢沅疏證曰. 說文:痕,胝瘢也. 一切經音義引通俗文云:創瘢曰痕. 然則痕之義與瘢同也.

瘤流也.血流聚所生瘤腫也.

　　廣韻下平十八尤引此,下句作「流聚而生腫也.」無血字,所字作而,又無瘤字. 御覽第七百四十引此,下句作「聚而生瘤腫也.」亦無血字. 又無流字. 所亦作而.

　　說文疒部瘤下曰:腫也. 玉篇曰:腫也. 瘜肉也. 廣韻曰:肉起疾也. 一切經音義一引通俗文曰: 肉脄曰瘤. 又十八引通俗文作肉凸曰瘤. 脄卽凸也. 謂突起也. 統諸說觀之.與今之新生物瘤腫 Tumor, Geschwulst 無異義也.

贅,屬也.橫生一肉.屬著體也.

　　說文肉部胧下曰:贅也. 段氏玉裁說文解字注曰:贅問綴,

綴,屬也,屬於皮上,如地之有丘也. 是贅與下文肬同物也.

廣雅釋言亦曰:贅,肬也.

肬,丘也,出皮上,聚高,如地之有丘也.

　說文:肬,贅也. 廣雅:贅,肬也. 二字轉注,同物也. 畢沅疏
證曰:肬與贅實相似;小曰肬,大曰贅. 經書多肬贅並畢. 按肬
贅實同物,難以大小分也. 荀子宥坐篇曰:今學未曾如肬贅.
楊倞注曰:肬贅,結肉. 文選陳孔璋爲袁紹檄豫州注:肬贅,假肉
也. 一切經音義十五引通俗文曰:體肉曰肬贅, 皆肬贅連文,
亦即肬贅同物之證也. 肬贅蓋即今之所謂 Verruca 及 Condy-
loma 等是也. Condyloma 今謂之淫肬.

　　　　　　　　　　　　　　　　　(終)

古代西洋哲學家之醫學觀

賴斗岩　朱席儒譯

（國立上海醫學院衛生科）

希臘古代醫學史 —— 希臘爲歐洲文化的策源地,其思想影響於醫學者尤多,故我們不可不首先注意之. 查密納安(Minoa)爲希臘古邦之一,惜其醫學事業,已多不可考,與醫學有關者,爲其地之諾薩斯(Cnossos)王宮,雖其建築時代遠在紀元前兩千年而其衛生設備,較紀元後十八世紀以前之房屋,已有過之. 此外有某埃及醫書,載有克利特(Crete)文藥方一種,而克利特人(Cretans)所用藥物名稱,多有來自密納安文者,如奇效之狄克泰姆(diktame),治脾病之阿斯普蘭納(asplenum)和減肥劑道蒿斯(dankos)等皆是. 觀此可見密納安醫學遺跡之一斑.

荷麥(Homer)號稱希臘詩聖,但其著作涉及醫學者寥寥無幾,我們所能尋見者,僅有下列各端:按他的奧地賽(the Odyssey)詩中所述,當時一般人士咸認醫學爲有數正式職業之一,與祭司不相混合,然醫師是否具有神聖色彩尚難據以斷定,證之伊利雅特

中华医学杂志（三）

(Iliad) 詩中所載, 馬克翁(Machaon)與波得萊留士 (Podalerius) 乃阿克雷匹(Asclepius)之子, 悉爲名醫, 嘗率艦出征, 其勇敢犧牲之精神, 不亞其他勇士. 而阿克雷匹氏(Asclepius)自身乃係塞薩利(Thessaly)之國王, 初非神仙之流, 亦無神明觀念之形跡.

　　見於希臘戰史中, 關於醫學問題, 大半爲創傷之記載而普通疾病多略而不詳, 蓋創傷顯然可見, 有其原因亦容易明曉, 故外科學得免於魔術影響率能循序發達. 當荷麥時代, 名醫顧不乏人: 如馬克翁 (Machaon)爲外科聖手, 拔箭療創莫不着手成春; 又如巴特羅克拉斯(Patroclus), 雖非以醫爲業, 但術擅岐黃, 有攸利匹拉斯 (Eurypylus) 者, 腿部中箭, 氏爲敷傷裹創, 流血立止, 其痛亦失. 此種敷藥據云直接係阿基利 (Achilles) 氏所傳, 間接則由基隆 (Cheiron)氏所授.

　　荷麥 (Homer) 乃久歷疆場之詩人, 他的創傷描寫, 關於人體解剖知識, 顧多可取之處, 茲舉數例如下: 其一云代俄拉(Diores) 爲銳石擊中右脛踝骨, 骨與腱俱碎, 倒地, 伸臂乞援, 奄奄待斃, 轉瞬間, 復爲敵人培羅額斯 (Peirous) 追及, 以劍刺其腹, 適中臍部, 內臟外溢, 身遂云亡. 其二云, 當培羅額斯 (Peirous) 圖逃之際, 托阿斯 (Aetolian Thoas)以矛刺其胸, 中乳之上部深入肺腑. 其三云, 美利翁尼 (Meriones) 追逐腓累克拉斯 (Phereclus), 以矛刺其右臀, 洞穿骨部, 深入膀胱. 其四云, 伊尼阿(Aneneas)的股關節爲代俄密提 (Diomede) 投石所擊中, 皮膚碎裂, 肌肉撕離. 其五云, 某特拉人 (Trojan) 因貫通背脊之靜脈管受傷破裂, 而亡 (按此血管大概係下腔靜脈 inferior vena cava). 又關於梟首之記載, 荷麥 (Homer) 曾謂「其頸部最末椎骨爲刀所傷, 肌肉並行脫裂 」. 觀此荷氏對於人體各部構造已有相當認識矣.

　　此外, 荷氏描寫受傷症狀, 亦顧眞切, 其一爲腦受震症(cerebral

concussion),如謂代俄密提(Diomede)以矛擊黑克托(Hector)的頭盔,黑氏受震俯伏,雙膝着地,兩眼失神. 其二爲重傷擒搦情形,如謂阿西俄斯(Asios)頭部被剌洞穿,輾轉倒地,牙齒磨礪,兩手滿抓血染之土. 其三爲外傷嘔血之症,如謂黑克托(Hector)近頭胸處爲石所擊中,隨卽倒地,頓失知覺,待蘇醒後,卽吐黑血,旋復墜地. 其四爲顱骨碎拆症狀,如謂愛多美紐斯(Idomeneus)以矛剌中挨利曼斯(Erymas)的口腔,並深達腦髓,擊碎白色腦骨(顱骨下部細骨),受傷者牙齒脫落,雙目充血,同時口鼻兩腔亦血液充斥,隨卽身死.

　　關於藥學,荷麥(Homer)詩中,記載不多,聊舉數則如下:其一稱埃及爲古代醫學發達中心點,名醫輩出,藥品繁夥,希臘有黑楞(Helen)者嘗從其他處得忘憂草,用資調酒. 其二云奧地薩斯(Odysseus)爲欲覓得塗於箭簇毒藥,嘗遍遊各地. 其三述及一婦人,以善知藥物效用,見稱於世.

　　統觀以上所述,荷氏鮮及魔術之事,然吾人斷難謂希臘醫學全無神靈觀念也. 若論及密提阿(Medea)與內薩斯(Nessus)內衣一類故事,則適與荷氏所載相反,又如哲學家柏拉圖(Plato)所述巫師,咒語和臟像一類事物,非必悉由國外傳入,卽至希臘文化昌明時代,伊彼道拉斯(Epidaurus)與雅典(Athens)等地神廟中,所施治病方法,猶帶有宗教與魔術色彩,觀此古代情形,不難想像.

　　哲學派別之醫學觀. 西俄夫拉斯塔斯(Theophrastus)生於紀元前370年,卒於紀元前285年,爲希臘哲學家,氏一生貢獻最大者爲對於希臘哲學史,作有系統之研究,曾謂希臘古代學者,多由師生集社講學,浸假而成立學派,此說近代作家間有否認之者,然我們對於西氏之說,未可一概抹殺,蓋考之人類文明進化史,當一切生活開始時,莫不重視團體而忽略個人,所有科學學術多爲團

體產物,個人姓名,轉不彰焉. 此點徵諸希臘史冊,正多相似之處,試以醫學為例,當發軔之際,執其業者,僅限於阿克雷派阿斯(Asclepiads)一姓,其他職業亦多具團體性,惟希臘人與其他民族有別者,卽當古代之時,此類社團之中,往往產生瑰異之士,其才足以左右社團之思想,予以進步之生機,如阿克雷派阿斯(the Asclepiads)姓中,有希波克拉提斯(Hippocrates)者,乃開醫學之新紀元,推而論之,其他團體,或亦有同樣事實產生,惜年湮代久,無信史可稽耳. 此類特出人才,非特無妨礎團體之存在,且足以發揚光大之. 後世各種學校,殆由此類團體演進而來,此實為重要之變遷,蓋社團之組織,師徒相承,性趨守舊,而在學校之中,師生濟濟一堂,朝夕討論,最有利學術之發展.

　　雅典素以學派(Athenian schools)見稱,初起時,卽具學院(Academy)雛形,這種制度的成立,約有九百年之久. 現我們所需決定者,卽該項團體之組織,是否起於紀元前第四世紀,抑或自古卽有此種制度,證之拍拉圖(Plato)所引蘇格拉底(Socrates)之言,謂當蘇氏之時,挨腓薩斯一派學者(the Men of Ephesus)卽赫拉克來丟斯的門徒(the followers of Heraclitus),已有學社之組織,可知此風由來已久,至彼塔哥拉斯之徒(the followers of Pythagoras)的社團,更無疑矣. 要言之,所有希臘學派,其存在歷史,悉可見諸正式文獻,卽以邁利塔斯學派(the Milesian School)而言,亦有相當記載,足資左證. 據西氏(Theophratus)云,後進哲學家亦多受此派哲家之影響,觀此,可知學派之演進矣.

　　彼塔哥拉斯(Pythagorus),生於紀元前580年,卒於紀元前498年,為希臘有名哲學家. 關於其生平事蹟,殊少正式記載,我們以下所述,大多取材於查氏(Iamblichus),波氏(Porphyry),與雷氏(Diogenes Laertus)三人之著作. 惜查氏所記,精蕪並收,殊形雜亂,惟波氏所

逑,較爲可靠. 據我們所知,彼塔哥拉斯(Pythagoras),係尼沙朱斯(Mnesarchus)之子生於薩摩斯(Samos)爲波利克拉提斯(Polycrates)朝代的人,其時代大致無訛,因赫拉克來丟斯 (Heraclitus) 氏所逑關於波氏事蹟,乃用過去口吻. 波利克拉提斯 (Polycrates) 當紀元前532年竊位爲王,極其暴虐,氏不堪其命,由薩摩斯出走至南意大利之克羅托那城(Crotona),卽在其地成立宗敎團體,宣傳敎義,其組織內容,頗具祕密性質,凡新入敎者,非經數年苦修,不能窺其奧義. 嗣後此團體勢力日增,竟捲入政治漩渦,而與其地之民主黨,發生齟齬,勢不兩立,彼氏被迫逃亡至美塔蓬塔姆(Metapontum)竟歿於其地.

關於彼氏和其門徒所提倡蔬食主義,一般史家的記載,頗有出入之處. 如近代作者波爾非利(Porphyry)等,則言之鑿鑿,但古代作者如阿利斯托克塞那 (Aristoxenes) 等,則無這種記載,僅謂彼氏的門徒,當初對於肉品與豆類,並無軒輊之分,卽彼氏自身,亦以爲除牛羊肉外,其他肉類,無須忌食,但因豆類有通便效用,故他特別嗜之. 然他所以主張多食蔬菜者,實因人與獸有族類關係,不免有避諱觀念之故也.

又彼氏嘗創數目論(doctrine of numbers),謂世間萬物皆可以數目名之. 此說與醫學史有相當關係,蓋醫聖希氏(Hippocrates)疾病安危日期之規定,當受此說之影響也. 按彼氏學說,正義爲四,表徵大公無私之意. 婚姻爲三,代表奇與偶之結合（男與女）,其他類此.

赫拉克來丟斯 (Heraclitus of Ephesus) 氏,係挨腓薩斯(Ephesus)人,約生於紀元前500年,嘗創一種生理學說,謂人體具水火二質,互爲軒輊,二者之一盛一衰,乃產生睡眠與生死現象. 並云人居於智理之中,呼吸時將智理吸入體內,斯成有知覺與靈感之動物,但

當睡眠之時覺官閉塞,體內精靈與外界智理,失去溝通之道,我們
生命賴於維繫者,僅有呼吸一端,故知覺與記憶,暫時消失,待醒時
情形恢復原狀,體內精靈由覺官孔竅外窺,與外界靈體復行結合.
此種學說頗為奧妙,詳細解釋,讀者可閱讀希臘哲學專書.

　　巴門尼提斯(Parmenides of Elea)氏,生於紀元前 450 年. 生平
所論生理問題頗多,但與醫學最有關係者為冷熱學說. 他認定
人與其他物質,為冷熱二質所組成,熱力消失,即行死亡. 男女所
具冷熱二質,有多寡之別,女子含熱較多於男子(此說與挨姆培
多克利斯Empedocles氏的理論相反). 又謂人之思想,係隨其所
含冷熱二質成份之多寡而異,人死後熱力即消失,所存者唯冷與
黑暗而巳. 此外,巴氏之生育學說亦具特殊見解,謂男子係由子
宮右方產生,而女子則由左方產生.

　　上述巴氏學說就其本身內容論,殊無足道,惟由此產生一主
要學派,與著名的彼塔哥拉斯學派(Pythagorean Association)有
密切之關係,故對於醫史,不無影響. 查克羅托那(Crotona)一地,
在彼塔哥拉斯(Pythagoras)氏以前,即已以名醫輩出著稱,如得摩
西提斯(Democedes)嘗供職於波斯王號,後娶邁羅(Melo)之女為
妻. 又在巴門尼提斯以前,繼彼塔哥拉斯而起者,有一個著名的
醫學著作家,其學說頗多類似巴氏所稱述者. 自此以後,醫學上
有一重要理論,即以健康為體內所含對立原素平衡之結果.

　　阿爾克密翁(Alcmaeon of Crotona) 阿爾克密翁(Alcmaeon)係
一生物學家兼醫師,生於紀元前五百年. 據亞理斯多德(Aristo-
tle)云,當彼塔哥塔斯晚年時,阿氏尚在青春之際,至他是否屬於彼
氏學派,則亞氏未有肯定之言,僅說他的原素對立學說,或出於摸
擬彼氏之論,或後來被彼氏一派學者所襲用,亦未可知. 要之,他
與彼氏學派關係之密切,殆為事實,觀其一生著作,即可知其一二.

　　阿氏曾解剖人體,開實驗心理學之先河. 他一生貢獻最大者,為認定腦部為知覺中樞. 希波克拉堤斯(Hippocrates)與柏拉圖(Plato)均深壹其說,但埃姆培多克利斯(Empedocles),亞理斯多德 Aristotle) 與斯多派(the Stoics)學者,尚墨守成說,終始以心為知覺中樞,未免和事實相差太遠. 阿氏之所以有此空前之發明者,實得力於解剖學之研究. 氏對於神經(nerve)之功用,雖尚未認識,然他已知人體內有一種物件專司傳達知覺於腦部,萬一這種物件受傷,則知覺機能,即失其效用. 氏又認智力與感覺判然兩物. 其對於感覺理論,尤富興趣. 例如視覺,氏乃取眼內與眼外兩種學說而調和之. 至於聽覺,則謂和空氣有關. 氏以為人體含有兩種對立之原素,如熱之於冷,燥之於濕. 二者苟得其衡,則覺健康,否則生疾病. 這種學說,實係西西里(the Sicilian School) 派之根據,與後來體竅學說 (the Theory of Pores) 有深切之關係.

　　埃姆培多克利斯(Empedocles of Agrigentum)(504-443B.C.) 埃氏生於紀元前504年,卒於紀元前443年. 據亞理斯多德之考據,埃氏為修辭學之創始者,而該楞(Galen)則推其為意大利醫學派之鼻祖,並以此派醫學,和科斯(Cos)與奈多斯(Cnidos)兩派醫學不相上下. 查埃氏之貢獻,不僅限於醫學本身,且旁及於其他科學和哲學思想,故其成績益彰. 然其哲學思想,惜繼氏而起者,並不多人,至於醫學,則正與此相反,即至柏拉圖(Plato)時代餘勢猶存. 蓋柏氏與亞理斯多德氏 (Aristotle),均受其影響不少. 埃氏基本理論,為四原素之說即冷,熱,燥,濕是也. 他復以為人之呼吸機能繫於周身體竅,而與血液之運行息息相關. 又謂知覺中樞為心而非腦. 他的生理學說主要者有如下列:他推翻巴門尼提斯 (Parmenides) 之理論,而主張熱素在男性體內最佔優勢,男性成胎係子宮之最暖部份. 並稱胎兒之體為男女兩性的精液所構

中国近现代中医药期刊续编·第一辑

成,故男女相愛之情卽基於此. 氏又謂男女兩性精液各具微孔,
必彼此對稱,方可結合成胎. 凡嬰兒所受父或母之一方遺傳較
多者,其相似之點亦較多. 胎兒在子宮內至三十六日卽初成形;
至第四十九日,完全長成. 胎之周圍有薄膜保護之. 心的發育
較早,指甲和其他類似部份則較遲. 胎兒產時,脫離子宮液體後,
卽能呼吸. 分娩期間在受姙後第七月至第九月. 產婦乳液生
於受姙後第八月之第十天.

　　挨氏之視覺學說,較爲繁富,其主要理論爲柏拉圖氏所採,故
於哲學史,至爲重要. 挨氏謂眼官爲水火二質所構成一如阿爾
克密翁(Alcmaeon)之說;火居瞳孔,四周環繞以水,中間有薄膜隔之,
如籠中之火受罩之保護然,膜有微孔,使火可自內放射於外而水
無由流入,火照物上,卽生視覺. 此與近世物影投射於眼球網膜
而生視覺之觀念相較,似屬無稽,然以日常經驗言,觀察動作之發
自眼內實較謂受之於外者爲近似.

　　西俄夫拉斯搭斯 (Theophrastus) 謂思想與知覺之不同,挨氏
未有所辯,亞理斯多德亦同此感. 挨氏以血液爲主要感覺器官,
因血液之中四種原質之配合較爲勻稱,尤其是環繞於心之周圍
者. 此說非謂身體之其他部分無知覺作用也,挨氏嘗說身體各
部感有思想作用,唯血液特別靈敏耳. 因此挨氏與巴門尼提斯
(Parmenides)有相同之見解,卽人類隨其身體組織之不同而異其
智識. 此見解,實爲後世懷疑派重要理論之基礎,至挨氏個人之
結論僅謂吾人應善爲利用吾人之感覺並使能互相控制,以免放
逸.

　　代俄哲尼斯 (Diogenes of Apollonia, 430 B. C.) 代俄哲尼斯之
研究工作偏重於生理學,對靜脈管之研究尤爲細詳,可於亞理斯
多得集中見之. 希波克拉提斯類似文獻中所載之生理學說,大

都與代氏的理論相符.

　　哲學在希臘已成為各種智識的綜合組織. 一般愛俄尼阿 (Ionia)之思想家, 恆不惜殫思竭慮以究有形萬物之理, 亞理斯多德以物理學家稱之誠得其當. 當推究萬物之始, 人體自身各問題, 最足以動人邃思和研究興趣, 故對於生命現象解釋的種種哲學學說, 因以產生, 雖不能一一切合事實, 然議論則殊精警, 醫學多採用之, 尤其是見於希波克拉提斯集中者. 蓋早期哲學與早期希臘醫師有很多共同之點, 如希波克拉提斯派醫師之臨床診察智識, 雖或不免得自一般挨斯叩雷彼的(Priests of Aesculapius)祭司, 然於解釋事理, 則莫不以哲學學說為根據. 觀其屬於婦女疾病的理論, 益見明顯. 實際上, 無一哲學著作不再三致力於生殖問題者, 而希臘哲學家對於女子性質, 胎兒生理, 和姙娠問題, 尤多創論.

　　此等論著雖多抽象的推考, 惟必本諸實際的考察; 假設雖多空虛, 而悉屬解釋性質, 對當時醫學學說影響甚大. 諸家學說詳見the Fragmenta and the Placita Phylosophorum of the Pseudo-Plutarch and the Dies Natalis of Censorinus三書中, 惟後一書真偽莫辨, 不能全信.

　　此輩哲學家討論問題常常偏向於生殖精液和女子是否亦具有此精液之問題上. 彼塔哥拉斯(Pythagoras)謂精液乃血液之精華, 為腦髓所分泌者. 代俄哲尼斯(Diogenes)則認為交構時由精脈所分泌. 提摩克利塔斯(Democritus)則謂周身各部所匯成. 彼塔哥拉斯, (Pythagoras)提摩克利塔斯(Democritus)伊璧鳩魯(Epicurus)三氏認為女子具有精子. 巴門尼提斯(Parminedes)謂兒童體質之優良由於兩性精液混和之得宜. 有偽托普盧塔克(Plutarch)之言者, 謂此輩哲學家咸認女子之精子產自卵巢. 若使當時哲學家已知有卵巢, 則希波克拉提斯全集中必有關於

卵巢之記載,於此可證其爲僞.

希波 (Hippon),係伯理克利斯 (Pericles) 時的人,他認女子具有精子,惟信與生育關係絶少,據云,"此物不在交構時亦往往排洩,尤以寡婦之排洩爲常,"此殆指女子之白帶. 在他之其他作品有胎兒之筋骨受自父親而肌肉受自母體之説,顯與上説矛盾,大概以"希波"名者不只一人,上述二説係出自同名者.

由於常時人體解剖之被禁止,關於子宮之智識,只有出於解剖動物子宮之一途. 動物子宮多數作凹凸狀而女子子宮遂被誤解,直至十五世紀巴維阿 (Pavia) 的地方有名醫學教授斐拉利 (Ferrari da Grado) 猶云,"子宮形略長圓,像回字狀,分二部,尾端併於一頸,類兩子宮,外有薄膜包之." 古代一般生殖學説,多基於此雙子宮之觀念,彼塔哥拉斯派學者 (Pythagorean School) 分子宮爲左右兩翼,左翼爲西方,爲黑暗;右翼爲東方,爲光明. 所以男胎生於右翼,女胎生於左翼. 此説在巴尼門提斯 (Parmenides) 之前,尚未見及,唯巴氏之後則爲一般學者所稔知,希波克拉提斯全集中屢有所載.

不育問題亦爲哲學家所致力推究,唯彼等似僅以驢之不育由於子宮構造之不健全,因此推至於人. 提摩克利塔斯 (Democritus) 挨姆培多克利斯 (Empedocles) 二氏咸歸不育之因,係由於子宮組織之畸形並稱係出自某醫師之説.

古代哲學家對於胎兒生理亦多奇特之見解. 代俄哲尼斯 (Diogenes) 謂胎兒未育前,毫無生機,迨產時始開始生活. 阿爾克密翁 (Alcmaeon) 謂胎兒體如海綿,營養由身體吸取. 但據盧佛斯 (Rufus of Ephesus) 所稱阿爾克密翁學説則謂胎兒養料由口輸入. 提摩克利塔斯 (Democritus),伊璧鳩魯 (Epicurus),代俄哲尼斯 (Diogenes) 及希波 (Hippon) 諸氏之觀念與此相同. 惟安那克薩

哥拉斯 (Anaxagoras) 主張胎兒營養係由臍帶吸取.

　　關於月經生理討論者殊少, 巴門尼提斯 (Parmenides) 以爲女子體質較男子爲熱, 是以有月經. 埃姆培多克利斯 (Empodocles) 規定月杪爲月經期間, 索倫納斯 (Soranus of Ephesus) 反對其說, 謂與實際經驗不符.

　　上述各生殖學說純憑浮淺觀察與憶度, 吾人殊難於此獲有正確觀念, 惟一覽希波克拉提斯全集則此類學說經醫家採取以作立論根據之點實多, 故特述其槪要, 以明其與醫學之關係.

　　爲篇幅所限, 對於蘇格拉底以前哲學家之生物學, 醫學與心理學學說不能殫述, 讀者欲悉其詳可閱讀柏內特 (Burnet) 之古代希臘哲學史 (Early Greek Philosophy), 偉勒 (John I. Beare) 之希臘認識論 (Greek Theories of Elementary Cognition) 及哥姆柏斯 (Gomperz) 之希臘思想家 (Greek Thinkers), 三者之中以最後一部搜羅最富.

中華醫學雜誌第二十五卷第十一期

THE NATIONAL MEDICAL JOURNAL OF CHINA

AND THE TSINAN MEDICAL REVIEW

| Vol. XXV | November, 1939 | No. 11 |

中华医学杂志（三）

CONTENTS

中華醫學雜誌

THE NATIONAL MEDICAL JOURNAL OF CHINA
AND THE CHINESE MEDICAL REVIEW

編　輯

佘　嚴　李　濤

編輯幹事　　錢建初

編輯顧問

王霖生(醫院管理)	蘇祖斐(小兒科)	張信培(公共衛生)
陸潤之(眼科)	錢慕韓(放射科)	朱履中(外科)
刁友道(肺癆科)	林兆耆(內科)	楊國亮(皮膚花柳科)
王吉民(醫史)	林世熙(耳鼻喉科)	王淑貞(婦產科)
	顏邁良(牙科)	魏立功(法醫)

稿　約

1. 來稿應請加標點符號,謄錄清楚;圖稿尤須繪製妥貼.
2. 文體不拘,語體文言均可.
3. 原著應另附英文摘要一段;譯名應附註原文.
4. 所附參攷書報,應按人名,文題,雜誌名或書名,卷數,發刊年月之定序排列.
5. 譯件應附寄原文. 苟事實上不便,應請註明原文出處.
6. 原著經本誌刊載後,概酬該文單行本二十五冊,作者如須加印,投稿時應預先聲明,並請註明所需冊數;其費用照原價計算.
7. 來稿本誌有修改之權.
8. 本誌備有稿紙,投稿者可向編輯部索取.
9. 稿件請寄上海池浜路四十一號本誌編輯部.
10. 重要稿件送請作者校傳或復校時,務請即日校訖,連同原稿寄回.

編　輯　例　言

1. 本誌新定體例,分言論,原著,專著,綜說,統計,診治經驗,病例報告,譯著,譯萃,衛生事業,衛生調查,醫育,院所設備,考察報告,規章,專載,醫業保障,消息新書介紹十九欄.
2. 出專號時不依常例編輯.
3. 本誌對於來稿,有時須加潤改,但修改僅及文字上之筆誤,以不變更實質爲度. 原稿之精義及潔度,當竭力保持.

報　價 (郵費在內)	全年十二冊	國內六元	國外國幣十元
	半年六冊	國內四元	國外國幣六元
	另售每冊	國內一元	國外國幣一元五角

關於本誌廣告及發行事宜,請逕與本會廣告部及售書部接洽.

弁　言

本誌按例每年刊行專號數期,今年已出版者爲第一期之國藥專號,第五期之眼科專號,第七期之兒科專號,第八期之報告特輯,第十期之眼科專號,及本期醫史專號.

專號向由各學會主編,如眼科專號係中華眼科學會主編,而本期則由中華醫史學會負責集稿從事纂輯.

中華醫史學會,自民國廿五年二月成立以來,已編專號凡三期:一爲本誌廿二卷第十一期,一爲本誌廿五卷第一期,一爲英文中華醫學雜誌五十三卷第四期;綜合本期已爲第四次矣　惟以前各期所載論文全係關於東方及中國方面,本期則取材歐美,兼收並蓄,尤爲特色.

此次專號幸賴各同志熱烈贊襄踴躍投稿,崇論閎議,美不勝收,此應向各同志表示感謝者.　惟因限於篇幅,致未能全部刊登,良深歉疚,但所有未經登列佳著,擬於下期特闢專欄以公同好,然後再編製合訂本,廣事刊印,俾成完璧,庶無遺珠之憾藉增東壁之光,諸希　鑒諒是所企幸.

中國藥物:魚類

伊博恩

(上海雷氏德醫學研究院生理科學組)

古者伏羲氏設網罟教民捕魚,置羅罝教民獵取禽獸,是古時漁獵,已在農人耕種以前,所以魚類在古時頗爲重視其用有三(一)爲食品(二)療疾病(三)作表號.

李時珍本草綱目論魚類共二卷計魚六十三種,附關於魚者九種;計神農本草經三種,梁名醫別錄六種,唐代三十種,宋代十種,明代二十三種,世界古醫以魚爲藝物而相同者,如名醫別錄之論鰻鱺魚膏,而伊及國之最古醫書亦論之,又陶宏景論其治諸癰疽及蘇頌論其治耳中蟲痛,與歐洲古醫相同,又別錄論鯪魚治百病,亦與歐洲古醫相同,並與希拉尼及亞拉伯國古醫所論皆相同.烏賊魚於希拉尼,亞拉伯,及古印度等國古醫皆有論述,希拉尼學者普拉透氏曾論述希拉尼禮式:有人生子其父亦身遶嬰兒數匝

後卽給以烏賊魚及章魚以爲其一生健康幸福之表號,按此魚係希拉尼金花菩薩之表號,因此用烏賊魚以治婦人疾病及補陽.

　　至唐本草拾遺及宋開寶本草所添之魚正與希拉尼五百年前所論相同,如鱧魚,海蛇,海馬,鮑魚,且海馬均以之治瘤,魚鰾均以之治皮膚病.

　　明朝增添魚類不少,其論鱘魚及勒魚與古印度古醫所論相同,按以上所論之外尚有許多相同者,茲不盡述.

　　近世科學家論魚類藥物可從三方面言之:(一)營養之功,(二)治病之功,(三)內含之毒.

營　養　之　功

　　魚類用肉之外有肝,子,翅,鱗,鰾,脂,腦,髓,鮏,石枕,眼,腸,血,膽,齒骨,皮,鰓,尾,唇,鼻肉,頰骨,及用魚所製造者如鮓,鱠,鮑,膏等.

　　以營養方面而論魚類含有蛋白質脂,礦物質外,且含有維生素動物澱粉及其他,下列第二表係所含之各種成份.

　　魚類所含蛋白質數量不同鯉魚,鯊魚,文鰩魚,鱧魚,海鶴魚,魚師,比鱔魚,鱠殘魚爲佳.　日本鈴木浩氏(1926)及其他化學士曾經試驗魚所含蛋白質,其營養功用不同,因其營養功用之大小須視蛋白質所含離巠基酸(Lysine)多少而定.　其用勒魚,海蝦,鱧魚喂養動物其功用與牛肉相等,比鯊魚河豚等爲佳.　下列第三表係蛋白質營食成績.

　　魚肉內含之脂此脂之營養成績甚佳.　中國一般飲食含油甚少,應擇魚類之肥者食之見第二表,人所嗜食之黃魚不如鯉魚,海鰻鱺,�魚,鯿魚,鱓魚,鱧魚.　無論營養或治病,脂不可缺少,故多食魚最有益處.

　　人身需要脂除用其熱力外,尚有其他物質如維生素膽素

(Choline,) 卵燐質 (Lecithin,) 膽碑 (Cholesterol) 等

　脂之營養功用不同,其營養功用之大小須視脂所含之亞麻油酸 (Linoleic Acid) 之多少而定. 鯇魚曾試驗有此酸,因其所食之草含有此酸,鯇魚與青魚雖均爲鯉魚同類,但鯇魚食草而青魚食螺,故青魚脂不含此酸.

　魚含之礦物質第二表列鈣,燐及鐵之數量,卽知海鰻鱺,針魚,鱠殘魚,杜父魚,多含鈣,鯉魚,柔魚,文鰩魚鰮魚,多含燐,文鰩魚,針魚,海蛇多含鐵. 魚鱗有含鋅者,有時含有無毒性之砒於肉內.

第一表　本草所論之魚類

書　　　名	數目	魚　　　　名
神農本經	3	鯉. 鱧. 烏賊魚.
名醫別錄　梁	6	鯽. 鱯鱺. 鱓. 鯢. 鮑. 鱨.
拾　遺　唐	23	鯧. 杜父. 石魚必. 鰻. 鮃. 鮸. 鯢. 牛. 鯔. 海鰻. 文鰩. 海鰕. 海馬. 及其他
食　療　唐	8	鱸. 鰳. 鮇. 魡. 黃頰. 比目.
唐本草　唐	1	鮫.
開　寶　宋	7	青魚. 鱭. 石首. 嘉. 鰶. 河豚. 鮊.
嘉　祐　宋	1	鱣.
日　華　宋	1	海蝦鱸.
圖經　宋	1	柔魚.
食　鑑　明	1	鱠殘魚.
綱　目　明	22	鱓. 鹹. 竹. 墨頭. 勒. 鮊. 鯗. 石斑. 鱌. 鱵. 鮨. 章. 魚師. 鱄. 金. 鱷. 鱅. 及其他

　銀魚皆連骨食之,因骨多含鈣,故於營養上甚關重要,錫蘭島貧人均以小魚爲食品,否則其營養上缺乏鈣,則多患缺乏鈣之各種疾病也.

　海中動植物所含碘量,學者曾經試驗,惟中國魚類尙未有詳細報告者.

治病之功

　　用魚治病雖有其他關係,然多半因其含有維生素,見第三表,此表無多數目,因尚無人作詳盡之試驗. 近年來一般人均知魚肝油含甲種維生素甚富,然魚類中有比魚肝油含甲種維生素更富者,就吾人所知鱣魚所含甲種維生素較一切魚類為多. 唐朝用鱣肝治惡血疥癬. 鮫魚多含甲種維生素,鮫皮及膽在梁唐明等朝皆用以去毒防毒,鱧肉內脂多含甲種維生素鱧魚自古即用為補虛損之藥,古時伊及國及歐洲亦相同,日本於立夏日食鱧魚,謂一年中不生疾病,鱧魚亦含有乙,丙,丁種維生素甚富.

　　鯉魚類肉多含乙種維生素,宋朝時以青魚治脚氣,梁朝時以鯉魚治水腫,明朝時以鰤魚及綠豆治水腫.

　　日本化學家試驗過鯉魚,鰤魚,黃頰魚,鱒魚,鱧魚,鱸魚鮠魚含有丙種維生素且子內數量最多,肉內數量甚少,肝,腎,鰓,肚,腸,均含不少,日本向食生魚實為維生素最好之來源,吾人不能按本草一一論及現只將有關於維生素者擇要略述而已.

　　勒魚與鰳魚同類此類魚多含丁種維生素,亦含有甲,乙,丙種維生素,自唐朝即以鰳魚為補虛勞之用,海鷂魚多含甲,丁種維生素唐朝用以治白濁膏淋玉莖澀痛,比目魚類亦多含甲,丁種維生素,唐孟詵用以補虛益氣,鱸魚含丁種維生素最多,唐宋時用以補虛勞及合人肥健.

魚內所含之毒

　　河豚魚及鯢魚所含之毒,亦可用以治病,鯢魚能上樹,其皮有粘涎,人食此魚,縛樹上鞭至白汁出如構汁方可治食,不爾有毒也,人用此魚以治瘕疾. 近今科學家自鯢魚粘液化驗出一晶,其生

中华医学杂志（三）

理作用似防巳素之抽搐作用,因其刺激腦中樞神經系統之故,但於治病尚未試驗也

河肥魚子內含有最烈毒品,每年中國人因食此而死者甚多,有謂肝有毒者,其實是血內含毒,日本化學家試驗此毒品,爲治坐骨神經痛,此毒有麻醉周圍神經之作用,故中毒者即其周圍神經被麻醉而致死也。爲治療疾病雖有用,但有傷於腎部,切宜慎用之,河豚魚肝含丁種維生素甚多.

此二種魚之外其他魚類尙有含毒者,有人報告世界魚類含有毒者一百二十一種,一如河豚魚等,十四種血含毒者如鰻鱺等,六十五種刺含毒者如海鶴魚等,魚類旣能害人或者亦能益人也.

總　論

魚類於營養上有此大用,政府宜多散孵卵所以提倡養魚事業,海產魚類更多,於民食尤有重要關係,政府宜在交通設備上努力去做如鐵路須多,火車須快,並須備冷氣室裝魚,則沿海魚類便於運往內地各埠.

魚類裝罐頭,其所含蛋白質及甲,丁種維生素均不損失,惟乙,丙種維生素稍有損失而已,製鮑魚係醃晒薰三種,人民經營此業者雖多但皆小本營業,供不應求,若由政府提倡,如地皮房屋鹽稅等則出產量自必加多也.

作者未詳論魚之臟腑組織,只論及魚之肉,茲略論之;比目魚之肝油含甲種維生素甚多,西國藥廠多用魚胰化出胰島素,俄國人多食魚子其營養功用甚大,魚爲食品或爲藥物,均較農人耕種省事而利大,因魚在海中產生不已吾人即往捕取便可得其利益,非如農人春種夏耘秋收冬藏之繁難也.

至於魚之所有功用未能盡述,學者於此種古方宜加以研究,

中國古醫以魚膽治盲目頗有意義,因魚膽含甲種維生素,海蛇治婦人勞損,因其含鐵,烏賊魚用以止血因其含鈣,鯪魚有利尿治水腫之功然未悉其含有乙種維生素否,吾人甚題學者對於此題加以注意.

第二表　本草綱目魚營養之成份

英　　名	中　名	百　分　率			Milligrams percent		
		蛋白質	脂	礦物灰	鈣	燐	鐵
Anchovy	鱭　魚	19.0	3.4	1.15	37	205	1
Bleak (Big head)	鱅　魚	14.5	0.6	1.21	40	201	2
Bream, freshwater	魴　魚	18.5	6.6	1.00	76	211	2
Calamary (dried)	柔　魚	61.3	3.2	6.92	42	682	5
Carp, black	青　魚	16.8	2.1	1.25	29	266	1
Carp, common	鯉　魚	23.9	10.4	1.50	60	330	3
Carp, golden	鯽　魚	15.6	0.7	0.93	54	103	3
Carp, grass	鯇　魚	14.9	0.8	0.97	33	116	2
Carp, silver	鰱　魚	17.3	1.7	1.18	51	218	2
Catfish	鯰　魚	15.7	4.7	0.59	39	143	1
Culter	白　魚	27.0	1.9	1.06	40	238	3
Cuttle-fish	烏賊魚	18.0	1.3	6.73	48	198	2
Dogfish	鮫　魚	21.3	0.7	0.96	37	151	2
Eel, marine	海鰻鱺	17.2	2.8	1.72	11	235	1
Eel, mud	鱓　魚	17.9	5.6	1.29	95	228	1
Eel, true	鰻鱺魚	14.5	8.0	1.41	66	211	2
False salmon	�　魚	14.3	1.5	1.10	70	152	2
Flying-fish	文鰩魚	20.3	0.3	1.27	71	302	7
Goby	鯊　魚	18.7	1.1	1.65	181	364	3
Half-beak	鱵　魚	18.6	2.1	1.85	123	260	7
Hemiculter	鰷　魚	16.8	1.8	0.85	89	144	2
Herring	勒　魚	11.9	3.0	1.54	60	169	1
Ice-fish	鱠殘魚	6.3	0.2	0.75	258	102	1

續　第　二　表

英　　名	中　名	百　分　率			Milligrams percent		
		蛋白質	脂	礦物灰	鈣	燐	鐵
Jelly fish	海　蛇	5.0	0.1	5.51	19	13	9
Loach	鰍　魚	9.6	3.7	1.16	28	72	1
Maigre (Croaker)	大黃魚	18.8	0.8	1.04	31	152	2
Mandarin fish	鱖　魚	19.3	0.8	1.15	45	226	2
Mullet	鯔　魚	20.0	7.8	1.06	43	223	4
Octopus	章　魚	17.7	1.0	1.58	8	220	3
Pomfret	鯧　魚	18.2	5.5	1.18	85	4.6	4
Prawn	明　蝦	13.4	1.6	1.00	77	181	3
Puffer	河豚魚	17.3	0.3	1.19	86	210	5
Salamander	鯢　魚	9.5	0.8	0.65	19	214	44
Scorpion fish	鱸　魚	16.9	1.4	1.43	71	221	1
Shad, Chinese	鰣　魚	14.4	11.1	1.77	53	265	2
Sheatfish	鮧　魚	18.3	2.3	1.35	559	304	5
Shrimp	鰕	15.0	1.2	1.10	99	205	1
Snake head	鱧　魚	18.3	0.7	1.06	56	199	1
Sole	比目魚	17.4	1.5	1.22	360	171	1
Sting ray	海鰩魚	20.5	0.6	1.26	33	166	2
Sturgeon	鱘　魚	18.0	1.9	1.03	—		
White-bait (dried)	鱠　魚	20.0	3.2	18.65	327	725	20
Yellow-tail	魚師	22.2	2.2	1.45	53	284	3

第三表　魚含之維生素

英　　　名	中　名	甲 A	乙 B	丁 D	丙 C
		Units per 100 grams			mg. per 10 gm.
Barbel	鱄　魚	—	—	—	16.4
Barbel liver	鱄魚肝	—	—	—	58.4
Carp flesh	鯉魚肉	1020	50—190	† †	
Carp, golden	鯽　魚	—	—	—	† †
Catfish, liver oil	鮀魚肝油	150,000	—	—	
Catfish, yellow-headed	黄頰魚	—	—	—	† †
Dogfish, liver oil	鮫魚肝油	—	—	300 to 2000	—
Eel	鱔　魚	600 to 7930	—	4700 body oil	† †
Flat fish, liver oil	比目魚肝油	2,000	—	140,000	—
Herring	勒　魚	† †	10	20,000	27.7
Herring roe	勒魚子	†	60	—	—
Mullet	鯔　魚	—	10	—	—
Puffer, liver oil	河豚魚肝油	—	—	57,000	—
Rockfish, liver oil	鱸　魚	—	—	150,000	—
Sciaenid (Croakers)	石首魚	trace	—	—	14.1
Sciaenid, liver	石首魚肝	—	—	—	59.1
Shark fat	鮫魚脂	426,777	—	† †	—
Sheatfish	鯰　魚	—	—	—	† †
Skate, liver oil	雁木鱝肝油	† † †	—	2,500	—
Snake-head	鱧　魚	—	0	—	† †
Sturgeon, liver oil	鱣魚肝油	2 million	—	—	—

方言病疏

（方言，漢揚雄著）

余　雲　岫

　　㑋瘝，微也．宋衞之間曰㑋，自關而西，秦晉之間，凡病而不甚曰㑋瘝．卷二

　　郭璞注曰：「病半臥半起也」按說文無㑋瘝二字，玉篇歹部殗下云：「於劫切，殗瘝病」．㑋下云：「同上」．是㑋又作殗也．瘝下云：「余攝切，病也」．但訓爲病，不如方言之詳．廣韻入聲三十三業㑋下云，「㑋瘝不動貌」．瘝下云：「亦作�」，是瘝又作㘲也．訓爲不動，與方言玉篇異．又入聲二十九葉，兩收瘝字，一云：「病也」．一云：「㑋瘝病」．則與玉篇同矣．廣雅釋詁一云：「瘝㑋，病也」．考廣雅之書，多本方言，此瘝㑋訓病，蓋亦本諸方言，而倒置之耳．

　　錢繹方言箋疏云：「玉篇：『殗又作㑋同』．㑋之言黶也．說文：『黶，察微杪也，從日中視絲，古文以爲顯字，或以爲繭繭者，絮中往往有小繭也』．玉藻言容繭繭鄭注：『聲

氣微也』. 殗從歹,疾以顯者爲輕,故殗爲微也. 殜之言葉也. 說文: 『葉,楄也. 薄也』. 薄與微義相近. 合言之曰殗殜, 玉篇: 『殗殜,病也』. 案今吳俗呼門之短小輕薄者爲殗殜門,義亦同也 』.

按殗殜疊韻字,揚雄訓爲微,以秦晉間方言證之,病而不甚者,病之輕微者也. 郭注所謂半臥半起者,是也. 外臺祕要卷十三骨蒸方門,引崔氏療骨蒸方,云: 「患殗殜等病」灸骨蒸法圖云: 「骨蒸病者,亦名傳尸,亦謂殗殜,亦稱伏連,亦曰無辜, 」. 傳尸方門引蘇遊論云: 「傳屍之疾,本起於無端,莫問老少男女,皆有斯疾. 大都此病相尅而生,先內傳毒氣,周徧五藏,漸就羸瘦,以至於死,死訖,復易家親一人,故曰傳屍,亦名轉注. 以其初得半臥半起,號爲殗殜. 氣急欬者,名曰肺痿. 骨髓中熱,稱爲骨蒸. 內傳五藏,名之伏連. 不解療者,乃至滅門 」. 醫心方卷十三治傳屍病方第十三引玄感傳屍方云: 「夫傳屍之病,爲蠱實深,大較男夫多以絃癖及勞損爲根,女人乃因血氣或注爲本. 然比見患者百餘人得狀不同,爲療亦異,形候旣衆,名號又殊. 所以然者:中華通曰傳屍,蜀土都名瘦病,江左稱爲轉注,野俗謂之伏練,下里名爲殗殜,小兒乃曰無辜,因虛損得,名爲勞極,骨中熱者,號爲骨蒸,欬嗽者,謂曰肺痿,神鬼爲祟,名之復連 」. 由以上諸說觀之,殗殜者,乃病之專名,蓋卽結核病初起,病而未甚,尚能起牀之時期,名爲殗殜也. 蘇遊所云半臥半起,正與郭注相合. 玄感傳尸方以爲下里之名,然則殗殜爲里俗所稱之名也.

倚,踦,奇也. 自關而西,秦晉之間,凡全物而體不具,謂之倚,梁楚之間謂之踦. 雍梁之西郊,凡獸支體不具者謂之踦. 卷二 按荀子儒效篇: 「倚物怪變」. 楊倞注: 「倚,奇也」.

莊子天下篇:「南方有倚人焉」. 釋文:「倚本作畸」. 今亦謂之畸形. (Monstrum)

自關而西,秦晉之間,凡蹇者,或謂之蹇. 體而偏長短,亦謂之蹇. 卷二

按說文走部曰:「蹇,蹇也. 一曰: 蹇也」. 足部曰:「蹇,跛也.」允部曰:「彼,蹇也.」足部又曰:「跂,行不正也」. 段玉裁以爲跛卽彼之俗體,彼字從允,允象曲脛,謂足偏長短也. 此體偏長短,當亦指足而言,若他體之偏長短,與蹇無涉也. 蹇亦與踔通;莊子秋水篇:「夔謂蚿曰: 吾以一足趻踔而行」. 文選陸機文賦注,引而釋之曰:「謂脚長短也」. 脚長短之病,爲因甚多,則所謂蹇者,乃證候之名,非病名也.

陳楚之間,凡人獸乳而雙產謂之釐孳. 秦晉之間,謂之縺子. 自關而東,趙魏之間謂之孿生. 女,謂之嫁子. 卷三

按說文畜部段注曰:「畜,今多用蓄者,俗書叚借而然. 爾雅釋獸釋畜,必異其名者;陸德明曰:『畜是畜養之名,獸是毛蟲總號,故釋畜惟論馬牛羊雞犬,釋獸通說百獸之名』. 按尚書武成歸畜,今作歸獸,二字不分矣. 凡畜養,古作畜養」. 然則畜者,家畜耳,音與獸同. 乳者,說文第十二上,乙部乳下曰:「人及鳥生子曰乳,獸曰產」. 蓋析言之. 此乳產,則通人及家畜而言也. 釐孳亦作挐孖,玉篇卷三十子部:「挐孖,雙生也」. 是也. 廣雅釋詁三:「釐孳,俆,孿也」. 蓋本方言也. 王念孫廣雅疏證云:「釐,連,語之轉. 釐孳,猶言連生. 俆,亦連也」. 孿者,王念孫廣雅疏證又云:「衆經音義卷十七引蒼頡篇云:『孿,一生兩子也』. 說文作孿,徐鍇傳云:『孿猶連也』. 呂氏春秋疑似篇云:『夫孿子之相似者,其母常識之』. 太元元攡:『兄弟不孿』. 范望注云:『重生爲

中华医学杂志（三）

『攣』，『攣，亦雙也語之轉耳』．按「攣亦雙也」，疑當作「攣
亦連也」．錢繹方言箋疏云：「易小畜九五馬融注：『攣，
連也』．孿，攣，聲義並近」．是攣得訓連也．攣與雙聲不近，
雙字誤耳．

　　㦜，刺痛也．自關而西，秦晉之間，或曰㦜． 卷二

　　郭注：「懪㦜，小痛也」．錢繹箋疏云：「廣雅：『㦜，
痛也』．玉篇：『㦜，小痛也』．卷三：『凡草木刺人謂之
茦』．釋草：『茦刺』注：『草刺針也』．廣雅作瘷卷三：
『瘷，痛也』．注：『瘷，辛螫也』．茦，瘷，聲義並近．是㦜爲
刺螫之痛也．刺與瘷同．說文：『怛，㦜也』．『懪，痛也』．
懪，策，雙聲字．注懪字，各本作懅，誤今正』．

　　王念孫廣雅疏證云：「方言：『凡草木刺人者，北燕朝
鮮之間謂之茦』，義與㦜亦相近」．

　　按據王錢二氏，則㦜者，刺螫之痛也．

　凡飲藥傅藥而毒；南楚之外謂之瘷，北燕韓鮮之間謂之癆，東
齊海岱之間謂之瞑，或謂之眩，自關而西謂之毒．瘷，痛也． 卷三

　　郭注：「癆，瘷，皆辛螫也」．按說文疒部瘷下云：「楚
人謂藥毒曰痛瘷」．癆下云：「朝鮮謂藥毒曰癆」．廣雅
釋詁二：「瘷，癆，毒，痛也」．釋詁四又云：「瘷，傷也」．皆
本方言爲說．瞑眩者；孟子滕文公上，國語楚語，皆引逸書曰：
「若藥不瞑眩」．趙岐注孟子，以爲瞶亂，韋昭注楚語，以爲憒
瞀．倒言之則爲眩瞑，史記司馬相如傳：「視眩瞑而無見」．
是也．癆，瘷，瞑，眩，毒，五字義同，謂痛也，傷也辛螫也瞶亂也憒瞀
也無見也．皆藥物傷害中毒之現象也．

　瘼，復，病也．東齊海岱之間曰瘼．或曰復．秦曰瘉． 卷三

　　郭注云：「謂勞復也」．錢繹箋疏云：「說文：『瘼、

病也』．小雅四月篇,大雅桑柔篇毛傳同,釋詁亦同,郭注：『今江東呼病曰瘵,東齊曰瘝』．瘝通作瘊,廣雅：『瘊,瘝也』．廣韻引音譜：『瘝,病重發也』．玉篇：『瘝,勞也．再病也』．又：『瘝,瘊病也』．廣韻：『瘝腹內故病』也』．

廣雅釋言：『瘝,瘊也』．王念孫疏證云：『方言：『瘝,病也．東齊海岱之間曰瘝,秦曰瘝』．郭璞注云：『瘝謂勞復也』．廣韻引音譜云：『瘝病重發也』．玉篇：『瘊,復病也』．瘝,瘊,瘊,瘝,並通．傷寒論有大病差後勞復治法』．

按據王氏;則其所見方言本,瘊作瘝,玉篇本,腹作復．據錢氏;則其所見玉篇本腹作瘊．今各本方言皆作瘝,無作瘝者,惟盧文弨本,於瘝音誕下,校云：『正德本作音閣或瘝』．今商務印書館四部叢刊,影印宋刊本,亦作「音閣或瘝」．然則瘝乃音中之文,王氏作瘝,不知據何本也．又今各本玉篇皆作「瘊腹病也」．字作腹,無作復及瘊者．然瘊訓腹病,於古無證,方言瘝,瘊,同訓,廣雅釋言因之,曰：「瘝,瘊也」．瘝之義;郭注方言訓勞復．玉篇訓勞,訓再病．廣韻去聲四十九宥,敷救切,訓病重發．又扶富切,訓再病．入聲一屋,房六切,引音譜,訓病重發．則瘊當與同義．疑玉篇腹乃誤字,王氏作復,錢氏作瘊,於義為勝矣．至廣韻腹內故病之訓,是又襲誤本玉篇而為說者也．

差,間,知,愈也．南楚病愈者謂之差,或謂之間,或謂之知.知通語也．或謂之慧,或謂之憭,或謂之瘳,或謂之蠲,或謂之除．卷三

愈者;說文作瘉,云：「病瘳也」．史記高祖本紀四年,「病愈」．漢書高帝紀上,作「病瘉」．師古注云：「瘉與愈同,愈,差也」．按凡病全治謂之愈,少間亦謂之愈,漢書高帝紀:「疾瘉」,丙吉傳：「後病果瘉」,是全治也．漢書李尋傳

「日出後至日中間,差瘉」,是少間也.　方言之差,間,知,慧,憭,瘳,謂少間也.　蠲除,謂全治也.說詳下.

差,間者:差說文作瘥,左氏昭七年傳晉侯有間注,十四年傳請待間而盟注,楚辭七諫自悲篇身被疾而不間兮注,皆曰:「間,差也」.　左氏文十六年傳請俟君間釋文,襄十年傳晉侯有間注,皆曰:「間,疾差也」.　列子周穆王篇:「疾並少間」.釋文云:「間,病差也」.　論語子罕篇:「病間」.　集解引孔安國云:「病少差曰間」.　皇疏云:「謂少差爲間者,若病不差,則病相續,無間斷也.　若少差,則病漸絕,有間隙也」.按間本訓隙,訓隔,訓代,病之輕重代與者,若有間隔然,故名其空隙之稍輕減者爲間也.　是以郭注方言云:「言有間隙」也.段玉裁注說文瘥字云:「通作差,凡等差字,皆引申於瘥」.差之爲言次也,故病之輕減者謂之差.

知者:廣雅釋詁一:「知,瘉也」.　王念孫疏證云:「素問刺瘧篇云:「一刺則衰,二刺則知,三刺則已」.　已者,止也病全治之謂.　則知者,謂病輕減而尙未全治也.

慧,憭者:郭注云:「皆意精明」.　廣雅釋詁一:「慧,憭,瘉也」.　王念孫疏證云:「素問藏氣法時論篇云:「肝病者,平旦慧,下晡甚,夜半靜」.　錢繹方言箋疏云:「憭之言了也.　前卷云:「了,快也」.　說文:「憭,慧也」.　衆經音義二十引廣雅,「憭,快也」.　(按玄應一切經音義法句經卷上「噲闇」下作「廣雅快,逞,憭,曉也」).　蓋精明快意之義也.凡人病甚,則昏亂無知,旣差,則明了快意,故謂之慧,亦謂之知,亦謂之憭也」.　按說文訓憭爲慧,則慧,憭,同義.　素問王冰注云:「木王之時,故慧爽也.　金王之時,故加甚也.　水王之時,故靜退也」.　是慧者,爽快之意,較差於加甚之時,非全治之謂也.

憀亦與之同也.

瘳者,說文云「疾瘉也」.詩鄭風風雨傳:「瘉也」.
書金縢:「王翼日乃瘳」.僞孔傳云:「瘳,差也」.禮記文
王世子:「旬有二日乃間」:鄭注云:「間猶瘳也」.釋
文云:「瘳,差也」祭義夫子之足瘳矣釋文,左氏文十六年傳
間疾瘳也釋文同.瘳訓差訓間.亦病輕減而未全治之稱也.
故禮記文王世子疏云:「瘳,是疾減損也」.

國語晉語:「於已何瘳」.注亦云:「瘳猶損也」.

鋤除者,郭注:「鋤,亦除也」.按除訓去,病除,亦猶言病去
也.素問鍼解篇:「菀陳則除之者」.謂陳則去之也.奇
病論篇:「治之以蘭,除陳氣也」.謂去陳氣也.金匱要略
中風歷節病第五:「風引湯除熱癱癇」.謂去熱癱癇也.
水氣病第十四;「醫以爲溜飲而大下之,氣擊不去,其病不除
」.謂其病不去也.除謂除舊布新,故小雅小明篇日月方除
傳:「除,除陳生新也」.漢書景帝紀:「初除之官」.注
引如淳曰:「凡言除者,除故官,就新官也」.與素問陳則除
之,除陳氣也,義合.謂舊病除去也.爲病全治之意.

聾,聹也.半聾,梁益之間謂之聹.秦晉之間,聽而不聰,聞
而不達,謂之聹.生而聾,陳楚江淮之間謂之聳.荆揚之間及山
東西,雙聾者謂之聳.聹之甚者,秦晉之間謂之矙.吳楚之外郊,
凡無耳者,亦謂之矙.其言矙者,若秦晉中土謂墮耳者䏁也.卷六

按半聾者,一側耳聾也.杜甫復陰詩云:「牙齒半落左
耳聾」.又清明二首云:「右臂偏枯耳半聾」.而復陰之
詩,注家以爲杜在夔州時作,清明二首,以爲杜出峽後在湖南時
作,相隔三四年,而前云左耳聾,後云半聾,則杜所謂半聾者,謂左
耳聾也.半聾既爲一側耳聾,則雙聾卽兩側俱聾矣.

聾者聽覺障礙之名,程度有淺深,淺者小語不能聞,重者絕無聲音之感覺,說詳釋名病釋. 方言聾聹皆訓聾,聹爲半聾,而聾之程度淺者亦屬之,凡一側耳聾者,聽力雖爲之減少,然尚能聞也. 故聽而不聰,聞而不達,亦謂之聹. 說文繫傳卷二十三,徐鍇曰:「不全聾也」. 是也.

聳爲雙聾,聳之言雙也. 左氏昭六年傳:「聳之以行」. 漢書刑法志聳作傛. 是聳,雙,音近得通借也. 郭注方言謂:「言無所聞,常聳耳也」. 望文生訓,恐非. 聳卽雙聾之合音也. 凡兩側聽覺皆生障礙者,聽力必大減,幾於無聞. 故生而聾者,亦謂之聳. 蓋生而聾者必雙聾,且多啞不能言,今謂之聾啞. 聾啞雖多出於先天性,亦有後天性者. 幼時罹傳染病,如猩紅熱,腦脊膜炎等,往往得聾啞. 聾啞病有聽力完全消滅者,謂之全聾. (Totale Taubheit) 亦有幾分聽覺殘留 (Gehörreste) 者,謂之部分聾. (Partielle Taubheit) 聳者,部分聾也. 若夫全聾,卽此所謂矙也.

矙,郭注云:「言聹無所聞知也」. 無所聞知,卽全聾也,故爲聾之甚. 聾之甚,無所聞知,等於無耳,故吳楚之外郊,無耳亦謂之矙. 無耳者,耳翼全缺 (Anotie) 也. 凡生而無耳者,不但耳翼全缺,常與外聽道閉塞,中耳發育不全,俱來,故亦聾也. 墮耳者,斷耳也,斷耳與無耳翼等,而矙又與墮音義相近,故以爲訓.

遾,騷,騧,塞也. 吳楚,偏塞曰騷. 齊楚晉曰遾. 卷六

遾,騧塞,義見前. 廣雅釋詁三:「遾,騷,騧塞也」. 王念孫疏證云:「方言郭璞注云:『騧跛者行跀踔也. 遾行略遾也』. 遾與騧踔並同. 莊子秋水篇云:『夔謂蚿曰吾以一足跉踔而行』. 跉踔,與跀踔同. 亦作蹎踔,文選文賦:

『故蹢躇於短垣』．李善注云：『廣雅，蹢躇，無常也．今人以不定爲蹢躇，不定，亦無常也』．海賦：『跳踟澆灅』．注云：『波前卻之貌』．案前卻卽不定之意，跛者行一前一卻，故謂之跳踟矣．騷之言蕭也．卷二云：『蕭，裘也』．故謂偏蹇曰騷』．案廣雅釋詁二：「蕭，裘也」；王氏彼疏云：「蕭之言蕭梢，裘出之貌也．曲禮：『凡遺人弓者，右手執蕭』．鄭注云：『蕭，弭頭也．謂之蕭，蕭，邪也』．正義云：『弓頭稍刻，差邪似蕭，故謂爲蕭也』．釋名云：『弓，其末曰蕭，言蕭稍也』，藝文類聚引作『言蕭邪也』．說文：『蕭，參差管樂，象鳳之翼』．是凡言蕭者，皆邪之義也」．

錢釋箋疏云：「衆經音義十三引方言：『踔，蹇也』．郭璞曰：『跂者，行跳踔不前也』．與今本異．又卷八云：『蹢躇，行脚長短也』．又卷十五云：『跳踔，行不前也』．（按卷十五無此文）遺、億踔，並同．蹢躇與跳踔亦同．蹇與搜義相近，下文云：『蹇，姌搜也．人不靜曰姌秦晉曰蹇』．廣雅：『騷，搜也』；人不靜謂之蹇，亦謂之騷，猶偏蹇謂之騷，亦謂之遺也」．案不靜卽不定，亦卽無常也．故騷亦得與踔，蹇，同義．又爾雅釋詁云：「騷，搖動貌」．搖動亦前卻不定之意蹇者之行似之，故騷得訓蹇也．

瘤、嗌噎也．楚曰瘤，秦晉或曰嗌，又曰噎．卷六

郭注云：「皆謂咽痛也」．按郭注以爲咽痛，未知所本．王念孫廣雅疏證卷第五下云：「喝，嘶也．見謝莊宋孝武宣貴妃誄注，方言：『瘤，嗌噎也』．噎與咽同，謂鳴咽也．嗌與喝同，司馬相如子虛賦：『榜人歌，聲流喝』．郭璞注云：『言悲嘶也』．論衡氣壽篇云：『兒生號啼之聲，鴻朗高暢者壽，嘶喝濕下者夭』．後漢書張酺傳：『王靑被矢貫咽，音聲

流喝』. 李賢注云: 『流或作嘶』. 又引廣倉云: 『喝, 聲
之幽也』. 此王氏以噎爲鳴咽, 嗌爲悲嘶也. 又云: 「方言
又云: 『東齊聲散曰廝, 秦晉聲變曰嘶』. 說文: 『嘶, 悲聲
也』. (按說文作嘶). 周官內饔: 『鳥麋色而沙鳴』.
鄭注云: 『沙, 嘶也』. 內則注作嘶, 正義作斯, 云: 『斯謂酸
嘶』. 漢書王莽傳: 『莽爲人大聲而嘶』, 顏師古注云:
『嘶, 聲破也』. 並字異而義同」. 此王氏又以廝爲聲破也.

錢釋方言箋疏云: 「說文: 『噎, 飯窒也. 烏結反』.
(按飯塞當作飯窒). 衆經音義二十二引通俗文: 『喉塞
曰噎』. 王風黍離篇中心如噎傳云: 『謂噎憂不能息也』.
玉篇引詩從毛義, 劉氏台拱曰: 「噎憂雙聲, 憂卽老子終日號
而不嗄之嗄, 氣逆也, 說文: 『歍, 噎也』. 歍嗄卽噎憂, 是噎
爲咽喉閉塞之名也」. 此錢氏以噎爲咽喉閉塞也. 又云:
「說文: 『嗌, 咽也』. 釋名: 『咽, 咽物也, 又謂之嗌, 氣所流
通阨要也』. 昭十九年穀梁傳: 『嗌不容粒』; 北山經:
『單張之山, 有鳥焉, 名曰白鵺, 食之已嗌痛』. 郭注: 『嗌, 咽
也, 今吳人呼咽爲嗌, 音隘』. 莊子大宗師篇: 『屈服者其嗌
言若哇』. 又庚桑楚篇: 『兒子終日嘷而嗌不嗄』.」 此
錢氏以嗌爲咽也.

箋疏又云: 「咽謂之嗌, 咽痛亦謂之嗌, 飯窒謂之噎, 咽痛
亦謂之噎, 義相因也」. 按郭注以爲咽痛, 實不知其所本, 錢氏
附會之, 說亦不澈. 今考聲音嘶嗄, 爲喉頭聲帶之病候. 凡喉
頭之炎病, 急慢性傳染病, 腫瘤, 及神經癱瘓, 苟涉及音帶, 發音卽
爲之變謔, 而就中痛覺最甚者, 喉頭結核也. 喉頭爲氣道之口,
咽頭爲食道之口, 聲音嘶嗄爲喉頭病, 噎爲食道病, 兩者絕不相
通, 廝與噎不能同科, 廝不能訓噎也. 然猶可曰, 古人解剖不精,

生理不明,喉之與咽,體用不分,以致兩者混亂,故釋名云:「咽,咽物也.又謂之嗌,氣所流通阨要之處也」.以通氣與咽物同科.莊子庚桑楚篇:「兒子終日嗥而嗌不嗄」,釋文云:「嗌音益,崔云,喉也,司馬云,咽也」,咽與喉通訓.是古人咽喉不分之證也.然咽痛絕無音嘶之候,以不犯音帶也,而音嘶不必有痛,不必有噎,如神經癱瘓之音嘶,無痛覺也.其有音嘶有噎者,惟喉頭結核爲最著,噎非喉頭結核本有之候,蓋因咽物之時,喉頭必隨之而動,動則痛,因痛而不能咽物,如噎塞然也.然則痳噎之爲咽痛,自今日言之,惟喉頭結核足以當之耳.豈郭璞之時,喉頭結核有痳嗌噎等名乎?

　　嗌,王氏以爲悲嘶,錢氏以爲咽,皆與痛無與.必如郭注,則嗌當訓阨,莊子庚桑楚篇:「兒子終日嗥而嗌不嗄」,釋文引李云:「音厄,謂噎也」.釋名釋形體:「咽又謂之嗌,氣所流通阨要之處也」.王先謙疏證補云:「氣所流通上,當有『嗌,阨也』.三字.段氏音均表,益聲厄聲之字,同在古音十六部」.又釋名釋喪制:『縊,阨也,阨其頸也』.漢書婁敬傳:『夫與人鬭,不搤其亢』.師古注云:『搤與阨同』.搤與嗌,音義皆同,阨卽阨字,阨者,塞也,咽喉如有所梗塞不通,故得訓爲噎也.

　　痳,披,散也.東齊聲散曰痳,……秦晉聲變曰嘶……　卷六說

　　見上條.

　　跂踦,蹩企,立也.東齊海岱北燕之郊,……委痿謂之蹩企.　卷七

　　郭注:「脚蹩不能行也」.錢釋箋疏云:「委痿,猶病痿也,委通作痿,說文:『痿,病也』.『痿,痺病也』.『痺,溼病也』……」.按痿與痺實爲兩病,注家多混之其誤始於說

文;爾雅釋草:「熒委萎」.釋文引字林,云:「痿,痹也,韓信云:『痿人不忘起』是也」.漢書韓王信列傳:「如痿人不忘起」.顏注亦云.「痿,風痹病也」.昌邑哀王髆傳:「疾痿,行步不便」.注云:「痿,風痹疾也」.哀帝紀贊:「卽位痿痹」.注云:「痿亦痹病也」.此皆以痿爲痹也.然痿與痹實爲兩種,病候絕不相同.痹者,有麻木,有痛,乃神經炎及僂麻質斯(Rheumatismus)也,說詳釋名病釋疹痹也條.痿者,萎弱無力也,偏枯不用也.太素卷二順養篇云:「逆之則傷腎,春爲痿厥」.楊上善注云:「痿厥,不能行也.一曰,偏枯也」.卷三調陰陽云:「弛長者爲痿」.注云:「筋之緩縱,四支不收,故爲痿也」.素問卷一生氣通天論王冰注亦云:「弛,引也.引長,故痿弱而無力」.大素卷八首篇云:「是主腎所生病者……痿厥嗜臥」.楊注云!「筋弛好臥也」.又卷十五五藏脈診云:「緩甚爲痿厥」.楊注:「四支痿弱,厥,逆冷也」.又云:「微緩爲風,痿,四支不用」.楊注:「脾中有熱,受風營其四支,令其痿弱不用」.又卷二十五五藏痿云:「五藏使人痿何也」?楊注:「痿者,屈弱也,以五藏熱,遂使皮膚脈筋肉骨緩痿,屈弱不用,故名爲痿」.素問卷十二痿論王注云:「痿謂痿弱,無力以運動」,皆以痿爲萎枯,緩弱無力,不能運動之病候.是故痿者,運動障礙方面之病也,今謂之癱瘓.(Lähmung)不能運動者,癱不用也,今之全癱瘓.(Paralysis)微緩無力者,今之不全癱瘓(Paresis)也.痿有癱瘓而無痛候,是其與痹不同之處也.故痹爲神經炎,而痿爲神經癱瘓.(Lähmung)

　　按神經炎之甚者,往往由痛而爲弛緩性癱瘓,爲萎縮,(Atrophie)夫有弛緩性癱瘓,又有萎縮,則痹也而變爲痿矣.然其所

以成爲弛緩性癱瘓者,乃因神經炎之後,神經纖維消失,及營養道路隔絕之所致,實爲神經炎之續發病候,非神經炎自身本有之病候也. 故雖痹能變痿,終不能謂痿即是痹. 王冰知此義,故素問痿論:「大經空虛,發爲肌痹,傳爲脈痿」. 注云:「先見肌痹,後漸脈痿」. 段玉裁知此義,故其注說文痿痹也云:「古多痿痹聯言,因痹而痿也」. 眞能知痹痿之不同,與其發生之關繫,足以蓋許氏之愆矣. 但痿之來多途,有自神經炎而來者,有不自神經炎而來者,段氏因痹而痿之言,不過得痿之一端耳.

又按痹旣與痿不同,痿爲不用,爲運動障礙,旣如上文所述,而世俗名之爲「麻痹」,此易與痿相混,名之不正者也. 且麻痹即麻木,徐春甫古今醫統大全卷四十麻木條云;「麻木,世俗謂之麻痹,是也」. 麻木之證狀;東垣云:「久坐亦麻木,繩縛之人亦麻木」. 李梴醫學入門云:「麻猶痹也,雖不知痛癢,倘覺氣微流行. 木則非惟不知痛癢,氣亦不覺流行」. 沈氏尊生書卷十三麻木條云:「麻;非癢非痛,肌肉之內,如千萬小蟲亂行,或遍身淫淫,如蟲行有聲之狀,按之不止,搔之愈甚,有如麻之狀. 木;不癢不痛,自己肌肉,如人肌肉,按之不知,搯之不覺,有如木之厚」. 由李氏所述;則麻者,知覺鈍麻(Hypaesthesia)也,木者,知覺脫失(Anaesthesia)也. 由沈氏所述;則麻者,知覺異常(Paraesthesia)也,木爲知覺脫失,與李氏同. 故麻痹,麻木者,知覺神經障礙之事,與運動神經障礙,截然不同,非可混而一之也. 宜以麻痹歸之知覺障礙,而運動障礙,不妨譯作癱瘓,癱瘓雖後起字,然自金元以來,醫家已習用之矣.

　　委痿之義未詳,錢氏改委爲矮而訓爲病,未敢從. 膇企之義亦未詳,未敢曲解.

中华医学杂志（三）

郭注以爲脚躄不能行，以古多痿躄聯言故也．素問痿論：「皮毛虛弱，急薄著則生痿躄」．又云：「五藏因肺熱葉焦，發爲痿躄」．是也．呂氏春秋重己篇：「多陽則痿」．高誘注云：「痿躄不能行也」．郭說或本諸此．

癡，騃也．揚越之郊，凡人相侮以爲無知，謂之眲．眲，耳目不相信也，或謂之研．　卷十

郭注云：「研，頑直之貌．今關西語亦然」．錢繹箋疏云：「衆經音義第六引倉頡篇：『騃，無知也』．廣雅，『騃，癡也』．漢書息夫躬傳：『外有直項之名，內實騃，不曉政事』．師古注：『騃，愚也』．說文：『佁，癡貌，讀若騃』．玉篇：『痰，癡疾也，本作猣』．騃、佁、痰、猣，聲義並同．說文：『癡，不慧也』．成十八年傳杜注：『不慧，蓋世所謂白癡』．說文：『諆，欺也』．衆經音義十二引倉頡篇：『諆，欺也』．又引通俗文：『大調曰諆』．廣雅：『諆，調也』．案調謂調欺，大相調欺者，如癡騃然也．玉篇：『眲，耳目不相信也』．廣韻同．列子黃帝篇：『顧見商邱開年老力弱，面目黧黑，衣冠不檢，莫不眲之』．張湛注引此文．又力命篇：『巧佞愚直婷研便辟，四人相與游於世』．注云：『婷研，不解悟之貌』．」

愮，療，治也．江湘郊會，謂醫治之曰愮．……或曰療．　卷十

愮，廣雅釋詁三作搖．王念孫疏證云：「愮與搖通說文：『瘥，治也』．陳風衡門篇：『可以樂飢』．鄭箋樂作藥韓詩外傳作療，竝字異而義同．說文：『藥，治病草也』．大雅板篇云：『不可救藥』．襄二十六年左傳云：『不可救療』．療，搖，藥，竝同義」．錢繹方言箋疏云：「藥，愮，療，古聲相近」．

「完」

徐大椿畫眉泉記真蹟序並小傳

王　吉　民

　　名醫翰墨，世鮮流傳，余近得洄谿老人徐大椿先生畫眉泉記一册，視同環寶，册計十頁，勝流題詠殆徧，而先生自題真蹟讀之尤恬澹如其人，非學養道德卓越恆流者不能道，而淡於榮利，敝屣高爵厚祿，以利人濟世爲懷，徜徉泉石山林之勝，——於文中見之書則清逸而充溢奇氣，彌足珍賞，次則有楊藝山題畫眉泉圖四大字，葉逢金繪水彩畫眉泉圖一幅後有邵齊燾彭啓豐等所題詩篇，暨葉熙恩題詞并小跋，記此真蹟之遺留，似有數存乎其間，略謂「洪楊之亂，壬戌九月八日賊至吾里時，南卿兄移家於此，被掠殆盡，而此册獨棄之路，爲鄰婦所拾，將供爨裁，余惜而藏之，」是則幾同焦尾之琴，爐餘之册，此真蹟之得以留存，亦如鳳毛麟角，尤爲稀世之珍矣，爰特發次篇什付諸梨棗，俾留史蹟而廣流傳。

　　攷徐大椿先生，原名大業，字靈胎，晚號洄谿老人，爲吳江望族清代名醫之一也，生有異稟聰強過人，康熙十八年，舉鴻詞科以翰林纂修名史，凡星經地志九宮音律，以及舞刀奪槊勾卒嬴越之法，靡不通究，而尤長於醫，視疾能洞燭癥結貫徹病理，故用藥有神施鬼沒之妙，袁隨園曾爲之立傳，稱其治驗之神，機警靈速，藝精技絕，迥非常流所能及也。　先生名達九闥連奉特旨六次，任太醫院供奉，旋辭歸，衡門樂飢，覓得畫眉泉，築室其間，怡然有終焉之志，乾隆辛卯，最後奉詔入京，年巳七十有九，是年冬遂捐館舍，生前嘗自撰墓門聯句「滿園靈草仙人藥，一徑青松處士墳」著先生者，殆淵明和靖之流亞歟，生平著作甚富，有蘭台規範，醫學源流，傷寒類方等書行世，醫林咸推重之．

畫　眉　泉　記

　　乾隆辛巳春，奉　詔入都，復蒙　聖恩，憐其老疾，即放歸田，草野餘年，靡從報稱，欲求深山僻壤，潛息其中，且夕焚香，祝頌昇平，詠歌　帝德，訪得吳山七子巘之下，有畫眉泉者，策杖遠尋，披荊負棘，得破屋數椽，牆摧瓦落，泉在屋旁，屋內有碑，剔苔審視，知爲國初高僧子山所闢，嗣僧不能整飭，售於士人，士人以其無生息，荒圮益甚。

　　於是酬其價直，稍爲修葺，仍以老僧一二人守之，以供灑掃，更築斗室於泉旁，以爲坐臥之所，而後其地可得而遊覽矣．其泉發源於山半石穴中，山腹窈然中空，泉從穴中湧出，作瀑三折，此爲正流，其右有石壁一帶，辦高二丈，長則四倍，壁上有隙數處，水從隙出，壁下有石池，水俱匯而歸焉，池形如箕，方廣三丈，深不滿尺，滿則瀉入澗中，澗水東流，或伏或顯，三里而至平地，可漑田十頃，若夫大雨驟注，或連陰數日，則山泉迸發，聲若轟雷，近如白龍夭矯，遠如碼鶴迴翔，壁上細流紛落，怳若珠簾不捲，玉屑騰霏，即或天日久晴，亦復涓涓不絕，藥草長滋，點滴清池，聲同編磬．其水則芳甘清冽，不染纖塵，緣此泉離姑蘇臺只二里，吳王遊覽於此，嘗取水應宮中之用，此泉之所以得名畫眉也．其山勢則兩峯如抱，菁葱相映，面臨太湖，水光可挹，客艇漁舟，風帆如織，隔湖遠浦，樹影參差，一塔中懸，爲吳江之境，我室廬在焉，舉目可覩也，當夫秋初春晚，日澹風和，鳥語深叢，花香盈室，白雲封戶，翠靄迷空，胡麻飯後，野菜嘗餘，細草爲茵，高風作幕，樵歌四起，一枕初醒，乃知山中雨露，盡是聖朝膏澤，非慕高隱之名，於此樂飢也．

　　　　壬午夏日避暑於一粟山房松陵洞溪道人稿

題詞（一）

開圖牟聽浩灘灘，　　　泉石天成信有因．

一曲鑑湖如乞得，　　　他年俱是畫中人．

嘉慶三年戊午仲春，應徵入吳，因鼓松陵之棹，訪故人謝蒼筤費雲溪諸君偶遊垂虹鴨澔之勝，獲登涧溪草堂　榆邨先生爲言畫眉泉，巖壑幽邃，結廬其間爲娱老計，出圖屬題不覺神往，率成絕句奉政，以爲他年結鄰左券．

　　　　　　　　　　鍾山寓客叢山楊埠拜手

題詞（二）

避人何處覓羊求，卜築吳山守舊邱，寺近楞伽香火侶，居隣笠澤個漁儕，但牽蘿薜開三逕，寧問犁鋤覆一抔，寄與逍遙本無住，垂虹移棹任遨遊　奇驥生姿早軼塵，菊莊遺韻賦閒身，南州譽重人如玉，海岳風飄鬢似銀，博治著書真少匹，雄奇說劍亦堪嗔，銅琶鐵板縱橫與，指顧能驚座上人　塵囂既遠背城闉，自得真山廢假山，桂樹一叢雲半塢，梅花百本屋三間，誰家水木空明瑟，何處蜻蜓映渚灣，茶竈筆床天付與，放舟直到五湖還　簷際嵐光澹復明，閒居日看幻雲生，花開砌畔如能笑，鷺立磯邊亦有情，閟鶴鳴琴思自遠，對棋淪茗景雙清，奚囊撰述都收拾，榮利輸他蝸角爭　課晴較雨閉柴門，耕鑿胥忘覆載恩，雨潤三時苦印碧，雷驚一夕籜生孫，佳蔬剪罷嘗塍飽，美醖香浮漉不渾，夢繞羲皇高枕樂，偶逢野老饋盤殽．

董奉蘇耽可拍肩，杏林花放菊流泉，青囊自祕長生訣，鴻寶猶誇濟世賢，漁父相親供問答，萈裘安穩息塵緣，偶然入市傳方術，擲杖無心欬翩翻，　吳門求友未遲遲，難得陳蕃下榻期，抱膝小廬人獨坐，揮金隴畔志無差，試詐史彙三長擅，更采芝英九畹垂，君與陳

和叔交善陳有宋史龔庭產明光芝瑞）傳癖書淫同述作,蒲輪却聘有誰知. 莫嫌當世棄君平,契闊星霜感慨生,鸞鳳翺翔千仞振,鷦鷯栖托一枝輕,看君掃逕誇居勝顧我安巢願弖盈,把臂頻縈池草句,漁歌樵唱不知名.

　　　小詩奉和

　洞溪表兄大人山居述懷原韻,即請敎正　表弟彭啓豐草

題　詞　（三）

　　洞溪先生今七十,白髮飄然身鶴立,學通老易貫羣言迹混漁樵屛塵雜,肘後時懸抱朴方,湖上新營輞川室,吳山山半畫眉泉,開道春來競奿甬,雲壁雙開花葉香,珠流三折湍洄急,蟹舍漁莊近石湖,邏我扁舟踏紅葉,我識先生齒方壯,廿年住苒成衰狀,空躪消渴賦豈工,雖脫樊籠神未玉,忽枉仙帆訪寂寥,且留蠡牁同疎放,羨君筋力尙完堅,但恨飽學何人傳,猶喜著書今略然,大都通邑徧蹏筌.

　　　洞溪先生自松陵來,出示所作吳山畫眉泉記,及道德陰符二經註,醫學源流,傷寒類方諸書,奇境精理,各有心得,別後作此詩奉寄. 洞溪與余嘗有丹楓之約,俗事牽掣,不果命駕,因循至今,春已暮矣,陰雨積月,怯於泥淖,然畫眉之勝,往來胸中已久,俟少晴即擬期必踐前約耳. 甲申三月邵齊燾書

題　詞　（四）

　　最愛畫眉泉記好,手眠口沫欲忘疲,柳州異境緣文重,爲問山靈知不知　子山開鑿費工夫,境僻年深漸就蕪,不是探幽來屐齒軔轔只有鳥相呼　絕壁噴來銀漢水半空懸挂蕊珠簾,高人小築眞超絕不讓廬鴻獨架巖　隱隱聲名契聖心林泉那肯掛朝簪,拂衣甘自安肥遯,聽水看山抱膝吟

　　　讀畫眉泉記率成四絕錄請

　洞溪先生敎正　竹湖弟邵齊燾艸

題詞（五）

山半飛泉弄冶姿，當年流豔媚西施，一從粉黛消沉後，獨聽空山叫畫眉　雲根窈窕樹清森，靈境重開歲月深，不屬美人屬高士，流泉今始遇知音　一泓雅愛在山清，洗我蓬心勝濯纓，風細月明琴再鼓滄洲十里趣橫生　避世何須海上山，一菴小築太湖灣，巧將百尺龍湫瀑雨後移來著此間

　　題畫眉泉圖請
　　榆邨二兄大人誨政　　眉山愚弟官懋斌拜草

題詞（六）

刦盜才去天地暗，家私狼藉猶沿岸，一圖忽落鄰嫗手，將試剪裁急取看．圖中之勝畫眉泉，吾邑涧溪先生傳，先生無慚鴻博後，被徵仍蒙賜歸田．養痾何處堪結夏適得此泉吳山下，當窗時有白雲封，傍戶不停寒瀑瀉．兩峯相抱面具區，山光水影自朝夜，隔湖參差樹鬱蒼，中懸一塔是吳江，城北故廬犖目在，此間畫意真無雙．一朝蒼鵝動地出，陵遷谷改幾歲月，山中兵燹多經過，湖面盜艘亦充斥．舉城廬舍盡秦灰，涧溪草堂安在哉，對圖真有滄桑感，連日懷抱何能開，安得淨洗兵氛去，重還圖中面目來，嗚呼安得重還圖中面目來．

　　壬戌九月八日賊至吾里時南卿兄移家於此被掠殆盡，而此册獨棄之路，爲鄰嫗所拾，將供剪裁余惜而收之，幷將涧溪先生所自爲記，展讀之下，題七古一章以貽
　南卿一兄爲汝陽之歸　　　　子良葉熙恩初稿

徐大椿畫眉泉記

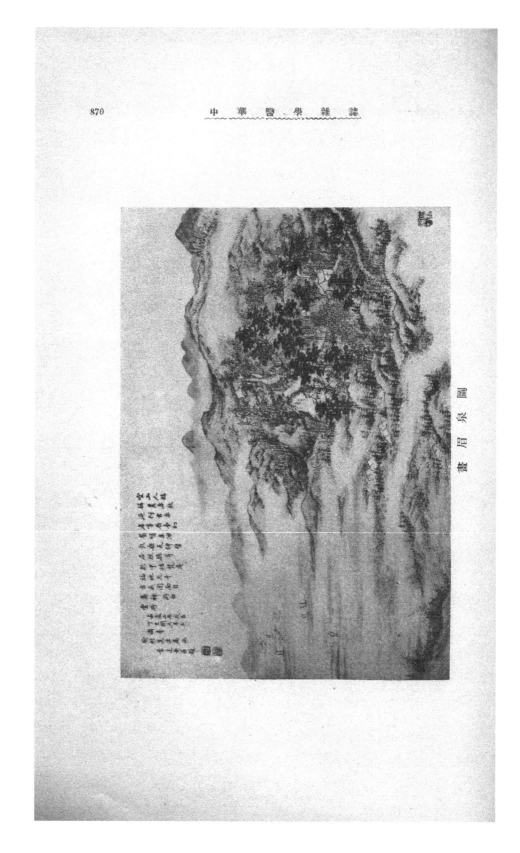

畫眉泉圖

呂晚邨在淸代醫學之影響

范 行 準

(一) 引 言

　　淸黃宗羲爲張景岳作傳曰,「二十年來,醫家之書,盛行於世者,張景岳類經,趙養葵醫貫」. 章虛谷於醫門棒喝中論景岳書亦云,「或曰,嘗見誦景岳者,其門如市」. 考之吳閶葉桂,實亦受「景岳」影響. 可知自順治中葉以迄今日,充乎街巷之市醫,幾盡爲此兩家之書所支配,其歷史將達三百餘年而未艾. 在中國醫史上,其影響之久遠,除張仲景而外,幾無人可與此二家抗手.

　　顧此二家之書,有一謎焉,未爲人徹底窺破;今作者幸獲新發見之文獻,以揭其謎底,不僅使此書造述者之主人翁爲誰,表襮於世,亦欲今後有志醫史者,以另一目光爲之述作,而變更淸代醫學史之面目也. 若發潛德之幽光,揚往哲之芳烈,又其次焉.

　　自中日事變以來,上邦文物,焚掠無遺,而數百年來沈霾於瑤臺牛篋之墳籍,亦一時俱出;焚燬之餘,又被掠奪而去,自古夷狄禍亂中國,如晉懷之奔迸,靖康之儌獶,典籍喪失,均未有若今之甚者.

幸有流入所謂如孤島之上海外人租界者,乃刦後之孑遺,猶羅難之人民,顛籔而入收容所耳. 惟有時此孑遺之物,又爲異邦有力者,負之而趨;赤軸青紙,長使棲遲域外,重堪悼惜!余自亂離以來,避地租界,偸息人間,雖長安居大不易,饔飱且虞不繼,而猶愈於全祖望窮途當書之時,故仍雪購風藏,如蟲鼠之負版搬薑,無殊往昔,且目擊祖邦文獻之淪喪;惶怖怔營,未安終日,故訪求視前益力,終以力薄,未能盡其百一也. 一夕於閱肆中獲鈔本新方八陣一書,署「語水呂留良著」六字,驗其紙色字體,知嘉道年間人之手鈔本也. 因憶陳修園謂「景岳全書」,乃出其甥林日蔚之手(新方砭自序),陸以湉冷廬醫話有「張景岳全書,則以爲游東藩之野,而遇異人」(今按語見傅忠錄下),及元和陸懋修謂「張景岳之新方八陣,全錄方壺道人壺天八法,而截去卷尾數方者也」諸語,顧二陸未言明究爲何人所作,今茲獲此鈔本,爲代景岳作僞之形迹,遂襮於世,然此猶不過其一也. 復有呂氏自假明季趙養葵之名而撰醫貫,及後又自作醫貫訐以行世者,此則由余從清代禁書總目,及他書旁證而獲知也.

夫清代醫家,被温補之說所支配者,幾二百餘年,而其養陰之說,亦由「二家」發揮之力,受其影響者,首爲吳中之葉天士,今蘇派耳孫小子,尚奉葉爲不祧之祖,惟惜然不自知其源頭,固可怪矣,而道光年間,又有無錫姚球作景岳發揮,(後坊買因書不售改刊葉桂名)藉以傾排者,尤可哂也.

嗚乎,自滿清入據中夏,文字之獄大興,視人士如草菅糞壤,最慘者如莊氏之史案,吾人今日讀大獄記,猶有餘悸,若時間之久室聞之廣者,莫如呂案,讀雍正東華錄,及清代文字獄檔案呂案,無人不爲之愴惻也. 此兩案於中國學術上之影響最大,若莊氏之史案,有關於明季之歷史,而呂案則除有關於運動恢復明社歷史而

外,若理學;若醫學;均於淸代三百年學術史上,應秉筆大書者,玆竟因文字獄而晻昧焉. 近人梁啓超撰中國近三百年學術史,於朱子理學門中,竟未一見呂氏著述之書,而貿然謂呂氏學問無甚. 國亡而精神滅,此華族所以受制滿人,迄三百年而始光復也. 今所論者雖爲醫史上之問題,而亦寄有哀思國命之意也.

(二) 呂留良之身世及其時代

(甲) 呂留良小傳

呂留良,字莊生,又名光輪,字用晦,號晚邨,亦稱東莊. 浙江崇德人. 先世本爲河南人,宋南渡時,其始祖繼祖爲崇德尉,阻兵不得歸,因家焉. 祖熯,字南父,號心源,娶城南郡主,官淮府儀賓. 心源生二子,長元學,號滄津,萬歷庚子舉人,官繁昌縣令,次元啓,號空靑. 元學卽晚邨父也,娶妻郭氏,生四子,長大良,字伯魯,次茂良,字仲音,三願良,字季重,四瞿良,字念恭,晚年又娶側室楊氏. 父滄津卒於明崇禎元年十月,卒後四月,而楊氏生晚邨於登仙坊之里第,行五,叔空靑,卒無子,以晚邨祧焉. 晚邨長身鶴立,生穎悟,八歲卽善屬文,造語奇偉,卽與同邑孫子度爲忘年交,本習擧子業. 明亡,晚邨才十六歲;廿五歲始出就試,爲邑諸生,每試輒冠軍,聲譽籍甚.

以上略據其子呂葆中所撰行略,晚邨先生墨蹟,並參光緒石門縣志入.

時明末大儒姚江黃宗羲(字太沖,號黎洲先生),以明社雖屋,因素廁身黨籍,仍有規復明社之志,後講學甬越間,晚邨因與其弟晦木爲兒女親家(晦木之子,莊生壻塈也),欽黎洲風儀,由晦木紹介而執贄其門焉,黃氏本習陽明,蕺山之學,故呂氏亦學焉,呂氏有種族之思想,當以是時始,初非西山采薇之夷齊也. 未幾因與黃氏語言間之齟齬,又同購小山堂祁氏遺書,陰取黃氏選定之書去,南雷大怒,絕其通門之籍,用晦亦操戈相向,除蕺山私淑學案,而托爲建安之徒以報之,一云呂氏先與黎洲絕交,自後呂氏終身爲朱

子之學．性豪俠有至誓，所交均爲肝膽中人，若姚江黃氏三兄弟（宗羲，宗炎，宗會），甬上高旦中（鼓峯），桐鄉張履祥（考夫）等，同邑吳孟舉（之振），及姪自牧二人，與晦木知尤早．年三十二歲始與旦中交，卽與之論醫，未幾盡得其蘊，用晦之醫，雖受益旦中處不少，而實有靑藍之勝．自棄諸生後，亦爲人提囊行藥，顧不願以醫名，故不顯．自與姚江絕交後，以時文選學，課其子姪生徒，所著述之書，約五十餘種，除醫學詩文而外，多不出制藝選文之途，蓋以此爲鼓吹種族思想之工具，固與坊社學究有殊也．當時石門之學，天下靡然向風，晚年屢拒淸廷徵辟，並願削生員之籍，假披緇衣，投荒村以自放焉．生於崇禎二年（西元一六二九年）正月廿一日，卒於淸康熙二十二年（一六八三），年五十五歲．娶范氏金路女，生七子，名多不錄，而以長子葆中爲白眉，中康熙四十五年丙戌科一甲二名進士．後以雍正十年，因曾靜之案，發生文字獄，戮死，旋與父俱戮屍梟示，弟毅中棄市，並籍沒焉．所有著述，前後銷毀殆盡，向所視爲有裨民生疾苦之醫書，亦駢登禁書之目焉．前代帝王之淫威殊泂沒人性也．以上略摭全祖望鮚埼亭續集卷十七，及續甬上耆舊詩卷四十一．南雷文案卷二呂氏行略，光緒石門縣志卷七，呂晚村文集，雍正朝東華等書

（乙）　圉擾中之呂氏

明之亡也，禍始於奄豎，當天啓之朝，醜奄魏忠賢當國，太阿倒持，一時峩冠博帶之流，以仰承奄旨顏色爲榮，幸有一二志士如楊漣黃尊素等，抵死扶植綱常，殘明龜鼎，賴以不隳，然天下土崩魚爛之跡，亦愈深矣．後醜奄雖誅，國事已不可問．及洪承疇吳三桂諸權臣，通敵賣國，朱明之鼎以失．因而黃農遺胄，遂爲披髮左袵之民矣．雖然，衣冠士族，草澤英豪，若張蒼水，王而農，黃宗羲輩，借師異域，捍衞東南，落日狂濤，猶肯國事於不可爲之日，及其終不可爲也，或嘉遯海外，卉服不返；或黃冠草履，歌哭深山，惓懷故國，以寄

陸沉之痛．當時忠臣義俠之士,盛於東南,而甬上又為人才淵藪．

　　清人入據中,夏其抵拒最烈者,以東南為最,人民被毒亦最慘;又因士族之鼓勵鬭爭,故與犬羊同視士人亦恥立其朝,雖至康雍之朝,清人立國將有百年,猶多不屈也．

　　當時清操自守之士人,多課徒講學以自蓋藏,又以此不足周其衣食,則或隱於醫;欲以良醫良相以自況,如山西陽曲傅山（青主）,卽其儔也．明末大儒,其有志節而不屈者,若顧寧人,王而農,張蒼水,黃宗羲諸人,皆其選也．而黃宗羲學問道德,固下顧王諸人,顧以黨人之末,又曾勤師王室,故號召力較諸人為大,又善王（陽明）學,故當其講學甬越間,一時為人望所歸,從遊甚盛．弟宗炎,宗會,譽望雖不及乃兄,然當時固有三黃之目也．而晦木亦雅善醫學,顧業不甚行,亦無醫家之言傳世,故今日醫家無有舉其名者．宗羲晦木昆仲,皆貧甚,其生活有賴友人提囊行藥,以枝梧其家者,友人卽四明高鼓峯也．按全祖望續甬上耆舊詩高隱君斗魁傳曰:

> 字且中,學者稱為鼓峯先生．少有才江右,……以國雖棄諸生,……先生實用世才,雖因喪亂自放,然不肯袖手,是時江上諸遺民,日有患難,先生為之奔走,多所全活,論者以為有實偉節之風.而都御史父子累瀕于厄,得以不死者,先生之力尤多．蓋長如戲,談笑足傾一座,江湖呼為高峯,蓋先生本以王謝家兒,遭逢陽九,思為韓康之肥遯,而心熱技撱,遂成劇孟一流,固非風塵中人所能識也．初,先生講學雙漾書院中,黃先生澤望（宗會）,謂其雀悟絕人,至是風波漸定,慨然嘆曰:「乃公豈可老於游俠,自今當謝絕人世」,由是一意講學．……庚戌(康熙九年卽一六七〇年)得年四十有七,病卒,臨終賦詩,有「明月岡頭人不見,青松樹下影相親」之句,兄弟五人最友愛．……先生有子字厚,別有傳．
>
> （卷四十一高隱君斗魁傳）

至於鼓峯枝梧晦木生活之事,則晚村之賣藝文,及質亡集序

中皆有言之，賣藝文云：

> 東莊(晚村所居地名，因以爲號)有貧友四，爲四明鷗鵃黃二晦，鄞李麗山農黃復仲，桐鄉桑山朱聲始，明州鼓峯高旦中。四友迻不相識，而東莊皆識之。東莊貧，或不能供晨爨，四友又貧過東莊，獨鼓峯差與埒，而又有一母四兄弟，一妻，六子一妾。乃以生產枝梧其家，而以醫食其一友，友爲鷗鵃也。鷗鵃貧十倍東莊，而又有一母，五子，二新婦，居剡中化安山，有屋三間深一丈，闊纔十許步，床竈書籍，家人屯伏其中，烈日霜雪風雨流下，邃攻其外，絕火動及旬日，室中至不能啼號，鼓峯雖以醫佐之，不給也。……
>
> (呂晚邨文集卷六)

又質亡集高斗魁旦中小序云：

> 旦中聰明慷慨，幹才美越，嗜聲氣尚義，嘗毀家以救友之死，有所求，不惜腦髓以徇。精於醫，以家世貴不行，至是爲友提籠行市，所得，輒以相濟，名震吳越。(……呂晚村文集續集卷三)

是鼓峯之行醫，爲黃晦木也。而質亡集中之「嘗毀家以救友之死」亦指鷗鵃先生於順治七年，被清廷捕錄待決，事詳鮚埼亭集鷗鵃先生神道表中。高黃二人，誠有死生之交也，然旦中果爲晦木昆仲之窘托跡於馬醫賤技之流，而旦中以黃（黎洲）呂之交惡，不肯與莊生絕，遂爲黎洲不滿（事詳南雷文案卷七高旦中墓誌銘，及全祖望續甬上耆舊詩卷四十一高斗魁傳），而媒孽其短，又豈旦中死後所及料哉！

自古得天下者，即大興文教，以科第羈縻人心，使其畢生神智，消磨於故紙堆中，前人有云，「太宗皇帝眞長策，賺得英雄盡白頭」，蓋非爲文化而爲政治也。自清人囊括中夏，至康熙初，天下事固少少定矣，故卽大修文教，而當時有氣節之士，不立其朝，願爲齊民，且多逃於醫，此亦自古已然，昔賈誼有曰，「吾聞古之聖人，不居朝廷，必在醫卜之中」，唐陸宣公在忠州，因避謗閉戶集方書，范文正

公亦云,「不爲良相,必爲良醫」,皆賈長沙之意也. 是醫卜之業,爲古時政治家不得發舒時,作爲明哲保身之道,皆云初願在於濟人蓋響言也,明乎此,方不爲古人所欺.

自明代易鼎,迄順治康熙之初,中國醫學,確遭否塞之運,高呂而外,其卓然可稱者,惟南昌喻嘉言,新安程應旄,錢塘高世栻及張志聰數家,若喻程數家,亦不過於傷寒論稍有闡發而已,餘子若王翃周楊俊之徒,何足齒數? 雖然,其時醫學人才,以地望而言,實著於兩浙. 王琦跋張隱庵侶山堂類辯曰,「聞之耆老,自順治康熙之初,四十年間,外郡人稱武林爲醫藪」,實非溢美之詞. 惟自康熙以來,醫學又入剝極而復之境,張璐自序醫通曰:

> ……壬寅(康熙元年,一六六三)已來,儒林上達,每多降志於醫,醫林好尚之士,日漸聲氣交通,便得名譟一時;於是醫風大振,比戶皆醫,此醫道之再變也.……

此則自明亡以迄康熙初年,文教旣修,天下英雄(?)多入吾彀中,而一般明代忠義氣節之士,經過二十餘年之闘爭,已漸覺故國山河,只有夢魂中見之,然旣不願立於「虜廷」,自必退居莽野,效古人之意,而逃於醫,以示「精神」上之抵抗. 張氏所謂「儒林上達,每降志於醫」,實寓有無限河山之痛. 其時最著者,北方有傅青主,而南方則高呂二人,足可代表,若當時吳中陸麗京,黎洲謂其避身爲醫人,然名不甚著. 青主之醫,現所傳世者,有男婦科諸書,幾皆贗鼎,然此類贗說,流行極廣,而晚邨呂氏之書,則嫁名於人,其名於醫家不甚顯,而其學說,實支配清代醫家二百餘年之久,故實際青主之醫,或已及身而沒,在醫學上之影響,決無晚邨之大,有可斷言也. 至兩人遭際亦不盡同,傅氏當明亡之時,年已三十八歲(據霜紅龕集附年譜),而呂氏方在少年,特二人皆不願以醫名,於醫並不專心攻究,惟恃其聰明,有生花之筆,人驚其文名之大併亦

中华医学杂志（三）

驚其醫,此其成名,非由於醫而得也. 若呂氏之爲醫,據其子葆中作行略所述「自棄諸生後,或提囊行藥以自隱晦」之語,足以盡之. 是呂氏之行醫,由時勢環境所造成,固無人可以否認也.

(三)　呂氏之習醫及其著述

〔(甲)　呂氏醫學之淵源〕

晚邨之醫,多得益於鼓峯,故學亦相近;而旦中之醫,黎洲謂其有家學淵源又「從趙養葵得其指要」(見高旦中墓誌銘). 此或者爲呂氏醫書托名趙氏之動機歟? 按高呂之交往,始於順治十七年庚子(一六六〇),由晦木紹介高氏於晚邨,呂氏自述友硯堂記中有云:

> ……有鄞高旦中者,此非天下之友,而予兄弟之友也. 庚子(原作庚戌,誤)迨與旦中來.……(呂晚村文集卷六)

按高鼓峯四明醫案之第一案,卽記遇呂氏之事. 醫案云:

> 庚子六月,同晦木過語溪,訪呂用晦,適用晦病熱症,造榻前,與之語.……(已任編卷四,四明醫案)

鼓峯之晤用晦於病中,亦可於東莊詩存(據風雨樓鉛印本)中見之,其贈高旦中詩有云:

> 病中驚癉鼓峯來,
> 伏枕呼兒候百迴.
> 直是君過消息大,
> 非關人靜夢魂開. 東莊詩存僞僞集贈高旦中,
> 按原有六首,此錄其第一首.

此皆不過二人初交之經過,而未嘗呂氏學醫於高氏也,據呂氏自述,與鼓峯初遇時,祇不過論醫而已. 其贈旦中詩之第二首云:

> 不離老友成奇跡,
> 偶諳醫方見異才.
> 血計耦耕猶未得,
> 賣文乞食總堪哀.

其他均未有言及學醫於旦中者,獨晚邨老友吳孟舉,謂晚邨之醫,乃得之鼓峯. 據己任編吳氏序云:

> ……庚子過東莊,意氣神合,一揖間卽訂平生之交,相與講論道義,留連詩酒,因擧其奧,以授東莊. 東莊天資敏妙,學有源本性命理學之要,向所研精,因源以溯流,窮本以達末,不數月間,內外貫徹,時出其技,以治人,亦無不旦夕奏效……(己任編吳之振序. 按此據道光十年漁古堂重刊本,其較此本,稍早之有鴻寶刊本,及現通行之本,均無吳氏此序)

指呂氏之醫,全受自鼓峯,此言亦不足全信,蓋呂氏於未遇鼓峯時,對於醫學,亦必略有涉躐. 因中國儒家,服膺忠孝之說,而欲爲孝子者知醫亦屬其一,如隋許智藏嘗誠其子,謂:「爲人子者,嘗膳視藥,不知方術,豈謂孝乎 」?語詳見隋書卷七十八本傳 而朱熹亦有爲孝子,必須知醫之語. 晚邨後雖歸依朱子之學,而晚邨一門皆染肺病,呂氏幼年卽有咯血之疾,(見行略),晚年又有痔瘻之疾(呂氏文集卷三與吳孟舉書)此痔瘻卽肛門結核也. 其從子進忠,履忠,愚忠等,均以咯血死,死之年,多在廿四歲至廿七歲之間,(均詳見諸從子壙誌),青春時代,爲肺病最危險之時期,死亡率亦最高. 故晚邨未遇鼓峯而知醫,乃最自然之事,鼓峯並非其啟蒙之師也. 見呂氏自述,亦謂於此道本無師承,其晚年復翁衞公書中,言謝絕醫藥事有云「某於此事,本無師承」二語,卽可證明.

惟旦中自順治十七年來語溪後,醫業大行,據晚邨復旦中子君鴻書中有云:

> ……及庚子至敝邑,弟亦未嘗爲尊公標榜也.偶遇死症數人,投藥立起,於是一時翕然歸之.……(呂氏文集卷二復高君鴻書)

所謂治愈死症數人,而門多病人者,當時指高氏遊武林,見舁棺者謂棺內人之未死,啟棺與以藥,果甦.江湖間謂旦中能起死人,求治

病者,延請無甯晷（詳見光緒三年鄞縣志卷四十八 當時且中醫業
物傳十五 高斗樞下引錢志案
之隆,從黃宗羲所撰高且中墓誌銘中,尚可見其髣髴. 墓誌銘云:

　　……所至之處,場爭蟻附,千里艤舟,踰月而不得其一診. 孝子
　　慈父,苟能致且中,便爲心力畢盡,含且中之藥而死,亦安之若命
　　矣.……（南雷文案卷七高且中墓誌銘）

誠所謂「良醫之門多病人」矣. 惟據晚村復高君鴻君書
中,謂且中在湖上（想是寧波）行醫,雖經黃氏昆仲極口吹噓,而
醫業毫無起色,至語溪而始大行. 但亦非晚村代其鼓吹之結果,
而歸美高氏之實學也.

要之,鼓峯在崇德醫業旣行,而時與晚邨晤面,則其同時商量
切磋醫學,固屬有之,晚村之立說,雖亦與鼓峯相仿,然不能說呂氏
之醫,全出鼓峯也,至其行醫,多含有政治上之關係,蓋借此自晦也.

（乙）　晚邨醫書之著述

研究呂氏醫書,有二難:一爲呂氏書多被清廷銷毀,一爲呂氏
不願以醫名,而多假托人名以行世. 誠然居今日而研究呂留良
之歷史,雖無達礙之嫌,而呂氏之著述,自雍正年間,因曾靜之案,發
生文字獄以來,槪行禁毀,數百年來,幾不復見其姓氏,遑論研究其
遺文,蓋當雍正十年呂案定讞之時,猶保留其詩文中之無礙者,及
刊大義覺迷錄時,則又有將「其所著詩文集日記,及他書已經刊
刻刷印,曁抄錄者,盡行燔毀」之諭, 洎乾隆初年修四庫全書時,
又重行檢毀. 當時與紀昀同任四庫全書總纂官之陸錫熊,其進
銷毀違礙書籍劄子中,有一條涉及呂留良等之禁書云:

　　又若錢謙益,屈大均,呂留良等,誕悖已極,其言之散見他部者,固
　　斷不容稍有存留.……（寶奎堂集卷四）

是呂氏之書,猶黃臺瓜之三摘,已無子遺矣. 章太炎先生嘗
憤清廷假修四庫之名,而行焚書之實,因作哀焚書（見檢論卷四）
以貶責之,蓋清代焚書之久,禁書之酷,其戾實不可與始皇比等同

科也.

清代禁書,有時並不以書之內容有否抵忌爲則,而是以其人之順逆爲準;所謂以人廢言者是. 清廷禁毀呂氏之書,若其詩文制藝評選等,猶可謂其「言論荒謬」,「包藏禍心」. 若並其所著述之醫書,亦如焦竑考工記解,亭林音學五書(此二書均見兩江總督查繳應禁書目頁一○七),皆何違何礙,而亦均付銷燬之例? 昔者祖龍之火,尙留醫筮種樹之書於人間,是其暴戾,蹤始皇遠矣.

雖然,獨夫之威,有時亦不敵匹夫嗜古之癖,秦皇「坑術儒,焚詩書」,其令不可謂不厲矣,然猶有孔鮒其人,爲「書籍之主」以遺後世,不爲暴君所動者. 況被當時認爲拯救民生疾苦之醫書? 更何況家有其書之醫貫? 所以亦惟醫貫與詩文集等尙有流傳人間,不比慚書日記等,絕迹於天壤也.

據咫進齋叢書中所收禁書總目四種中,醫貫凡二見,一爲軍機處奏准全燬書目云:「呂氏醫貫,呂留良撰」. 一爲應繳違礙書目云:「呂留良批評醫貫」. 後者今尙有呂氏天蓋樓原刊本可見. 但以余所見,以原本抽去呂氏門生董采一序,及天蓋樓之板名一葉者爲多,殆亦脅於淫威?至呂氏未批原本,今未見,當由評本行而原本晦也.

晚村雖喜醫學,但亦厭惡以醫爲名. 蓋中國儒家,對於醫,原有二重矛盾心理,一種是不知醫,不能算爲孝子,一種是認醫爲馬醫賤技,不足掛士大夫之齒頰. 晚邨學醫,其最大目的,以爲自身有病時之準備,後恐爲清廷所側目,乃提囊行藥以自晦,然亦多以親友爲限,(東莊醫案所載大多是其親友). 惟一方又不願被社會上目之爲名醫,蓋其自身,以爲是朱子道統之繼承者,而朱子又爲聖賢中人,自身當然在聖門之列(事實上,當時已有人設祠

供奉呂氏長生祿位,見雍正東華錄卷七,雍正七年九月諭),當然
不願與馬醫賤技之流爲伍. 况呂氏行醫時,即爲其最敬愛之老
友桐鄉張履祥所勸沮. 考夫在康熙六年時爲勸其停診一書,辭
極肫摯. 與呂■■此二墨塊云:
係避諱

> 仁兄文章,可追作者之林,德誼足希賢哲之位. 先代傳書旣富,
> 而生生之資又足無求於人. 年來徒以活人心切,亟亟於醫,百
> 里邇迢,闐已爲憔悴疾癧之託命矣. 但自仁兄而論,竊恐不免
> 隋珠彈雀之喩也.……儒者之事,自有居廣居立正位,而行大道
> 者,奚必沾沾日活敷人以爲功哉?若乃疲精神於參苓,消日力於
> 道路,言笑之接,不越庸夫,應酬之煩,不論鄙俗,較其所損,抑已多
> 矣,况復絜長短於粗工,膿稍譽於末世,尤爲賢者所恥乎. 弟固
> 於知交之欲以岐黃之道行世者,往往諫止,而於仁兄,彌切切也.
> 非不知衰病餘生,緩急幸有賴藉,然不肯以私利忘公理也.……

(張楊圍集卷七)

晚邨之醫,雖非全受鼓峯,但自三十二歲與鼓峯交後,於醫必甚感
與趣. 距識鼓峯之第三年,即康熙元年,已爲其業師徐五宜治滯
下之疾,(見束莊醫案). 自棄諸生而後,更以行醫自掩,惟至康
熙十三年,呂氏已四十六歲,以素有肺結核病,漸覺衰病侵尋,對於
行醫之事,亦起貞悔厭倦之意,其復翁衛公書云:

> 某於此事,本無師承,又不勤學,虛聲誤人,爲害不少. 加以素性
> 迂僻,不堪應酬,數年以來,病苦百出,未免偃蹇,外間不察,以爲有
> 所迎拒,致取謗辱. 以此,今春自誓,不但不提露行藥,并呵闢謁
> 醫者,一概固辭. 猶恐不免,不得已爲山遊,自下之行,皆爲此也.

(文集卷三)

凡此皆爲晚邨不願以醫事入籍以息遊騫過. 惟其中當亦有幾
分爲順從老友考夫勸沮之美意也.

至其著述醫書,不願自尸其名,可以在其自署呂醫山人之名,
以較醫貫,即可證明. 惟其中一半不著眞名原因,恐亦爲考夫不

顧晚村作此等著述之故．按呂醫山人醫貫敍曰：

> ……余郷有隱君子者，少穎敏，工屬文，淹博條貫，經史而外，諸子百家，韜鈐星卜，靡不鉤元提要，默識而心通．素善病，不樂仕進，專精於醫，每治一病，輒應手而效，然不欲以醫者，特諱其姓字，而自號曰醫無閭子．

凡此云云，與晚邨身世極似，蓋皆夫子自況也（餘考見下文）．就余所知者，除醫貫外，尚有邯鄲遺稿，及古方八陣，新方八陣，與董廢翁西塘感症中，亦有一二篇文字被收，此皆晚邨之著述．今特先略加考證，以樹本文研索之基礎．

（子）　醫貫

醫貫六卷，原題趙獻可（養葵）撰．本書見於簿錄者，首爲黃氏千頃堂書目，次見於聞氏鄞縣志，而乾隆初年浙江通志卷二百四十七經籍志七亦引之．乾隆四年張廷玉等撰明史時，其藝文志則不著錄，諸家皆署趙養葵撰．據光緒三年鄞縣志（以下簡稱鄞志）云：

> 趙獻可，字養葵，自號醫巫閭子，好學淹貫，尤精於醫．其醫以養火爲主．嘗論命門乃人身之君，養生者不知撙節，致戕此火，以至於病．治病者復不知培養此火，反用寒涼以滅之，安望其生．著醫貫一書，議論有前人所未發，爲醫家指南．後遊秦晉，著述甚多．子貞觀，字如葵，亦精於醫，治病未嘗計利，既治之，或夜半自往叩門候其脈症以用藥（原注引聞志），其篤厚如此（原注引錢志）（卷四十五藝術傳，明）

按浙江通志卷一百九十六引寧波府志，亦有養葵傳，文字較簡，惟於「著述甚多」下多「有內經鈔，素問註，及經絡考，正脈論，二朱一例諸書」二十字．並無「子貞觀」以下諸文．當是甬志引聞志之文，而略加刪改者．至鄞志卷五五引聞志有趙貞觀之「絳雪丹書」，蓋即醫貫之第三卷也，不知何時析出單行，而署貞觀

之名,因晚邨評醫貫時,未有言及養媼之子之名也. 聞志者,即康熙年間閩性道微君所修之鄞縣志也. 按鄞志卷四十一人物傳十六閩性道傳云,「縣令汪源澤延修縣志」,復檢鄞志卷十八職官表中,源澤於康熙二十二年始爲邑令（全書卷廿五名宦傳,汪澤源傳同）,則閩志當成於二十二年至二十七年之間,因康熙廿八年汪氏已移篆也.

以上皆爲關於趙氏里第,及著述之被鄉邦志乘所著錄者之考索,知醫貫一書之登於簿錄,實始於康熙二十二年之後.

醫貫一書,據晚村所說,至少已印行二次,而呂氏所據者,乃改正後之本,惟今絕無流傳. 就余所見,醫貫評僅有二本: 一即呂氏天蓋樓刊本,一爲同治六年丁卯文英堂重刊本. 二本行款字數相同. 天蓋樓本雖古,但據董采(采亦石門人,縣志卷八有傳)序,署結年月,爲康熙丁卯秋杪,即康熙廿六年九月,其時距晚邨之死,已有四年,知此本尚非原刻,必有早於此者,即不然,此本縱係原刻,亦屬後印,董采之序,當爲後印時所加入. 而文英堂重刊本有薛三省序,及呂醫山人序. 今石印本有薛氏序,而無呂序. 薛氏序後,其銜爵署結「賜進士第奉訓大夫右春坊右諭德兼翰林院侍講撰述 誥勅 東宮日講官……」按民國二十年新撰鎮海縣志卷廿四引光緒志,稱薛氏之入東宮爲日講官,係萬曆四十四年間事,卒於崇禎七年,並據薛氏序謂: 「刻而行之者,家伯兄（三才）司馬公也」. （按三才卒於萬曆四十七年）則醫貫爲三省兄初鋟梨棗,時在萬曆四十四年之前也.

實則三省此序,全然後人僞托. 實言之,實爲晚邨所作,因薛序中所言,與醫貫所言,融洽無間,薛非醫人,決不能爲此. 若謂醫貫在明萬曆末年已問世,則至晚村結識豉峯時,已不下三四十年,又況據呂氏所說,已刊行二次. 何以在此期間,諸家簿錄,不登是

書,當時醫家,亦絕未有人稱引其書? 萬曆時,薛氏原刊之書,旣不遭淸代禁絕,又曾二次刊行,何以從未聞有人見之? 而呂氏評本,雖遭多次而長時期之禁毀,反而尙有如漏網之魚,供吾人今日之研考? 此爲自萬曆末年以迄順治年間,絕未有醫貫一書行世之證.

再以醫無閭子與呂醫山人之名號證之,尤可證明爲晚邨所假託,所謂醫無閭子者,暗示當時名醫無其他呂姓之人,而呂醫山人,則又暗示卽我呂姓之醫家也. 蓋醫巫閭本爲山名,卽醫巫閭山也,呂醫山,卽醫巫閭山之縮寫,「呂醫山人」,亦卽醫巫閭山人之縮寫,二而一也. 吾人旣皆知晚邨化名爲呂醫山人作醫貫評,何以不疑醫巫閭子亦卽晚邨之化名?晚邨化名醫無閭子,呂醫山人,固由於其姓氏之巧合. 更有一種紀念亡國慘痛之意;吾人皆知醫巫閭山介於今之遼寧,熱河諸省,亦卽古之幽州,乃淸人亡明之發祥地,是晚邨化名醫無閭子,呂醫山人,皆有紀念故國山河之意.

至聞志之趙養葵傳,其取材不出醫貫. 卽里第言行,亦多取薛呂二序,而傳中所云趙氏學說,則多纍括醫貫中形景圖說也.

人因環境與其學力,而時時變換其思想,晚邨亦猶是也. 晚邨思想可分爲二期. 以託名趙養葵作醫貫,爲第一期. 而以作醫貫評,新方八陣等爲第二期. 醫貫一書,本據東垣立齋及景岳類經附翼諸書,而立論則偏於溫補. 其後因思想之變遷,始悔前作──醫貫,幸而醫貫託名趙氏,乃作醫貫評以矯正其自認爲不愜意之處,此猶陳修園少作新方八陣歌括注釋,而晚年則作新方砭以自贖其前愆也. 惟就醫貫評全書而論. 其評語仍多溢美之詞,所謂褒多於貶也.

此外醫貫之說,往往與張景岳之說,沆瀣一氣;誠如晚邨醫貫

許中所示矣. 而黃宗羲爲景岳作傳之結論亦曰,「趙養葵,名獻可,甯波人,與介賓同時,未嘗相見,而議論往往有合者」. 按醫貫果爲趙氏作,則其書在明萬曆四十四年左右出版,而景岳之類經及圖翼二書,則在萬曆四年出版,景岳全書則在淸康熙卅九年出版. 內惟新古方八陣二書在醫貫之說,以與類經附翼之說相同獨多.（中康熙十九年初版單行.）然二人生前旣未謀面,出版之書,其年月又相仿,安有議論往往相同,如此巧合之事乎? 若謂與景岳全書之言相合,則全書問世時,度獻可之骨朽爛久矣,決不能起地下之人效郭象之竊書也. 故余以爲禁書總目謂:「呂氏醫貫,呂留良撰」爲是. 違礙書目謂:「呂留良批評醫貫」亦是. 蓋醫貫原有原文與評本兩種,且必偵知爲晚郎作,故淸廷皆禁之也. 否則,醫貫旣爲明代人之醫書,何必禁之乎? 禁書者似不致如此鹵莽也.

（丑）　邯鄲遺稿　西塘感症中佚文

邯鄲遺稿,原爲婦科書,其名想是取史記扁鵲傳:「過邯鄲,聞貴婦人,卽爲帶下醫」之意. 此書鄞志及浙志均不著錄（丹波元胤醫籍考卷七十三登）余於丁濟民先生處借得抄本（其封面裏葉分三直格,第一格題「醫無閭子醫其目而云「未見」貫」六字. 中格最大,題「邯鄲遺稿」四字,末格又分二行,第一行題四明獻可趙氏養葵父著」十字. 第二行題「男貞觀如葵父校」七字,其正文之第一葉第一行亦標「醫貫」兩字爲書名. 第二行則標「胎產遺論」四字. 以後卽無標題每半葉八行,行二十字全書共二十二葉. ）審其體例,當時或原擬附醫貫一書而行後不知如何始終未梓耳. 則此書亦爲晚郎作也. 惟此抄本校以董廢翁西塘感症注,尚有殘缺之點. 楊乘六在己任編卷六卽西塘（感症）滋水淸肝飮方後注云:

放邯鄲遺稿中,有「淸肝滋腎湯」,與東莊治吳維師內一案所用之藥,不差一味. 然則四明（指高鼓峯）所謂「滋水淸肝飮」,卽養葵所遺「淸肝滋腎湯」也. 東莊乃以此方爲數案所造,而云「從來未及」. 豈兩家製方不謀而合歟,抑以邯鄲遺稿未經付梓,故雖以博極羣書之東莊,亦未之見而云然耶?

中华医学杂志（三）

　今考抄本遺稿清肝滋腎湯云「卽六味地黃加柴胡芍藥」，抄本當尙少山梔、棗仁、歸身三味，故云尙有殘缺也。實則滋水淸肝飮未必眞爲鼓峯造，乃晚邨所托也。而此方共十一味，方名又故意顚倒，夫醫家擬一方，其方名之意旣屬雷同，而用如許藥味，竟不差一味，安有如是之巧遇哉？余以爲「滋水淸肝飮」實作於邨鄂遺稿之前，晚邨欲使人知其方之神也，故先托名於鼓峯，而後入於其書。否則，鼓峯必先見此書，錄其方以當自匍，或因曾從養葵遊而先得其方，然鼓峯與晚邨交最密，不應將此書如蔡伯喈之視王充論衡，作枕中鴻寶，祕不示晚邨是決無此理也。故從此處考究之，又可爲醫貫是晚邨所作之旁證也。

　　此外，西塘感症一書，原本婁氏綱目，折衷準繩，而參以四明東莊兩家而成。今考其書自養陰法而下至驗舌存津液法等，皆爲晚邨之文。何以明之？因其中滋水淸肝飮下言：「先生批醫貫云」，又曰，「先生醫治一婦人」卽東莊醫案中治又生地黃湯下言：_{吳維師內一案}「先生批云」凡此云云，觀其語氣，此等方論，必選自晚邨原文，始能用其自說，爲之證明；否則如用他人文字，「先生」二字之上，必加以呂氏，或東莊以別之，而決不可泛用「先生」二字了之也。此稍明句讀者，皆能別之。

（寅）　新方八陣　古方八陣

　　「景岳全書」一書，疑之者衆；陳修園在嘉慶七年作新方砭自序，卽謂「而全書六十四卷，世傳出其甥手」。咸豐間陸以湉亦云：

　　醫家著書，每爲假托之辭，以炫其功。如寶材扁鵲心書，則以爲天上所畀，張景岳全書，則以爲游東潘之野而遇異人。至陳遠公石室祕籙，乃托之於岐天師，雷公，尤屬不經。……(冷廬醫話卷二，古書條)

定圃謂景岳全書，爲遇異人傳授，與寶陳二人等量齊觀，實失分寸。

要知景岳全書,並非自作,實其後人代攬他人之書,而再詭稱遇異人傳授以欺世者,與彼由一己心血而成者,大相逕庭矣. 景岳全書非生前手定,已由其外孫林日蔚在此書紀略中證明.紀略曰「是編成於晚年力不能梓,授先君,先君復授日蔚」,則全書爲日蔚編定矣. 據紀略所述,此書於康熙三十九年庚辰,刊於粵東.

　　景岳之書,不僅全書不足鼎,卽天啓四年出版之類經,據陸九芝言,指其竊自元羅謙甫之內經類編,並舉元劉因靜修集謙甫內經類編序爲證(語見下). 是張氏之竊書,不僅在身後也.

　　現在余之研究目的,爲景岳全書中之二種,卽新古,方八陣.此書與類經,陸九芝論黃氏竊書中並指出景岳之書,皆非已出,陸氏云:

　　　……至醫家之言,競相捃摭,則其事愈隱,如張景岳之新方八陣,全錄方壺道人壺天八法,而竊去卷尾數首者也,其類經亦羅謙甫承其師命,所謂三脫稿而三毀之,三年而後成者,元劉因靜修集,有謙甫內經類編序,卽此書也……(世補齋叢書文集卷十論黃氏竊書)

類經爲謙甫書而張氏竊之,吾不之論,今所欲言者,爲新方八陣一書也. 曩吾見陸氏所言方壺道人,因其始末無考而闕疑,及得抄本新方八陣,而此問題始得解決.

　　去歲余於閱肆中,一書商告余,謂新從杭州收到康熙年間鈔本醫書一部,出示其書,共計四冊,其前三冊爲新方八陣,第一冊之第一葉第一行平頂處,題「新方小略引」五字,第二行下題「語水呂留良著」六字,字作楷書而富帖括氣. 其第四冊則爲「四言脈訣」,「臨症驗舌爲準統論」,末爲「湯頭歌訣」,錄至攻裏之劑大承氣湯而止,此冊字體肥瘦不一,與前三冊稍異. 當時未之奇也. 彼亦隨置架上待估,歸三日,忽憶及呂氏亦知醫,醫貫卽其評正,並又記起戀修之語,亟驅車往購,幸未售出,遂付值購歸,謹

視紙色,雖非康熙年間之物,而嘉道年間人所鈔,則綽然可信. 全書有朱筆圈點,有「沈棣」白文印,及「鄂君」朱文印記. (如下圖). 並於燈下校以康熙四十二年汪志翰衡素堂刊本(按

新方小畧引

語水　呂留良　著

藥不執方合宜而用此方之不必有也之不可無也夫方之善者得其宜也得其宜者可爲法也以制宜此方之不藥者失其宜也失其宜者可爲鑑也第法有善不善人有知不知方之非必善于知方者斯可以執方亦可以不執方能執方能不執方非隨宜之人不能也此方所以不可廢者正欲以啟發其人以余因送古方之得宜者共若干首列爲八陣已不爲不多矣第以余觀之若乎猶未盡固新制新方八陣此其中有心得有經驗焉有

(現藏范氏栖芬室)

此本亦可稱爲現存最早之刊本),則鈔本無序跋,首爲新方小略引,次爲新方八陣之補,和,攻,散,寒,熱,固,因等八略序文,次爲「新方八陣湯頭總目」,末始爲八陣方劑. 而汪刊則首有康熙十九年鄭梁序,康熙四十二年癸未汪志翰序,及附有黃宗羲之張景岳傳. 次爲新方八陣目錄,次爲「新方八略引」,及八略序文,而末爲八陣方劑,頗與鈔本不同. 而鈔本以引略,序文等冠首,後列目錄,在體例上言,不可謂非此勝於彼,原本當如是也. 其他各陣方劑次第,大多岐異,鈔本之方少於刊本,鈔本僅有方一百五十二首,而汪

刊本則有一百八十八首,溢出三十六首之多,其中以因陣之方,刊
本竟多出三十五首,是兩本最大岐異之處,則懋修之說不爲無據.
至全書之異同,余別有校勘記,不贅.

　　陸九芝謂新方八陣,爲方壺道人之壺方八法,方壺道人,里籍
無考,其書今亦不見,各家簿錄,亦未登是目,疑或爲未刊之書. 惟
「方壺」乃「呂」字之形,而證以鈔本新方八陣,題呂留良著,則
方壺道人,或爲晚邨之別號也. 由是吾人又可證實陸以湉之語,
必有所本. 至呂氏「新方八陣」之名,或亦本於明秀水石涵玉
之「新方八法」. (秀水縣志,海鹽縣志皆有傳,石本秀水人,以
行醫鹽官,故海鹽志有其傳也,惟石書亦不見). 至新方八略引
文字,極似明汪機醫讀:

> 藥不執方,何用括爲,然藥不執方,未始不本於方也. 熟古人之
> 方而淹貫之,則出入加減,胸有定矩. 然後可以棄古人之方,而
> 變通在我,動合機宜…… (卷六方括)

與八略引首數句,眞有虎賁中郎之似. 按祁門縣志有汪機傳,並
有其著述之目,而不及是書. 各家書目,亦不見其名. 惟醫籍考
著其名,亦不云何人作,余藏此本係康熙刊本,板心有「草墅」並
「式好堂」名. 佚其序跋,題「新安汪檆省之著,後學程應旄郊
倩參閱」,全書七卷,七卷末稍有殘缺). 當爲郊倩所托,而仿呂
氏八略引之文也. 郊倩與呂同時而
年輩稍後於呂.

　　晚邨於順治十七年交鼓峯,對醫始感興趣,至康熙十三年於
醫已感厭倦,其關於醫學上著作,當開始於康熙初年,而醫貫與新
方八陣皆成於康熙十年以前. 因黎洲作景岳傳,在康熙十年辛
亥,而傳中已有「作新方八陣爲八略以破之」之語. 傳中並有
「惜其書晚出,尚藏於家」之語,則其書如果爲呂氏之作,當成於
康熙十年內也. 或謂景岳傳中,首即有「二十年來,醫家之書盛

行於世者,張景岳類經,趙養葵醫貫」云云,則醫貫實在晚邨未學醫以前,已行世矣,何得謂醫貫爲呂氏之作? 此則不知古人行文之簡略也,所謂二十年來者,亦約略之言,而類經之風行,至黃氏作傳時或確有二十年之歷史,而作傳時醫貫適亦久已風行（風行之時間,或亦有七八年至八九年之久）,故行文時爲便利起見,只有一語概之,非謂兩書皆同時風行,實無如此之巧遇也. 若謂醫貫在晚邨未學醫時已風行,則徐靈胎醫貫砭序中,指醫趙氏醫貫之盛行,由呂氏批評後所致之說,又何解乎? 可知醫貫之行世,從各方面證明,皆爲康熙元年以後之事.

　　再呂氏之新方八陣:何以落入他人之手?此則呂氏當時與浙東甬上人士,互通聲氣,許多知友如黃氏晦木,澤望兄弟等皆在甬上,或爲在友人中輾轉紹介於人,亦未可知,好在呂氏並不願以醫名傳世也. 而東蕃遇異人之說,或爲林日蔚所造,冀速其書之行,景岳決無此語也. 故余以上述所徵之證據,新方八陣爲晚邨原著,絕無疑義. 而古方八陣,呂氏既在新方小略引中,已言明成書在新方八陣之前,則其爲呂氏之作,更不必辭費矣.

（四）　晚邨之學說

　　晚邨自與黎洲絕交後,即治朱子之學,而金元四大家,皆受朱子理學之影響而立說,故晚邨之醫學,亦與四大家之說最近,就中尤以東垣與丹溪之學說,最爲心折. 在明代則薛立齋,王肯堂均被其推崇. 惟其托名爲無聞子之醫貫,其立論大多掩襲張景岳類經附翼之說,而以東垣立齋之說,經緯其間. 總其學說之影響後世者,約有三端,一溫補,二滋陰,三用方與處方法. 今據醫貫新古方八陣,東莊醫案諸書說明之.

　　醫貫之中心思想,一切病患,歸之於命門火衰,故其療法亦以

益火爲其當然之邏輯. 考醫貫中之形景圖說,可爲本書立論之代表,而不知「形景圖書說」一文,實以類經附翼之「三焦包絡命門辨」爲藍本. 惟形景圖說以陰陽太極無極立說,以命門處兩腎之間,兩腎爲太極,而命門卽太極圖中之白圈,復以其右旁之小白籔爲相火,左旁小黑籔爲眞水. 與景岳以黃庭內景經,而自以爲瘤命門爲子宮門戶,卽人先天立命之門戶不同. 又謂「此命門與腎,本同一氣,道經謂此卽上下左右之中其位象極,名爲丹田」云云,醫貫卽據「其位象極」一語,瘤出兩腎爲太極,而命門爲白圈. 附翼謂左水右火,醫貫據之以左爲眞水,右爲相火,本來景岳之說,已覺形而上者之學,而晚邨之說,玄之又玄,然不可不謂晚邨此說,不脫胎於景岳也.

以六味地黃丸,八味地黃丸爲「補腎」,「益火」之惟一對症療法,並視此兩方爲通治各病之萬應靈丹. 而洄溯其原,補腎之說,實出宋許叔微,而立齋則重視命門,故景岳於三焦辨中有云:

> ……故許學士獨知補腎,薛立齋每重命門,二賢高見,迥出常人. 蓋得於王太僕所謂「壯水之主,益火之原」也. 此誠性命之大本,醫不知此,尚何足云?……

是補火之說,非始於景岳,更不始於一般人所謂趙羪葵,而實肪於立齋也. 又以補火之原則而論,則又始於唐時之王冰也. 惟吾人以補命門之火而論,實不能不推立齋. 景岳之三焦辨與晚邨之形景圖說,呂氏祗發揮立齋補火之理論而已,初非作俑者.

立齋何以唱補益命門,而用溫補法? 要解答此問題不能僅用醫學上之各種材料,可徹底明白,必須明白當時社會政治之情形.

蓋朱明中葉,自帝王以至士大夫,均傾向於淫亂之途,憲宗時,首揆萬文康,因年老病瘁,御史倪進賢以祕方洗之復起,遂傳「洗鳥御史」之醜證,自後淫風漸熾而及帝王,嘉靖間曾下詔遍求方

士,其事一如秦皇漢武然．而目的則與之異,蓋前代帝王之求方士者,目的在於長生神仙,明世宗之求方士,目的在於宣淫而已,而當時方士,竟因此而有獲如徐市,欒大之寵遇者．若陶仲文以進「紅鉛」得幸世宗,官至特進光祿大夫柱國少師少傅少保禮部尙書恭誠伯．而頽風所及,士流竟以此爲升官終南捷徑,若都御史盛端明,布政使參議顧可學者,其先皆以進士起家,而後俱以「秋石方」致大位．（以上俱詳見明沈德符野獲編卷廿一祕方見倖,進藥兩條）於是丹術奇方,捜求惟恐不力,李可灼因光宗腹泄而進紅丸致帝暴崩一案,而震動當時朝野,據御史王安舜奏稱:丸卽紅鉛所製．當是時也,縈心膴仕者,旣視「天癸」「秋石」爲敲門磚,而醫家亦以此而特詳其製紅鉛秋石諸法,若龔廷賢之萬病囘春,其描寫製紅鉛法,淫豔蝕骨,視楊愼僞托之雜事祕辛,尤切過之,蓋當時醫家,亦必不甘落寞,視敍述房中術之法,一如魏晉醫家之敍述寒食散方,作爲當然之事也．明之世,穆,光三君皆爲房中術所誤,與唐代七君之誤於金丹者何相類耶？而上有好者,下必效之,丁兹衰世,宮闈穢亂,旣難筆舌形容,而頽波所及,朝中宰輔,黨社勝流,亦多被及者,如大學士張江陵（居正）,用譚二華術,日以枯瘠,不及下壽而歿,譚之術,固受之陶仲文者（一云江陵因服海狗腎而亡,均詳見野獲編廿一）．又如婁江張溥（天如）,本爲明季復社之魁,亦卽「漢魏六朝一百三家集」之編者,亦服房中藥而殞命（見喩昌寓意草論士大夫喜服種子壯陽熱藥之誤）他若忠純如瞿式耜,臨命前猶有五姬之置,外此如錢謙益阮大鉞之流,何足論焉？

吾人旣知明季庶政之昏濁,帝王士流之淫靡,則立齋「補腎」「益火」之學說,其興固有自矣,晚邨承衰世之餘波,流風未沬,士民寄情聲色,聊泯亡國之痛,而溫補之說,益爲悅耳之音．惟溫補

之說,在明季既已風行,晚邨之醫貫,亦不過承風接續之作,初非新唱之異說,特晚邨發揮溫補之說最力,實為清初溫補說之先導,又以其名聲甚大,復假獻可名而自批之,其說遂蔚為風氣.

後晚邨亦自悔前失,深知偏於溫補之弊,故旋又作評語以救其偏,不止自贖,亦所以救明季醫家之偏,讀其形景圖說後之評語,即喚醒時人對溫補說之不可執著,其他如篇中之評語,亦猶是也.

晚邨又據素問至真要大論中王冰注語「壯水之主,以鎮陽光」之說,故以六味湯主之.論者遂以為後世滋陰療法之濫觴,余以為呂氏用六味湯原意,所壯之水,腎水也,真水也,而非壯他臟之水,特地黃一藥,為後世溫熱家肘後常懸之物,亦屬事實.晚邨存津滋陰之法,非僅六味地黃湯,亦有用急下以存陰者(醫貫卷二傷寒),此存陰為存胃中之津液,蓋晚邨以津液源於胃腎二臟,此實為後世葉派好用陰藥之圭臬.惟醫貫一書,宗旨在一「火」字,故百病以補火為主.尚不能窺晚邨滋陰療法之面目.若以古方八陣寒陣之序言,及新古八陣方中所選諸方,以及董廢翁之西塘感症中養陰療法之語,與夫「東莊醫案」中治吳維師內諸案,始能窺其全貌.茲當於下文分段述之.

晚邨之醫學,若溫補,若滋陰,雖非創說,然二說至晚邨,可謂發揮盡致,顧除此而外,晚村在醫方之使用上,亦予醫家以極大之影響蓋中國方劑之學,自素問至真要大論中提出君,臣,奇,偶之說後,至北齊徐之才,始又提出宣,通,補,洩,輕,重,滑,濇,燥,濕等「十劑」之說,中國方劑之學,至是可謂粲然備矣.然此不過示學人以組織方劑之法,而非示學人以使用方劑之法;其示學人以使用方劑之法者,實晚邨創制之新方八陣,古方八陣始.

以上於所舉各端,為晚邨在醫學上之犖犖大者,今分段言之.

（五）　溫補

（甲）　溫補療法之產生

　　一部「醫貫」，一言以蔽之曰，「補火」兩字而已．此處所指之火，旣非指心火，亦非指肝火，更非劉河間所云之實火，乃命門之眞火，亦卽相火．景岳傳忠錄卷三命門餘義中有云，「命門有火候，卽元陽之謂也」．「火候」「元陽」，皆「醫貫」中所言之「相火」，乃先天無形之火，與後天無形之火相對立．故此火在人體內生理上之價值，度越心火之上．此與前人以心爲全身之主宰者大異，心之重要，在晚邨視之，遠不及命門，而命門始爲全身之主宰；假謂我國舊日醫家，亦以爲有生理學，則此等生理上功用與位置，至晚邨爲之一大變．

　　素問向有「心者，君主之官」之語，後人恪守其訓無敢或異，獨醫貫異是，其言有曰，「…名曰命門，是爲眞君主，乃一身之太極．無形可見，兩腎之中，是其安宅也」．以命門爲眞君主，在反面言之，則心爲僞君主矣．

　　相火之穴，雖在命門之右側，然其作用，則「周流於五藏六府之間而不息」．然醫貫之作者，強迫「心」之崇高地位，禪讓於無形之「命門」，乃根據褚齊賢之說．

　　　褚齊賢云：『人之初生，受胎始於任之兆，惟命門先具，有命門然後生心，心生血，有心然後生肺，肺生皮毛，有脾然後生腎，腎生骨髓，有腎則與命門合，二敷備，是以腎有兩歧也』…醫貫卷一形景圖說．

醫貫作者因此，卽闡發命門在生理上之作用，有曰：

　　可見命門爲十二經之主，腎無此，則無以作強，而伎巧不出矣．

　　膀胱無此，則三焦之氣不化，而水道不行矣．脾胃無此，則不能蒸腐水穀，而五味不出矣．肝無此，則將軍無決斷，而謀慮不出

矣．大小腸無此，則變化不行，而二便閉矣．心無此則神明昏，
而萬事不能應矣．此所謂主不明則十二官危也．……同上

命門旣爲人體藏府中惟一重要器官，命門間之火，旣爲各藏府活
動之原動力，故養生治病，均着意於此：

> ……余所以諄諄必欲明此論者，欲世人之養身者，治病者，的以
> 命門爲君主，而加意於「火」之一字．夫旣曰立命之門，火乃人身
> 之至寶，何世之養身者，不知保養節欲而日夜戕賊，此火旣病矣，
> 治病者不知溫養此火，而日用寒涼，以直減此火，焉望其有生氣
> 耶？……（同上）

文中所謂，「不知保養節欲而日夜戕賊」，是亦有感當時卿士大
夫沈湎聲色而發．此眞火旣具有如此功能，假此火有餘，其間之
眞水之比量虧耗，亦只能用壯水之法，而萬不可去火，反之亦如此：

> ……君主之火，乃水中之火，相離而永不相離也，火之有餘，綠眞
> 水之不足也．毫不敢去火，只補水以配火，壯水之主以鎭陽光．
> 火之不足，因見水之有餘也，亦不必瀉水，就於水中補火，益火之
> 原以消陰翳．……（同上）

其所以不敢去水去火之理，以天平之比重爲譬，只補足輕之一邊
而不鑿去馬子（見本書卷六飲食）．因「火」有如此之重要，
握全身健康之樞紐，凡是各器官有病，總由於「火」之不足，因
「火」能正常行使其權力，自能矯正一切藏器之溺職，故於療法上，
其走上「溫補」之途，乃自然之邏輯．

（丑）　六味地黃丸與八味地黃丸

昔者崔知悌因一增損理中丸方，奏天行病發汗之效，欣然奔
告其友好韓康伯，殷仲堪諸人，一時枳寶爲之貴（兒外臺祕要卷
三天行病發汗）．則吾以爲自晚村等提唱溫補療法後，地黃，人
參，附子之價，視前必更踊貴數倍矣．

晚邨固以命門與相火爲人身之主宰官能，但靈素無命門之
名，亦無代君攝政專權獨斷之相火，至難經始有命門之稱，然專補

命門相火之藥,前世似亦無可考詰,於是乃不得不別闢途徑,以爲命門相火,皆居兩腎之間.許叔微旣有補脾不如補腎之說.薛立齋便以六味八味兩方通治各病,而晚郵遂視此兩方爲補腎益火壯水之專劑,於是稍有虛象,卽以此兩方處理之.以爲無往而不利矣.

　晚郵以百病之起,起於相火之衰,固爲其用溫補療法之主旨.然在理論上,又有隔二隔三之治法,以圓其說（見醫貫卷一五行條）所謂隔二治法者,是子病不必直治子,可治子之母,卽土病（亦卽脾病或胃病）可以補火之法治之,因火是土之母也.　其云隔三治法者,卽土病不治土之母火,而治母之外家——木,卽用補木之法,以治土病,然如此一來,原有五行生剋系統,不免紊亂,因原有「木能剋土」之說也.　惟此處所謂土之母之外家,或指先天之水火.　因此處有「獨土金隨母寄生」,又曰,「土金惟寄生,故其死爲眞死,惟水火從眞生,故其死不死,絕處逢生矣」等語也.　惟醫貫作者,有心大胆破壞五行生剋固有之系統而顚之倒之,以遂行其側重先天水火之主張,如曰,「水養火」,「水生金」,「水中補土」「升木培土」（見醫貫五行）,誠如醫貫作者自許:「若此之論,顚倒拂常,諸則信之」者.

　　醫貫作者,又謂惟金,土,木之死不救,故五行中獨重水火,因謂「其生剋之妙,又從先天之原,與世論不同」.

　　因此,用「六味丸」,「八味丸」二方,爲益火補水之不二法門.　此二方能使「水」「火」壯健,則隨母寄生,與死而不可救之土,木,金等,亦得藉隔二隔三之治法,而得到解救,使其「返魂」,「續命」.　故凡百疴療,兩方儘可使用,而能保其無往而不利.若土,木,金等三藏府之病,而直接治其本藏或本府,如不幸而死,卽不能挽救,如其服用六味丸,八味丸,則旣有補益先天之水火,此隨母寄生之三藏府得其母或外母之奧援,卽能返魂續命矣.　推醫

貫作者之意,此三種藏府,原無獨立之根蒂可賴生存,而皆寄生於「水」「火」之門,順之則昌,逆之則亡,世人以其言之美而信之,於是六味丸八味丸二方,遂不脛而走,爲羣方之領袖,霸占治療界壇坫者,垂數百年.

醫貫一書,本爲「惟火論」者,故八味丸應用之多,遠勝六味丸.惟六味丸在當時或無八味丸之地位,但用此方爲「壯水之主,以鎭陽光」之法,醫貫「飮食」中明言「六味丸所以壯水之主也,八味丸所以益火之原也」.是六味丸一方固爲腎虛不能制火者用之之主方,凡陰虛火熱者亦用之,所謂甘溫能除大熱也.而亦用之外感熱病之滋陰療法者.並爲開示後世葉派好用陰藥之法門.故論其影響後世之時間與空間之久遠,八味丸實非其匹.雖然,六味八味二方,在醫貫作者自己以水火盛衰,爲萬病之原之立場而言,固有時皆視爲滋陰降火之劑,故醫貫卷四,特立「滋陰降火論」西塘感症有「養陰療法」以明之,其義可見矣.

（寅）　與補中益氣及四物等湯爭衡

呂氏醫貫旣爲「唯火論」者,其治療之法,又以「壯水之主,以鎭陽光」,「益火之原,以消陰翳」爲原則,而用六味,八味二方.原脾土之消化水穀,又皆賴命門之火,始能腐熟之,蒸化之,而於東垣所立之補中益氣湯一方,於虛症方面,遂所不容:其言有曰,「脾胃無此（命門）,則不能蒸腐水穀,而五味不出矣」,又曰,「命門之火,蒸腐水穀,水穀之氣,上薰於肺,肺通百脈……」,是凡消化不良者,非脾胃之病,而實命門之火衰也.中氣下陷不升者,非脾胃之病,而亦命門火衰之過也.其不信從補中益氣湯,可以補中益氣湯一文中之結論,卽可證明之.其言曰:

　　……若論腎與脾胃,水土原是一氣,人但知土之爲地,而不知土亦水也.自天一生水,而水之凝成處始爲土,土之堅者爲石,此後天卦位,坎之後繼之艮,艮爲山爲土,艮土者,先天之土水中之

土也．土無定位,隨母寄生,隨母而補,故欲補太陰脾土,先補腎中少陽相火．若水穀在釜中,非釜底有火,則不熟,補腎者,補腎中火也,須八味丸．醫不達此,而曰從事於人參白朮,豈是探本之術,蓋土之本初,原是水也,世謂補腎不如補脾,余謂補脾不如補腎.(醫貫卷六補中益氣湯)

此蓋以脾胃是後天之臟府,而腎火旣爲脾胃之母,更屬先天者,虛則補其母,故與其用補中益氣湯直補脾胃,則不如用隔二或隔三之治法,用八味丸補其母之爲得,於是補中益氣湯在補脾胃上之價值,遂以爲遠不逮其所愛用之八味丸矣.

呂氏以八味擬奪補中益氣湯之席,而又以六味八味二方擬奪四物湯之席,如醫貫卷一陰陽一文中有云,「治血必先理氣,血脫理氣,故有補血不用四物湯之論」,而其言血之生理,亦原於水,如曰,「至於血,亦水也．以其隨相火而行,故其色獨紅⋯」(醫貫一五行略). 而於醫貫卷三,特立絳雪丹書全卷專論血症,至爲詳細,而多折衷於八味丸,六味丸二方四物湯一方,則不與焉,讀者亦必心知其意矣．此外又多反對以芩,連,知栢等藥入方,以治血症,然則,六味八味二方,不僅爲益火壯水之劑,且爲治血症之要方也．而光緒初年,以血證論成名之唐宗海,其血證論中,論用藥宜忌,亦謂「當補脾者十之三四,當補腎者十之五六,當補陽者十之二三,當補陰者十之八九.⋯⋯」則二方爲血症之要方,受醫貫之詭,遵而用之者蓋已數百年矣.

中國醫學,凡百病源,皆起於血氣之失調,自局方立四物湯,與東垣立補中益氣湯後,於是後之學者,於治血氣之病,遂有典要可循,乃晚邨旣欲人奉「火」爲正朔,而貶落「君火」之權,更何論「血氣」之地位,其以六味八味二方,褫四物補中之席,固其宜矣,此於我國醫學之歷史上,洵可秉筆特書者也.

此外,以此二方代治原有療法者,則全書中俯拾皆是,不能僂

指也.

（六）　滋陰

滋陰療法,余友趙錫庠先生謂始於明薛巳張介賓二人,而趙獻可之醫貫,亦受其影響,更變本加厲云 ^{見趙君急性熱病之滋陰療法,載上海國醫學院辛未級畢業紀念刊} 全文並分三期,以薛巳張介賓趙獻可之說爲第一期,以喻昌葉桂薛雪尤怡章楠之說爲第二期,以吳瑭王孟雄雷豐父子之說爲第三期,其說甚銳,惟趙君於諸人歷史之前後,及其書之眞僞,次序倒置,瑜玉未分,而其療法之分期,遂有可商.　然趙君於急性熱病滋陰療法之歷史,實首發其凡,是則瑕不掩瑜也.

（甲）　呂氏之滋陰療法

關於滋陰療法,在呂氏本人著作上而言,亦可分兩個時期,在其初期作品之醫貫中,則從「壯水之主,以鎮陽光」爲出發點,故其滋陰療法,多傾向於虛性之發熱,但其後期作品之滋陰療法,則多傾向於傳染病方面,呂氏後期作品,包涵新方八陣,古方八陣,東莊醫案,及西塘感症中之養陰法等.　其有影響後世醫家者,爲後期作品中之滋陰療法,自葉桂以至雷豐諸人,均未能抉呂氏滋陰療法之樊籬,而有卓然自立.

（乙）　呂氏初期之滋陰療法

醫貫一書,旣爲「唯火論」者,其主要療法之歸於「溫補」,確爲自然之邏輯.「但一方面又注意於「水」,此水非後天之水,而是先天之水,稱之爲「眞水」,呂氏爲何又注意於「水」,則因有火而少水,水火卽失去其平衡,而病卽所由起,必須水火有同等均衡之量,始能如易辭上所稱之「水火旣濟」,一切健康,始能保持,故此水亦爲醫貫作者所重視,但其重視之程度,固遠不及「火」之一字耳.

醫貫中所重視之水,祇是腎間之眞水,惟走腎經之藥,始能有益於眞水,所以六味地黃丸一方,認爲壯水之惟一療法,若謂晚郁玉女煎方爲急性熱病滋陰療法,則六味地黃丸應視爲虛性滋陰療法,但有亦以八味丸中含有壯水之法者,如醫貫八味丸說　是.

以六味丸爲存陰滋之法者,全書隨處可見,而補腎足以滋陰,故醫貫卷四六味丸說云.

> 腎虛不能制火者,此方主之.……腎不虛,則水足以制火,虛則火無所制,而熱症生矣,名之曰陰虛火動,河間氏所謂腎虛則熱是也.　今人足心熱,陰股熱,腰脊痛,率是此症,乃咳血之漸也.……
> 此方所補之水,無形之水,物之潤者,亦無形.……壯水之主以鎮陽光,即此藥也.

今按,文中所謂「今人足心熱,陰股熱,……此乃咳血之漸也」,所述之證狀,肺結核患者恆見之.　頗疑明清荒亂飢饉年間,六味丸之盛行,或由肺結核患者廣泛之結果;(按荒亂年間,肺結核病最多,如隋末天下大亂,唐武德初,關中多骨蒸病,即其例也).　因古時醫家,尤其是受四大家說盛行以來之醫家,於潮熱盜汗咳血諸症皆以爲陰虛腎虧之症,故六味頗爲病家所信服,然鼓吹是說最力者,厥爲呂氏,故吾人謂六味丸之方,因醫貫行世後,始獲大行,亦無不可.

以上所言,爲六味丸治虛性發熱之例.　至醫貫卷四特立滋陰降火論一篇,以抑王節齋用補陰丸之非,仲六味八味之功,謂其有滋先天化原之效也.　其他云云更不待論矣.　然六味丸呂氏亦用於傳染病中之傷寒,溫病等者,如醫貫卷二傷寒中,用六味地黃以止渴,並駁用芩連知母等滋陰之不當云:

> ……其次者但云欲飮水者,不可不與,不可多與,亦無治法,從有治法者,徒知以參連知柏,麥冬五味天花粉,甚則石膏知母以止渴,此皆有形之水,以沃無形之火,安能滋腎中之眞陰乎?　者以六味地黃大劑服之,其渴立止.……

而温病論中,又以六味地黃爲滋水之法.

> ……火爲寒鬱於中亦久,將腎水熬煎枯竭,蓋甲乘陽木也,藉癸水而生,腎水旣枯,至此時木强旺,無以爲發生滋潤之本,故發熱而渴,非有所感冒也.……予以六味地黃滋其水,以柴胡辛涼之藥舒其木鬱,隨手而應,此方活人者多矣.(醫貫二温病論)

此皆用六味地黃,作急性熱病滋陰療法之例也.惟其中心之思想,用此方以滋陰者,皆以虛性爲主,如其熱入胃府,致傷津液者,亦知遵仲景法度,以急下存津液法,固全非僅知六味而不知變者之儔也.然以六味丸爲滋陰法,後世温熱家,用之者極少,或者由於時見債事,故不復用,或者除非病已成壞症,作什一挽救之望而偶一用之.

要之,醫貫中用六味丸爲滋陰法,其爲後世所法者,或僅爲虛癆一類之症候也.

(丙)　呂氏後期滋陰療法

晚邨在醫貫中,其處置水不足之法,祇是補水而不去火,所謂「壯水之主,以制陽光」是也.但其輯述新古方八陣等書時,已爲一般之熱病而設,故其古方八陣寒陣序曰.

> 陽亢傷陰,陰竭則死;或去其火,或壯其水,故方有寒陣.

與「毫不敢去火,只補水以配火」之說有間矣.而所選輯古方寒陣中,亦不屏棄知栢芩連之方也.惟其方固爲一般熱性病而設,而序中有「或去其火」,「或壯其水」二語,尚可析出前者爲急性熱病之滋陰法,後者爲急性熱病已入虛症發熱,與一般虛症發熱之滋陰法.前者以右方寒陣中所選之黃連解毒湯,白虎湯,竹葉石膏湯,甘露飲,鷄子淸飲,黃連阿膠湯,犀角地黃湯等方爲代表,後者以鱉甲地黃湯,大補陰丸,加味虎潛丸,三才封髓丹等方爲代表.

至晚邨新方八陣,其序寒略謂「寒方之制,爲淸火也,爲除熱

也」．而其清火除熱之法,不以清某經火,除某經之熱爲準,而以
陰火陽火,上熱下熱爲準．其言有曰．

大火有陰陽,熱分上下,據古方書,咸謂黃連清心黃芩清肺,石斛
芍藥清脾,龍膽清肝,黃柏清腎．今之用者多守此法,是亦膠柱
法也．大凡寒涼之物,皆能瀉火,豈有涼此而不涼彼者? 但當
分其輕清重濁,性力微甚,用得其宜,則善矣．

是則根據素問陰陽應象大論,輕清重濁升降浮沈之說,以代某藥
入某經之說也．惟其所制寒陣之方,並不全依此規律,如大清飲
之泄胃火,約陰丸之治腎火等是也．然其制寒陣之方,大略多根
據輕清重濁之說,其滋陰用藥之法,略如下表．

輕清: —— 黃芩石斛連翹天花粉之屬(清上)
重濁: —— 梔子黃柏龍膽滑石之屬(清下)
性力厚: —— 石膏黃連蘆薈苦參山豆根之屬(清大火)
性力緩: —— 地骨皮元參貝母石斛童便之屬(清微熱)
攻: —— 大黃芒硝之屬(去實鬱之熱)
利: —— 木通茵陳豬苓澤泄之屬(去蘊閉之熱)
補: —— 生地二冬芍藥梨漿細甘草之屬(去陰虛枯燥之熱)

新方八陣所制寒陣之方,多傾向於急性熱病滋陰療法．其中之
玉女煎一方,尤爲溫熱家所常用．如葉天士治某姓案之後方是
也 臨證指醫案 卷五溫熱．

至收入己任編中之董廢翁西塘感症．其中亦特重滋陰存
津之法,故有養陰法,驗舌存津液法二文於滋陰療法,甚有闡發．
而鈎稽其文字,當出晚邨之手．其養陰之法,有急下存陰法,如曰.
「按承氣三方,俱仲景成法,所謂急下之以存眞陰,不使胃中血液,
爲實熱之邪,燔灼枯槁而死,此先聖至精至妙之旨也」．其因邪
實而質弱者,則用滋陰補水之劑,可選用甘露飲四物湯六味飲等
方,「令胃中津液充足,邪實自解;陰氣外溢則得汗,陰血下潤,則便
通」．六味飲卽六味地黃丸,疎肝益腎湯,生金滋水飲,及鼓峯制

之滋水清肝飲諸方,皆取原於六味丸方之意也,而非露飲一方,對滋陰療法中,亦所恆用. 總晚鄆前後兩期著述之書,關於滋陰療法,可稱大備. 而後期著述之書,其影響於後世者沈至巨且大,顧人多不知,何哉?

<h2 style="text-align:center">（丁）　滋陰是清代醫學之天下</h2>

昔顧寧人曰,「古之時,庸醫殺人,今之時,庸醫不殺人亦不活人,使其人在不死不活之間,其病日深而卒至於死. 夫藥有君臣,人有強弱,有君臣則用有多少,有強弱則劑有倍半,多則專,專則效,倍則厚,厚則力深. 今之用藥者,大抵雜泛而均停,既見之不明,而又治之不勇,病所以不能愈也,而世但以不殺人為賢……」_{五醫師}日知錄卷

是炎武所見之醫家,其所習者,為不死不活之術,而終為「死術」,而非活人之術,亦有感而作也,所用「雜泛而均停」之療法,以尸塞責者,自明清之交,或僅見諸市井儈醫,若其人已成一家之言,必有所偏,金元四大家,或火或攻,固其偏也,若明代薛立齋王肯堂諸人,亦有所偏,為不得以庸醫目之,若醫貫作者,亦公然自承其說之偏,而讓人駁難,自亦不能目為庸醫也. （謂非庸醫是歷史估價）.

有清三百年來之醫學,有兩大主流,即溫補與滋陰是也. 康雍以前,均為溫補之說所佔,顧自醫貫禁毀以來,與夫徐靈胎之作醫貫砭,述作之家,固不敢引其言以自重,而市井之醫,猶奉醫貫與景岳溫補之說而不替. 清代醫家溺於溫補之說,固不論也,而今日之國醫,固猶以溫補之說起家者,是此等醫生敢用桂附,非彼操不死不活之術之庸醫也,無疑.

夫溫補之法,多用於虛證,而滋陰之法,多用外感與傳染之病,虛證向無傳染病之多. 故滋陰療法之說,中人最深. 夫外感與傳染病,即不能無熱症,熱即津液被傷,而滋陰法所由生也.

有清醫學,既被此兩大主流所支配,而晚鄆實為清初倡導此

兩法之開山大師．虛性疾患,中國醫家,向少撰述,而於清代尤甚,故溫補之說僅流行於市井之醫,不遑著於簡籍也.顧於滋陰療法,著述甚盛,此固由於事實所需要,而亦由於承祧者之有其人也.而承祧此法者,必其人八面玲瓏,處方平穩而獲享大名,始足副之.而其人誰乎?則吳閶葉天士也.

天士之佚事甚多,然類爲齊東野語,僅小說家取之,吾人無所擇也,而獨取其門人論述天士之性情,顓可爲知人論世之助也.蔣式玉云.

余友吳子異文,貴池葉氏門牆,嘗言先生洞達人情,諳練時務,使之應世,一人傑也,以故小道居此盛名．又聞其應酬之暇,好讀兩漢,出辭自必高古,惜乎著作長案,不能一見,令人嘆惜不忘耳.

　　　（臨證指南醫案卷六泄瀉門蔣式玉評語）

葉氏爲人,此略略數語,足以盡之,世之毀譽不一,毀之者,謂其浮薄,譽之者謂其接步南陽,是皆不虞之譽與無稽之毀,均可過而不論.惟醫家以除病爲目的,在應酬上,固不妨以處世之道臨之,惟在臨證處方之際,亦仰承病家顏色,隨其好惡而爲之,則誤矣．今臨證指南一書,雖非葉氏手定,亦是爲葉氏學說之代表,但讀其案語處方,實非絕頂聰明人不能辨．指南一書,非醫學之書,乃醫家賈醫求食之書,旣可博病家信服,亦可爲醫家自處（如案語中時有防變之語,卽預留卸責之處）,以是從風而靡,自雍乾以來數年百之「醫學」,皆葉氏之天下也．其間雖有一二好古之士,以經方治病,亦不過如曙後之孤星,且時搖曳欲墜耳．昔之尤在涇,近之惲鐵樵,皆其選也.

　　按葉氏之說,其最受經方家詬病者,在於溫熱暑痙諸門,而最取悅後世醫家者,亦在溫熱暑痙諸門．然今考其方,大多不出晚郵滋陰之法,及其所選所制之古,新方寒陣中之藥,晚郵有津液原於胃腎二經之說,而葉氏之滋陰法,亦不外保存二經之津液．如溫熱論曰「若斑出汗出不解者胃津亡也」．又曰「舌絳而光

亮,胃陰亡也」,此皆葉氏爲存胃津而設. 至其爲保持腎液所設之詞,則曰,「其有(舌)雖絳而不鮮,干枯而痿者,此腎陰涸也」. 又曰「(齒)若如枯骨色者,腎液枯也」. (均詳見醫門棒喝二集卷六葉天士溫病論.

葉氏保存胃液之法,據其醫案所述,甚少胃實之例,故仲景急下存津之法,如三承氣湯不恆用,此亦其洞達人情之處也. 其存胃津之藥,大多取義白虎湯,甘露飲,生脈散,犀角地黃湯,玉女煎諸方,而用甘寒之藥,如生地二冬石膏石斛犀角玄參知母丹皮竹葉等. 至葉氏時以水果爲生津法者,亦新方寒陣用雪梨漿方之意. 而滋腎陰之藥,則多取義仲景黃連阿膠湯,六味湯,鱉甲地黃湯等方,用阿膠地黃,鱉甲等藥. 惟葉氏於各種滋陰生津藥中,時用荷葉西瓜翠衣,通草,蘆根,稽豆衣等輕淸之藥,雖葉氏自謂從之才十劑中輕方(卽輕可去實)而來,而實亦受晚郵新方寒陣敘略中「輕淸之法」之暗示,蓋以輕淸爲生津滋陰法之一,亦晚郵之創意也. 所謂生津也,滋陰也,實從壯水制火之意,惟晚郵尚有苦寒,酸寒諸滋陰藥,而葉氏獨取大隊甘寒之藥以處方,是又葉氏聰明過人之處也. 夫古人所恃爲去病者,以其藥籠中備有汗吐下之物也,而汗藥如麻黃,吐藥如瓜蒂,下藥如硝黃等屬,今皆不見或不甚見於臨證指南一書,是必葉氏洞明世故,諫達人情,故舍去俗人所畏之物,而處此八面玲瓏,不增病不去病之方,然不免爲顧炎武所詬病矣.

平心論之張仲景爲經方大師,葉天士爲時方大師,在篤舊之經方家見之,必斥吾言擬於不倫,在時髦見之,必搖首曰,「吾之內心,頗舍仲景而依天士」,蓋天士之說,易於售世求食也. 西諺有曰,「黃金乃醫生之興奮劑」,而中國古時亦有「醫之好利」之語 見史記 又曰「醫方諸食技術之人,焦神極能,爲重糈也」 見史記貨殖傳

陳列傳　夫醫家「疲精神於參朮,消日力於道路」,目的豈眞爲憔悴疲癘托命之人哉?亦曰,「爲利而來」,「爲利而往」而已矣.且余所言之「時醫」,皆「江湖醫」之流亞也(經方醫亦多好利者,惟謀利之術,不若時醫之圓通,故業不大行).

葉氏既受晚村學說之影響,憑其天才,變成所謂「葉派」之學說,開後來成名侔利之終南捷徑,於是效顰者多踐迹而往,然均不能逸出晚村成法,與葉氏同時,聲譽稍弱葉氏者,有薛雪(生白),亦吳人,葉氏於滋陰之法,尤重胃腎二藏津液,而生白獨重胃液,然其所用之清榮之藥,尚猶犀角生地西瓜汁甘蔗汁丹皮芍藥茜草銀花之藥.見溫熱經緯薛生白溫熱病篇　僅有一二味藥之出入耳.他如中途變節之尤怡尤氏本習經方家言,著有金匱心典,頗爲世所稱.然後又攬金匱翼,靜香慘醫案,多用葉派方　其醫案中之存陰泄熱,清榮藥等,蓋兼祧葉薛二家之說,而不離於晚邨滋陰法之義,外此兼祧葉薛二家之說者,又有會稽之章楠(虛谷),章氏著有醫門棒喝,亦不過發揮二家之說而已.其較虛谷早,而又直祧葉氏而上接晚邨之說者,則有准陰吳瑭(鞠通),吳氏較葉膽量爲大,師急下存陰法而稍緩其藥力,作增液湯,護胃承氣湯,薪加黄龍湯,增液承氣諸法,以通大便,稱其療法「爲增水行舟」之計,而實欲保存胃液之法也.及後海寧王孟英(士雄),作溫熱經緯,本葉薛尤吳章諸氏之說,亦步邯鄲,而力不能挨破諸家藩離,故無甚創見.及後三衢雷豐(少逸),師生白之清榮,而作清熱解毒法,收鞠通「增水行舟」法,以調胃承氣合增液湯二方,而名爲潤下救津法(見時病論卷四),而實則仍無新意足傳.

總之,自葉桂而下,溫熱家之造述雖多,而無以逾晚邨之滋陰說,與夫新,古方寒陣中所制輯之方.

惟自葉氏以降,吳瑭雷豐二家之法,不甚爲今日時醫所重,是吳雷二人無葉氏練達人情之證也.而薛尤章諸氏之說,及處方

用藥,均甚仿彿,故時醫多用之,然非所以尊薛尤諸家,而實尊葉氏也. 葉氏不用峻藥,如麻黃,柴胡更爲葉氏不用之藥,其害似有過乎麻黃,大黃之類,而今日時醫,幷石膏犀角等藥,亦不甚用之,懼其過寒也. 故日以清水豆卷,穭豆皮,西瓜翠衣,鮮蘆竹根,通草,鮮生地等一派輕清之藥,懸之肘後,使炎武而在,必有「每况愈下」之歎矣. 蓋急性熱病之滋陰療法,昔人皆以大隊甘寒之藥病之,今則甘或有之,寒則未必也,蓋甘寒之地位,全爲輕清之法所代矣,夫輕清之滋陰療法,固亦晚郋所唱導者,然其輕清之程度,實無今日輕如通草,清如豆卷之甚,近日經方家更譏葉派名醫,謂「名愈盛而藥愈淡」之語,亦慨乎其言. 而甘寒之滋陰療法,遂如告朔之餼羊矣!

（七） 制方與選方

方劑之起源,本起於單方,故百草書,實單方之結集也. （按此本草書係作者新定之名詞,並非本草經,本草書之界說,爲一藥僅治一病之記錄,始合吾人理想本草書,實則亦可名爲單方書,單方書與本草書,名異而實同之書,至後來神農本草經,乃漢時方士之書,不能完全稱爲單方結集之書）其後八卦陰陽五行說興,始以其數種藥,合治某一種病,稱爲大,小,緩,急,奇,偶,複等七方. 此七方除緩急二方,以藥性爲方外,皆以君臣佐使之說,示以組織方劑之法.

七方之說,本出素問至眞要大論中. 余恆謂中國制方之歷史,有三期,一即七方,此爲中國方劑學上之創始時期. 二爲北齊徐之才之十劑,卽宣,通,補,洩,輕,重,滑,濇,燥,濕十劑也. 此十劑之制方,皆本之神農本草,分析其藥性功能,然後類聚區分之,此爲中國方劑學上之完成時期. 至元王好古爲補「寒」「熱」二劑成

十二劑,明李瀓卿心印紺珠經又標十八劑之目,而意多複疊. 自隋唐以歷宋初,治病本恃相傳之驗方,故於方劑之組織體制上,未受七方十劑之影響,惟自張潔古出,首提「古方新病,不相能也.」為口號,而張子和復發揮七方十劑之說(見儒門事親卷一). 於是根據七方十劑之說,人皆退臆立方,金元四大之偏寒偏熱,其制方之道,莫不根據於是也. 自金元以迄清初,又數百年,人為肘後之方,於是方劑之繁,不勝其用. 至晚邨呂氏出,又倡古方八陣,新方八陣之說,以濟其弱,八陣者,卽補,和,攻,散,寒,熱,固,因等八類,是為第三期也. 徐氏十劑,以本草藥性功能為類別,清沈金鰲之要藥分劑十卷卽準之才十劑之分類也. 呂氏古八陣之說,是以歷來方劑,分析其治病功用,類聚而區分之,蓋之才以「藥」為對象,而晚邨以「方」為對象,此其大較也. 然浩瀚之方劑,得古方八陣一書,其涯略稍可見矣. 至古方八陣所選之方,以金元以來之時方為多,正以金元以來,其立方以十劑為繩尺而圓通變化之,八陣之含義除「因陣」外餘七陣之名,不出十劑之範圍,若隋唐六朝之方,多取經驗,不中十劑之繩墨,故晚邨不能選入也.

　　然晚邨猶病之才十劑範圍太狹,故別立「因陣」以濟其窮,「因陣」者,是「因證用方」之法也,所輯之方,以外科瘡瘍者為多,所選之方,又多於他陣,此為之才「十劑」法所不及包容者.

　　古方八陣與新方八陣,雖同「八陣」之名,而性質迥然有異. 古方八陣多選古方,而新方八陣,為晚邨改變古方自制之新方,晚邨制方之多,不僅空前,抑且絕後,蓋晚邨之前,其自制之方,且具此條貫者,絕無呂氏之多,而晚邨以後,其立言謹飭之士如徐靈胎輩,均欲闡揚仲景之學,而返之右;故不敢離經叛道,以示立異. 若時方家,固奉金鬠為上京,葉桂為大帝者,而範圍不出呂氏之書;若葉氏臨證指南諸書,固因症用藥之治法,未嘗以方為名也.

　　新方八陣中以補陣寒陣之方,最受後世醫家所賞用. 自新方八陣出奉經方者,以傷寒金匱爲極則,奉時方者,以指南爲圭臬,鄰與魯閩,未有甫時,終淸之世,不見於方劑之組織上,使用上有何變動者,然則,古方八陣,新方八陣,爲中國方劑學上之結束期而晚邨不僅爲淸代溫補,滋陰兩法之開山大師,且爲中國方劑學上之押陣大將矣.

(八) 晚邨學說之反響

　　晚邨學說,平心論之,不僅過偏,亦失於誕. 試讀東莊醫案每治一病,其吉凶變化,決於未藥之先,卽令盧扁復起,何以加焉. 至其學說,在淸代之反響,有正反兩方面. 正面反響,卽一般時醫信從效法者而反面反響,卽批評其學說者. 正面反響,已如本文所述,茲僅在批評方面,述其要略. 除此而外,亦有折衷其說者.

　　批評晚邨學說者,可分兩類,一爲籠統批評,一爲專評一書. 本來一種學說之行,必有一種偏執性,晚邨之中心思想,本偏於溫補,又一則爲滋陰,蓋以腎藏之「水」「火」而立論者,故溫補不悖其滋陰,而滋陰亦不背其溫補也. 然後人評議者,固以溫補方面爲多,而於滋陰方面,易于動人,但亦有嚴酷之評隲者. 然卽此,呂氏並非偏於溫補之證. 惟亦不能說呂氏初意,滋陰重於溫補也.

　　批評呂氏學說之第一人,似爲呂氏曾在其處問業之黃黎洲,黎洲作景岳傳曰,『二十年來醫家盛行之書者,爲張景岳類經,趙養葵醫貫,然醫貫一知半解耳」. 蓋謂趙不如張也,豈知黎洲之抑趙之醫貫而揚景岳之新方八陣者,皆爲呂氏之作耳. 余意黎洲之抑趙,以明知醫貫評爲晚邨作,時黃呂絕交雖久,其怨毒之心未平,故高下在心,所謂感情用事也,否則,趙重溫補,張亦重溫補而

結論又謂兩家之言,時有相同,豈得獨議醫貫為一知半解者所作乎. 至黎洲許新方八陣為傑構者,而嘉慶間章實齋作文史通義時,則斥景岳以八陣作書名為迂怪也.

(甲)　溫補療法之評議

自呂氏作醫貫評後,於是溫補之說風靡一時,而立言之士,議之者亦不遺餘力,雖云矯枉救偏,要亦由其好異求勝之心所使然. 其以學理揚搉之者,有康熙末年之秦皇士,其以意氣鞭撻之者,有昌化之黃元御,而其以意氣評騭呂氏之說者,尤多於學理之爭. 若章虛谷之流,皆其選也. 皇士之言曰,「趙養葵用附桂辛熱藥溫補相火,不知古人以肝腎之火喻雷龍者,以二經一主乎木,一主乎水,皆有相火存乎其中,故乙癸同源. 二經真水不足,則陽旺陰虧,相火因之而發,治宜培養腎真陰以制之,若用辛熱攝伏,豈不誤哉? 夫引火歸源而用附桂,實治真陽不足,無根之火,為邪所逼,失守上炎;如戴陽之症,非龍雷之火也」. 而醫碥作者南海何西池(夢瑤),復申秦氏之言曰,「附桂引火歸源,為下寒上熱者言之,若水涸火炎之症,上下皆熱,不知引此火歸於何處」? 按醫碥一書,幾全為貶責專用桂附溫補者而作,何氏自序其書云,「或曰方今景岳全書盛行,桂附之烈,等於崐岡,子作焦頭爛額數矣. 人咸謂子非醫病,實醫醫,是書出,其時醫之藥石歟! 碥當作砭,余笑而不敢言」. 秦何兩氏,皆為反對溫補說之代表.

(乙)　滋陰療法之評議

評議呂氏滋陰療法者,以黃元御為代表,黃氏素靈微蘊中之言有曰:

> ……嚴用和冒昧而造歸脾之方以補心血,薛立齋又有丹皮梔子加味之法,張景岳趙養葵,高鼓峯,呂用晦更增地黃,芍藥之量,復有無名下士,作天王補心丹,肆用一派陰涼,率兒輩夢夢不醒,此千秋浩運,可恨極矣. 夜熱之症,固陰旺濕土,肺胃不降,君相失

根,二火升泄,錢仲陽乃作六味湯丸,以滋陰虧. 薛氏推廣其義,以治男女勞傷各種雜病. 張氏趙氏高氏呂氏,祖述而發揚之,遂成海內惡風,致令生靈夭札,死於地黃者最多,其何忍乎? 下至二地二冬,龜板黃柏諸法,不可縷悉,究其源流,泄火之論發於河間,補陰之說,倡於丹溪,二悍作俑,羣凶助虐,莫此爲甚. ……
(素靈微蘊卷二醫方解)

黃氏謂趙,高,呂諸氏,發揚泄火之論,並非呂氏初期思想,初期著作之醫貫中,固屢次反對用知柏等品者,醫貫只用壯水制陽之法,而不用泄火之法,惟後期思想,已有改變,亦有以知柏爲滋陰之法者. 至後人皆喜用地黃,則因地黃是六味八味二方中所慣用,是猶不脫壯水之意. 但後世溫熱家,非但不用熟地,卽生地亦不慣用,而代以鮮生地,是又一變也. 至黃氏謂滋陰法倡於河間之泄火,丹溪之補陰,則呂氏固亦服膺四大家者,然不能謂滋陰療法,出諸劉朱二家,二家之法,一則去火,一在補陰,而呂氏滋陰,則以壯水制火爲出發點,此其不同也.

(丙) 徐靈胎醫貫砭

至綜一書而批評之者,有徐靈胎之醫貫砭,姚球托名葉桂之景岳發揮,陳修園之景岳新方砭等書.

徐靈胎之醫貫砭,成於乾隆六年,在清庭禁毀呂氏書後而作,旣有投井下石之嫌,而措辭又極醜詆,紀昀等修四庫全書作提要時,亦斥徐氏醫貫砭一書,有傷厚道而入存目中,足可爲帝王幫閒者之鑑戒矣. 醫貫重門命之火而專溫補,不能無偏,而徐氏用經方家之繩尺度之,自亦無一可合,然徐氏固執經方家之說,而治萬病,亦不能無偏也. 且徐氏之砭議,亦有可砭者,如本書口瘡論中,砭醫貫作者,用「不應」二字之非,謂不應二字出之薛氏醫案,蓋治病處方不驗時,不能不更絃易轍,而徐氏以此病之,無怪後世醫家設造醫案,祇言其效而泯其失效,戶扁鵲而家盧醫也,醫案之價

値又何在乎？雖然大椿任雍乾之世，頗飲盛名，醫貫之受其譏評，於立言者不能謂無影響，然市井時醫，中溫補之說已深，未易動其先入之見也。

（丁）　陳修園新方砭

陳修園之新方砭，可稱爲贖罪懺悔之作。當陳氏年少時，爲其友林霈（雨蒼）景岳新方歌括作注釋，蓋當乾隆年間，景岳之說盛行，欲釣譽而徇時好，當時固不惜硬口稱揚其書，及其晚年，景岳之說多爲時人不滿，始悔少作，因作此書以贖前愆，讀新方砭自序，其悔愧之言，固溢于字裏行間。惟其書除滿紙「砭詞」外，並架詞某人用某新方而死，又詆玉女煎之名爲不祥，用之必死，皆類訟棍行徑，先捏造綽號，令聽訟者一望而知非善類也。實則陳氏乃一投機份子，如醫學三字經曾託葉桂之名，後見其書之行，乃收歸己有，如當時有評其書，必委過葉氏，不肯認領矣，蓋新方砭一書，實趙孟之褒貶，非眞對醫學有何心得。若眞能以醫之立場評議之，則前日之注釋歌括，今作此書，猶不失爲君子之過也。雖然，亦足見新方八陣一書惑人之深矣！

（戊）　姚球景岳發揮（新方八陣古方八陣部分）

景岳全書，固非完全爲景岳之作，前人已言之屢矣。惟其中今已確定爲晚邨作者，僅新，古方八陣二部分。古方八陣因皆選諸古方，故景岳發揮作者，僅多「發揮」其溫補之方，而新方八陣一書，則「發揮」盡致，蓋以其方皆呂氏杜撰也。原來景岳發揮一書名爲步丹溪「局方發揮」之意，而實則爭步靈胎「醫貫砭」也。景岳發揮作者，謂「新方悖謬已極，皆宜去之」，則僅此二語，亦已足矣，又何必作學究評文之筆法，每方每段爲之細批？至其評新方八略引後，謂：「古人因病以立方，非立方以俟病也」；其說雖辯，惟八略引原文，固有藥不執方，方以法立，及欲人圓通諸語。

是新方八陣之立方,意或在示後人以規矩,而姚氏逐方批駁,豈知葉桂之術,亦不出其書寒陣中方也?

(己) 醫貫別裁

然亦有折衷修改其說,而仍欲其書之行者,則有嘉慶間之程雲鵬醫貫別裁,如程氏序慈幼後,論及醫貫別裁云,「余爲汰去支辭,補入諸家雜證方類,頓改舊觀」云云,亦足可代表當時一部分醫家之意見也.

(九) 綴 語

晚邨之醫學,在淸代影響雖大,而不幸從無一人措意. 蓋因研究此問題之材料,極難搜集,而研究呂晚邨知名者,以余所知,爲近人包賚先生,包氏著有呂留良年譜,於民國廿五年在商務印書館出版,惟其所取材料,極爲貧乏,僅二十二種書作爲參考,而於極重要之參考材料如鮚埼亭正續集,積兩上畚舊詩,己任篇等書,俱未之見. 因而黃宗羲與呂晚邨交惡原因,始終不能解決,遂成懸案,更不知呂氏醫學如何. 惟包氏之作,草創伊始,不能過事求全責備,且余亦有得益包氏年譜之處者,如余爲此文時,搜求呂晚邨文集,竭半年之力,僅得到鏤氏木刊之文集,而續集一書(國粹叢書收有晚邨正續文集),迄未到手. 今本誌醫史專號因撰文而一再延期,故不暇再待,祇能轉引年譜草草完篇. 又本文引用呂氏文字獄檔案,亦轉引年譜者,此皆不能不感謝呂氏年譜作者之美意. 又余所知之材料而不能得者,如楊園未刻稿,會稽縣志等,此等書對本文之研究上,或有若干幫助,惜余一時皆無法搜求,呂有待他日之補苴也.

總之本文雖專研究呂晚邨個人學術中之醫學問題,醫學亦

非呂氏主要之學問，而誰知清代三百年來醫學之發展，皆受呂氏之影響，則此文不得不認爲清代醫史之縮寫也．惟問題之大，材料之紬，卽作者亦多未愜於心，讀者更無論矣，是誠有待傑構於來哲也！

中華民國廿八年九月四日

新　書　介　紹

（一）醫學辭彙第九版　於一般熱望之餘，在九月間已殺青問世矣。此次除將舊有名詞重行釐定，並參入補遺外，復加入新名詞至三四千則之鉅。凡最近教育部所公布之藥學，精神病學，細菌學，免疫學，及化學儀器設備等之種種名詞，皆擇要欄入。故內容更見充實，共計正文四百五十六頁。精裝一巨冊。實售國幣六元五角。

（二）藥理學　吾國藥理學一書，迄今尚無善本。本委會因商請上海國立醫學院院長朱恆璧博士，編輯此書，以應醫藥學界之需要。朱君學識宏博，經驗豐富，對於藥理學一門，尤屬研究有素。今輯此書，其名貴自不待言。全書共十餘萬言，都四百四十六頁，布面精裝。今已出版。實售國幣七元八角。

（顶部有模糊倒置文字，难以辨识）

中國消化器病史概說

宋大仁

（一）緒　論

　　古語有云：「有胃則生，無胃則死」，這不能不說是古人亦知注重消化機關之證；不過專門研究的書籍似乎只有金時李東垣的脾胃論，他根據「元氣」兩字立論，元氣素來爲人視爲在人體上至高無上之物，而元氣的充足，是以「脾胃之氣無所傷」爲條件；換言之，牠的重要性是超過「元氣」了！惟是脾胃失健，又以內傷（包括飲食勞倦等）爲因素，是以東垣以補氣爲主．補中益氣湯，升陽益胃湯，是他處理脾胃失健而發生百病之大法，脾胃論中的其他各方，用藥多出入於此兩方，其闡發病理，自謂根據內難，甲乙經，傷寒論諸書，脾胃的地位，就歷史上的價值而言，經他這一提倡，影響後來的醫學思想很大．但是，金元以後在醫政上，反無脾胃一科．陸定圃冷廬醫話說：

　　「徐氏醫統云：古醫十四科，中有脾胃科，而今亡之矣！道藏經中，頗有是說，宋元以來，止用十三科」．……卷一醫範

其後以脾胃論爲名的,僅元項昕（彥章）的脾胃後論,見醫藉考卷五十三引餘姚縣志,今其書亦佚. 此外在消化器的歷史上可以注意的,就是齒科,齒病在沙糖輸入中國後,益見增加,(其說詳後)所以唐時卽有專掌耳目口齒之業（見新唐書百官志）,至宋十三科中,立有口齒科,足見宋後已重視齒牙的疾病而有獨立一科之必要! 至於咽喉的病,古人重視之有過於口齒,宋時與口齒併科,論其著述,也多於口齒諸書. 不過喉頭是不屬於消化器的,中醫論咽喉的書,其中也有幾種關於呼吸系統的病證,包括在內. 若專論口齒的書,似乎僅有仲景的口齒論著錄於宋史藝文志,與明薛巳的口齒論要(見 薛氏醫案)兩種,惟仲景口齒論,隋唐諸志,未見著錄,當是唐以後人所著假者,那末口齒一科,確是至唐宋纔被人重視,可無疑義. 此外還有一點,足資證明,就是宋代始有「種牙」手術,據俞樾茶香室叢鈔卷十一引宋樓鑰攻媿集,有贈種牙陳安上一文說:

「陳生術妙天下,凡齒之有疾者,易之以新,纔一舉手,便終身保編貝之美」.

俞氏說: 這就是補牙之法,那末,也就等於今日的鑲牙了!

以上不過略舉一二,亦見消化器病的歷史雖然悠久,許多消化器病的專書,却成於金元之後,如果但從專書裏去覓疾病史的資料,一定會感到失望的. 現在從這裏可以大略看出先醫對於消化器病的重視及分科的一斑,但是科學愈進步,那末,分工也愈細,醫學分科的研究,也同樣地愈見精密了!本來消化器病屬於內科範圍,因爲消化器幾乎是處於全身發動的地位,於是比其他器官顯然重要得多,我們如其研究疾病史的話,消化器疾病史的重要性,常然視別個器官有過之無不及;而牠的範圍也很廣闊.

消化器的範圍,照現代一般區分,是包括口腔,扁桃腺,咽頭,食

道,胃,腸,肝,胆,及胰臟等,但也有把肝胆胰臟等除外的. 我現在把
古人對於數種消化器及其病證的理解程度,約略述之,究其史實;
因爲參攷資料研究範圍,俱屬有限,所以不能完備,只好題爲概說.
甚望對於醫史學——尤其疾病史有研究興趣的同志,指示整個
研究的方法,於本文錯誤之處,痛加糾正,俾得自知其失,這是著者
非常榮幸而且熱烈期望的.

(二)消化器官歷史的定義

凡是研究一種歷史,都應該尋本溯源,才可明瞭牠的發展演
變的情形. 現在要研究中國消化器病史,那末對於消化系統重
要器官的定義,不能不先列舉說明;不論中國醫學本身是如何錯
誤,但是某一器官,都有一種爲他們所假設的界說,根據這一點去
研究病證眞相,也不無多少幫助,現在擇要列舉於後:

口　玉篇　說文云: 「人所以言食也」. (今案: 日本
源順倭名類聚抄卷二: 口鼻類「野王案: 口所以言食也」.) 漢劉
熙釋名云: 「口,空也」. 按今人加月爲腔作口腔. 素問陰陽
應象大論曰: 「脾主口,在竅爲口」. 惟中國醫書的「口」往
往指舌而言,如素問奇病論的「口甘」,痿論之「口苦」是其實
辨甘苦者,非口而是舌. 又靈樞五閱五使篇,「口唇者,脾之官也
」. 又同書經脈篇經水篇都說胃脈環口唇,如經水篇云: 「足
陽明之正,上循咽,出於口,上頷顱」. 這都是古人已將口腔認爲
屬於消化系之證.

唇　吻　釋名云: 「唇,緣也,口之緣也,勿,兔也,入則碎,止
則免也……」

齒　說文齒部云: 「齒,口中斷骨也」. (按此係據類聚

抄二引，（今本說文隹「中」字，「斷」作「斷」）．釋名云：「齒，齼也；少長之別，始乎此也．」以齒食多者長，食少者幼也．」．此古人視齒屬於消化器者．惟醫籍上謂齒屬腎，乃骨之餘；僅宋人假託的華佗中藏經，謂與胃有關，如「胃絕齒落面黃者七日死」是也．

舌　說文云：「舌，在口所言也，別味者也．」．而素問則以舌屬心，惟靈樞經脈篇謂爲脾脈所經．

咽　說文口部云：「咽，嗌也．」釋名云：「咽，咽物也；青徐謂之脰，物投其中，受而下之也．」．

胃　說文肉部云：「胃，穀府也．」．釋名云：「胃，圍也，宋李昉等太平御覽卷三百七十六人事部十七引物理論曰：「腹胃，五藏之府，陶冶之大化也」．類聚抄卷二引中黃子云：「胃爲五穀之府」．又御覽同卷引春秋元命苞云：「胃者脾之府，主稟氣；胃者穀之委，故脾稟氣也」．

腸　說文肉部云：「腸，大小腸也」．釋名云：「腸，暢也．暢胃氣，去滓穢也」．類聚抄二引中黃子云：「大腸爲傳送之府」又云：「小腸爲受盛之府」．

脾　釋名云：「脾，裨也，在胃下，裨助胃氣，主化穀也」．其實古人所說的脾，即是今之胰臟，語見余雲岫先生與章太炎論脾臟書．

肛門　肛，說文及玉篇皆不載，史記倉公傳：「肛門」，集解肛，釭也；言其處似軍釭，故曰肛門，即廣腸之門．古作釭門，後從肉，作肛．肛門之有病者，肛亦作疘，玉篇及廣韻引文字集略皆云下部病也．類聚抄二引病源候，脫肛作脫疘，可證．

以上是根據字書及道書等所載，至於醫籍記載亦大體相同，如素問靈蘭祕典云：「脾胃者，倉廩之官，五味出焉．大腸者傳導之官，變化出焉．小腸者，受盛之官化物出焉」等等．

古人對於「脾」的功能,可以說是特別重視消化水穀作用,大都脾胃合言,有時竟委之脾臟,如金匱要略說:「脾傷則不磨,……宿穀不化……」,又巢元方病源候論說:「停水積飲在胃管,則藏冷而脾不磨;脾不磨,則宿穀不化」. 這因古人認為脾是會動的,所以說脾不磨就不能消化水穀了! 此說也就給後人創補脾說的根據;但是到了醫貫的作者,不僅把脾磨之說推翻,而且也否認了胃腸的固有機能. 他說「命門為十二經之主……脾胃無此,則不能蒸腐水穀」. (醫貫卷一形影圖說) 又說:「命門之火,蒸腐水穀」. (仝上五行) 簡直把消化功能歸之於命門;這固然是我國消化生理學說歷史上一大轉變,可是影響於後世甚大,用現代的目光看起來,也就去實際愈遠了!

(三) 消化器病歷史的過程

凡是有機生物,都要賴飲食去維持牠的生命,所以動物消化器的疾病,似較任何器官為多;不過因為有自然抵禦的本能,並不都因此致死. 人,也是動物之一,但因為「萬物之靈」,他發明了火食,於是一切消化器的疾病,也可減少若干遭遇的機會,如許多蔬菜肉類裏的細菌,寄生蟲,也因火食而避免不少了. 據歷史的記載,我國在未發明用火的時候,因為「茹毛飲血」,胃腸病也特別多,古史攷上說:

「古之初人,吮露精,食草木實,穴居野處,山居則食鳥獸,衣其羽皮,飲血茹毛;近水則食魚鱉螺蛤,未有火化,腥臊多害腸胃;於是有聖人以火德王,造作鑽燧出火,教人熟食」. (涵芬樓影宋本太平御覽卷七十八皇王部燧人氏)

又仝上禮曰:

「昔者先王未有火化,(原注: 食腥也) 食草木之實,鳥

獸之肉,飲其血,茹其毛,(原注此上古之時也.) 後聖人有作,然後修火之利,範金合土,以炮以燔,以烹以炙,以爲醴酪」.

這都是火能使人類減少胃腸疾病的證據;一般人都說,火的發明,是在銅鐵器時代之先,應用很早,那末在醫史上——尤其疾病史中的消化器病史上,火的發明,是有重要的價值而值得大書特書的. 古人也曾說過,人之異於禽獸者,也就在人類知道熟食這一點上;御覽七十八引禮含文嘉曰:「燧人始鑽木取火,炮生爲熟,令人無腹疾,有異於禽獸. ……」,上面說的,既然是有火之後,纔進於銅鐵器時代,那末我們也可以假定說:石器時代是人類消化器病最複雜的時代了!

人類既發明火,熟食之後,又發明了酒,酒是人類發明較早的飲料,牠也是能造成胃腸病的,凡是急慢性胃炎,胃癌等,以酒徒患者居多;胃潰瘍一症,亦爲酒客所恆遇,如在魏晉時以善飲著名的阮籍曾因爲魏文帝向他求婚,酣醉了六十日不得言而止,但後來終於母喪,酒後舉聲一號,吐血數升,葬後,又吐血數升,以至「毀瘠骨立,殆至滅性」(事詳晉書本傳),我以爲阮嗣宗吐血的原因,恐怕是患的胃潰瘍症罷!

酒和肉,古人時常連用,這似乎飲酒者,大都食肉;多食肉類,對於消化器也很有害的. 韓非子說: 「夫香美脆味,厚酒肥肉,口甘而疾形 」,又漢枚乘七發說: 「甘脆肥膿,命曰腐腸之藥 」;這都是說酒和肉有害於胃腸之證.

糖也是人類愛吃的東西,但牠對於牙齒,却有損害的. 有人說:「臺灣害了日本人的牙齒」,因爲臺灣是產糖的,事實上,日本人齒病確是很多,尤其日本的小孩,牙齒特別來得壞;這像我們中國都市的人,好喫甜食,尤其女子小孩,幾乎十九都是病齒的;日本人的齒科特別發達,大概也因爲事實需要應運而生;同樣地我

們中國的牙醫生也是以大都市爲最多！

　　中國人知道糖能損齒，似乎以唐初孟詵爲第一人，他在食療本艸上說：　沙糖一物，「多食生長蟲，消肌肉，損齒」，（重修政和經史證類本艸卷二十三引。）又北宋的寇宗奭本草衍義也說：「小兒多食則損齒」；這因以蔗製糖的法子，在唐太宗的時候，纔派人到西域去學來，所以糖能損齒，直到糖食盛行以後才有記載．此外證類本艸卷廿三掌禹錫等引孟詵說：「沙糖多食，令人心痛」，這種心痛，我們用現代知識來考察，當然是指胃痛，這種胃痛在唐以前，也是不甚見到的；自唐初接受外來文化以後，這兩種病就一天天多起來了！　這個原因，在我們研究疾疢史的，是應該特別把牠提出敍述的．

　　不過齒病的發生，也很早，金匱要略下就有治小兒疳蟲蝕齒方，又釋名云：「齲」，朽也，蟲齧之，齒缺朽也」．其實齲並不是蟲齧的結果，而是食物殘留齒間，所起的化學作用，產生一種乳酸，瓦解牙磁，牙齒就因而崩缺了．喫糖能使人病齒，也是這種化學作用，不過更顯得快和更厲害罷了！

　　古語有云：「病從口入」也不爲無見，除消化不良諸症外，因爲喫瓜果等生冷和不潔的食飲，致爲細菌或寄生蟲侵入胃腸而發生的疾患，較之任何原因的消化器病，還要厲害十百倍呢！

　　現在就大體上說起來，原始及半開化民族，他們消化器的病，大都以寄生蟲性或細菌性傳染病爲多，至文化較高的人則以器質病及官能性的比較多；若細菌傳染性及寄生蟲性諸病，因個人衞生公共衞生的提倡注意，將來很有絕跡的可能，試觀先進各國，諸種傳染性病，已日見減少，不過吾國一切科學，均落人後，當然尚談不到．至於因過度煙酒而致的種種疾病，文野也差不多大致相同罷！

　　關於吾國消化器病的歷史過程,已略如上述,此後當將幾種重要的消化器病,分別舉其梗概,以供讀者參致.

(四) 寄生蟲性消化器病

　　消化器的寄生蟲病,十九從飲食得之,說也奇怪,人類既然發明了熟食,但有許多地方,依然還喜歡喫生的,像我們廣東,有許多人常喜喫魚生粥,就是一例,這種情形,我們只好把他歸到廖耳氏 J. Howard Noore 所說的「獸性的遺留」的範圍裏去.

　　我們廣東人因為常喜歡喫魚生粥,所以生寄生蟲症如肝臟吸蟲病的人,比別處的人也特別多. 如果用人類進化史的眼光,去觀察消化器病的歷史,便知道原始人的臟腑,差不多天天和這些喫在肚裏的寄生蟲在搏戰,因而感到我們祖先的生存是何等艱難和偉大.

　　但是古人對於這種寄生蟲,也並不是漠然無睹的,不過他們所能知道的,限於肉眼看得到的,實際上還有許多非肉眼所能辨的寄生蟲及蟲卵在人體內寄生着,也就不得而知了. 所以醫書記載的,是祇限於肉眼所能看到的幾種,寄生於消化器官諸蟲之中,為原始人最早注意到的,當是蚘蟲,蚘蟲就是蛔蟲,素問叫牠做長蟲,脈要精微論裏說: 「短蟲多則夢聚,長蟲多則夢相擊毀傷」. 長蟲之為蚘蟲,據素問欬論云: 「胃欬之狀,欬而嘔吐,甚則長蟲出」,王冰註云: 「嘔甚則腸氣逆上,故蚘出」,可證,至於短蟲究竟是什麼蟲,却無法致證. 蚘蟲的名稱,大概是到漢時纔有的,傷寒論厥陰篇,金匱要略卷下趺厥手指臂腫轉筋陰狐疝蚘蟲病脈證治中,都有治「吐蚘」「蚘厥」之方;蚘蟲不僅寄生在腸裏,有時也會在胃臟寄生. 據巢氏病源卷十八蚘蟲候說蚘蟲之長自五六寸以至一尺,是因府藏虛弱而動,或食甘肥而動,這也就

是古人對蛔蟲症的認識了!

蟯蟲,在我國隋以前,已有此名. 巢氏病源候論卷十八蟯蟲候云:「……形甚小,如今之蝸蟲狀,亦因府藏虛弱而致發動,甚者,則能成痔瘻,疥癬,癩蠱,疽,癧諸瘡.」云云,但是否即為今日之蟯蟲 Oxyuris vermicularis, 殊難肯定,因為蟯蟲並不能或為痔瘻等疾的原因. 惟病源又有所謂疳䘌候的,患者每有「夜臥煩燥,昏昏喜妄,嘿嘿眼澀.」的失眠症狀有「飲食無味,而失顏色.」的營養障礙症象,有神經衰弱的「喜睡,起即頭眩體重.」,及其他如「食肛門生瘡爛開.」,「食人下部瘙痒.」這却是我們認為蟯蟲患者的一般症狀了!

此外還有所謂寸白蟲者,巢氏病源卷十八寸白蟲候載其形狀及致病之由云:

「……長一寸而色白,形小褊,因藏府虛弱而能發動,或曰飲白酒,以桑枝貫牛肉炙食,并生粟所成,」又云:「食生魚後,即飲乳酪,亦能生之……」,

證類本艸引名醫別錄已有治此蟲的藥如貫衆,蕪荑,雷丸等多種,可見吾國發見此蟲的歷史也很早;但是究竟屬於今日寄生蟲中之何種,攷之現代醫籍與昔日文獻相互比證,惟絛蟲最為近似. 絛蟲種類甚多,形狀不同,就主要的而言,為黃灰白色,全身有一千二百節,最多者有三四千節,此等絛蟲多寄生於牛,猪,熏肉或淡水魚如鱒或鮭等,與病源論所載大致相符. 更就臨床所見言之,絛蟲的排出體外,並非全體,祗為若干節,其長度略與一寸相當,其色灰白,所以古人就叫牠做寸白蟲了. 不過絛蟲的寄生人體部位,是並不限於大小腸的. 此等絛蟲的產生,因地域而異,在我國人所患者,或以無鉤絛蟲及廣節裂頭絛蟲居多,但亦並不一定.

巢氏病源又有九蟲之說,就蟲蟯蟲,寸白蟲等,都是在九蟲之列的,又特以此三種蟲別為「三蟲候」,因為這三種蟲病較多,故有專章討論,也可見古人的重視了. 至於九蟲之中,有所謂「胃蟲」,這却不知屬於現在的何種,不能妄斷.

其他的寄生蟲,大都因非目力所能辨認,故醫籍所載,寄生部位及種類等等,完全是憑空想像安立名稱,而沒有真實對象的.

（五）傳染性消化器病

古人知道的幾種著名的傳染病,屬於消化器病範圍者,要算傷寒,痢疾,霍亂這幾種,今分別述之於後:

傷寒:　我國古時,凡是流行性熱病,都以傷寒二字稱之,素問云:「熱病者皆傷寒之類也」,難經別其名有五:曰中風,曰傷寒,曰濕溫,曰熱病,曰溫病都是:千金要方卷九引小品方論曰:

　　「古今相傳,稱傷寒為難治之疾,時行（案外臺作天行）溫疫,是毒病之氣,而論治者,不別傷寒與時行溫疫為異氣耳!

　云傷寒是雅士之辭,云天行溫疫是田舍間號耳. 不說病之異同也考之衆經,其實殊矣……」.

又肘後備急方卷二云:　「貴勝雅言總名傷寒,世俗因號為時行」. 可見傷寒即是瘟疫,不過傷寒乃是知識界上層階級稱牠罷了!　按仲景傷寒論序有云「余宗族素多,向餘二百,建安（案安字當是甯字之誤語見日本山田宗俊傷寒論集成）紀年以來,猶未十稔,其死亡者三分有二,傷寒十居其七……」云云,確是一種大流行的傳染病,那末,究竟是傳染性熱病之中的那一種呢?只有近人張子鶴博士在他的中國醫藥科學討論一書裏說,依傷寒論所述的證治,當是一種熱型不同病勢劇烈的流行性感冒,與一九一八年由西班牙為發病地不數月而瀰蔓全歐以 Influenz.

bazillen爲病原菌之Influenza者,最爲近似.(原註: 並非吾人常遇之Grippe流行性感冒) 余亦同意是說. 至於腸熱病吾國依據日本舊譯,亦譯作傷寒,其實不過略相當於舊醫之所謂濕温——今日中醫亦有稱爲濕温傷寒的罷了! 現在中醫臨證上之所謂傷寒病,也並不等於就是腸熱病,所以醫籍關於傷寒的記載,是不能認爲即是腸熱病的歷史的.

　　痢疾: 吾國古醫籍如素問靈樞,都有記載,不過名稱却並不稱痢,而稱爲腸澼,滯下等,如素問通評虛實論云:「腸澼便血」,「腸澼下白沫」,「腸澼,下膿血」之類. 至於「滯」,劉熙釋名作㿅;「痢赤白曰㿅. 言滯下重而難出也」. 玄應一切經音義引「痢下重赤白曰㿅,言屬腸」. 難經五十七難名「小腸泄」,「大瘕泄」,皆爲赤白痢之名. 至傷寒論金匱皆以桃花湯治下利便膿血,又金匱以白頭翁湯治熱利下重,「利」字在古書恐只是瀉泄之義,千金外臺尚未另立瀉泄一門,以皆統言痢也,取痢字爲時行滯下之專名當是後起. 赤痢之名,始見巢氏病源卷十七赤痢候. 惟以赤痢爲滯下的專名,恐始於日本. 查痢疾的種類,即以病源論而言,已不下三四十種,以後人各爲名,不過他們都是以病的證象立名,若言其病因,除千金疳濕痢論,謂由口腹而來,餘者不外虛實寒熱氣血之說,古時無法辨認是細菌作怪,所以只有歸之於六氣了!

　　現在醫學把赤痢分爲細菌性與阿米巴性兩種,這兩種病原物不同,但是症狀也很相似,故須檢查大便,證明其中有細菌或阿米巴原蟲之存在,及檢查血球等等,得以鑑別,但這不是古代醫家所能知曉的. 現在細菌性赤痢的病原,是在一八九七年由日本志賀潔氏在東京赤痢流行時所發見,其後德國的 Kruse 氏也證明同樣的細菌,所以稱爲志賀氏或 Kruse 氏菌. 若以方書中記

載的某一種痢疾,證明其屬於今日的何種,則金匱要略卷下「熱利下重者,白頭翁湯主之」的熱利及千金方「熱毒下黑血,五內攪切痛,日夜百行,氣絕欲死」,外臺卷二十五熱毒血痢引廣濟方:「熱毒血痢其痢行數甚數,痢出不多,腹中刺痛,此是熱痢」;這是細菌性赤痢所具之症. 又如以肘源論嘔逆吐痢候,與醫心方卷十九引醫門方的「赤利,腹中絞痛,下部疼重」一節及外臺卷二十五重下方引病源論云:「令人下部疼重,故曰重下,去膿血如鷄子白,日夜數十行,繞臍痛也」(案今本巢氏病源不見.醫心方卷十一引葛氏方,其文全同,或外臺誤以為病源亦未可知.)等各條合看,當亦為細菌性赤痢;是漢唐之間已有細菌性痢的記載,還有巢氏病源赤白痢候,當然亦是屬於這一種了!

惟阿米巴痢究屬於古時何種痢疾,實很難確定,素問通評虛實論謂腸澼,身熱則死,寒則生,恐是指細菌性痢與阿米巴痢而言,志賀菌痢,熱多不退,往往致死.

霍亂: 霍亂的歷史,余雲岫先生在余氏醫述二集裏,攷之甚詳,他的霍亂沿革說略,根據王孟英霍亂論附案沈氏婦一案,證明因弓形菌作祟的眞霍亂,在道光十七年適當世界第二次霍亂大流行時,中國纔有此病;則以前醫籍稱為霍亂的,不過是夏秋時急性胃腸炎,腹痛而有熱候者,非眞霍亂也! 其後他從王淸任的醫林改錯,及陳修園醫學實在易門人問話,並參攷陸定圃冷廬醫話等有關此症流行年月的記載,另撰補遺一篇推定弓形菌的眞霍亂,或在世界第一次流行之時,已由印度傳入我國了! 這不能不說是霍亂病史上的一個重要發見.

(六)器質的及官能性消化器病

素問痺論說: 「飲食自倍,腸胃乃傷」. 是說飲食應當有一定的量,超出這種定量,則胃腸等消化器官就不能勝任而發生

障礙．又有因服用刺戟性食物如烟酒或因飢餓以致營養不足，均能使消化機能失常而致疾．

消化不良，爲吾人恆見之症，如傷寒論宿食條云:「下利不食者宿食也，亦宜大承氣湯下之」．這是因多食而起的急性胃腸炎．他如古醫籍所說．因食生冷不消，宿酒不散，而大便溏泄，指爲內傷病，也是急性胃腸炎之症．

胃擴張一症，稽之吾國載籍，當是「胃反」，俗倒稱爲「反胃」，如金匱要略嘔吐篇說:「脾傷則不磨，朝食暮吐，宿食不化名曰胃反」．自金匱病源論以後諸家著述，都有提及，反胃之名，則見於千金方卷十六但至宋時的後人僞託的王叔和脈訣，就稱「翻胃」不稱反胃，反胃是「胃反」兩字的倒置．「胃反」之反，是返還之意，指喫進去的仍復遷出也；倘作「反胃」，其意義就不顯明了！

再者，金匱和病源論等裏面所說的淡飲──後世訛作痰飲──症狀，如「水入腸胃，動作有聲」，這就是現代診斷學上所謂「振水音」，那末古書的淡飲，大概相當於今日的胃擴張症罷！

胃潰瘍一症，患者往往訴稱心痛，依古書記載謂之胃脘痛，如靈樞邪氣藏府病形篇說:「胃病者腹䐜脹，胃脘當心而痛，上肢兩脅，嗝咽不通，食飲不下」可知在六府病中，古人是把胃脘痛看得很重的．據許多古書上說，它的症狀，還有脹悶，嘔吐，吞酸，口中有血腥氣等等，這是與胃潰瘍症象相近似的．

胃癌一症，考之素問病能篇及其他醫籍，雖無胃癌的名稱，但是所謂「多由好飲醇酒，或喜食煎煿，皮膚甲錯（按當是營養不良或血行障礙之故）或嘔吐膿血，不食等種種記載，這種症狀都是胃癌所具的，不過古人很少說它是不治之疾，也沒有獨立的名稱．

在腸病之中，最常見的是泄瀉或作洩瀉瀉下等，在素問，傷寒

論,金匱等各書,均有記載,不過唐宋以前是混稱下利,不加區別的,其實並不指痢疾,這就是今日的腸卡他及急性腸炎,由於食飲無度或其他原因而起的發炎及消化不良症狀,它的歷史很早,所以在漢以前已有明顯的記載了!

此外還有腸癰一症,從證治方面攷察起來,約相當於今日的盲腸炎,不過有時也包括別種病證敍述,所以就很難斷定了!

胃腸病是佔了消化器病的大部份,但它的歷史,匆匆地祇寫了上面那幾種. 而且肝,胆,胰等,也在消化器官裏佔有重要地位,舊醫文獻的記載也不少如舊醫的消渴病,就是糖尿病,在內經裏已有記載;至於胆的病症,最多見的要算黃疸病,它們的發見歷史都很早,現在也未能一一盡述. 因爲本稿是爲中華醫學雜誌發刊醫史專號而特寫的,時間很爲匆促,倉卒脫稿,未能詳盡,而異日有暇,蒐集參攷資料稍多,當再詳加攷證,擬訂體例,撰成專史以就正於有道!

一九三九、九、二十、于上海胃腸病院

寶石於古醫術上之應用

馬　彌　德

（上海雷氏德醫學研究院生理科學系）

　　自有史以來,人類卽無法尋求療治解除百疾苦痛之術. 原始固無製造藥劑之策;其解救惟有求天然;由其廣博儲藏中,加以推測檢選嘗試,逐漸而建成古醫術之系統, 最初所注視者固爲有生命之動植物,因其含有生機也. 無生命之礦石亦嘗爲所試驗,以其列於古藥誌也. 其採用之原因尚不可釋,惟寶石及玙珳之應用,殊易了解,以其某種品質,足引原始人之重視,猶諸其對於近人之炫耀. 然多種物品,以其治療上之乏效,漸爲後代之藥典所淘汰,迄至今日,除世界一部地帶尚存土醫遺跡,及江湖醫生巧飾外,寶石之療病應用,鮮有所聞. 然是種自然界誘人飾物之廣傳醫藥效能,仍可爲肓歷史癖者研究材料於可能範圍內,追求其所以用爲療病物品原因之線索.

　　是種研究對於研究中國醫學史者尤爲重要,因中醫配方中,往往尚有用寶石者. 本草綱目卷八至十二專論礦類及石類,其中金屬二十八種,寶石十四種,石類七十一種,鹽類二十種,補遺尚有二十七種共百六十種. 此節巳爲伊氏及朴氏 (Read and Pak)

所申述,並加有外國史案之註釋. 如以西洋字義而論,寶石及玕珠為美觀,堅硬,稀少,價昂之岩石及與石相似之物品,如是則本草他卷所述之真珠,琥珀,珊瑚等亦當包括在內.

　　於探討寶石於中醫地位前,請先述研究此問題之威權者一如奇氏 (Kunz) 洛氏 (Laufer) 魏氏 (Wallis·Budge) 等於對西洋古代及中古醫術之理論及推測之研究,如是吾人或可借鏡一窺是部中醫之論據. 如是吾人於研究中,余嚴格科學事實外,對於人類知識中與此問題有關之神說,異論之信仰及行為,亦當加以探討.

分　類

　　醫病石品可簡為分類如下:

　　天然及傳奇石品.

（甲）有機的.

　　　（一）植物

　　　　　（1）行常的及病態的　　　　　貢膠

　　　　　（2）化石產物　　　　　　　　琥珀

　　　　　（3）變態產物　　　　　　　　黑褐炭

　　　（二）動物

　　　　　（1）行常產物　　　　　　　　珊瑚

　　　　　（2）病態產物　　　　　　　　真珠

　　　　　（3）化石質　　　　　　　　　化石

　　（乙）無機礦質

　　　　　寶石　　　　　　　　　　　　金剛石等

傳奇石品

　　著者不擬將表中所列一一申述惟舉數例以明之. 天然石

外有所謂傳奇石品者,以古籍所論一部石品,其來源與存在渺茫,以現代科學評論,殊爲難以詮釋不可置信. 如所謂諸石之皇,蛇珠 (Anguinum ovum) 者. 其大小如小蘋果,傳聞爲蛇涎所凝成. 當其向空中吐納時,探者以潔白布承之,勿使落. 探者攫取蛇之奇寶,需備千里駒,計逃蛇之忿怒. 眞者置於流水中可逆流而上,腜品則否. 此寶價值連城,可愈百疾. 神話稗史所述他種有同等功用之石品,有原自奇禽異獸者,(如龍珠 Draconite),有原自智知之動物者(如雄鷄頭內之 Alectorius),以及吾人所寡聞及未能鑑別之礦石(如 Medinus)均有療病之奇效. 學者嘗將此類石品與智知之寶石比擬,惟無可疑者,古籍中所形容之石品,其多加以粉飾而使人信任其所傳聞之效力.

天　然　石　品

吾人今所智見之寶石,據云亦都具有醫病之奇效,瑪瑙 (Agate) 可愈蠍螫,蛇噬,防癌. 深紅寶玉 (Carbuncle) 去空中毒氣,尤爲中世紀黑疫 (Black Death) 所需,石髓 (Chalcedony) 視爲醫迷幻特劑,去聲嘶神效,如用驢毛串過尤爲靈驗. 雞血石 (Carnelian) 爲醫癇去熱之品, 水晶 (Rock-crystal) 蜜調可濟乳. 金剛石功用甚多,如治夢行. 翠玉 (Emerald) 可助產,止痢愈毒噬. 縞瑪瑙 (Onyx.)置目上可愈新跛,消一切毒. 黄玉 (Topax)主痔. 以上種種不過其中數例,其功效卽古人亦多所懷疑,惟君王,皇室,以及敎王對此種寶石療病能力,往往深信而用之其效力未可必也.

病人心理配方愈長愈醫,其藥靈效愈大,故吾人可自中古"簡書" (Book of Simples) 中抄錄一配治不簡之寶石蜜藥 (Electuarium de Gemmnis) 方如下:

白珠二錢 (drachms), 藍寶石 (sapphire) 二粒風信子石

(jacinth), 鷄血石 (carnelian), 翠玉 (emerald), 柘榴石 (garnet) 各一兩;敗醬 (setwal), 烏頭 (doronike), 甜根,蘋果 (pomecitron) 皮,肉豆蔻花 (mace), 羅勒子 (basel seeds) 各二錢;山牛蒡 (white behen) 根,薑長椒,甘松香 (spikenard), 無花果葉 (folium inficum), 番紅花 (saffron cardamon) 各一錢;紅珊瑚,琥珀,象牙末各二錢; 代亞羅丹銓劑 (troch diarodon) 蜜香 (lignum aloes) 各半小握,玉桂 (cinnamon), 高良薑 (galanga,) 蓬莪茂 (zurubeth), 各半錢;金銀箔各半分 (scruple), 麝香半錢. 以上與等量之四種乾訶子實漿 (mirobalans) 調勻而成蜜藥. 據云此藥可愈傷風,主腦心,及胃諸症,著者並云"帝王及顯者服之得舒適. 可强精神,溢體香,容顔色"

是種舉例繁不勝數,即此數者吾人亦足可見本草與西洋上古及中古時代寶石之療病應用之類似處. 如以現代醫學評論,此種效能之說殊爲謬談,然古人對此信之堅. 吾人之祖先由某種原因,而建成此種信仰之基礎歷代相傳,後人以古說有據,乃深信不疑認爲合理.

寶石之美觀

寶石之光色燦爛,調潤瑜麗炫耀人目. 文藝作品中之豔石常由天然寶石所幻成,西洋詩人亦以玫脣,碧眸,珠齒而歌詠其麗人. 此種體質及光色之特性當爲古人以之療病之所據.

顔　色

寶石之引人注目者其重要之特性當爲豔麗幻色,不同之色彩,可引感官不同之反應. 紅色使人奮興,紫藍色使人安逸. 卽

至現代是種不同印象,仍顏色爲象徵. 由此加以同者相濟 (similia similibus curantur)之理而成寶石應用之論據. 故綠者爲春,爲生命爲少壯;舒疲眸者當無過於綠野. 故綠石,如翠玉視爲明目,助產之劑,碧玉可以肥田. 紅爲勇爲剛毅. 故紅珊瑚視爲健身之劑;柘榴石可養身,令人愉快. 希臘勇士亞基力斯(Achilles) 著紅寶石爲(Garactronicus)據云可使之無敵,紅石如鷄血石(Cornelian) 血石髓 (Bloodstone) 及紅碧玉 (Red jaspers.) 因與血色相同,視爲止血最爲效應,藍爲忠爲眞實,爲天,故與星象相關,益貞節,壯體力. 肝與黃色相關,此或黃石主肝氣,黃疸及其他肝症之原因.

變　色

寶石之色彩,常於某種景况中,發生質變或化變而失其光澤及秀麗. 黃玉 (Topaz) 及土耳其玉 (Turquoise) 經烈日曝曬而喪其本色. 有色之鋯石 (Zircons) 加熱後可得燦光,此法常用以製人造金剛石之贗品,紫外光或X光亦可使之暫時或永久有此變化. 蛋白石 (Opals) 漸失其結晶水 (water of crystallization), 而遺其本性及色彩. 綜合此種變化及同感論(Doctrine of Sympathy) 吾人可得寶石失色與佩者健康各種申述之解說. 據云佩體弱時珊瑚變爲晦暗. 土耳其玉亦具此性;惟論者以佩置之人,因其體力景形,可生某種氣質, (Emerations) 有使炭酸銅發生變化之可能. 十七世紀初期某德區著者曾記述其妻餽贈之東土紅玉 (Oriental ruby) 之經驗. 某日於途中,發見其玉之美色變晦暗,大驚,屢亦警其妻以災難,不數日其妻果罹重疾而亡. 某德國珠寶商亦曾歷類似經驗,忽見其所佩之紅玉指環變色乃置於篋中,一週後喪其子於天花,後再視其環其光澤復原. 又某次盥手畢,此石又爲變暗,數日念念於不測未驗. 詳考後得悉,其光澤之變晦

者,乃因水注於紅玉及其鑲飾環中,水蒸發後色乃復原.

吾人所當記述者,卽變色常與生長之觀念相關聯. 緬甸人以紅玉之成熟有如果實,原石無色,發育時變黃,而綠而藍,最後鮮紅,爲玉之最成熟者. 故紅玉爲功滿之象. 以上關於寶石顏色之敘述非特解明以寶石療病之所據,亦可知古人以其具有生命且能染疾,衰老與死亡,以及抵制傷害而變粗暗.

硬　度

寶石之另一重要性質則爲其硬度與耐性. 玕珠之美觀不亞於寶石,惟其性柔而失其價値,佩飾過久,因磨擦而亂其本色,與光澤. 此或可作珊瑚,珠,白蛋石,瑪瑙等衰敗之解釋.

此或可作金剛石醫病之另一解說. 上古希臘博物學家普氏 (Pliny) 云"如以金剛石置鐵砧上,以鐵椎擊之則鐵砧裂而金剛石不壞" 彼顯未曾親試,但金剛石雖硬度極高,惟以結晶之構造,如用上法試之,則破碎殊易, 惟其硬度及耐性或可說明其用途,因前人以之繫之左臂,據云可使佩者勇無敵,去恐懼,瘟疫不生,使蠅昏迷. 又云入口則齒碎,吞之則腸裂,故金剛鑽未用爲毒藥.奇氏 (Kunz) 曾作以下之述說:

"古之金剛石或金剛石未能致死亡之幻,近人曾多方研究而不能肯定. 近日有之則示之於禽吞金剛石後而死亡. 其禽爲一得獎之雄鷄於其主人戲弄時啄去指環之金剛石而吞之,未幾禽死,然非以中金剛石毒,蓋爲哥羅芳所薰以速還璧也.

觸　感

觸感特敏之人,時受摸動珍寶所影響,下文爲一預測靈感極強 (Seeress of Prevorst) 女巫所歷之記述.

如以花崗石(Granite)班晶石英(Porphyry)或燧石(Flint)置諸手中,不生任何響應. 然最佳之螢石(Flourspar)則可使肌手鬆弛,腹瀉,口酸,偶有夢遊. 夢遊亦可因冰洲石(Iceland spar)及藍寶石而發生. 此數物即能減少動力然硫酸鋇可激動肌肉,使體溫試者覺有飛翔空中之能力. 試驗過後,其快感能使之發笑. 毒重石(Witherite)即炭酸鋇之一種其效尤甚,如水中含此礦質飲後能發狂笑.

水晶亦有刺激能力,置手中使醒之於半睡中,置腹上可使女夢遊恍惚蘇醒而溢芳香. 施用過久則肌肉變僵而致顛癇. 僵硬之甚,以至不可曲. 玻璃亦稍有此效力,雖視影或聞聲,亦有此反應. 凡無色之矽酸化物,金剛石以至石膏血石髓(Heliotrope)玄武石(Gypsum)均有此效,後二者且可使口苦.

赤鐵礦(Hematite)為力最大,可使癱瘓感內寒惟毒重石(Witherite)可解之. 尖晶石(Spinel)為氧化鉻與磁石(Lodestone)均有此能力,惟前者之力,自手至臂,後者則反是,因其具磁引力也. 紅玉可使舌冷發重,惟能發吃吃聲,手指及足指亦變寒身體抖戰,然此一切病象後肌肉較為緊張而無得其康健,惟女巫不以此稍安其毒心. 如用綠石髓(Chrysoprase)則寒戰自胸部佈於全身.

常人能有此感覺,殊為疑問,惟此種感觸,當為寶石應用之一原因. 翠玉視為司德之上品,因其性寒,故象貞節其制止感情之效力,嘗見諸傳奇. 中世紀德國神學家馬氏(Albertus Magnus)言風信子石性寒故用為去熱,防疫健心,瑪瑙置口中,止渴,消熱. 褐炭(Lignite)緊額上可止鼻血,蘇香迷有如前述之紅石. 此與吾人用冷水或冰袋於額部及頸背以止鼻血相似.

結　晶

吾人詳考自然之製造不同結晶體裝飾自身之巧妙殊爲驚人. 如氧化矽之晶體爲清無色有矩,爲光滑雪白顆粒者,或如瑪瑙之固體溶液者,此皆又可變爲各式稜角色彩. 如是種種體形非特與醫病相關,往往以其形式不同,而幻想具有各種玄妙能力使其效愈强.

石英內常混有他種礦質,如金紅石 (Rutile) 陽起石 (Actinolite) 合金而有炫耀之外觀,其形成也先由於深色溶液結晶續之於透明之溶液,如是而爲幻品 (Phantom crystals) 其本質爲不同色彩之晶體,外圍以無色之石英. 此種晶體往往於十五至二十層之透明石英內,中或間以晦澀薄層之物質,其晶體往往示色彩之變幻,有如蛋白石,血石等.

多數礦石結晶時,對對成雙,是種珏玉常爲迷信及稗史之所據. 如十字石 (Staurolite) 爲兩晶體直角相交成十字形,早年基督教徒常視爲咒符. 據是傳奇云基督逝世時,天使聞世主逝世之訊,悲之. 其淚墮地立相交而成十字,故可療疾,有如基督之神迹. 橄欖石 (Chrysolite) 亦具此功用,如依沿其長軸切製則可成十字之形象.

寶石中雜以他種物質亦有不同功用,如瑪瑙中含錳而成美觀之苔瑪瑙 (Moss Agate) 或墨卡石 (Mocha stone) 據云見毒則裂故用製酒樽藥杯.

晶體內如含有氣泡或他雜質轉動時恆顯光視特性. 如與他石成珏亦可得見此現象. 熟練玉工能設法製玉使其光彩如貓眼 (Chatoyancy) 自一邊視之則見透明或半透明之白色光帶,其清銳與寬窄隨照射之光强弱而定. 此種特質加以雙色性 (Dichroism) 卽物體之顏色因所看視之角度而異,使石有祥瑞之效力,例如金綠石 (Chrysoberyl) 或貓眼石英某種寶石切琢可顯星形光彩則爲星彩藍寶石 (Star-sapphire) 及星彩紅寶石 (Star-rubies) 長石 (Moonstone) 可如天體之散强圓光. 其所視爲具有療病幻能之故,殊不可解. 據云 "長石含月之影故隨月而晦明. 有美樹及醫癰之功".

吾人當爲略論蛋白石爲玕珠中色彩最繁者,因 "具深紅寶玉 (Carbuncle) 較柔之火紫晶 (Amethyst) 之重紫,翠玉之海綠,衆光齊放,莫可思測" 雖近數十年,以此石爲不祥,古時多藥用之.

> 欣看若畫面
>
> 蛋石悅上蒼
>
> 和柔昭彩色
>
> 功能愈青盲

化 學 特 性

於論寶石之顏色時,已略示其療病之效能,或有其化學成份之根據. 多種寶石其成份繁複,不易化解,故不能爲消化器官所吸收,然少數較柔之玕珠,吞食或可溶於消化液中. "以寶石配藥時,必先磨成細末,不致銼牙爲度,或如葛氏 (Galen) 之形容其粉當 "入眼不覺"". 如此細末,石中之三炭酸,磷酸以至矽酸等化物有溶解之可能而金屬遊子得以釋出,中世英科學家波氏 (Boyle) 於其醫方大全 (Collection of Remedies) 書中云最大最紅之珊瑚,每服一錢 "可益血愈酸" 卡氏 (Rabbi Benoni) 云 "人著紅珊瑚爲醫消化不良之法"

珠之爲用,至十八世紀始以白堊代之,小珠名爲珠子切爲細末,可爲吸水制酸及興奮之劑,黃玉爲矽酸化物之一,可止血,助消

化．於某古藥典中其製珊瑚藥酒之法如下：以爐加熱提取珊瑚枝之紅色，至紅色提淨爲度，然後以酒精將顏色自爐中取出．此藥酒養身去惡，發汗，利尿．印度醫士以珊瑚味酸甜，其重要之功用爲助粘膜，膽汁與某種病態之分泌．

稀　珍

物以稀爲貴，常爲寶石療疾之一原因，藥價愈昂，信之愈深，古今皆然，愚富尤甚．其藥力果驗否，在所不問也．同時亦不乏醫者藥師迎合此種人之心理．珠寶賈者與事岐黃者互相狼狽，廣事虛傳，以謀厚利．某巴黎理髮師應病家之招施以二水蛭索六冕 (Crowns) 云，此二水蛭曾飼以珠液逾月．克拉蒙七世教皇 (Pope Clement VII) 於十四日吞食價四萬得免 (Ducats) 之珠寶．亞準教皇 (Pope Adrian) 所著之護身符爲乾蟾，砒，洋雉子筵 (Tormentil) 珊瑚，珠，風信石子，綠寶石，(Smarag) 及膠黃蓍樹膠 (Tragacanth) 所製成此符以保生神效聞名．如是價昂之寶石藥酒，長命丹，祕藥等之例，不勝枚舉，其所吹噓之功用，不過青蚨作祟耳．

電　性

碧晒卽電氣石 (Tourmaline) 琥珀及磁石 (Lodestone) 具有帶電性及帶磁性，聞諸古今，普氏 (Pliny) 言寶石名 (Lynchnis) 者經日光晒或手磨擦後，可吸乾草及紙屑，於十八世紀時電氣石之帶電性曾爲科學家所研究．是種電石之對於某感覺特敏之女童之影響如下：“如以石納於絲囊內，置於頰上，則此童之活潑跳躍漸減，而入安眠……石之一切反應不由於直覺卓氏 (Juvenal) 云羅馬之妖嬌男手持琥珀球以祛夏暑．因其具吸引力，故云可以吸火而爲去熱之劑．琥珀杯亦爲試毒液之用．一八六五年

金氏(King)會論及一琥珀項環云,"與膚相接可生温而成電環,故可奏防喉塞之效". 於十七世紀時磁石視者治破傷之劑病者先服鐵屑,以磁石膏貼於傷口八日可愈. 古籍中論及其吸引力之寶石甚衆,多爲傳奇幻品,如能引髮之石,如置於胸部或其他有毛處則毛爲之拔,於無毛處磨擦,則毛可生.

結　論

前文簡述古西洋醫術及寶石之外觀與成份之可能連屬原因之一般臆說. 各節均可以其他顯例及理論申述之,惟本文所及已可示寶石之應用多由於其性質滿足易惑病者之自慰(Auto·suggestion)與心理作用,與藥理或治療效力無間接直接關係. 如以石之神迹,魔術,符咒,及天象而言此說尤爲明顯,將於後文詳論之. 吾人所可言者寶石之應用,除自心理觀點論列,與任何醫學系統均難以科學思維而釋之.

說　眉

陳　耀　真

（華西協合大學）

說文釋:𥄉,目上毛也從目象眉之形（謂⌒）　上象額理（謂⋀象額上橫紋也）

眉之名辭,在近代解剖學中,祇稱額與上眼瞼交界處之毛而已. 包括毛與骨性上眶緣間之組織. 在"眼與眶之解剖學"一書中 Wolff 氏分眉爲五層如下:

（1）皮（上毛在內）；（2）皮下組織；（3）肌肉層；（4）肌肉下蜂窩層；（5）頭顱膜.

我國古時解剖學頗欠完善. 人體解剖之智識輒限于表面最顯淺者,是以古之眉字,其意義不如今日之廣闊,然而古人之記載在歷史上亦極有研究之價值. 爲考查古人頭部表面解剖學起見,茲將閒日讀書所得. 撮其較有興趣者附錄於下:

拾遺記　庖犧長頭脩目,龜齒龍唇,眉有白毫.

尙書大傳　堯有眉八.

春秋元命苞　堯眉八彩.

抱朴子　堯眉八彩直兩眉頭甚豎似八字耳.

帝王世紀　文王虎眉.

荀子非相篇　伊尹之狀面無須麋(麋與眉同),

法輪經　老子眉有北斗其色翠綠其間紫毛長五寸餘.

世家　孔子眉十二彩.

毛詩考槃章　碩人:閔莊姜也,蠑首蛾眉巧笑倩兮美目盼兮.

祕笈　呂望芝眉.

呂氏春秋　陳有醜人名敦洽,龍眉權額廣,眼垂肩唇薄,鼻昂,皮膚懯黑,陳侯悅之.

吳越春秋　伍子胥眉間廣一尺

列仙傳　莫耶子赤鼻,眉間一尺

列士傳　干將子赤鼻,眉廣三寸

列仙傳　陽都女生而連眉以爲異

東觀漢記　馬援自遠京數被進見,爲人鬚顡眉目如畫

東觀漢記　明德皇后眉不施黛,獨左眉小缺補之以縹

東觀漢記　光武爲人日角大口美鬚眉

葛洪西京雜記　卓文君嬌好眉色如望遠山

襄陽耆舊傳　蜀馬良字秀常宜城人兄弟五人,並有才名鄉里稱之曰:馬氏五常白眉最良,眉中有白毛故以稱之

三國志　魏琰眉目疏朗甚有威重

晉載記　劉曜生而眉白

三國典略　梁簡文方頰豐下眉目秀發

南史　簡文帝雙眉翠色

南史　陶弘景神儀明秀,朗目疏眉

金臺錄　朱泚眉分九聚,相者告似大貴,信之

　　梁書　　武甯王大威字仁容,美風儀眉目如畫

　　五代史　　莊宗思得高樓避暑,乃遣王允平營之宦官曰郭崇韜眉頭不伸,陛下雖欲有作,其可得乎

　　隋書　　元暉字叔平河南洛陽人也,父智蠶眉如畫,進止可觀,少得美名於京師

　　唐書　　毛若虛絳州太平人也,眉毛覆於眼,性殘忍,初為蜀川縣尉,天寶末,為武功丞年已六十餘矣

　　唐本傳　　帝在九成宮,令袁天罡視岑文本曰,膚瑩若玉,眉長過目,他日文章冠天下

　　唐本傳　　李賀字長吉,纖瘦通眉,長指爪,能疾書

　　宋史　　文天祥體貌豐偉,美晳如玉,秀眉而長目,顧盼燁然

　　李郃別傳　　公長七尺八寸,多鬚髯,八眉左耳有奇表項枕如印,足手握三公之字

　　管甯別傳　　甯身長八尺龍顏秀眉

　　鄭元別傳　　元秀眉明目

廿八年,六十五,書于成都

醫學的鼻祖:希波克拉提斯及其醫理

賴斗岩　朱席儒節譯

(國立上海醫學院衞生科)

希波克拉提斯（Hippocrates）爲近代醫學之鼻祖,生于紀元前四百六十年,相傳爲挨斯叩雷彼斯（Aesculapius）與赫叩利斯（Hercules）之後裔.

他的傳記雖間有穿鑿附會;然他的爲人及其醫理,論者莫不推崇備至均謂足以彪炳千秋. 如該楞（Galen）尊其爲尋求眞理之導師,並推其爲醫師之泰斗及哲學大家. 熱隆多（De Gerando）于其所著哲學體系史（Histaire des Systenes Philosophiques）中謂希氏奉"自然"爲哲學要點,並樹立醫學各科之模範,實爲古來學者中最能瞭解醫學原則,闡揚眞理,且善引用試驗方法,以證實之者. 觀此,希氏之受人尊敬,可謂蔑以加矣! 自希氏以來所有自然科學鮮有不受其學說之影響者. 例如亞理斯多德（Aristotle）之著作,受其恩賜之處甚多. 據利特累（Littré）引證哈維蘭特（Haviland）評論希氏之言曰:"希氏爲學,栢重實際觀察,所有著

作,均係其試驗結果之實錄,而鮮及于理論. 今之學者,果將希氏著述,與近代科學作一比較,不難發見其間有甚多相同之處. 可證希氏及其所創科斯學派 (School of Cos) 在醫學上貢獻之巨,以及兩千年前臨床醫術造詣之深.

希氏嘗周遊各地,所獲關於人種,地理及事物之知識甚豐,故知氣候對於人種之影響,以及疾病與環境之關係. 氏復以服務人羣爲職志,凡一切與生命有關事物,或有助其研究疾病者,無不悉心考究,以期造福人類.

凡讀希氏的著作,對其所述產褥熱,膿毒血症,及潰瘍等傳染病之精義,鮮有不欽佩者.

人皆知空氣之益,獨希氏深明空氣對疾病亦能爲害,蓋氏認爲空氣能傳佈膿毒症及其他病症. 在其所著風論 (On Winds) 中有云: "設使吾人攝取空氣太促,或逾量或不足,或含有癘氣者,均足以致病". 更有一說,尤爲具體,彼指空氣爲一切熱症之原因,尤以熱症之併發炎者爲甚,如足部擦傷而起之熱症然. 希氏以爲創傷足生炎症,而熱度恆隨炎症而俱來.

希氏所創之科斯學派,以空氣爲創傷發炎與散發性熱症之直接原因. 他的體液論 (Humour) 有云: "瀦泥穢土與沼澤所發之氣,皆足以致病", 又他的人性論 (On the Nature of Man) 中亦有同樣之見解,均指傳染病之原因爲 "空氣中所發生之毒氣". 他以爲空氣進入傷口與內臟或與骨折之處接觸,皆能使病劇烈,反是,身體內部潰瘍,倘與外界隔離,則其危險性不多,因其不與空氣接觸故也.

希氏的格言集 (Aphorisms) 中有云: "如網膜穿出傷口,必致腐爛". 又他的關節論 (On Articulation) 中有一段云: "如肋骨折斷,而未有碎片陷入內臟者,鮮至發生熱度;惟皮肉破裂,骨

露於外與空氣接觸時,則必發生膿腫與寒熱,且足致咳嗽結節,膿胸與潰瘍等症".

古代醫師,深懼傷口與空氣接觸,良非無故,因所生不幸結果,已爲彼等習見不鮮. 彼等對於敗血症及膿毒血症發生之原因,知之彌詳. 證諸上述關節論可知其一二. 內云: "設骨節…脫位,傷及皮膚,刺露於外:爲醫者不可施行復位手術,…否則病人鮮有生望. …其原因爲發生痙攣(卽近代所謂破傷風)…此時僅可敷以檸檬液,並用酒中浸過之布裹之". 繼謂: "如因復位手術而起痙攣,則應立卽恢復原來傷狀,而頻以熱水灌洗之".

上引各節實以闡明希氏對空氣與疾病之認識,然其眞諦,歷千餘年後,巴斯德(Pasteur)發現空氣中所含的細菌爲致病之原,始能確實證明.

希氏學說中,頗注意病人感染疾病之素因,及人體各部器官之抵抗力,有如近代醫學之所謂「染疫力」說. 其言曰: 「欲知潰瘍各症例之結果如何,必先視病人對疾病抵抗力之強弱爲斷」.

古代醫學(Ancient Medicine)中有論及器官之抵抗力者謂:「設有風(空氣)進入體內,則任何器官皆有遭受侵襲之虞;肝臟尤易受害,因其含血豐富,且組織柔弱,故起劇痛,膿腫及慢性腫瘤. 此類症狀亦可發生於橫隔膜部分,但不常見,其原因爲此部面積廣大質地堅韌,抵抗力強,不易感受痛覺故也」. 此節大意,除解釋部份外,並論及「傳染病體」隨風入於人體,與各器官相值,而某一器官,如肝臟,必須具有相當之「疾病之感染性」方能遭致炎症,化膿,以及形成膿瘍等症候.

水與疾病之關係希氏知之亦深,在其不朽名著空氣,水與

地理論 (On Air, Water, and place) 中謂,水影響吾人健康至巨,故他特分述有益之水與有害之水;並論吾人飲水之利弊. 氏繼述各種水之性質,其結論云:「沼澤中靜止不流之水,每爲腹瀉,痢疾與間歇熱各症之原因. 故凡城市有日光充足,空氣流通,與有優良之水源者,鮮有此類疾病之流行. 反是,則受害殊深」.

　　所有水源中,希氏以雨水爲最佳;惟主張煮沸以防腐臭. 希氏復以水能否爲害,與人之體質,頗有關係,並謂壯健之人,可以飲用任何水;惟體質孱弱者,必須慎擇,方始無虞.

　　希氏所論水之利弊,即以近代眼光視之,亦可稱中肯之言. 其主用沸水,以收消毒之效,尤屬卓見.

　　希氏對外科醫師之手或所用器械之足以染汚傷口而致傳染疾病,亦有所發明. 在氏所著液體功用論 (On the Use of Liquids) 中稱道海水之防腐作用謂:「漁夫受傷,浸海水後可免潰爛」.

　　科斯學派深知因傷而起之一類疾病,如膿毒血症,破傷風及丹毒等,之傳染步驟;暨因生產或流產所起各症之感染途徑. 後一類疾病在女子性質論 (On the Nature of Women) 及婦科疾病論 (Diseases of Women) 二書中,所載頗多. 惜吾人爲篇幅所限,不能詳引. 茲摘錄一段如下:「設子宮潰爛,則膿血交流,腹部鬆弛,觸動則痛若創傷,並發寒熱,牙齒挫磨,同時恥骨,下腹,脊腹與腰部亦覺劇痛難忍. 此項疾病,常發生於生產後,多因子宮內發生腐爛之故,有時亦由流產而起」. 綜觀二書所述因生產所起各症,以臨產受傷爲最危險,故產科醫師,施行轉胎術或胎兒截開術時,須先剪去指甲,並忌用利刃,以免子宮中毒.

　　希氏全集所載起於創傷之膿毒症甚多,茲引證數例於次,以見其外科之一班. 他的傳染病論 (Epidemics) 中有一例云:「患

者創口生膿,第八日寒熱發作,病象惡劣;有時寒熱消退,病熱卽減」. 此爲顴骨受傷,骨片外突,須行環鋸手術之症. 希氏又稱,病人寒熱,由於膿毒所致. 醫治方法,爲清除傷口. 有一病人,患腹部潰膿之症,經用燒灼法,曾將傷口治愈;但因時値暑季,飲食不愼,寒熱與腹瀉交作,卒至死亡.

依据上列兩病例之記述,間有數點,値得吾人注意者: 一爲希氏利用熱灼以治傷口;二爲病人之抵抗力亦爲希氏所重視. 因所述腹部潰膿之病人雖經手術治療,經過良好,然因其飲食不愼,致抵抗力降低,卒至染疫而亡. 又希氏指明膿毒爲寒熱發作之原因,據云: 「生潰毒之病人,多有寒熱發作,故當膿毒起時,大半有發生寒熱之可能」.

希氏著作中所述破傷風病例甚多,兹翠兩列於下;其一云: 「某爲銳矛所傷,…背部抽搐如反弓然,雙顎緊鎖,…病勢增劇次日卽行死亡」. 其二云: 「某之食指爲鐵錨所傷,初生炎症,體溫增高,患處肌肉腐脫,…最後雙顎緊閉,頭項強直第三日病人背部反張,迄至第六日卽告死亡」.

希氏所述丹毒一症,亦甚詳實,如云: 「骨節外露,感染丹毒,纖則發生膿毒,肌肉腐蝕」.

希氏不僅明瞭膿毒症傳染之道,且於血管與血液之與各器官感染空氣中之病因體之關係,似亦略有所知. 觀彼對於發燒前惡寒之解釋,雖近無稽,然其結論云: 「血液得空氣之助,爲體溫增高之原因」. 又云: 「創傷之足以誘致體溫降低,其故在於血管」. 此種理論頗稱中肯.

又希氏於血液對於膿毒發生之作用,顯亦洞悉無遺. 据其創傷論 (Wounds) 中云: 「如傷口化膿,卽生炎症,膿爲血液受熱腐化而成」.

吾人於此,當轉述希氏學派之醫學理論. 按希氏的學說,疾病主要原因有四: 即遺傳,氣候,季節及體質. 疾病之先天原因爲精子之病態本質,蓋精子爲各部發育之基. 希氏深受希臘一般觀念之影響,以事物和諧爲貴. 故凡事物之足以破壞身體之平衡狀態者,皆認爲疾病之主因. 生理常態之改變,較外來病因尤足以影響人體之健康.

希氏又謂疾病之構成,由於四種體液（血,液,痰,黑膽汁及黃膽汁）之失調. 痰爲寒性膽汁爲熱性. 膽汁炎熱可使體溫增高;痰與血液混和,可使體溫減低. 又謂膽汁產生過多,致組織膨脹,妨礙其他分泌作用,亦爲發熱之原因. 卡他（Catarrh）一症,在希氏病理學上頗佔重要地位. 其發生之原因,爲腦中分泌痰液過多,致以身體其他各部分爲排泄之尾閭,如眼鼻與肺臟等是. 苟殃及心臟,則起心悸呼吸困難等症. 末稱: 「上述四種體液失調,往往爲重症之原因,其主要症狀爲潰膿,因膿之爲物,爲腐血與肌肉液化所由生也」.

希氏並述膿瘍有單一者,有移動性者,有充血者. 其周圍常有假膜,尤當瘻管存在時爲然,

病轉日期（Critical Days）之說,爲希氏學說中重要理論之一. 此項日期之規定,顯與數目「七」字有關. 所謂病轉日期,即指三,五,七,九,十一,十七,廿一,廿七與三十一等日,爲疾病轉變之期. 如症狀於各該日好轉,則有痊愈之望. 故最善之治療方法,莫如增進病人抵抗力,以調整與期待轉期之來臨.

希氏熟知預後學之重要,其意以爲預後之良好與否,以病者身體之休息,營養,精力,體溫,皮膚顏色和睡眠性質,與各種分泌物之檢查等項決定之. 如病人體續仰臥,或其行動緩慢而困難,則預後多係不良.

1291

1952　　　　中　華　醫　學　雜　誌　第三十八卷第十一期

　　關於症狀論（Semeiology）希氏則注重於外表徵候,與自覺性症狀. 其診察注意之點,爲皮膚狀態滲出物,膨脹,睡眠,失眠,不安與不適,惡寒,腹瀉,咳嗽痰液,呃逆,小便,眼淚,飢渴,血旺,疼痛,記憶力,鼻與咽喉粘膜狀態,眼及病人之神志與夢寐等. 此外對於體溫之測驗,與左右季肋之觸診,亦屬重要. 其測驗體溫之方法,因當時溫度表尙未發明,故僅以手置病者之胸部.

　　希氏對於一般疾病之診斷,多有依据解剖學者,如傳染病論第五卷中載有一刺穿腸腔之病例,其診斷爲腸膜受傷與腹腔流血. 其他病例尙多,姑不具述.

　　茲更論希氏所分各種疾病之種類. 在所述間歇熱中一病名「考梭斯」（Causos）者,未知何指,但頗爲重要. 其症狀爲內部灼熱與外表寒冷. 據云此病最易轉爲肺炎. 類似傷寒症與腮腺炎之睪丸併發症,亦有述及. 惜他對於發疹熱病與白喉病例則未見提及.

　　局部疾病見於希氏集中者,爲腹瀉,痢疾,扁桃腺炎,脾臟與肝臟腫大等症. 據稱脾臟腫大恆有衄血之併發症. 又各種潰瘍症,鼻息肉,性與慢性喉炎,支氣管炎,肺炎,胸膜炎與偏癱等症亦有所載. 而水胸則載爲牛類之疾病. 至於丹毒,肺癆,腎結石,血尿,腎臟膿瘍與膀胱受傷等症之記載,佔其全集篇幅頗多. 膀胱石,睪丸瘤及精索靜脈曲張等症,亦間有記載. 集中所述脫位,骨折,與頭傷等症,爲希氏學派所稱外科學之一部,其細節恕未克備述.

　　至於神經系病見於希氏醫籍者,有癲狂一種,據述其病症爲意志錯亂,與體溫增高. 按古代醫師於此類病與傷寒及重症肺炎相混,認此等疾病係因痰液阻塞脈管所致. 至中風,迷睡,與各種癱瘓等症,他亦有所述,惟乏明確之記載.

　　以上所述,多偏於臨床醫學方面,現吾人所當研究者,卽希氏

與科斯學派之醫學體系．其名稱不一,該楞 (Galen) 氏稱爲「武斷主義派」(Dogmatism),或稱爲「體液主義派」(Humoralism),然吾人則寗以「自然主義派」(Naturalism) 名之較爲切合．此醫學體系之主要出發點,爲「自然」之治療能力．欲明此醫學體系之眞義;必須明瞭希氏「自然」與「人性」兩種觀念之涵義．希氏以人體各部有特殊之力量,卽是「自然」．舉凡健康狀態與疾病現象之發生,無不有「自然」之力存在．而「人性」則爲人之本身,包括感覺,動作與反應等．總之,「自然」爲依一切事物,及一定法則,而行治理之各種力量．所有人之生理與病理之功能,皆有「自然」之力指揮之,維持之．下列七條,卽爲「自然主義」之要義:

(一)「自然」係一元素,其質單純其用多端,寄於生物體內,並循固定法則,而產生一切現象．萬物生命源於「自然」．「自然」爲最高元素,隸其下者,尚有無數元素,「自然」卽藉彼等以供給一切生物所需而却除其無益有害者．夫「自然」,實具有創造性,保守性及治療之功能者也．

(二)疾病之轉變及症狀之形成,爲「自然」表現於人體之現象．有時內部之轉變顯露於外而成症狀是表「自然」之力所以制勝疾病;但有時「自然」表明其力不足,非待外來之援助不爲功;更有時「自然」則因人體內部紛亂失常,雖具治療之力,亦不克奏效,故須加以利導焉．

(三)理智動物所受其他因素之影響,均有促進「自然」機能之效．

(四)「自然」在健康狀態之下,富有創造性與保守性;遇疾病發生時,復具有治療之功能．設吾人失去「自然」之助,則受害必多．故在任何環境之下,「自然」之功能實屬至要者．

　　（五）治療方法不能一定,蓋「自然」隨時而異,今日認爲有效之法,明日用之,或將適得其反.

　　（六）疾病之構成,係「自然」與病魔鬥爭之結果. 病人之福利全賴「自然」之力量與功能,「自然」得勝,則疾病減免.

　　（七）「自然」之最高目的,爲保護其所創造之人類俾能自由發展靈性.

　　上述「自然主義」之要義,乃「自然」具有保守與治療之機能是也. 希氏著作,對於病除,病轉與病轉日期之學說,屢有論及,實爲此主義推廣之當然結論. 此項學說與其他學說有相互爲用之處,與四元素與四體液之理論更相融合. 希氏的觀念,與昔時阿斯克雷派阿提 (Asclepiads) 派醫師的見解,極有相同之處,即以多數疾病皆有病因體居於體內.「自然」有治療功能,足以抵抗外來的或內部的病因,使其毒質排除體外.

　　希氏病除學說 (Theory of Coction) 之構成,旣如上述. 氏復創病轉與病轉日期之學說 (Theories of Crises and Critical Days) 以增益之. 當疾病將愈之時,其先兆爲症狀之轉劇. 一般現象爲體溫漸增,病人或則極端不安或則極端萎靡不振. 故疾病消除前後,皆有其特徵,此爲醫師所應知. 除此外,醫師亦須明瞭何者爲佳象,何者爲兇兆,庶於疾病之結果,有所判斷.

　　所謂病轉日期乃指消除病因體所需之時間,凡疾病在第三,第四與第七等日轉變者,是屬吉利. 斯時醫師之責任乃順其「自然」予以所需之資助,而切戒使用無益或不合時宜之治療.

　　當消除作用發生時,「自然」常由汗液與大小便內將病因體排諸體外. 此時醫師當研究「自然」之趨向,乃其排除病因體之路徑,以便加以利導. 如應由汗液排除者,當給服發汗藥;應由大小便排除者,則給予瀉劑或利尿劑.有時淸除之機能,未能收

圓滿效果,則須使用藥物以增進「自然」之力：希氏所定之病除及病轉日期,雖實際上亦有例外,惟大體尚稱精確.

　　就治療方法言,「自然主義派」服膺相尅之理,即以冷制熱以熱制冷,及以温制燥等. 希氏有一格言「Contraria contrariis curantur」以事實觀之,雖非絕對,但亦有相當理由.

　　要言之希氏發明此種「自然」主義,及具有精確的臨床觀察,於醫學上另闢新途徑,貢獻人類誠非淺鮮,稱爲醫學的鼻祖,可謂名副其實.

(From G. C. Cumston: An Introduction to the History of Medicine,
Chapter Vi, pp. 94-105)

中華醫史學會二年工作概況

(民國廿六年四月至廿八年三月)

王 吉 民

本會係於民國廿六年四月中華醫學會在上海召集大會時創設. 因中日戰事爆發,本會於成立後即遭遇嚴重困難. 中華醫學會新會所本定民國廿六年六月開始建造,因時局關係無限期展延. 原望新會所內可有圖書館及博物館地位,然因上述情形,即對於博物館之津貼亦須酌減,且各人均須從事意外工作. 但本會雖遭遇種種困難幷受經濟之限制,對於會務猶多改進. 戰事之發生適爲吾等收集多數珍貴書籍及展覽材料之良好機會,因收藏家迫於環境,不得不將其所有忍痛出售.

最令人感覺興奮者,爲會員諸君對於會務之關心及合作. 海深德醫師,宋大仁醫師,王逸慧醫師等對於收集展覽物品曾煞費心力時間,幷予經濟上之援助. 此種熱誠態度幷不限於上海方面之會員. 北平之李濤醫師經半年搜尋,曾爲本會獲得李濂醫史一册;該書爲中國第一部醫史. 陳耀眞醫師在旅途中經海

防時曾爲博物館購得稀有八卦一面. 其他會員亦有作同樣貢獻者. 博物館之能在短時期內獲得多數材料全賴會員諸君志願服務.

本會首次全體會議舉行於民國廿六年四月六日,當時有議案三起交予執行委員會執行. 第一件爲每二年於中英文中華醫學雜誌各出醫史專號一期. 此項計劃已經實現. 第二件係代博物館收集醫事圖畫及有關醫史材料. 此事最有成就已如上述. 第三件爲編輯醫史課本一種,以供中國學生之用. 此事由李濤醫師負責,經二年研究後,彼已於最近將課本編就.

尚有一事值得報告者,卽與國內外同樣性質機關之聯絡工作. 施思明醫師在成都時曾與華西協合大學商討與中華醫學會醫史博物館交換陳列品. 美國巴爾的摩爾市約翰霍布金斯大學 (Johns Hopkins University) 之醫史研究院已寄來古籍複版多種,英國倫敦韋爾康醫史博物館 (Wellcome Historical Medical Museum) 亦已與本會博物館開始交換展覽物品.

醫史之研究與時局殊有關係,但同時吾等須知目下正保計劃將來工作最適宜之時間. 因現時在中國正在進行大規模的破壞,吾等必須在可能範圍內爲後代設法保存有價值之材料.

爲便利起見,茲將本會工作分項報告如下:

甲. 研究工作

李濤醫師已完成『醫學史綱』一書 (中文本),將由中華醫學會出版委員會刊行.

伊博恩醫師從事研究中藥,幷翻譯『本草綱目』一書.

海深德醫師猶在繼續研究中國痲瘋史,幷已集得關於本問題之照片多種.

　　王吉民醫師已編就『中國醫藥迷信』一書（英文本），將於最近付印. 彼並幫同海深德醫師收集關於中國麻瘋史之資料,又計劃編訂中華醫學會醫史博物館陳列品目錄.

　　T. C. Greene 醫師已集得關於贈醫匾額題詞約千種.

　　朱恆璧醫師已完成『藥理學』一書,內有關於國藥數章.

　　侯祥川醫師正在翻譯關於飲食學之中國吉籍一册.

乙. 博 物 舘

　　醫史博物舘係於民國廿七年夏季開放. 當時將毗連圖書舘之一室闢作展覽大會後遺留下之陳列品該項陳列品即爲博物舘之基本收藏物. 一年中曾增添下列各件：

1. 圖書　　　　　　　　　　　46 册
2. 稿本　　　　　　　　　　　4 種
3. 物品　　　　　　　　　　180 件
4. 圖畫　　　　　　　　　　 56 張
5. 照片　　　　　　　　　　 16 幀
6. 手跡　　　　　　　　　　　2 件

丙. 演 講

　　在本時期中本會會員曾作下列演講：

伊博恩醫師

十一月　　中國藥物中之動物製劑 (Animal Preparations Used in Chinese Medicine)

　　　　　地點亞洲文會,扶輪社及美僑俱樂部

王吉民醫師

民國廿七年　　研究中國醫史之途徑 (Ways & Means of

十一月廿六日　Research in Chinese Medical History)

　　　地點震旦大學

民國廿八年　中國脈理 (The Pulse Lore of Cathay)

四月六日　地點扶輪社

胡美醫師

民國廿七年　中國醫藥中宇宙及人類之地位(The Universe

三月七日　& Man in Chinese Medicine)

民國廿七年　中國醫藥之創導者及儀表 (The Creators &

三月九日　Illustrious Exemplars of Chinese Medicine)

民國廿七年　中國醫藥之幾種特殊貢獻 (Some Distinctive

三月十日　Contributions of Chinese Medicine)

　　　地點美國約翰霍布金斯大學醫史研究院

丁. 著 作

1. 本會出版物

（1）醫史專號,英文中華醫學雜誌,民國廿七年四月

（2）國藥專號,中文中華醫學雜誌,民國廿八年一月

2. 會員著作

伊博恩醫師

　　中國藥物近十年中曾用科學方法試驗者(Chinese Materia

　　Medica: A Review of Some of the Work of the Last Decade) 英文

　　中華醫學雜誌,五十三卷四期,民國廿七年四月.

　　用於中國藥物之動物製劑 (Animal Preparations Used in

　　Chinese Medicine)天下,八卷二期,民國廿八年二月.

　　中國古代醫藥之近代觀 (Ancient Chinese Medicine & Its

　　Modern Interpretation) 天下,八卷三期,民國廿八年三月.

本草綱目:龜及貝類藥物(Chinese Materia Medica: Turtle & Shellfish Drugs) 北平法國書店出版,民國廿六年.

陳耀眞醫師

談子夏喪明　中文中華醫學雜誌,廿四卷一期,民國廿七年一月.

侯祥川醫師

中華古代醫藥之飲食原理 (Dietary Principles in Ancient Chinese Medicine) 英文中華醫學雜誌,五十三卷四期,民國廿七年四月.

伍連德醫師

過去及現時中國醫史之傾向 (Past & Present Trends in the Medical History of China)英文中華醫學雜誌,五十三卷四期,民國廿七年四月.

楊濟時醫師

合信氏之幾種中文醫學著作(Some of Dr. Hobson's Medical Works in the Chinese Language) 英文中華醫學雜誌五十三卷四期,民國廿七年四月.

王吉民醫師

蛇酒小史 (The Story of Snake Wine) 痲瘋季刊,十二卷三期,民國廿七年九月.

海深德醫師

東方痲瘋史名人錄 (Men of Note in the History of Leprosy in the East) 英文中華醫學雜誌,五十三卷四期,民國廿七年四月.

晨曦 (Morning Twilight) 痲瘋季刊,十二卷一期,民國廿七年三月.

蘇格蘭麻瘋王布魯司 (Robert Bruce, Leper King of Scotland) 麻瘋季刊十二卷四期,民國廿七年十二月.

立法與麻瘋(Legislation & Leprosy) Mission to Lepers,民國廿七年.

聖法蘭西斯(Saint Francis of Assisi)麻瘋季刊,十二卷三期,民國廿七年九月.

戊. 誌　謝

博物館於過去一年中曾收到下列各項捐贈,特此誌謝:伊博恩醫師,中國醫藥古籍兩冊;嘉惠霖醫師,嘉約翰西醫新報(Kerr's Western Healing News) 一册;梁寶鑑醫師,醫史比較表一張;牛惠生夫人,彫刻硯石十方及磁器照片四十楨 (唐乃安醫師遺物);宋大仁醫師,古代醫師放大照片十六楨;王吉民醫師,古本手稿兩册,紙神圖一套,藥瓶十二只,照片三十四楨;陳耀眞醫師,越南購來八卦一面;范行準醫師照片二楨;劉君,劉銘之醫師遺像一楨;王逸慧醫師國幣五百元作爲購買中文婦產科書籍之用.

中華醫史學會報告

（民國廿八年四月至九月）

王　吉　民

中華醫史學會自本年四月舉行會議以來迄今已屆半載．在此短時期中會務頗多進展．如新著論文與書籍以及醫史博物館所搜得物品與展覽材料之劇增,足證各會員對於研究醫史之興趣實較往昔爲濃厚．

會員對於會務之熱忱贊助及踴躍參加各項活動堪爲本會具有生氣之表徵．本會會員因限於對醫史曾作相當貢獻者,故祗二十餘人,然皆非常活躍．下文所述係關於本會會員之工作．

李濤醫師曾爲本會醫史博物館在北平東西兩藥王廟攝得名醫畫像廿四帧．此次中文中華醫學雜誌刊行醫史專號,李醫師寄來「中國結核病史」一文．李醫師新著「醫學史綱」將於十月底出版．

朱恆璧醫師新著「藥理學」一書係以中華醫學會出版委員會名義刊行,該書約在十月中旬即可發售．

陳耀真醫師近由成都寄來符呪一套,廟印印記若干種及其他有關醫史材料數件. 印記係得自峨眉山頂古刹,其中之一特饒興趣因其爲邏羅貢物. 該印三寸見方,用綠玉雕成,曾由咸豐帝（西歷 1851—1361 年）欽定使用. 醫史專號內陳醫師亦有短作一篇,題爲「說眉」.

伊博恩醫師曾撰關於中國魚類之書籍兩册. 一名「魚類藥物」,譯自「本草綱目」,爲中國藥物學之續稿一名「上海普通食魚」,內容係關於上海市場普通魚類之營養價值的研究. 醫史專號內亦有其著作,卽「中國藥物:魚類」一文.

馬弼德醫師著「寶石對古醫病上之應用」已編入醫史專號.

宋大仁醫師現正從事研究中國醫學圖畫,並擬聘請中國畫家一人,由其親自授意製作醫學圖畫一套. 醫史專號內「中國消化器病史概况」一文係宋醫師所作. 彼之「中醫學校教育系統討論集」正在編纂中.

范行準君猶在繼續收集關於中國醫史之材料. 此種偉大工作范君曾費十年光陰,惟迄今迺完成兩時期. 此次又爲醫史專號寫就長篇佳作（約二萬五千字）,題爲「呂晚邨在清代醫學之影響」.

胡美醫師去年曾在美國約翰霍布金司大學醫史學院演講中國醫學,今已被聘爲講師. 彼近以華佗割治關公之珍貴石刻一件贈予該校醫史博物館.

楊濟時醫師近由西安來函,表示願在西北爲中華醫學會醫史博物館收集展覽材料.

余雲岫醫師已刊印「釋名病解」一書. 凡古代醫籍之註釋爲余醫師之主要研究工作,此種工作卽其特長. 彼又以研究

所得作有價值之貢獻甚多. 醫史專號內「方言病疏」一文亦係余醫師手筆.

賴斗岩醫師在翻譯「科氏醫學史」一書該書將由商務印書館出版. 中文中華醫學雜誌曾刊登賴醫師之譯著數章.

王逸慧醫師除自行捐助國幣五百元作爲添購中文婦產科書籍之用外,復代本會由香港胡惠德醫師募得同數捐款. 本會藉范行準君之助業已購得婦科珍貴手抄本及明版書籍多種.

成都啓眞道醫師（新會員）來函,謂願在華西代博物館收集有關醫史材料.

天津梁寶鑑醫師前以醫史比較圖表一幅贈予博物館. 梁醫師現又完成關於古代埃及醫學圖表一種.

王吉民醫師近被聘爲國立上海醫學院醫學史副教授. 以下兩種著作均爲王醫師手寫:「中國最初麻瘋專家孫思邈」,載麻瘋季刊第十三卷,本年六月號;及「醫史文獻圖說」,載震旦醫刊,本年九月號. 醫史專號內王醫師亦有「徐大椿畫眉泉記眞跡序幷小傳」一文. 已往半載內王醫師曾從事編著「中國歷代名醫像傳」,是書差不完成. 近正在指導圖書館管理員編製醫史論文索引.

洪貫之君（新會員）對於研究中國醫籍頗有心得,現已將其意見在「研究中國醫籍之途徑」一文內提出,該文將在醫史專號發表.

海深德醫師近又發表一文,卽「伊得薩麻瘋王聖朱達」,載麻瘋季刊本年六月號. 彼復與王吉民醫師共同編纂一中國結核病史年表. 醫史專號內海醫師之著作爲「呂祖與其他藥王之關係」.

陳繼堯醫師（新會員）曾於五月十八日在青島扶輪社演

講中國醫史.

　　青島許寶德醫師曾於本年六月來中華醫學會博物館參觀.許醫師前在德國柏林任醫史副教授,著有「中華醫學」一書.彼對於西藏醫藥頗感興趣,且已寫就一文.

誌　謝

　　圖書館與博物館蒙下列諸君慷慨捐贈并熱心協助,茲特敬申謝悃: 陳耀真醫師贈符呪二紙,廟印印記四種及其他物品十件;曾寶涵醫師贈瓷器藥瓶八只;牛惠生夫人贈已故唐乃安醫師遺物中文醫籍178册;伊博恩醫師贈「魚類藥物」,「上海魚類」及「藥典」各一册;海深德醫師贈「麻瘋論」一册(西歷紀元後1765年),并將個人收藏醫史展覽品借予博物館陳列;啓真道醫師贈「療疾」及「紫霧上三十架」各一册.王吉民醫師將個人收藏展覽材料與圖畫借予博物館陳列;范行準君對於選擇購買及辨認醫學古物名稿曾予本會不少幫助;梁寶鑑醫師贈古代醫學一册;王靄頌醫師曾爲博物館攝影展覽材料多種.

醫史珍聞

　　1.茲悉醫學名著「黃帝內經」已由美國包爾提摩爾一傳教士藉陳兆銘君之助譯成英文,譯本行將出版云.

　　2.商務印書館近出版一書名「醫學史話」,該書原係一日人編纂,現已由沐紹良君譯成中文.

　　3.六月十五日(卽農歷四月廿八日)藥王誕辰申報曾發行附刊,登載具有歷史價值之論文數篇.

　　4.大美晚報英文版於七月二十日刊登「針刺法」一文,該文旋卽轉載於 China Digest 九月號. 作者方愼盦醫師最近又有

「金針祕傳」一書問世,爲針刺法之權威作.

5.北平協和醫學院對於中國古代醫籍收藏最富,該院圖書館近又增加手抄本三種,卽明李濂之「醫學史」,清王宏翰之「古今醫史」及日人法眼意安恂之「歷代名醫傳略」.

6.「具有能力之日」爲 Annie Walter Fern 醫師新著. 女士爲一傳教醫師,在中國已有四十年之歷史. 該書旁及古時西醫在華懸壺施醫,幷對中國病人作透徹之心理分析.

7.教育部最近公佈管理中醫學校條例內,規定全學程醫史一科之必修時間爲72小時.

8.美國醫史學會於本年四月三十日至五月一日在新澤西大西洋城舉行年會,共到代表48人. 議事紀錄曾刊登「醫史公報」七月號,本會業已收得一册.

9.法國 W. Geo. Soulie Morant 醫師近編纂關於中國針刺法一書. 據稱此種治療方法已引起若干巴黎開業醫師之注意,且已有醫院數處對此法作臨診實驗.

10.中文中華醫學雜誌之醫史專號將於十一月出版. 因稿件擁擠（共收得19篇之多）致未能於一期內全數刊登. 茲已決定將其中五篇在該誌第十二期內特闢專欄發表之.

中華醫史學會章程

第一章　名稱

第一條　本會定名爲中華醫史學會（卽中華醫學會醫史組）

第二章　宗旨

第二條　本會以舉行研究中國醫學歷史之會議,宣讀並討論關於是項學術之論文及著作爲宗旨. 除在中華醫學會大會時舉行全體常會外,各地支會得名開地方會議.

第三章　會員

第三條　本會會員分下列兩種:

(甲) 正式會員　中華醫學會會員之對中國醫學史特饒興趣者得爲本會正式會員.

(乙) 贊助會員　非中華醫學會會員而對中國醫學史特饒興趣者得爲本會贊助會員.

第四條　新會員加入須經本會執行委員會全體正式通過.

第四章　職員

第五條　本會設會長,副會長,祕書各一人及委員二人,由出席兩年一次全體大會之正式會員選舉之.

第五章　大會

第六條　本會大會定兩年一次,即爲中華醫學會全體大會之醫史組會議.

第六章　報告

第七條　本會每年備具報告一份,交由中華醫學會總幹事發表.

第七章　支會

第八條　各地設立支會須經本會執行委員會同意.

第八章　附則

第九條　本章程如擬修改,須於大會期前三個月公開通知,於大會中經出席之正式會員三分之二以上人數通過,方爲有效.

第十條　本會得自訂辦事細則,但須與中華醫學會章程及細則不相抵觸.

細　則

第一條　集會

(一)大會中以正式會員十八出席爲法定人數.

（二）本會採用勞氏議會規程 (Roberts' Rules of Order)

（三）中華醫學會全體大會中關於醫史組之會議,概由本會職員擬定程序並負責舉行.

第二條　職員

（一）本會舉行大會時,由會長主席,會長如因故缺席,得由副會長代任.

（二）祕書爲一切常務及特種委員會之當然委員,負責整理保存會中一切記錄與議案,並於每年年會時提出會務報告.

（三）會長中途離職時,其所餘之任期由副會長代理.

（四）在大會閉幕期內職員方面如有其他空缺得由會長提名,經執行委員通過補足之,其任期至大會開會時爲止.

第三條　特務委員會

（一）會長得隨時指派特務委員會商討指定事宜.

第四條　會員及會費

（一）願加入本會爲正式或贊助會員者,須對於中國醫史特饒興趣,至少曾發表關於此項學術之論文一篇.

（二）願加入本會爲正式或贊助會員者,頇經正式會員二人之介紹推薦.

（三）正式會員除中華醫學會會費外,無需納費;贊助會員每年繳費兩元.

（四）英文中華醫學雜誌或中文中華醫學雜誌之各專號,載有本會之論文及報告者,贊助會員得免費領取一册,如欲多購,可享正式會員同等之優待.

（五）本會經常費用,由中華醫學會撥款津貼.

（六）本會文書雜務及會員通告等項,悉歸中華醫學會總務處辦理.

第五條　會務報告

（一）凡在大會中宣讀之論文,版權概歸中華醫學會所有.

（二）本會會務之記錄與報告,得付中文與英文中華醫學雜誌發表——尤以專號時刊行者爲宜.

第六條　懲戒

（二）會員如有破壞本會規則或其他不正當行爲,得由執行委員會全體通過,開除其會籍. 執行委員會所通過者即爲最後之決定.

第七條　修改細則

（一）本細則如有修改或增減,須經大會時出席者多數表決,或執行委員會全體通過.

中華醫史學會會員錄

王吉民（K. C. Wong）　上海池浜路中華醫學會

B. E. Read（伊博恩）　上海雷氏德醫學研究院

楊濟時（C. S. Yang）　貴陽湘雅醫學院

李　濤（Lee Tao）　北平協和醫學院

E. H. Hume（胡美）　Room 1101, 156 Fifth Avenue, New York, U. S. A.

朱恆璧（H. P. Chu）　昆明國立上海醫學院

伍連德（Wu Lien-Teh）　Wu Dispensary, 12 Erewster Road, Ipoh, F. M. S.

侯祥川（H. C. Hou）　上海雷氏德醫學研究院

馬鈵德（P. S Mar）　上海雷氏德醫學研究院

王逸慧（Amos Wong）　上海大西路11A號滬西產婦科醫院

L. S. Huizenga（海深德）　上海霞飛路382號

魯德馨（T. C. Leo）　成都華西協合大學轉齊魯大學醫學院

W. W. Cadbury（嘉惠霖） 廣州博濟醫院

黃　雯（Wong Man） 廣東韶州循德醫院

吳紹青（S. C. Wu） 昆明國立上海醫學院

W. R. Morse（毛惠霖） Lawrencetown Annapolis County, Nova Scotia, Canada

C. N. Frazier（傅瑞士） 北平協和醫學院

T. C. Greene（谷潤德） 濟南齊魯大學醫學院

宋大仁（T. Y. Sung） 上海愚園路新華園33號

陳耀眞（Eugene Chan） 成都華西協合大學

賴斗岩（D. G. Lai） 昆明國立上海醫學院

梁寶鑑（P. K. Liang） 天津英租界圍牆路314號

F. Huebotter（許保德） 青島湖南路9號

范行準（H. C. Fan） 上海蒲柏路吉益里10號三樓

余雲岫（Y. H. Yu） 上海福煦路念吾新邨9號

L. G. Kilborn（啓眞道） 成都華西協合大學

J. L. Maxwell（馬雅各） 漢口協和醫院

洪貫之（C. L. Hung） 上海愚園路新華園33號

H. G. Earle（安爾） 上海雷氏德醫學研究院

陳繼堯（G. H. Chan） 青島江蘇路10號

本 會 消 息

一九三九年八月份會務報告

董事會 本月內董事會曾由英國及成都收得出版委員會司庫 L. M. Ingle 醫師與祕書魯德馨醫師正式通知,委其在上海代理買賣及保管出版委員會之投資基金. 董事會於受委後即令關係銀行將該委員會所有上海工部局債券出售,并以所得款項改買其他本埠債券.

出版委員會 孟合理與魯德馨合編之醫學辭彙第九版最後棧樣已送印刷所,大約九月中旬即可出書.

朱恆璧新著「藥理學」一書亦已付棧,下月底當可出版.

醫院紀錄單第一種及第一種甲已加改良;舊版中本以黑線示正常溫度,今已改爲紅線矣.

教會醫事委員會 教會醫事委員會執行委員於八月十五日舉行會議,復於同月廿九日召開特別會議,聆取該委員會重慶辦事處主任 R. E. Brown 醫師報告.

自上次報告發表以來,猶籌醫師登記人數已增至146名,其中

38人已經安插妥當．現尚有空缺數處，但因請領通行證發生困難故尚未有人能前往應徵．本埠有數醫院及診所已允許猶籍醫師數名參加門診部及病房工作俾能熟悉當地習俗．美國救濟平民顧問委員會曾議決撥款5,000元專充派往內地之猶籍醫師旅費．

不定期刊七月號，卽第29期，已出版．該期主要論文爲民國廿六至廿七年本委員會年報及經濟報告，重慶臨時辦事處第二次報告，及Joy Homer著「烽火中之教會醫事委員會」．

茲據報告，因新近反英運動之結果已有醫院三所被迫停閉，卽山西太原博愛男醫院與亞斯頓福音醫院及山東周村復育醫院（以上各醫院均屬浸禮教會）．

公共衛生委員會　中華醫學會公共衛生委員會與國立上海醫學院公共衛生學系在以往十月所合辦之衛生實驗區，近因黃子方醫師及醫學院公共衛生學系人員去滇，工作方面頗受影響．衛生實驗區與國立上海醫學院職員所共同從事之難民收容所衛生工作已告結束，此後工作將集中於衛生實驗區之各診療所而尤注重鄰地病人間衛生工作．婦嬰健康委員會於八月廿二日開會，議決聘請新自北平來滬之沈驥英醫師主持節育診所．花柳病診療所副主任李鱗醫師辭職赴美，由John Gray醫師推荐，聘請藥衍慶醫師繼任．輸血委員會常務委員於八月七日開會，議決任盧祺英女士爲幹事以繼辭職離滬之李奉女士．

中華健康雜誌總編輯黃子方醫師及編輯幹事朱旣明醫師現在昆明服務（前任編輯幹事梅晉良君因擬攻讀醫科辭職），故該誌已改在滇省編輯，惟校對，招登廣告及分銷等事宜仍由上海總辦事處負責．

藥物化學委員會　中華健康雜誌編輯曾以關於廣告事就

中华医学杂志（三）

商於藥物化學委員會,承該委員會主席B.E. Read醫師盡力協助,該誌殊爲感激云.

　研究委員會　H. Sutherland Gear醫師著「中國流行病及病牽第一次調查」,即報告特刊第11種,已於本月出版. 該報告係研究委員會與雷氏德醫學研究院合作刊行. 全書共183頁,爲研究工作特殊成績,而發起寫作該項報告猶早在民國廿一年中華醫學會舉行第一次大會時.

　臨時辦事處　據劉汝剛醫師報告,昆明臨時辦事處之工作頗有進展. 經由該地運送之藥品及書籍均續有增加. 本會會長金寶善醫師於七月廿五日曾到昆明,幷於廿九日昆明會員集會時作演講一次.

　會員部　本年春季舉行徵求會員運動結果,使以往數月永久會員人數增加頗多. 八月內加入本會爲永久會員者即有22人之多.

　以下爲截至民國廿八年八月底爲止之會員人數及與上年同月份之比較:

	已付		未付		總數	
	廿七年	廿八年	廿七年	廿八年	廿七年	廿八年
永久會員	487	554	—	—	4.7	554
分期付費永久會員	79	61			79	61
普通會員	652	734	1,350	1 382	2,002	2,116
會侶	16	19	35	44	51	63
	1,234	1,368	1,385	1,426	2,619	2,794

下列諸君曾於本月內來總會參觀: 杭州廣濟醫院骨科主任曾寶涵醫師,教會醫事委員會重慶辦事處主任R.E. Brown醫師,中國圖書館協會會長袁同禮先生,牛惠生夫人(由香港來滬),

煙台劉景惠醫師，南京中華護士會總幹事 Cora E. Simpson 女士，丁文蘊醫師（新由美囘國）及國聯防疫委員會 Erich Landauer 醫師（由貴陽轉金華來滬）。

圖書館及博物館　中華醫學會新辦之圖書館書報交換服務部現担任協助中國圖書館協會分發美國捐贈之大批書報予各圖書館．協會會長袁同禮先生於八月十八日來會參觀圖書館及博物館幷討論關於寄送書報各問題。

圖書館書報交換服務部於本月內共收得舊書報635册；其中77册為 H. L. Rankin 醫師所捐贈，其餘558册係洛氏基金委員會所捐贈．第二號目錄業已編就，列入雜誌 8,459 册及書籍54册共計 ,513 册．

博物館方面曾收得兩批贈品：曾寶涵醫師由杭州寄來瓷器藥瓶 8 只，陳耀眞醫師由成都寄來符呪，廟印印記及其他物件一包．印記係得自峨眉山頂名刹中．廟印之一為暹羅貢物，係綠玉雕成，三英寸見方，咸豐帝（1851-1861）欽定使用。

中華醫學會信箱　中華醫學會所出版之各種刊物，八月內共登載廣告 27 則，其中 10 則聘請醫務人員，5 則招請護士，5 則聘請技術人員，4 則徵求醫具，3 則徵求書報．收得自荐書共 19 封，其中錄用者 1 人，自動撤囘者 1 人。

職員　根據上次理事會議決案，舊書部職員梁嶽生君已調任會計部出納員之職；會計部現有會計員一人，出納員一人及登帳員一人．至梁君所遺之缺已委定前衛生實驗區職員黃寶光君繼任之．

一九三九年九月份會務報告

　　理事會　理事會於九月廿八日舉行會議,通過民國廿八年英文中華醫學雜誌修正預算. 牛惠生夫人爲紀念其先夫捐助兩次款項充骨科工作之用,本會領受之下深爲感激. 第一次捐贈計美金四千元,專爲提倡骨科工作如聘請專家開辦研究班. 第二次計美金一千元,經指定充傷兵骨科治療之用.

　　教會醫事委員會　反英運動繼續擴展,致又有英國醫院數所被迫停閉. 德籍醫師亦有數名與英人同遭驅逐. 截至九月底爲止猶籍醫師在本會登記者已增至164人,其中42人已經安插妥當. 衡陽 Newman 醫師來函對 Ainslie 醫師之工作頗爲嘉許,按 Ainslie 醫師係應吾等請求來華服務之美籍醫師之一.

　　華東各教會醫院對華籍醫師及護士頗爲需要. 以往兩月內本會曾由汕頭,福州,無錫,常州,鎮江,金華及紹興接得此項請求. 所需醫師及護士人數共爲21名,但教會醫事委員會經多方努力祇聘得醫師三人.

　　出版委員會　「高氏醫學辭彙」第九版已印就. 本版內所增材料其主要者爲最近教育部公佈關於細菌學,免疫學,變態

心理學,製藥學及化學器械名詞. 全書已經徹底改訂,第八版附錄中各名詞亦經分別插入.

　海貝殖等編譯「皮膚病彙編」一書已加改訂并送印刷所付印.

　公共衛生委員會　池浜路廿九號衛生實驗處於九月十六日重新開辦節育指導所,由新自北平來滬之沈驥英醫師主持一切.上海中華婦女會已允繼續按月撥款二百元予婦嬰健康診療所,以半年為期. 中華花柳病協會亦繼續每季以六百元資助花柳病診療所. 各診所登記病人手續業經統一,而根據公共衛生護士調查結果將病人依經濟能力分為四級辦法施行頗為順利.

　中國醫界指南　「中國醫界指南」民國廿八年版業於九月初出書. 該版編排方法與廿六年版大致相同,惟各省市特區醫師一覽表已加改良;發通告信時可將該表裁下應用以省抄寫之煩.

　會員部　會員部仍在繼續發展中. 九月內共加入新會員三十人.

　以下為截至民國廿八年九月底為止之會員人數及與上年同月份之比較:

	已 付		未 付		總 數	
	廿七年	廿八年	廿七年	廿八年	廿七年	廿八年
永久會員	478	566	—		478	566
分期付費永久會員	80	59	—		80	59
普通會員	711	777	1,314	1,360	2,025	2,137
會侶	17	19	34	43	51	62
	1,286	1,421	1,348	1,403	2,634	2,824

各地支會:昆明支會　昆明支會於七月廿九日在臨時辦事處召集會議,中華醫學會會長金寶善醫師亦出席,當時選出下年新職員如下:會長,姚尋原醫師;會副,逌士卿醫師;英文祕書,繆安成醫師;中文祕書,蘇樹德醫師;司庫,楊怡如醫師;監察委員,湯非凡醫師,王子玕醫師及姚漢平醫師.

九月二十日該支會復集於雲南大學,由 R. C. Robertson 醫師演講「甲狀腺腫與瘰疬」. 關於下屆大會在昆明召集之可能亦曾提出,經討論後議決將該問題轉呈支會執行及監察委員會考慮.

滇緬路支會　該新支會係於八月廿五日正式成立,會所設於芒市滇緬公路管理局. 職員名單如下:會長,休全盛醫師,張思危醫師及邵卓如醫師;祕書,徐繼和醫師及孫志戎醫師;司庫,朱虎蔚醫師及沿線各市鎮分區幹事共十人. 據報告,登記會員已達57名.

廣州支會　廣州支會於六月一日在博濟醫院舉行會議. 會間由見習醫師宣讀論文兩篇,題爲「爲民國廿七年在博濟及柔濟兩醫院所見之戰地創傷」及「民國廿七年瘧疾流行概況」. J. F. Karcher,梁毅文及 W. W. Cadbury 三醫師經覆定爲提名委員於下屆會議時舉薦新職員.

杭州支會　杭州支會曾於民國廿七年秋季恢復工作,由當時情形觀之殊有發展可能. 不料會長錢仲青醫師於年終離杭赴他處工作,而會副 S. D. Sturton 醫師又於本年五月休假返英. 嗣後祕書兼司庫瞿培慶醫師亦經調往湖州,故消息傳來該支會又非暫時停止工作不可.

上海支會　上海支會近舉行兩種學術演講,卽愛克司光線診斷及小兒科. 愛克司光線診斷經排定共演講廿一次,自九月

五日起至十一月十四日止每星期二四舉行於海格路363號紅十字會第一醫院;小兒科演講共二十次,自九月四日起至十一月八日止於每星期一三舉行之,地點同上.

上海支會與上海公共衞生學會於九月廿一日在青年會開聯席會議. 會中由張毅醫師宣讀「Sulfanilamide之藥理」林兆耆醫師宣讀「Sulfanilamide之臨床應用」及萬正華醫師宣讀「Sulfanilamide之臨床中毒現象」.

本月內來總會參觀者有下列諸君:印度 Lahore 大學病理學教授V. Nath醫師,前南京中央防疫處處長陳宗賢醫師(新由美囘國),紹興福康醫院 R. F. Stannard 醫師,天津梁寶鑑醫師及鎮江基督醫院 J. B. Woods醫師.

圖書館與博物館 中交中華醫學雜誌編輯部原借用圖書館內一室,現已遷至樓上辦公,所留空陳將爲擴充圖書館及博物館之用. 已故牛惠生醫師遺物大書櫃一具已由牛夫人贈予圖書館.

因內地對圖書館設備需要甚大,故本會已着手在昆明臨時辦事處設一分館. 茲已將現代標準醫學課本數種,已往五年之中英文中華醫學雜誌合訂本各一套及最近數期Lancet, 英國醫學雜誌及美國醫學雜誌交予售書部以備運往滇省.

九月內來圖書館及博物館參觀者共165人,借出書籍及雜誌合計238冊.

圖書館交換服務部承 L. D. Moffet 及施思明醫師捐贈舊醫學書報若干冊謹此誌謝.

中華醫學會信箱 九月內中華醫學會各刊物內共登載徵求廣告34則其中15則聘請醫務人員,6則護士人員,4則技術人員,7則徵求醫具及2則書籍與雜誌. 應徵者共26人其中3人

業經聘定.

　　售書部與醫藥器械部　滇越鐵路因沿線發生山崩致交通中斷,本會經昆明運往內地之書籍與醫藥材料數批亦因此被阻.國聯河內辦事處現已停閉,因國聯代表Richard君業由其政府召回服務.　此事對辦事效率不無影響,蓋在過去一年中Richard君曾在印度支那代任轉送之職.

　　職員　為統一關於刊行中文中華醫學雜誌,中華健康雜誌及中國醫界指南之辦事手續起見,本會近在上海增設出版主任一員.　廣告部業由營業主任轉移出版主任管轄,出版主任將統負監督校對印刷及推銷之責,俾各部不致因缺乏聯絡而誤雜誌出版日期.　嗣後各該雜誌編輯部祗須將編就稿件交予出版主任由其設法便雜誌準時出書.

　　房屋　上海會所本月內曾經修理與油漆.　在已往兩年中會所因有出售可能未加修葺.　茲因房屋頗有損壞,故修理一舉似不應再事延擱矣.

中華醫學雜誌第二十五卷第十二期
THE NATIONAL MEDICAL JOURNAL OF CHINA
AND THE TSINAN MEDICAL REVIEW

Vol. XXV   **December, 1939**   **No. 12**

CONTENTS

中華醫學雜誌

編 輯

余 巖　李 濤

編輯幹事　錢建初

編輯顧問

王寵生(醫院管理)　蘇祖斐(小兒科)　張信培(公共衞生)

陸潤之(眼科)　錢慕韓(放射科)　朱履中(外科)

刁友道(肺癆科)　林兆耆(內科)　楊國亮(皮膚花柳科)

王吉民(醫史)　林世熙(耳鼻喉科)　王淑貞(婦產科)

顏逸良(牙科)　魏立功(法醫)

稿 約

1. 來稿應請加標點符號，謄繕清楚；圖稿尤須繪製妥貼.

2. 文體不拘，語體文言均可.

3. 原著應另附英文撮要一段；譯名應附註原文.

4. 所附參攷書報，應按人名，文題，雜誌名或書名，卷數，發刊年月之定序排列.

5. 譯件應附寄原文. 苟事實上不便，應請註明原文出處.

6. 原著經本誌刊載後，概酬該文單行本二十五册，作者如須加印，投稿時應預先聲明，並請註明所需册數；其費用照原價計算.

7. 來稿本誌有修改之權.

8. 本誌備有稿紙，投稿者可向編輯部索取.

9. 稿件請寄上海池浜路四十一號本誌編輯部.

10. 重要稿件送請作者校讎或復校時，務請卽日校訖，連同原稿寄回.

編 輯 例 言

1. 本誌新定體例，分言論，原著，專著，綜說，統計，診治經驗，病例報告，譯著，譯萃，衛生事業，衛生調查，醫育，院所設備，考察報告，規章，專載，醫藥保障，消息，新書介紹十九欄.

2. 出專號時不依常例編輯.

3. 本誌對於來稿，有時須加修改，但修改僅及文字上之筆誤，以不變更實質爲度. 原稿之精義及潔度當竭力保持.

報 價
（郵費在內）

全年十二册　國內六元　國外國幣十元

半年六册　國內四元　國外國幣六元

另售每册　國內一元　國外國幣一元五角

關於本誌廣告及發行事宜，請逕與本會廣告部及售書部接洽.

驢皮膠之化學成分及其對於
鈣與氧代謝之影響

倪　章　祺

（雷氏德醫學研究院生理科學組）

阿膠爲驢皮膠之一種,係以黑驢皮用山東東阿縣之阿井水久沸而成. 驢皮之產地旣多,其銷路亦頗廣,阿膠與普通驢皮膠之辨別,非本文所論及,本文用阿膠二字泛指一般驢皮膠而言.

驢皮膠較人參價廉多多,服之者頗衆,爲動物蛋白質重要之來源,因動物蛋白質在一般中國食物中含量極微也. 全國阿膠之消耗量現尙難報告確數,惟據經濟委員會（Economic Committee）就杭州市之膠消耗量,發表半官式報告謂,當地某大中國藥材商於一年之間,銷價值二十五萬元之膠,其數亦頗驚人.

相傳驢皮膠可以主治嘔血,衂血,血尿,經閉,慢性咳,血痢疾,身體衰弱,及消瘦等症,更可補助肌骨發達,又可作利小便及肝臟補

剂之用．（本草綱目一部分有譯成英文見 Read 氏一九三一年）．

由上述膠之諸種功效可知阿膠似爲一良好之內部止血劑及營養劑．

爲對於驢皮膠更明瞭起見,吾等曾進一步對其化學成分及其對於鈣和氮代謝之影響等加以研究,其情形略如下述．

驢皮膠對於鈣代謝之影響,前已有說明．至於阿膠在化學成分上是否異於明膠,下節將有一比較之實驗．

實 驗

方法

爲與歐美明膠之標準結果之報告比較,實驗阿膠之總氮量,灰及鈣等係以美國農學會正式分析法(Official and Tentative Methods of Analysis) 行之．硫黃總量係以 Benedict 氏法行之 (1909)．自雙鹼基酸中解離單鹼基 (Mono-amino) 及脂系鹼基酸氮含量測定等係以 Van Slyke 氏之之氮分布法(Nitrogen Distribution Method) 行之．(1911a, 1912)

本實驗係以 McCrudden 氏法檢定尿及糞中鈣之含有量 (1909年和 1911 年) 血清鈣係以 Kramer 氏及 Tisdall 氏法行之．

驢皮膠所含二鈣硫之總量

自不同之兩種驢皮膠而分析之其結果如下:

百 分 數	總氮量	灰	鈣	硫
第一號驢皮膠	16.54	0.75	0.079	2.31
第二號驢角膠	19.43	1.09	0.118	1.10

第一表

第一號驢皮膠粉末中碸基氮之百分數（G per 100 g）

洗滌次數	醯碸化氮 Amide N	腐土酸氮 Humin N	雙碸基氮 Diamino Nitrogen							單碸基氮		
			總氮量 Total N	碸基氮 Amino N	非碸基氮	組織碸基酸氮 Histidin N	阿金碸基酸氮 Arginin N	昔司廷氮 Cystine N	離碸基酸氮 Lysine N	總氮量 Total N	碸基氮 Amino N	非碸基氮 Non-Amino-N
5	0.3154	—	4.1890	2.0993	2.0903	0.5929	2.2600	0.0158	1.3209	10.0726	9.4965	0.5761
10	0.3154	—	3.9419	1.9326	2.0093	0.4715	2.2600	0.0158	1.1946	11.5123	8.9985	2.5128
5	0.2882	0.0032	4.0946	2.0768	2.0228	0.4253	2.3191	0.0173	1.3579	11.0688	9.6587	1.4101
10	0.2888	0.0032	3.7902	1.9777	1.8125	0.1098	3.3191	0.0173	1.3440	12.1198	9.9110	2.2088

　　上述兩種驢皮膠係不同時日購進者,但經決定為同種貨色,經分析結果其化學成分顯有不同. 例如鈣之百分數自0.079至0.118硫之百分數則自1.10至2.31大概因驢皮膠及一般中國膠(Chinese Medicinal Glue) 尚未用科學方法製成,自難一一達一定標準而無差異.

驢皮膠中之碸基氮（Amino N）

　　第一號驢皮膠粉末中含碸基氮之百分數見第一表. 按Plimmer 和 Rosedale 氏（一九二五年）云洗滌次數之多寡亦可影響其結果. 即如洗滌五次者其所含雙碸基量即較多於洗滌十次者,碸基氮及非碸基氮皆然.

　　按Van Slyke氏謂水溶液中加以百分之二十之鹽酸後,昔司廷(Cystine)之破壞程度當以煮沸時間長短而定百分之五十在二十四小時內已被破壞. （一九一一年）本實驗中之驢皮膠係以百分之二十之鹽酸,煮沸四十八小時故昔司廷之存在量已稀微.

　　當與碸基酸互為核算時如第二表所示,驢皮膠中含離碸基酸約百分之6.2至7阿金碸基酸約百分之七組織碸基酸約自百

分之0.41至2.19.

與白明膠比較觀之（見第二表）驢皮膠中離氫基酸之含有百分頗高，關於離氫基酸對於成長之重要 Osborne 氏 Mendel 氏以及其他諸學者曾一再指出。

第 二 表

驢皮膠及白明膠中雙氫基酸之百分數

洗滌次數	阿金氫基酸	組織氫基酸	昔　司　廷	離氫基酸
	驢	皮	膠	AH CHIAO
5	7.02	2.19	0.14	6.89
10	7.02	1.74	0.14	6.23
5	7.17	1.57	0.15	6.98
10	7.17	0.41	0.15	7.01
	白	明	膠*	GELATIN
—	7.62	0.40	0	2.75

*Fischer 氏 Levene 氏 及 Aders 氏 (1902) Physiol. Chem. 35, 70

阿膠對於鈣及氫代謝之功效

阿膠對於代謝之功效係以下述食料實驗法（Feeding Experiments）行之. 取體重約十六公斤之狗兩隻，分置於代謝籠中，每日每隻狗之食物中含有一百公分之生牛肉，五百公分之飯，五百公分之熟黍，十公分之雪菜（Agar）和十四公分之牛油. 至第四期時牛肉卽行免去. 於第三期中以十公分之驢皮膠於第四期中以三十公分之驢皮膠於每日晨餐前用胃管飼與食之. 更以1.2公分之碳酸鈣加於基本食物中. 該項食物可以食盡而無剩餘. 本實驗結果詳見第三表.

中华医学杂志（三）

第 三 表

驢皮膠對於狗之鈣代謝之影響

期　別	每期之日中數	每日鈣量（第四十一號）						附　　記
		食物中公分	糞中平均數公分	吸收量		尿中平均數公分	Balance平衡數公分	
				平均數公分	百分數			
第一期	4	0.259	0.202	0.037	22	0.099	—0.042	第三及第
第二期	3	1.459	1.284	0.175	12	0.184	0.009	四期食物
間　隔	7							中加阿膠,
第三期	3	1.467	1.176	0.291	20	0.172	†0.119	第二及第
第四期	2	0.283	0.181	0.102	36	0.049	†0.053	三期基本
		每日氮量（第四十一號狗）						食物中加
第一期	4	7.700	2.849	4.851	63	4.810	†0.041	碳酸鈣
第二期	3	7.700	3.234	4.466	58	4.458	†0.008	
間　隔	7							
第三期	3	9.354	2.713	6.641	71	4.936	†1.705	
第四期	2	9.582	2.205	7.377	77	4.761	†2.616	

　　上述結果顯見驢皮膠對於鈣及氮之吸收及留滯量（Retention）大有增加.

　　第三期較第二期之食物僅多十六公分之驢皮膠,用以提高食物中之氮. 爲便於觀察食物中之鈣第一期當與第四期比較觀之第二期當與第三期比較觀之. 服食驢皮膠之各期,其鈣之吸收及平衡（Ca Absorption and Balance）皆較其他各期爲優.

　　關於驢皮膠對於鈣吸收之影響,以同法用阿膠飼予他狗而複定之,其結果相同（見第四表）.

　　白明膠（Ordinary Gelatin）之功效

　　另一實驗係與上述實驗同時進行者法以二十公分之白明膠代驢皮膠而飼與食之. 此等白明膠亦可增加鈣之吸收量如

阿膠然（見第四表）．由此而知阿膠之功用實非特殊者.

第 四 表

每日飼驢皮膠白明膠或甘醯基酸之功效

期	每期中之日	每日鈣量（驢皮膠期）						附　記
		食物中公分	董便中平均數公分	吸　收　量		小便中平均數公分	平衡	
				平均數公分	百分數			
第一期	3	1,391	1,094	0,298	21	0,258	†0,010	第二期中加阿膠，牛油雪桑不加，而鈣則於每期中皆加入之.
第二期	3	1,427	0,977	0,450	32	0,204	†0,246	
每日鈣量（市售白明膠期）								
第一期	3	1,317	1,054	0,263	20	0,246	†0,017	白明膠 第二期中加入之.
第二期	3	1,441	0,965	0,476	33	0,281	†0,195	
每日鈣量（甘醯基酸期）								
第一期	3	1,908	1,622	0,286	15	0,255	†0,031	甘醯基酸於第二期中每日加入五公分.
第二期	3	1,908	1,450	0,458	24	0,168	†0,290	

實驗期間,血液凝固時間及血清中之鈣之平均數亦於同時測定之. 血液凝固時間似無甚重要變化雖然在阿膠加鈣期中血清中之鈣較高於比較期. 意即謂於第三期中之第二及第三日其血清中每百立方公分含鈣一為12.7公分,一為12.4公分.

甘醯基酸（Glycine）之功效.

由於阿膠中含大量甘醯基酸引起我等以淨甘醯基酸給狗食之（短時期）結果亦增高鈣之吸收及留滯量見（第四表第）.

討　論

按照 Bogert Kirkprtrick 氏（一九二二年）及 Farquharson et al（一九三一年）諸氏謂產酸物質（Acidogenic Substances）包括蛋白質在內,實不利於鈣之留滯. 本實驗中係用一種特別之蛋

白質,其形頗似白明膠,內含多量之鹽基酸. 倘依 Morris, Rennie 氏及 Morris 氏(一九三二年)所指示者,甘鹽基酸可以運輸鈣自血液中至組織中,則或更能運輸鈣自腸至血液再至組織中——因此故可增加鈣之吸收及留滯量. 本實驗結果係以甘鹽基酸加於含多量之鈣之基本食物中(見第四表)者. Platt 氏於研討本報告時(一九三四年)曾指出阿膠中含多量之甘鹽基酸之重要性,且有補助肌肉榮養不良之功效. 甘鹽基酸與鈣代謝進一步之關係,又由 Gassmann 氏(一九三○年)所指出. 他在其人工製造骨質中,發現甘鹽基酸與人造骨化合物相結合,他曾製成一種甘鹽基鈣鹽類.

第 五 表

服用阿膠及白明膠後之血清鈣量

期	日	阿 膠		白 明 膠		附 記
		服食食物之後小時	鈣 mg/100cc	服食食物之後小時	鈣 mg/100cc	
1	1	食前	10.9	—	—	基本食物
	2	5	10.3			
	3	4	10.9			
2	1	—	—	食前	10.5	基本食物
	2	3	11.2	3	11.2	中加碳酸
	3	5	10.8	4	11.0	鈣
3	1	—	—	以前	10.3	基本食物中加
	2	3	12.2	3	11.8	碳酸鈣和阿膠
	3	5	11.2	4	11.8	或白明膠
4	1	3	11.0	—	—	基本食物
	2	4	10.8			中加阿膠

中国近现代中医药期刊续编·第一辑

中 華 醫 學 雜 誌

要 提

（1）據分析今證明驢皮膠多自膠元而成,含離鹽基酸,阿金鹽基酸,及組織鹽基酸,與白明膠相似,但驢皮膠含離鹽基酸較多,且有昔司廷.

（2）本篇據實驗,證明驢皮膠對於鈣代謝有影響但驢皮膠所含鈣量平均僅十萬分之九十九,其灰量平均約萬分之九十二.

（3）驢皮膠之全氮量,平均爲百分之十六餘,稍比白明膠之全氮量爲少.

（4）此次動物實驗又證明驢皮膠,白明膠,或純甘鹽基酸均能改良鈣之平衡,均能使血淸之鈣略加,此似指膠質中所含甘鹽基酸,有助運鈣質之作用.

COMPOSITION AND ACTION UPON CALCIUM AND NITROGEN
METABOLISM OF DONKEY SKIN GLUE

Devision of Physiology, Henry Lester Institute of Medical Research, Shanghai.

1. Donkey skin glue, derived mainly from collagen, was found like gelatine to contain the essential amino acids lysine, arginine and histidine, the lysine content being the greatest. A small amount of cystine was also present.

2. While donkey skin glue has been shown to affect calcium metabolism favourably, it was found to contain an average of only 0.099 percent of calcium and 0.92 percent of ash.

3. The total nitrogen 16.49 percent was found to be slightly lower than ordinary gelatine.

4. Comparative calcium absorption experiments in dogs showed that donkey skin glue, ordinary gelatine as well as pure glycine increased the absorption and retention of calcium, which suggests the possibility of a calcium-carrying action due to glycine present in such collagen products.

文　獻

Assoc. of Official Agricultural Chemists: (1930) Official methods of analysis 3rd ed. Washington, D.D.

Benedict, S. R.: (1909) J. biol. chem., 6, 363.

Bogert, L. J. & Kirkpatrick, E. E.: (1922) Ibid. 54, 375.

Farquharson, R. F., Salter, W. T., Tibetts, D. M. and Aub, J. C.: (1931) J. Clin. Invest. 10, 221.

Gassmann, T. H.: (1930) Z. physiol. chem., 192, 61.

Kramer, B. & Tisdall, F. F.: (1921) J. biol. chem., 47, 475.

McCrudden, F. H.: (1909-10) Ibid. 7, 83.

McCrudden, F. H.: (1911-12) Ibid, 10, 187.

Morris N., Rennie, J. B. & Morris, S.: (1932) Brit. J. exp. Pathol. 13, 132.

Ni, T. G.: (1934) Trans. 9th Congress, F.E.A.T.M. (2), 645.

Osborne, T. B. & Mendel, L. B.: (1914) J. biol. Chem., 17, 325.

Osborne, T. B. & Mendel, L. B.: (1915) Ibid, 20, 351.

Osborne, T. B. & Mendel, L. B.: (1916) Ibid, 25, 1.

Platt, B. S. & Lu, G. D.: (1934) Trans. 9th Congress, F.E.A.T.M. (2), 605.

Plimmer, R.H.A. & Rosedale, J. L.: (1925) Biochem. J., 14, 1004.

Read, B. E.: (1931) "Chinese Materia Medica, Animal Drugs", Peiping.

Van Slyke, D. D.: (1911a) J. biol. Chem., 9, 185.

Van Slyke, D. D.: (1911b) Ibid, 10, 15.

Van Slyke, D. D.: (1912) Ibid, 12, 275.

第二十五卷第十二期　　消化性之化性急性其及治療 醫
學

Assoc. of Official Agricultural Chemists: (1930) Official methods of analysis
2nd ed. Washington, D.C.

Bergeim, S. R.: (1909) J. biol. chem. 6 582.

Gori (?) & Enselcelun (?) (?) 生理學實驗 地方化 商務 本 市 (?)

Engerstrom, P., Sacher, W. S., Tho (?) in, P. Mipo (?) 4 th. 4 th. (1932) 及
Clin. Invest. 10 591.

Grassmann, T. H.: (1898) Z. physiol. chem. 105 4

Kramer, B. & Tisdall, F. F.: (1921) J. biol. chem. 47 475.

Sacharow, J. (?)

Sacharow (?) (?) (1932) J. biol. 46 (?) 及 (?) (?) (?) (?) (?) (?)

Morris, N., Benson (?) (?) (?) (?)

Wu, T. G.: (1884) Trans. 9th Congress, F.E.A.T.M. (43) 342.

Osborne, T. B. & Harris (?) 生理學 (?)

TTP (?) OXALTP (?)

Van Slyke D. D.: (1919) J. biol. 39 (?) (?) (?) (?)

Fm (?) Fm (?) (1911) Bull. 10 (?)

消化性潰瘍之急性穿破 *

黃　家　駟　　顧　愷　時
（國立上海醫學院外科系）

消化性潰瘍之急性穿破爲一嚴重腹疾;不獨施行手術之外科醫師對此感覺興趣,內科醫師亦然,蓋此症常由內科醫師先行診視,而早期診斷亦惟其是賴. 惟關於本題之文獻極多,本報告又無新發見,此文似爲多餘. 但現時本症之死亡率仍高,且對於治療方法尚無一致主張,故以中國病例（此種報告爲數不多）作臨床研究,或可獲一正當解決.

考查紅十字會第一醫院之紀錄,發見自1935年至現時爲止之四年半期內,曾有消化性潰瘍之穿破39例. 同時期內因患消化性潰瘍入院之病人共144名. 全數消化性潰瘍病例中,穿破者占百分之27.1. 1923年 Speck (1) 考查一切已有報告之病例後,謂患消化性潰瘍之病人中發生穿破者占百分之10. Eliason 及 Ebeling (2) 於 1934年查得729例消化性潰瘍中穿破者有74例,卽

*民國廿八年五月十八日黃家駟醫師在中華醫學會上海支會用英語演講.

百分之 10.2. 張氏與張氏(3)於 1937 年在北平協和醫學院發見 355 例經證實之消化性潰瘍中穿破者有 37 例,即百分之 10.4. 然 Thompson (4)於 1936 年報告 1958 例消化性潰瘍病例中,穿破者多至百分之 19.6.

性別年齡及職業

消化性潰瘍之穿破男子患者較女子爲多,此爲早已知悉之事實. 於一多數病例之報告中無一女性者,不乏其例. 按文獻中 6,931 例,男性占 6,677 而女性祇 254. 女性患者之百分率自 0 至 26.9 不等,平均爲 3.6. 本院曾有男性 35 人女性 4 人,後者之百分率爲 10.3(第一表).

多數病例之年齡在 30 與 50 之間. 由文獻中所得報告,最普通之年齡組爲 30 至 40,其次爲 40 至 50,再次爲 20 至 30. 發生於嬰孩及老年者極少,然 Butka (5)曾報告生甫四日之嬰孩患穿破消化性潰瘍者一例,及 Hinton (6)報告 80 齡男子一例. 本院最普通之年齡組爲 20 至 30. 因病例不多,不能作何斷語. 然可注意者第二表中 20 至 30 歲爲最多年齡組者僅協和醫學院張氏 (7)之一報告而該報告爲中國所僅有者(第二表). 第一圖示本報告與張氏報告相似之處及吾等與外國所收集者之不同點.

39 例中有 24 例經註明職業. 4 女性病人咸爲家婦. 20 性中,13 名屬勞働階級如黃包車夫,侍役,廚子等. 此種結果與 Shawen, Fallies, Thompson, 張氏及其他作者所觀察者相符.

穿　破　地　位

有 8 例經確定在十二指腸,3 例在胃部. 其餘 26 例在幽門. 幽門胃側與十二指腸側之天然界線爲幽門靜脈. 如有發炎反

應;幽門靜脈卽不淸斷,因此分別爲難,甚至不可能. 吾等所紀錄
之病例中祇一例不在前面.

第 一 表

作　者	男　性		女　性	
	數　目	百 分 率	數　目	百 分 率
Eliason 及 Ebeling (2)	73	98.7	1	1.3
James 及 Matheson(8)	63	84.0	12	16.0
Black (9)	50	100.0	0	0
Brown (10)	95	95.0	5	5.0
Graves (11)	4399	99.9	3	0.1
Sallick (12)	74	100.0	0	0
Fallis (13)	97	97.0	3	3.0
Shawen (14)	223	98.2	4	1.8
Thompson (4)	471	94.2	29	5.8
Moynihan (15)	471	73.1	174	26.9
Graham (16)	46	90.2	5	9.8
Judin (17)	417	97.9	9	2.1
Chang (7)	36	97.3	1	2.3
McCreery (1)	162	65.3	8	4.7
總數(6,931例)	6677	96.4	254	3.6
紅十字會第一醫院	35	89.7	4	10.3

臨 診 情 況

穿破消化性潰瘍之特殊徵候爲內外科醫師所熟悉,故無重
述之必要. 39病例中有34例在施行手術前診斷確實. 其他5
例,2例斷爲急性闌尾炎,其餘3例爲瀰漫性腹膜炎,異位妊娠及
尿留滯.

第 二 表

作　者	10以下	11—20	21—30	31—40	41—50	51—60	61—70	71—80	80以上
Eliason 及 Ebeling(2)	0	4	12	21	18	7	7	2	0
Brown (10)	0	2	26	27	17	17	7	0	0
Shawen (14)	0	5	61	82	54	22	3	0	0
Sallick (12)	0	1	16	26	17	10	4	0	0
Fallis (13)	0	3	8	36	26	14	3	0	0
Thompson (4)	0	10	85	131	131	79	40	22	3
Judin (17)	0	11	84	106	43	17	7	2	0
Chang (7)	0	1	15	9	7	1	0	0	0
McCreery (18)	0	3	37	40	34	33	12	2	1
總敷 (1,474例)	0	40	324	478	357	200	83	28	4
紅十字會第一醫院	0	3	16	14	6	0	0	0	0

第一圖　各年齡組中病例之百分率

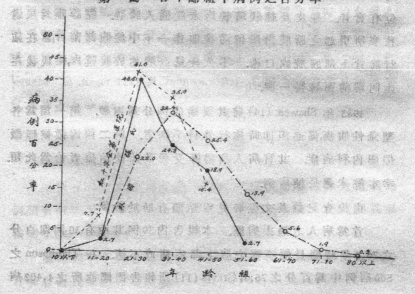

各作者曾報告誤認穿破消化性潰瘍爲急性闌尾炎之例. Eliason 及 Ebeling (1) 之74例穿破消化性潰瘍中有此錯誤者8例, Brown (10) 之100例中則有 7 例, Sallick (12) 之74例中有 4 例. 多數病例在幽門部穿破,腸系膜之附著向右側傾斜致胃部容物多向右下象限集合,此數點足以解釋徵候所以在闌尾部位最爲顯著之故.

腹膜炎爲穿破消化性潰瘍症狀之一,但病人於腹膜炎已成熟始就診者,有時亦爲唯一可能的診斷法.

斷爲異位妊娠之一例,病人呈腹膜刺激及休克徵兆,并由子宮頸排出深黑血液.

誤認穿破消化性潰瘍爲急性尿留滯一例頗饒興趣. 病人爲男性,39歲,因患36小時之尿留滯入院求治. 此症發生前在臍部祗感暫期腹痛. 施行導尿術無效後,經介紹來院治療. 進院時病人恥骨上部膨脹,叩診時自恥骨上部直至臍下約兩指闊部位有實音. 橡皮及絲狀導管均未能插入膀胱. 經診斷爲尿道狹窄所引起之膀胱內尿留滯後,卽作一下中線腹部割口,意在施行恥骨上部膀胱成口術. 不久發見液體集於腹膜內,探視後在幽門環前面尋得一洞.

1933 年 Shawen (14) 將其誤斷病例分爲兩類. 第一類爲各型急性腹疾,係必須卽時施行外科手術者. 第二類因徵候輕微似屬內科病症. 其實病人與醫師受愚致貽誤治療者恰爲此類. 幸本院未遇是種病例.

由檢查記錄及文獻發見兩點頗有助於診斷:

首爲病人之過去病歷. 本報告內39例,其中有30例卽百分之76.9呈時間長短不等之腹上部疼痛或不適. 在 Thompson 之500病例中爲百分之76.1,Graves (11) 所報告德國診所之4,402病

例中則為百分之90.

謂多數急性穿破消化性潰瘍缺乏過去病歷既係錯誤見解，稱正當醫療將阻止穿破亦無統計根據。1931年Hinton(6)及1936年Vale與Cameron(19)各報告在醫院治療期內發見消化性潰瘍之穿破6例。1934年Ebeling(2)報告曾受治療之穿破消化性潰瘍27例中亦有相似者1例。本院新近治療一例足以顯示此點。

一46齡男子初因消化性潰瘍入院治療，腹上部疼痛已有18年之病歷，大都發生於食後一兩小時。愛克斯光學研究顯示幽門部潰瘍兼不完全的阻塞。奚皮氏治療法(Sippy Regime)及臥床休息未能減輕病人痛楚。重複施行胃部灌洗乃獲良好結果。留病室內受積極治療一星期，病人於某日午夜三時突患急性腹痛，經診斷為消化性潰瘍之急性穿破，復藉手術證實。

第二點有助於診斷者為腹膜積氣之存在。多數消化性潰瘍之穿破病例可作臨床診斷，但於難斷病例尋得腹膜積氣實有不可否認之價值。在本診所中，於不能作準確診斷時始令病人受愛克斯光檢查，該種病人之膈膜及肝間必現一層空氣膜。以愛克斯光驗查為例行手續之診所中，據Finsterbush與Grass (20)，Vaughan與Singer (21)及Johnson (22)之報告，病例中呈腹膜積氣者約占百分之85.

手　術

至於外科手術，單獨施行閉合或閉合與潰瘍截除兼施者23例，閉合輔以腸胃吻合術者8例，部份胃截除術者4例，幽門成形術者1例。

現時關於手術治療之爭點為以下三種方法.即單純閉合，腸胃吻合術及部份胃截除術。

　　對於治療穿破消化性潰瘍主張採用部份胃截除術者,謂病例中約有百分之30患多性潰瘍. 較簡單之方法常使徵候稽留或穿破復發. 1937年Lewisohn (23)報告急性穿破經縫合後之頑固性十二指腸潰瘍病例四則,此數均需續行部份截除術. 1938年Cable (24)查得彼之病例中無徵候者祗百分之19.5,其餘非慢性病廢卽需續行手術者. 穿破復發病例各作者如 Brown (10), Pearse (25), Black (9), James 及 Matteson (8) 等皆有報告. 彼等幷發見胃截除術在急性穿破時施行較易,且在有經驗之醫師手中死亡率祗百分之 5 (Graves).

　　主張採用腸胃吻合術者,謂多數穿破係在幽門部,因瘢痕形成該部易於阻塞,且閉合手術將潰瘍邊緣內翻,必使情形更趨惡化. 於發生穿破時施行腸胃吻合術可省却多數續行手術.

　　贊成行單純閉合者認消化性潰瘍之穿破爲外科急病. 能適合此種情形之極簡單方法自爲最佳外科手術. 至是否需要續行手術關係較輕. 分析晚近手術結果,單純閉合並不遜於其他方法. White 與 Patterson (26)於研究若干作者之統計後,估計患急性穿破受單純閉合手術治愈之病人,每百人中無徵候者約占 60 至 65 人,需續受手術者約 10 至 15 人,其餘 25 人如對飲食及普通活動相當小心,亦不致發生任何變故. 據 Sallick (12)觀察,顯受阻塞之病例在穿破閉合後故意不作腸胃吻合術,幽門並無受影響者. 此種事實已由 Stewart 及 Barber (27) 對於犬之實驗工作予以證實. 就大體言,本診所主張採用單純閉合,遇特殊病例有時亦施行較積極之方法.

　　關於治療方法之另一爭點爲排液問題. 因穿破後致死之主要原由爲腹膜炎,致有外科醫師多人實行腹膜內排液法. 1923年 Guthrie (28)曾將調查表寄美國全體外科醫師,有 101 人稱彼

等對於一切病例均施行排液. 有 5 人常行該法,18人偶爾用之,祗13人從未施行. 但晚近臨診及實驗工作證明插入之排液物祗對極有限區域有效,因周圍極速生成粘連物,且腹膜若無體外物頗能抗拒感染. Eliason 及North(28) 所作死亡統計明確顯示腹膜內排液之不良影響（第三表）. 悉受排液之病例幷於穿破初起後12小時內卽受手術者其死亡率爲百分之21.8,常受排液之病例則減至百分之13,惟晚期病例始受排液者死亡率祗百分之7.4. 本診所中,經施手術之36病例祗 2 例行腹膜排液法,其中一人死亡.

死 亡 率

大組病例之死亡統計低者有 Black (9) 所報告74例之百分之 8,高者有 Eliason 與 Ebeling (2) 所報告同數百分之 45.9. 後兩人所集 5,061 病例中平均死亡率爲百分之23.9. 本調查中死亡者共11人,是以死亡率爲百分之30.8. 兩例於瀕死時始入醫院,其中一人於受手術前卽死亡,另一人死於探察時. 經施行手術之36病例中死亡者 9 人,手術死亡率爲百分之25.

第 三 表

對於一切病例均行排液之外科醫師的死亡統計

作　者	病 例 數 目	12小時以下之死亡率
Brown	100	百分之 28.0
Starbuck	88	13.0
William 及 Walsh	158	20.0
Eliason 及 Ebeling	74	26.0
總　計	420	21.8

常行排流之外科醫師的死亡統計

McCreery	25	百分之　6.0
Corvose	106	20.0
Bryce	154	10.0
總　數	585	13.0

祇對晚期病例施行排流的外科醫師的死亡統計

Semb	166	百分之　8.0
White & Patterson	79	6.0
Gibson	123	12.0
Gilmour & Saint	64	2.0
Bager	88	9.0
總　數	520	7.4

　　病人之年齡及普通狀況,外科醫師之技術,手術後之護理方法,以及其他種種因素對於結果咸有影響,惟與豫後最有關係者爲施行手術前之病期及手術方法,前一因素尤關緊要.

第　四　表

作　者	0—6小時		7—12小時		13—24小時		25—48小時		48小時以上	
	病例	死亡率	病例	死亡率	病例	死亡率	病例	死亡率	病例	死亡率
Eliason (2)	319	7.5	163	23.9	319	35.4	40	67.5	55	66.0
Chang (7)	8	0	13	46.1	7	28.6	4	75.0	5	40.0
Fallis (16)	47	6.4	28	21.4	10	50.0	7	71.4	0	
Shawen (14)	103	10.6	68	16.1	36	50.0	18	72.0	0	
紅十字會第一醫院	24	9.9	8	33.3	3	33.3	6	100.0	3	0

　　第四表示穿破初起至施行手術時之期間增加,則死亡率亦隨之上升.手術行於6小時內,死亡率自0至10.6不等;行於7至12小時,自16.1至46.1;13至24小時,28.6至50;25至48小時,

67.5至100. 吾等之紀錄與其他調查頗相符合. 有一點頗饒與趣,卽在48小時以上各調查中之死亡率均見低落,尤以吾等之記錄爲然. 48小時後受手術之3病人中無一死亡者. 此或因該項晚期病例病情較輕,且感染已大部消退.

至於死亡率與外科手術之關係,應以最審愼態度分析之. 第五表所列數個報告,死亡率以單純閉合爲最高,本院結果亦然. 單純閉合之死亡率爲26.1,腸胃吻合術爲12.5,部分截除術爲25. 讀者須知幾在每一診所中,較積極之方法係施諸早期病例,一切重病咸以單純閉合法應付之. 苟將單純閉合法施諸一切病例死亡率自必較低.

第　五　表

作　　者	單純閉合法		腸胃吻合術		胃截除術	
	病　例	死亡率	病　例	死亡率	病　例	死亡率
White及Patterson (26)	53	19.0	26	27.0	0	
Guthries及Sharer(29)	78	20.8	4	50.0	0	
Shawen (14)	340	26.8	24	20.8	0	
Judin (17)	50	44.2	35	14.3	331	7.8
Chang (7)	15	33.3	16	43.7	0	
McCreery (18)	129	14.7	12	0	1	0
紅十字會第一醫院	23	26.1	8	12.5	4	25.0

關於本調查中之實際死亡原因,於手術後8小時內死亡者有4例. 謂其因受手術休克致死大概不致錯誤. 此數例皆用單純閉合法,惟穿破期在24至48小時之間,爲死亡率最高之時期. 有2病人死於第三日;其中一人旋患枝氣管肺炎幷由此倂發症致死,另一病人(男性,45歲)自受手術後即有高熱,心動過速及完全尿閉. 此人必患尿毒症而死,但吾等無試驗結果足資證明.

有一受部份胃截除術之病人於第四日患瀰漫性腹膜炎而死.
受 Finney 氏幽門成形術之病人在手術後早期經過殊佳,但於第
八日突由直腸排出多量血液,旋卽死亡. 同一病人患穿破與出
血者爲稀有之例,但 1934 年 James 與 Matheson (8) 曾報告此項病例
四則:有二病人患十二指腸潰瘍之穿破,施行單純閉合術後復患
胃潰瘍出血,其中一人發生於手術後第 10 日,另一人則在第 24 日.
其餘二病人,出血及穿破均在同一潰瘍. 因未舉行屍體檢驗,吾
等所遇病例之出血起原不得而知. 末後一例發生腹部創傷破
裂及腸曲壞死,於手術後 12 日死亡.

摘 要

考查最近四年半中紅十字會第一醫院之紀錄,發見在 144 例
消化性潰瘍中穿破者共 39 例,卽全數百分之 27.1.

男性病人 35 名,女性 4 名.

20 至 30 歲爲最普通之年齡組,較之外國統計輕十歲.

至於職業,多數病人屬於勞働階級.

經診斷確實胃部穿破者 3 例,十二指腸穿破者 8 例. 有 26
例在幽門穿破,但未悉準確地位.

39 例中有 34 例呈明顯之穿破消化性潰瘍現象,均在施行手
術前診斷確實. 其他 5 例,2 例經診斷爲急性闌尾炎,其餘爲瀰
漫性腹膜炎,異位妊娠及急性尿留滯.

胃病病歷及膜腹積氣之存在對於診斷具有確實價值.

單純閉合爲宜於提倡之手術,較積極之方法祇可施於少數
病例.

本調查中手術死亡率爲百分之 25. 4 例由手術休克致死.
由枝氣管肺炎,尿毒症,瀰漫性腹膜炎,潰瘍出血及創傷破裂致死

者各一例．穿破初起與施行手術時之間期經發見有重大關係．

ACUTE PERFORATION OF PEPTIC ULCER

C. S. HUANG AND K. S. KOO.

Department of Surgery, National Medical College of Shanghai

A review of the records of the First Hospital of the Red Cross Society of China of the last four and half years revealed that among the 144 cases of peptic ulcer seen, 39 were perforated, an incidence of 27.1%. There were 35 males and 4 females who had perforated peptic ulcer. The third decade was the most frequent age group— a decade earlier than the statistics of foreign countries. As to occupation, the majority of sufferers belonged to the laboring class.

Three of the perforations were definitely gastric and 8 duodenal. In 26 cases, it were situated on the pylorus without being more accurately located.

Thirty-four of the 29 cases presented a typical picture of perforated peptic ulcer and they were correctly diagnosed before operation. Two of the other 5 cases were diagnosed as acute appendicitis, and the remaining three as diffuse pritonitis, ectopic gestation and acute retention of urine. The past history of gastric disturbance and the presence of pneumoperitoneum were found to have definite diagnostic value.

Simple closure is the procedure to be recommended. More radical procedures are to be done in selected cases only. The operative mortality of this series was 25%. The interval between the onset of the perforation and the operation is found to be of paramount importance.

文　獻

1. *Speck, W.:* Zur Klinik und Pathologie der in die frie Bauchhöle Perforierten Magen-und Duodenalgeschewure. Brim's Beitr. Z Klini. Chir. 129:537, 1923.

2. *Eliason, E. L. & Ebeling, W. W.:* Catastrophes of Peptic Ulcer. Amer. Jour. Surg. 24:63, 1934.

3. *Chang, H. C. & Chang, F. C.:* A Study of 355 Cases of Peptic Ulcer. Chinese Med. Jour. 52:143, 1937.

4. *Thompson, H. L.:* Acute Perforation of Peptic Ulcer, An Evaluation of Diagnostic Symptoms and Signs. Calif. & West Med. 44:469, 1936.

5. *Butka, H. E.:* Ruptured Gastric Ulcer in Infancy. Jour. Amer. Med. Assoc. 89:198, 1927.

6. *Hinton, J. W.:* Acute Perforated Ulcer of the Stomach & Duodenum Cases. Chinese Med. Jour. 52:161, 1937.

7. *Chang, C. C.:* Acute Perforated Peptic Ulcer, An Analysis of 37 Operated Cases. Chinese Med. Jour. 52:61, 1937.

8. *James, T. G. I. & Matheson, N. M.:* Acute Perforation of Peptic Ulcers. Lancet 1:945, 1934.

9. *Black, J. M.:* Perforated Gastric & Duodenal Ulcer. Brit. Med. Jour. 2:290, 1933.

10. *Brown, H. P. J.:* Perforated Gastric & Duodenal Ulcer. Ann. Surg. 89:209, 1929.

11. *Graves, A. M.:* Perforated Peptic Ulcer In German Clinics; and Analysis of 4,402 Cases. Ann. Surg. 98:197, 1933.

12. *Sallick, M. A.:* Late Results in Acute Perforated Peptic Ulcer Treated by Simple Closure. Ann. Surg. 104:853, 1936.

13. *Fallis, L. S.:* Perforated Peptic Uler. Amer. Jour. Surg. 41:427, 1938.

14. *Shawen, H. K.:* Acute Perforated Ulcer. Ann. Surg. 98:210, 1933.

15. *Moynihan, B. G. A.:* On Duodenal Ulcer and Its Surgical Treatment. Lancet 2:1, 656, 1901.

16. *Graham, R. R.:* The Treatment of Perforated Duodenal Ulcers. Surg. Gynecol. & Obstet. 64:235, 1937.

17. *Judin, S. S.:* Partial Gastrectomy in Acute Perforated Peptic Ulcer. Surg. Gynecol. & Obstet. 64:63, 1937.

18. *McCreery, J. A.:* Perforated Gastric and Duodenal Ulcer. Ann. Surg. 107:350, 1938.

19. *Vale, C. F. & Cameron, D. A.:* Gastric and Duodenal Perforation During Hospital Treatment. Ann. Surg. 103:353, 1936.

20. *Finsterbusch, R. & Grass, F.:* Der Wert des frühzeitigen roentgenologis-chen Nachweises des spontanen Pneumoperitoneum bei Perforeintem Magengeschwür und Sonstigen Erkrankungen. des Verdauungstrakts. Acta Radiologica 13:567, 1932.

21. *Vaughan, R. T. & Singer, A. A.:* Further Observations on the Value of Radiology in the Diagnosis of Perforated Peptic Ulcer. Amer. Jour. Surg. 21:392, 1933.

22. *Johnson, S. E.:* The Frequency of Air under the Diaphragm in Per-forated Gastric and Duodenal Ulcers. Jour. Amer. Med. Assoc. 108:295, 1937.

23. *Lewisohn, R.:* Persistence of Duodenal Ulcers after Suture of an Acute Perforation. Surg., Gynecol. & Obstet. 64:172, 1937.

24. *Cable, J. V.:* Late Results of Surgical Treatment of Perforated Peptic Ulcer. Brit. Med. Jour. 2:403, 1938.

25. *Pearse, H. E. Jr.:* Recurrent Perforation of Peptic Ulcers. Ann. Surg. 96:192, 1932.

26. *White, W. C. & Patterson, H. A.:* Late Results of Simple Suture in Acute Perforation of Duodenal Ulcers. Ann. Surg. 94:242, 1931.

27. *Stewart, G. D. & Barber, W. H.:* Acute Perforated Ulcer of the Stomach or Duodenum. Ann. Surg. 75:349, 1922.

28. *Guthrie, D.:* Quoted by Eliason, E. L & North, J. P.: Drainage of the Abdominal Cavity in Operations for Perforated Peptic Ulcer. Ann. Surg. 105:507, 1937.

調　查

杭州絲狀蟲病及其傳播者(蚊類)之調查

陳　超　常

（熱帶病研究所病理部）

絲狀蟲病(Filariasis)爲吾國重要地方病之一,分佈廣汎幾遍全國,而揚子江及珠江流域各省浸淫尤爲濃厚,自1898年Sir Patrick Manson氏於吾國廈門發見Culex fatigans爲班克羅夫氏絲狀蟲之傳播者,自此以後,蚊類與絲狀蟲之關係,漸爲學者所注意,而從事研究蚊類傳播絲狀蟲之問題,亦漸漸增多.

1900年James氏於印度證明Anopheles rossü蚊爲印度絲狀蟲之傳播者,1901年Annett et al氏於西阿菲利加(Nigeria)證明爲Anopheles Costalis,同年Daniels氏於中阿菲利加證明爲Taeniorrhynchus Uniformis, Manson-Bahr (1929)於日本證明爲Aedes togoi, Yamada氏（1925—27)於日本證明爲Culex pipiens Var. pallens, C. tipuliformis, C. whitmorei, Anopheles hyrcanus Var. Sinensis等.

吾國已確定可爲班克羅夫氏絲狀蟲之傳播者,則有Lee (1926)於江蘇省清江浦一帶證明之Culex pipiens,馮蘭洲氏(1931)

於上海吳淞證明之 Anopheles hyrcanus Var. Sinensis, Hu & Yen (1933) 於上海以實驗證明之 Culex pipiens Var. pallens, 及最近 Jackson 氏 (1932—35) 於香港證明之 Anopheles minimus, A. jeyporiensis, A. maculatus, A. hyrcanus 及 Culex fatigans 等.

杭州爲瘧疾盛行之區域,在夏秋二季蚊類極爲猖獗,其與絲狀蟲之關係,未有報告,余於本年六月至九月,四個月間,於杭州西湖區蚊類自然感染絲狀蟲之剖檢;剖檢結果,於 Anopheles hyrcanus Var. Sinensis 及 Culex fatigans 蚊體內檢出各時期之絲狀蟲仔蟲,同時於人體末梢血液內證明之,於是杭州之蚊類,其具有傳播絲狀蟲之作用,則初次爲吾人所認識矣.

一. 蚊類自然感染絲狀蟲之剖檢

杭州西湖區,在夏秋二季發生之蚊類,比較普通者,爲 Anopheles hyrcanus Var. Sinens (Wied.), Mansonia (M.) uniformis (Theobald), Aedes albopictus (Skuse), Culex fuscana (Wied), C. Varax (Edwards), C. pipiens Var. Var. pallens (Coquillett), C. fatigans (Wied), C. Vishnui (Theobold), C. tritaeniorrhyuchus (Giles) 等. 余此次所剖檢之蚊,於岳坟,青石橋,玉泉附近金沙港一帶居民屋內探得,計有:Anopheles hyrcanus Var. Sinensis, Mansonia (M) uniformis, Culex fatigans, C. pipiens Var. pallens, Aedles Albopictus 等五種. 剖檢結果,於 528 隻 Anopheles hyrcanus Var. Sinensis 體內,檢出自然感染絲狀蟲仔蟲者 34 隻,約占 6.5%;於 Culex fatigans 214 隻中,檢出自然感染絲狀蟲仔蟲者 3 隻,約占 1.4%,見第一表:

第一表

月	種　類	剖檢數目	感染數目	百分率
六 月	Anopheles hyrcanus var. sinensis	48	4	8.33
	Mansonia (M.) uniformis	4	—	—
	Culex pipiens var. pallens	66	—	—
	Culex fatigans	51	—	—
	Aedes albopictus	95	—	—
七 月	Anopheles hyrcanus var. sinensis	93	8	8.60
	Mansonia (M.) uniformis	16	—	—
	Culex pipiens var. pallens	40	—	—
	Culex fatigans	82	—	—
	Aedes albopictus	24	—	—
八 月	Anopheles hyrcanus var. sinensis	130	17	13.0
	Mansonia (M.) uniformis	21	—	—
	Culex pipiens var. pallens	30	—	—
	Culex fatigans	46	2	4.34
	Aedes albopictus	72	—	—
九 月	Anopheles hyrcanus var. sinensis	257	5	1.94
	Mansonia (M.) uniformis	19	—	—
	Culex pipiens var. pallens	22	—	—
	Culex fatigans	35	1	2.85
	Aedes albopictus	43	—	—

此次於 Anopheles hyrcanus Var. Sinensis 蚊體檢出之班克羅夫絲狀蟲仔蟲 (Microfilaria bancrofti) 共34條,由體腔及後胸部肌內檢出 3 條,爲幼稚之第一期至第二期仔蟲,於中胸肌內檢出17條爲第二期至第三期仔蟲,於頭部肌內檢出者計14條,爲第四期成熟仔蟲;當此期仔蟲檢出時,運動活潑,體纖細如絲狀,最長者達

1.9 mm,平均體長爲 1.68 mm, × 22 n,於 26—28°c 室溫,生理食鹽水中,可生活 3—5 小時,而於 Culex fatigans 蚊胸肌內檢出之絲狀蟲仔蟲,爲第二期至第三期之未成熟仔蟲,於是,可證明杭州之 Anopheles hyrcanus Var. Sinensis 蚊對於絲狀蟲仔蟲自然感染能獲得全發育,而於 Culex fatigans 蚊則僅能認出其一部分之發育.

二. 人體末梢血液內絲狀蟲仔蟲之檢查

　　人體末梢血液內絲狀蟲仔蟲之檢查,於絲狀蟲病之流行學上,極爲重要,蓋絲狀蟲保蟲宿主之存在,予蚊類以自然感染絲狀蟲仔蟲及其傳播之機會,故絲狀蟲保蟲宿主之檢查,可證明絲狀蟲之種類,及其浸淫之程度. 余此次於岳坟東山,玉泉附近,青石橋,古蕩,及金沙港一帶居民末梢血液內絲狀蟲仔蟲之檢查,於 23 例中,檢出班克羅夫氏絲狀蟲仔蟲三例,馬來絲狀蟲仔蟲(Microfilaria malayi) * 一例,見第二表:

第 二 表

地 址	檢查人數	絲 狀 蟲 仔 蟲 種 類	
		Microfilaria bancrofti	Microfilaria malayi
岳坟東山	5	1	
玉泉附近	12		1
青石橋	3		
古 蕩	2	2	1
金沙港	1		

　　* 馬來絲狀蟲仔蟲 Microfilaria malayi 爲 1927 年 Brug 氏於印度加爾加答第七屆遠東熱帶病學席上所報告之一種新絲狀蟲仔蟲,氏於馬來 Archipelago 地方,在人體末梢血液內發見,因而命名爲馬來絲狀蟲,1929 年 Korke 氏於印度中部人體末梢血液內檢

中国近现代中医药期刊续编·第一辑

出相似之仔蟲,最近 Iyengar 氏 (1932) 於印度 Travancore 北部亦檢出一種絲狀蟲仔蟲,其形態與馬來絲狀蟲仔蟲,極為相似云.

吾國馬來絲狀蟲仔蟲為 1933 年馮蘭洲氏於浙江省吳興縣人體末梢血液內首次檢出;此後其他各地,仍未有發見報告. 余此次於古蕩檢出之一例,為古蕩居民之僱工,其原籍為本省之德清縣,係一年前來杭,因其不為杭州本地籍,故不敢證明其為杭州絲狀蟲病之病因.

結　　論

1. 此次剖檢之蚊,係本年六月至九月間於西湖區之岳坟東山玉泉附近,青石橋,及金沙港一帶居民屋內探得.

2. 於中華按那斐雷蚊 Anopheles hyrcanus Var. Sineneis 體內檢出自然感染絲狀蟲仔蟲,約占 6.5%. 內 14 條為絲狀蟲成熟仔蟲,由蚊之頭部肌內檢出.

3. 於庫雷蚊 Culex fatigans 胸肌內檢出早期未成熟絲狀蟲仔蟲,約占 1.4%.

3. 中華按那斐雷蚊頭部檢出之成熟絲狀蟲仔蟲,可證明其為杭州班克羅夫氏絲狀蟲仔蟲自然感染及其傳播者.

5. 於 23 例人體末梢血液內之檢查,檢出班克羅夫絲狀蟲仔蟲三例,及馬來絲狀蟲仔蟲 Microfilaria malayi 一例.

6. 根據蚊類自然感染絲狀蟲仔蟲及人體末梢血液內之證明,則杭州之絲狀蟲病當可認為地方病性之疾患.

醫史特輯

中國結核病史

李 濤

據考古家之研究,化石與煤內均曾發見結核菌,Bartels 氏謂新石器時代之原人(約公元前五千年)即有患脊椎炎者,是此種生物之存在遠在人類有史以前明矣. 更就古代文獻以推究,公元前2250年哈漠拉比制定之法典已有癆病之暗示,公元前1500年印度人所著之讚頌明論已述及癆病,同時所著之埃及紙草文 (Ebers papyrus)內亦有瘰癧. 可見此病在古代民族之普遍存在也. 然聖經上則無結核病任何症狀之記載,此或因希伯來人患結核病者較少之故歟.

中國人現今患結核病者極為普遍,據 1925 年 Korus 用結核素試驗204北京人,得知呈陽性反應者約30%,1934年賴,高,陳三醫師試驗上海人,呈陽性者得 60%,Anderson 氏於 1934年在成都試驗學生,呈陽性者得87.2%,1936年 Davis 氏試驗香港寄居之中國人,呈陽性者約 93.1%. 由此可知結核病在中國之普遍存在.

然中國在上古時有無結核病乎? 此有待於古病理學家 (Paleopathologist) 之研究,一時尚難解答. 結核菌首先侵犯人體

軟部,繼侵犯骨骼，而骨中又以椎骨最易被害（約佔26%），因之發生脊椎炎以致成爲駝背或稱僂背. G. E. Smith 氏曾發見公元前十世紀之埃及木乃伊患脊椎炎. 中國文獻所記之病例,尤早於此. 荀子稱："傳說（生於公元前十三世紀）如植鰭". 孫卿曰："周公（公元前十一世紀）僂背". 縠良傳亦稱"曹公子手僂". 由此可假定傳說,周公爲我國患駝背最早之人. 然此種記載較爲簡略,降至莊子,其所描述孟子(公元前372—289)之僂背極爲逼眞,如稱「子輿病曲僂,頤隱於齊,肩高於頂」是爲極著明之駝背無疑,此種駝背之原因大致皆爲結核菌所致.

中國醫學文獻上對於骨結核之記載亦甚早,例如巢氏病源所記之附骨疽對於骨結核易發部位症狀敍述綦詳. 其後竇漢卿瘡瘍全書更進一步謂附骨疽與瘰癧同源. 其說曰:

「夫附骨癰者,卽貼骨癰也,皆附骨貼肉而生,字雖殊而病則一. 此證之發,因盛暑身熱,賊風入於骨節,與熱相搏,復遇冷濕所折,或居勞太過,兩足下水,或坐臥濕地,身體虛弱而受寒邪,致風熱伏結壅遏附骨成疽,著大骨節間. 其急者身不得動,按之應骨痛. 經日便覺皮肉生急,洪洪如肥狀. 其緩者一點酸疼,漸長大行步艱難以致骨肉不相續,若失治,令身成膿不潰,至死身變青黯但痛. 按之至骨,久則結腫,卽成瘰癧. 其附骨疽久而卽腫結膿,以此爲異」;

腺結核與痔瘻

結核菌所致之軟部疾病最易引起人之注意者爲淋巴腺結核,其中尤以瘰癧 (Scrofula) 爲著明. 山海經稱:「脫扈之山植豬之草,可以已癭」淮南子稱:「狸頭已瘕,鷄頭已瘻」. 瘕瘻卽今之頸腺結核也.

　　至於醫學文獻上記載頸腺結核者當首推張仲景金匱要略，稱"馬刀俠癭者皆爲勞得之"，後人註謂俠癭在頸，馬刀在腋，卽瘰癧也. 巢氏病源記有九瘻，乃按頸腺結核之形狀以區分. 崔氏別錄，更進一步謂瘰癧與肺癆同源，其言曰："骨蒸病亦名傳尸，亦謂殗殜，亦稱伏連，亦曰無辜，……無問少長，多染此疾. 嬰孺之流，傳注更苦. 其爲狀也，髮乾而聳，或聚或分，或腹中有塊，或腦後近下兩邊有小結，多者乃至五六. 或夜臥盜汗，夢與鬼交通，雖目視分明，而四肢無力. 或上氣食少，漸就沉羸，縱延時日，終於溘盡".

　　清龔居中著痰火點雪乃專論肺癆之書，其稱肺癆爲痰火者，因癆病有痰有火也. 其中火病結核，卽指腺結核而言，不但認癆病與腺結核同源，且視爲將成癆症時預兆之一.

　　次就痔瘡而論，山海經中稱："天帝山有鳥，其狀鶉，黑文而赤翁，名曰櫟，食之已痔". 又"虎蛟可以爲痔". 莊子亦記有"舐痔者得車五乘之說". 按山海經題爲伯益著後人斷爲出於周秦間人之手，是我國在公元前四五世紀患瘻痔者已甚多，故已有種種治法. 醫學文獻中素問內亦論及瘻痔，惟語焉不詳，巢氏病源諸痔候中有五痔之說. 竇漢卿瘡瘍全書，更就痔之形狀分爲二十五痔. 然始終不知與肺癆病同源也.

肺 結 核

　　結核菌所致之病中，爲害最烈者莫如肺結核，然其症狀易與一般衰弱病相混，不若骨結核，腺結核及皮膚結核之易於鑑別，故我國最早文獻記載此病者不甚詳確. 例如素問稱："肺欬之狀，欬而喘息有音，甚則唾血". 此雖不足斷定肺咳確爲肺結核，但已明示肺結核所特具之症狀：咳嗽喘息，唾血等. 至於玉機

中国近现代中医药期刊续编·第一辑

真藏篇所載虛勞之證爲慢性衰弱諸病共有之現象,只能謂其近似肺結核,究非其特有之證也. 我國記載肺結核病例之最早文獻,當推史記扁鵲倉公傳:

"濟北王召意診脈諸女子侍者. 至女子豎,豎無病,臣意告永巷長曰豎傷脾,不可勞,法當春嘔血死. 臣意言王曰,才人女子豎何能. 王曰是好爲方,多技能,爲所是案法新,往年市之民所,四百七十萬,曹偶四人. 王曰,得毋有病乎? 臣意對曰豎病重,在死法中. 王召視之,其顏色不變,以爲不然,不賣諸侯所. 至春,豎奉劍從王之廁,王去,豎後,王令人召之,即仆於廁,嘔血死. 病得之流汗,流汗者同法,病內重,毛髮而色澤,脈不衰,此亦關內之病也.

由其年齡,顏色不變,流汗,脈不衰,久病,勞累,春日嘔血死等,足以證明所患確爲肺結核無疑. 更可知當時尚無勞病之名,故稱之曰傷脾,曰關內之病.

漢代醫書,難經只論虛損,金匱始標虛勞,是虛勞一詞,漢末始有人用之. 漢時瘵字實指中藥毒而言,與肺結核無關. 然虛勞云者乃各種慢性衰弱病之混稱,非專指肺結核而言.按勞病一辭,始見於印度經典,蓋取體液消耗,機能衰竭之意. 我國醫書上所記之虛勞,取義適相契合. 例如中藏經云:

"勞者勞於神氣,傷者傷於形容,飢飽過度則傷脾,思慮過度則傷心,色欲過度則傷腎,起居過度則傷肝,喜怒悲愁過度則傷肺. 又風寒暑濕則傷於外,飢飽勞役則敗於內,晝感之則病榮,夜感之則病衞,榮衞經行,內外交運,而各從其晝夜".

巢氏病源中有五勞六極七傷之說,亦統論所有衰弱病而言. 其中虛勞欬嗽及五蒸中之骨蒸,始漸將肺結核之症候,確切描述. 其後千金,外臺更演繹之,於是此病之認識漸清. 例如外臺引廣濟曰: "骨蒸肺氣,每至日晚即惡寒壯熱,頰色微赤,不能下食,日

"漸羸瘦". 其次救急之論骨蒸尤爲詳盡,其言曰: "漸漸瘦損,初著盜汗,盜汗以後,卽寒熱往來. 寒熱往來以後卽漸加欬欬後面色白,兩頰見赤,如臙脂色,團團如錢許大,左臥卽右出唇口非常鮮赤,若至鮮赤卽極重,十則七死三活. 若此以後加吐,吐後痢百無一生,不過一月死".

我國在唐代始稍能鑑別肺結核,然當時尙無一共認之名稱,故有骨蒸,傳尸,轉注,㾬瘧,伏連,無辜,肺痿等名. 至宋嚴用和濟生方始就有無傳染性以區別勞瘵與虛損,勞極,大約勞瘵乃專指肺結核而言也.

元葛乾孫著十藥神書,爲我國第一部肺勞專書,敍述瘵病之誘因,症狀及豫後等綦詳,其言曰: "萬病無如瘵證,最爲難治,蓋勞之由,因人之壯年,血氣完聚,精液充滿之際不能保養,性命酒色是貪,日夜耽慾,無有休息,以致耗散眞元,虛敗精液,則嘔血吐痰,以致骨蒸體熱,腎虛精竭,體弱形羸,面白頰紅,口乾咽燥,白濁,遺精盜汗,飲食艱難,氣力全無, 謂之火盛金衰. 重則半年而死,輕則一載而傾".

我國自漢以後,士大夫以柔弱相尙,如趙飛燕'碧紺色痰',衞玠'美如冠玉',一般人皆以爲美談. 故小說中所描寫才子佳人,恆以'多愁善病','弱不禁風'形容之,其實皆肺瘵之代表人物. 此無他不能早期診斷肺瘵,反以此等體質爲美故也. 肺瘵與咯血之關係,金匱要略中已論之. 其後戴思恭更指出欬血爲勞病之先兆. 故證治要訣稱:「熱壅於肺能欬血,久欬損肺亦能欬血,壅於肺者易治,不過涼之而已. 損於肺者難治,已久成勞也」. 李梴醫學入門更指出,「唾中紅絲乃是肺痿,難治」.

此後一般人皆視瘵症咳血爲不可治瘉之病,對之咸懷戒心,

故紅樓夢中紫鵑替黛玉倒痰盒發見痰中有血星嚇得驚叫道，"這還了得"黛玉因為自覺喉間有些甜腥，早自疑惑，聽見紫鵑在那裏驚詫，心中覺得八九分，不禁就"冷了半截"。由"這還了得"與"冷了半截"二語，足以表示一般人對於肺癆病之心情矣。

盜汗為肺結核主要症狀之一，內經之寢汗或即指此。金匱要略之虛勞證治中已稱：「男子平人脈虛弱細微者，喜盜汗也」。宋成無已明理論謂由陽虛所致。此後遂漸視盜汗為虛勞特有之證。

潮熱者，即輕微發燒是也。病源候論所稱之骨蒸，主要症候即為日晚發熱。其後更有潮熱之名。

其次喉結核所致之失音，古人亦視為診斷癆損之一證。危亦林得效方載：「虛損憔悴，氣血不足，失聲音」。此種失音為肺結核上行傳染於喉所致，乃毫無疑問者。

與肺癆併發之腸結核，中藏經中亦論及之，並視為患者必死之候。其言曰「病嗽而嘔，便滑不禁，脈弦弦欲絕者死」。其後醫書中所稱之脾腎瀉，五更瀉，雞鳴下痢，大約皆指腸結核而言。

癆病之原因，古人皆以為由於精神與體力過勞所致，故巢氏病源中載有五勞六極七傷之說。五勞者即志，思，憂，心，疲是也。六極者即氣，血，筋，骨，髓，精是也。七傷者則為肝，心，脾，肺，腎，骨，脈是也。此種勞損實包括一切衰弱病，對於勞病原因之解釋似無大補助。

素問記有注病，注者即自上注下病源無異，互相傳染之謂，然其所注為何，未能明言。巢氏病源內之屍注實包括結核病，然亦僅能指肺勞之能由屍體傳染成病，仍未明示所注之物。其後中藏經始有鬼氣之說，謂人之血氣衰弱，中於鬼氣，染而為疾，故曰傳

尸，其所謂鬼氣卽指病死之氣而言，是爲我國最古之勞病原因論。

至宋陳言三因方（公元1161—1174）始有瘵蟲之說，謂取下之瘵蟲，色紅者可救，青者不治。然此所謂蟲非眞蟲，乃瘀血，以其形似蟲因名之曰瘵蟲，遂視之爲瘵瘵之原因。

元朱震亨心法首倡臟中有蟲之說。然其意似謂蟲爲瘵瘵之結果，而非其原因。其言曰：

「勞瘵之證，非止一端，其始也未有不因氣體虛弱，勞傷心腎而得之，以心主血，腎主精，精竭血燥則勞生焉，故傳變不同，骨蒸殗殜復連尸疰。夫疰者注也。自上至下，名曰瘵疾，難以醫治」。

明戴思恭證治要訣亦宗是說，謂五臟中皆有勞蟲。虞摶醫學正傳更進一步假想勞蟲有種種形狀，如云：「勞傷於肝膽者則爲毛蟲，如刺蝟，瓦蛆之屬，食人筋膜。勞傷於心與小腸者則爲羽蟲，如燈蛾蚊蟲禽鳥之形，食人血脈。勞傷於脾胃者則爲倮蟲，如嬰孩蚯蚓之類，食人肌肉。勞傷於肺與大腸者，則爲介蟲，如龜鼈蝦蟹之狀，食人膚膏。勞傷於腎與膀胱者則爲鱗蟲，如魚龍鯪鯉之形，食人骨髓」。

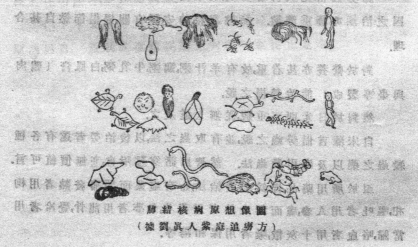

肺結核病原想像圖

（據劉眞人紫庭追勞方）

　　洪武間,劉眞人紫庭追勞方載有勞瘵九蟲,其中六蟲傳於六代,並繪圖說明之,大約與證治要訣所說相似.

　　徐春甫古今醫統,所載勞瘵九蟲,大約係根據各種內臟寄生蟲而來,與虞摶假想之蟲不同. 且明指此等蟲能飛出屍蟲傳染體弱之人,日久亦成勞瘵,可謂我國主張微生物傳染勞瘵之最古者.

　　Hippocrates 氏謂肺勞常能遺傳,此在古代文獻內亦有論及者,如時還讀我書中有:「藍溪君曰癆瘵者,先天之遺傳也,故尤難治」遊相醫話中亦有:「中風,骨蒸,梅毒,癲癇四病爲古今難治之症. 考此四病皆爲父母先天之遺毒,父子相承,病在血脈,故發病云」.

　　肺結核之治療,現代仍以安靜,營養,新鮮空氣及日光四者爲最要. 明李挺醫學入門有云:「患此疾者或入山林,或居靜室,清心靜坐,常焚香叩齒,專意保養,節食戒慾,庶乎病可斷根. 若不遵此禁忌,服藥不效」. 由此可見其重視安靜休息與新鮮空氣,正與現代學說相符.

　　肺勞因常見於靑春男女,故中醫學以此病爲色慾過度所致. 因之治法亦極重節慾. 節慾與精神安靜有關,提倡節慾自甚合理.

　　對於營養亦甚着重,故有羊汁粥,雞粥,牛乳粥,白鳳膏（鴨肉與棗等製成）能治勞損之說.

　　然對於日光則不重視,從無人道及之.

　　自宋陳言倡勞蟲之說,並有取蟲之法,以後治勞者遂有各種殺蟲之藥以及導引殺蟲法. 然皆出諸穿鑿附會,毫無價值可言.

　　至於所用藥品,皆爲對症治法,如有虛象而頭痛發熱者用枸杞,嘔吐者用人參,虛而無大熱者用黃芩,多夢者用龍骨,覺冷者用當歸,咯血者用十灰散,嗽者用保和湯等.

結　論

（1）根據文獻所記,傳說在公元前十三世紀,周公在公元前十一世紀皆曾患脊椎炎. 又山海經約著於公元前三四世紀,曾記有瘋卽腺結核,與痔瘻. 可見結核病在我國古時卽已存在.

（2）記述肺結核最早之文獻,當推素問,漢代始有虛勞之稱,然在唐代尙無一共認之名. 用虛勞表示肺結核首見於印度文獻,希臘人亦襲用之,我國是否亦探取印度名稱,現尙不能斷言.

（3）中國首先報告結核病例者為淳于意,第一部肺勞專書為葛乾孫十藥神書.

（4）勞病原因,初以為由於精神與體力過勞,至十二世紀始有勞蟲說,十四世紀復有人繪勞蟲圖,以示其傳染者. 其後更有主張遺傳說者.

（5）我國肺勞治法,頗知着重安靜,營養及新鮮空氣. 但不知日光之重要. 其餘如殺蟲法及對症療法則無可注意之點.

（6）已知骨結核,腺結核,喉結核,腸結核,肌肉結核等與肺結核有連帶關係,並知其同源.

（7）本文因時間所限,對於外科結核病未能逐一考證,惟有期諸異日. 急就成章,錯誤難免,尙望同道指正是幸.

研究中國醫籍之途徑

洪　貫　之

　　夫中國醫籍,汗牛充棟,自唐以降,名醫輩出,醫籍之見於著錄者,益夥,今爲明瞭中國醫術搆成演變之歷史起見,非以史學方法一一研究而整理之不可. 蓋醫籍編纂之人,未必盡屬醫家,卽爲醫家,亦多非博物之輩,其所論列者,往往轉引文人雜著,筆記之類,錯誤百出,難以徵信,尤以醫話及本草之記載爲甚;求其悉本事實者,實甚罕見. 僅唐以前之方書,記錄尙較純潔,宋元以還,作僞之風大盛,徒逞臆說,附會古人,幽閉荒唐,不可究詰,流毒至今未熄. 近年以來,中醫界人亦知舊說之不可恃,則科學研究之論調,復高唱入雲. 然試一究其業績,猶是格致書院時代溝通中西之故智,極盡附會穿鑿之能事,昧者不察,以爲所謂科學研究者,如此而已;不知眞正之科學研究,須謹守現代自然科學之法則,運用生數理化諸種基本知識,探索病情,攷覈藥效,莫能外也;尤須有設備完善之研究所,集中專門人材,昕夕講求,若於現代科學原理及應用,已有充分之認識,苟無適宜之研究環境與研究工具,其工作亦無法

進行. 況吾國醫術之可供科學研究者,惟藥物一端,其他文獻,苟欲研究而整理之,舍史學方法之外,實無他途. 竊嘗有志於此,欲舉歷代先醫傳留至今之業績,全部應用新史學方法爲結帳式的整理,尋本溯源,觀其流變,詳爲攷訂,清算旣往,從新估價,俾後之向學之士,知所取舍,以爲撰述醫史之參攷資料;不寧惟是,吾國目前旣尚有中醫之存在,且已取得法律上之地位,則研究中醫文獻,猶不能完全視爲歷史上之陳迹,況研究歷史,本可爲後人活動之資鑑,是研究中醫歷史,與吾國醫事改進之前途,似非毫無關係.果能剖晰吾國醫術之事實眞相,與新舊學術同異之點,加以說明,則向之墨守者,亦將棄舊從新,可見整理中國醫籍在今日所佔之地位極重要矣! 惟是今旣爲全部文獻之研究,則書籍眞僞之辨別,文字之攷定,實爲首要. 古代醫籍,太半均爲後人重輯,而非原本,卽以仲景傷寒論而言, 一已非王叔和撰次之本,予已別有發見,惟搜集資料尚少,不能成篇. ——其中頗多缺文,及不甚可解之處,醫宗金鑑列入存疑,予於數年前,曾將傷寒論與脈經互相校勘,證明其確爲錯簡闕文,頗多訂正,茲以行篋未攜原稿,不能舉例;原擬本此方針,將古代醫經,方書,本草,各成互校記一卒,卒以人事紛紜,握管殊少,中經戰亂,蟄居鄉里,奔走四方,搜羅儲存之書籍,散失殆盡,完成者僅傷寒論與脈經互校之一部分,於此可見研究一書,不可不取成書時代相近,各書內容近似者,互相參證,至於板本,亦宜擇其年代較早,或私家精刻通行坊本,不足取也. 所有參攷各書,亦宜留意醫籍以外之羣籍,此則已非一人之資力所能勝任,故不妨先就醫籍名著,盡量搜集,但應有選擇,蓋歷代醫籍,除亡佚者外,其存於今日者,頗多竄改僞託之本,凡書之來歷可疑者,不可遽信其眞,其書在前代未有著錄,又絕無人徵引而忽然出現,則僞者居多,如近年刊行之兩種傷寒雜病論古本,(一爲何鍵氏手抄

本，一為羅哲初氏本。）皆近人竄亂偽託之書，即其例也。但佚書之再見者並非不有，如燉煌石室古本草殘卷，為今日研究醫藥文獻之貴重資料，照例佚書再現，往往偽託，此書則不然，發現於燉煌石室，藏書甚多，不止本草一書，其地又確為古代藏書之所，更從原書字跡紙質各方面致證之，非作偽者所能為，不若所謂古本傷寒雜病論之來歷不明，內容雜亂，偽跡昭然也。又有宜留意者，存心作偽，不僅偽託古人，近世醫籍，亦有依託名人者，如徐大椿氏為有清一代名醫，去今不過百有餘年，但坊本有所謂徐氏三十二種者，半皆偽託，蓋一人必有其中心思想，文筆亦自有其特殊風格，作偽者即一意模仿，亦不能神似，只須稍加注意，即可辨別其偽，今坊本續刻，文筆拙劣，破碎支離，立論亦異，不復自成條貫，遠非原刻六種之立意謹嚴，取材博雅者可比；如研究者以偽為真，不加辨別，統視為徐氏手筆而採用之，則醫藥文獻，將因整理而愈見紊亂，中國醫術之事實真相，終無明朗之日矣！是故苟無鑑別書籍事跡真偽之識力，即不能效忠於史蹟，而本人之思想，亦將陷於混亂錯誤之途徑，以言研究，將無往而不謬，不獨誣妄古人，抑且貽誤後學矣。

獨內經，本草，諸經，及古代經方，相傳為黃帝，越人，神農，諸人所撰，雖為偽託，要為醫籍之最古者，可為某一時代醫學思想之代表，其歷史上之重要性，並不因偽作而喪失。大凡唐以前之各種醫籍，祇可視為多數先醫之智力所集成，絕非成於一人之手，都為後人纂輯之作；即如內經一書綜觀全書，固多矛盾，但作分析研究，則各論各篇，亦自成系統，故欲致訂其成書年代，殊不易也。

但吾之所謂結帳式之整理，旨在探索中國醫術之內容，究為何物？及今日之種種疾病，吾國醫籍有無記載，其治療之方術若何，蓋側重於病證及治療之觀察方面；整理結果，可為撰述疾病史，與治療史之參攷，若不經此種整理程序，則醫史關於疾病，療法兩部

份,恐亦不易完成,所不同者,撰述醫史,應注重每一時代之發明特點,及某一醫家之思想如何,故於著者及年代之攷訂,實爲首要,至蠻理文獻,非謂不必注意於此,不過稍有首要次要之異耳!

書籍之眞僞旣明,文字亦經攷證訂譌,已獲得比較可靠之材料,乃可從事於研究整理工作。但吾國醫術,本無學理上之根據,一病證之敍述,一藥物之用途,至今尚無一定之界說可爲學者共守之準則,人異其說,家異其趣,聚訟千載,迄無定論! 今日之整理,必須摒棄主觀,不爲傳統思想所蔽,壹本科學知識以審定昔日文獻之價值,不然,用力雖勤,亦屬徒勞。若不知舊醫籍之種種病證,究等於新醫之某種病症,或包括今日數種病症而混合敍述,又不知某藥之藥理作用如何,究能治今日何種疾病,則又何益? 蓋中醫文獻,尚含有若干現實性,是研究整理,不僅爲發古人之潛德幽光,故須審愼周詳,力忌誇大,附會,武斷,之弊,用客觀態度,取其可以現代畢理解釋者,不妨暫時假定其說否則只應存疑,不加判斷,以待他人之研究;若穿鑿比附,斷章取義,强作溝通,則文獻之眞實性盡失,全爲主觀的幻影,而無實在之收穫矣! 至於研究之程序,殊無一定方式可言,或謂研究中醫文獻須詳訂其體方案,而後從事,此則未敢附和;夫中醫文獻整理工作,途徑初闢,同好無多,以吾所知,其能披荆斬棘,不辭艱苦,努力以赴者,不過三數人耳! 大凡研究一種學問,可以訂立方案者,必在其研究將成之際,然其方案,亦尚有若干可商之處。蓋研究方式,往往須行後而知,非盡能前知也;此非親歷其境者不能道。譬如以統計方法研究中醫文獻,推求藥效,舍此以外,實無更善之法;但亦須從各方面作精密觀察,否則論斷即不易正確。如研究甘草一藥據本草所載: 主治「五藏六腑寒熱邪氣,堅筋骨,長肌肉,倍氣力,金瘡尰解毒,久服輕身延年,(本經)溫中,下氣,煩滿,短氣,傷藏,咳嗽,止渴,通經脈,利血氣,解

百藥毒,爲九土之精,安和七十二種石,一千二百種草,（別錄）生
腹中冷痛,治驚癇,除腹脹滿,補益五藏,腎氣內傷,令人陰痿,主婦人
血瀝,腰痛,凡虛而多熱者加用之,（甄權）安魂定魄,補五勞七傷,
一切虛損,驚悸,煩悶,健忘,通九竅,利百脉,益精養氣,壯筋骨,（大明）
生用瀉火熱,熟用散表寒,去咽痛,除邪熱,緩正氣,養陰血,補肝胃,潤
肺,（李杲）吐肺痿之膿血,消五發之癰疽,（好古）解小兒胎毒驚
癇,降火止痛,（時珍）」更取諸種方書,觀其通治之方,亦大半皆有
甘草一藥,將謂甘草眞能治百病矣! 如此論斷,未嘗不是應用統
計方法,然難免陷於錯誤;凡一藥之應用範圍廣泛者,往往都爲治
療上無甚重輕之品,如甘草者,新醫處方,雖亦用之,然不過作爲緩
和劑,非主藥也. 蓋一種藥物,決無對於諸種病證均能適應之理,
其理甚明,否則,如麻黃,如黃連,如防巳,豈能見於多種疾病處方之
中,應用範圍固自有限;故研究方藥,須以其治療之疾病爲對象,尤
須先明瞭病證之眞相如何? 而後致取藥效,較易爲力,此病證研
究之所以重要也. 曩者,有卒業藥科者數人,予至友也,嘗與談及
國藥之科學研究,予曰: 君等業藥,研究國藥,責無旁貸,苟有發明,
是不朽之盛業也何其鄙棄國產,不屑一顧耶? 吾友乃滔滔言曰:
「吾國藥物,種類浩繁,若一一加以研究,非數十年所能竣事,而方
書,於病證之記載含糊不明,既不足用爲研究參攷,以言研究何者
應先,何者可緩,亦無從懸擬,吾輩個人資力,亦甚有限,又不能如歐,
美,日本各國,設立專門研究所,有完備之工具,集中人材經濟,以從
事於此而一藥之研究,往往數年而不能得其結果,柳知百年以前,
歐美醫藥專家,化驗杏仁一藥,極言其無治療價值今則杏仁水之
鎭咳,已普遍應用,雖非能根治咳嗽,然不失爲對症良藥,固非毫無
用處者,當時若能參攷吾國醫籍,或不致作此粗疏之論斷,惟藥物
之研究試驗,既以疾病爲對象,但稽之本草,杏仁主治之病甚多,若

試驗之時,泛泛然以其主治之各種病證,作爲觀察之對象,則與實效用,亦不能發明,故無相當之交獻,以資參效,則下手之處,選擇甚難,或至摸索終年,而一無所得,若與有經驗之中醫合作,以備諮詢,但若輩既無科學頭腦,門戶之見又極深,即偶有一二人能破除私見,樂予合作,然所謂經驗之業績,亦不着邊際,其可供吾人參效者甚少。今欲研究國藥,提供現代醫療之用者,非先將中醫交獻加以整理不可;而研究藥效,尤須先行敍述病證交獻之整理,病證既明,更進而分析成方,統計藥物之用途,試爲推定其作用,撰述專書,一方可供科學研究之參效;一方亦可擇其作用不甚複雜,其藥效比較可靠者,試用於臨床。須知現代新醫所用者雖多爲有效成分及化學合成製劑,但有若干常用藥品其化學成分如何,至今尙未完全明晰者,施於臨床,亦自有效,未容忽視。君致力爲有藥有年,且素主以史學方法研究中國醫籍,則整理之責,是在君與同好之共同努力耳』。予聆斯言,益信研究中醫文獻在今日之重要價值,足證吾所主張爲不謬。然研究整理之道,言之甚易,行之維艱,往往同一文獻,徒以各人之注意點各異,所取爲比較研究之材料不同,而論斷迺大相逕庭,究應如何運用其知識以爲判斷?去取之間,殊無嚴格標準。玆將吾數年來研究文獻所取之途徑,拉雜陳之,以爲芻蕘之獻。

夫整理之先,宜預定標準,爲研究單位,吾曾擬定分爲中醫術語,病證,及藥物三大部份,每一部份又可分爲若干小組,譬如研究內經術語爲一組,研究內經病證爲一組,研究傷寒論,金匱,千金,外臺之術語,病證,用藥又各爲一組,如此可以集中某一範圍,蒐集參效材料較易;否則研究範圍過廣,必致汒無歸宿。此種整理工作,其中以中醫術語之研究價值較少,不過目的既在整理中醫全部文獻,則每一時期,每個先醫,對於某一術語之見解如何?亦不可

不明白其歷史;此於撰述醫史之參攷,則甚有價值。蓋中醫術語,每因時代不同,醫家見解各異,往往同一名詞,而有數種不同之解釋,譬如痰飲一證,——本作淡飲——依古代記載而分析之,實包括現代慢性胃炎,胃擴張諸症,而近世時醫,則舉氣管支炎,咳嗽多痰,及喘息氣逆者,悉以痰飲當之,名同而實異;若用統計方法,列舉歷代治痰飲諸方,推求藥效,而不注意於治療之對象,——病證敍述之異同,其結果必致錯誤。又如腸澼滯下,痢疾,則爲同物異名;故研究中醫病名術語,必須注意同中觀異,異中觀同,互相比證,根據科學原理,以現代新醫用語解釋之,惟切忌加入主觀之演釋。

猶記譚次仲著「中醫科學」一書,因余雲岫先生「皇漢醫學批評」內有大約氣就是神經一語,即大唱其氣即神經之說,不知余先生並非肯定語氣,且係對某節文字所下之註解,若譚氏之說,謂中醫書中之所謂氣,盡可以現代新醫學神經作用與現象解釋之,則不可通矣!此等處最宜注意。關於病證術語之整理,大抵可分爲兩種途徑,其一: 即如現代疾病史撰述之法,譬如研究鼠疫,霍亂,則蒐集歷代醫籍,觀其有無相近之記載? ——摘出,比較而研究之,由此可知先醫對於此病之認識如何?有無特定之名稱?抑係混合於他種病證之內而敍述之? 此蓋以新醫之術語病名爲根據,以歸納中醫文獻與之有關者;其二: 則以中醫固有名詞爲研究對象,若痰,若氣,若風,若飲,以及諸種病證名稱,蒐集歷代先醫對於各個名詞之敍述,一一臚列,而以新醫學知識分析證明之,其不能求得現代學理之解釋者,不可強爲比附,寧缺毋濫。惟以上兩種方式亦各有其缺點,若依第一種途徑,以研究其歷史,亦發生相當困難,往往不能覓得滿意之資料;若依第二種途徑,則非俟全部文獻整理完成其互有異同之點,尚不完全明瞭;今日新醫之某一名詞,吾國醫籍究用幾種不同之術語以敍述之?猶不能獲得

解決，然此亦無可如何之事，舍此之外，實無他途也．至於研究藥物，宜根據本草所載主治各種病證，然後檢視方書，關於治療此病之成方，本藥是否常用？並須選擇方劑之組成用藥比較簡單者，從事觀察，以先明瞭某藥之一種作用為主．若方書記載治療某一病證之成方，應用本藥者甚少，則本草之主治，便可懷疑．一藥之一種作用既明，有時治療另一病證是否有效，往往亦有相連之關係，可以推斷．吾嘗研究黃連黃蘗兩藥，本草均有治痢之記載，更遍檢治痢諸方，此兩藥應用最多，反觀本草之主治並能療熱氣目痛，婦人陰腫，口瘡等，即推測其有消炎，殺菌，之功，是以治痢有效，證以今日化學分析之結果，知其有效成分均為「 Berberin 苦味素」，對於大腸菌，霍亂菌，有殺菌力云，又如苦參一藥，治痢方中亦多用之，攷本草苦參主治溺有餘瀝，逐水，除癰腫，明目，止淚，益精，利九竅，除伏熱腸澼，小便黃赤，療惡瘡，下部匶等，可知其藥理作用，不外消炎，收斂，殺蟲或滅菌之數種用途，故能治痢，經吾應用此種方法試行整理之國藥，可數十種，其中已經今日藥學家化驗分析證明藥效者，與吾所推斷之結論，大致符合，其未經科學研究而試用於臨床，確有實效者，亦十之六七；吾信據此以推求藥理用途，雖不能絕對精密準確，難免觀察錯誤之處，然今後中醫若能準此推斷藥理作用，以為用藥標準，其勝於但憑舊日文獻與一已經驗，以藥試病者，收效之宏，當不止倍蓰也！故此種工作，於新舊兩方面，均有裨益，即謂為改進吾國醫事之初步工作，亦不為過．惟是研究藥物，更有應注意者，即一藥之主治效能，本草方書之記載，往往古今互異，則宜留意於此藥產地形態之敍述，是否亦有不同之處？蓋產地不同，藥效亦往往因之而異，或者同名異物，亦屬可能；譬如在某一時期用某藥治某病者較多，而另一時期，則用此藥以治別一病證，吾人於此種場合，決不可輕易放過，亦不能即判定

此藥同時具有兩種功能,則當疑爲同名異物,夫一藥之同名異物,同物異名者往往而有,而本草方書於產地形態之記述,尤多忽略不詳,最宜辨別。即如人參一藥,或謂上古人參,實爲今之黨參,此蓋據陶氏別錄「上黨人參世不復售」一語,或謂別錄所云之上黨人參,並非今日之黨參,然則古代人參與今世所用之高麗,吉林,諸參,是否爲同一植物?所謂上黨人參者,又究爲何物?是否與今日之人參或黨參爲同科同屬之別一種?在今日植物界是否存在?是非運用現代生藥學,藥用植物學之知識,以處理此種文獻不可,又據近人趙燏黃先生之研究,烏藥有台烏藥與衡州烏藥兩種,其原植物根本不同,但衡州烏藥,已絕跡於今日市場,然則方書之烏藥,爲台烏藥耶?爲衡州烏藥耶?亦宜精察。是以綜合成方,統計藥效,注意各該方書成立之大概年代,或攷得著書者居留之地域,均極重要;蓋昔時交通,旣不若今日之便,用藥大都就地取材,則因產地不同而異其治效者,或可就此觀察而得之,亦不可忽略。復次:在植物學上茍屬同科同屬之植物,其作用往往極相類似,(此說恐是見於趙元益譯西藥大成中,因行篋無書,不能覆檢,有無錯誤,讀者諒之。)此雖歐西舊說,並非絕對可靠,在彼邦學者,早已廢棄不道,但於整理國藥文獻,推求藥效,未嘗不可用爲依據,以資參證,要亦不能謂爲全無用處。譬如某藥據本草記載能治某病,但以統計方法求諸方書,則甚少應用,本可斷爲無效,但與之同科同屬之另一種藥物,其治效記載,與本藥爲同一目的,或極相近似者,──若爲新藥製劑,其植物爲西洋原產,而治療用途,與本藥主治爲相同之目的者,更妙,──則可藉以證明其治效爲不虛,亦非出於武斷;惟茍無相當之佐證,則不能以此例推而不加審察也。

關於整理吾國醫籍之途徑,爲吾意想所及或曾試行者,大致已如上述,雖不敢謂整理之方,已賅舉無遺,以言途徑,則亦略備於

斯矣！其爲善爲拙，猶不自知，惟自信苟本此途徑，作全部整理，必有相當之收穫，但非有長時間之努力不可，尤非一手一足之烈，所能完成；是宜聯合同好，協力以赴之，則分工合作，進行自易，可將研究範圍規定爲若干小組，各人就其平日所注意者，自行認定範圍，從事一組或數組之研究，其有涉及其他各組範圍者，則相互討論，如此，卽於史學方法無甚修養，於新醫學理無深切認識者，亦可單爲文獻之蒐集排比，而不妄加判斷，以供專家之審議整理，定其去取，然後發表其研究之初稿。至如何分組，與研究應行參攷各書，亦由共同會議，討論決定，果能如是，則整理成功，蓋可指日而待矣！不佞早歲失學，僻居鄉曲，薄寡無知，焉敢妄談治學，此篇之作不過貢其一得之愚，世有同好，倘蒙匡正，補其疏漏，或因吾之研究，以引起世人之研究，則著者之榮幸，何以尚諸！

一九三九，十一，九，于上海。

我國法醫概況

魏立功

西方醫學之輸入吾國,蓋自明代末葉之耶穌會;一以實驗爲主,又復與時精進,迄於今日,功效乃遠過乎中醫,而中醫亦莫能與之抗衡其發達之過程,與地位之取得,爲能根據科學,此人人所盡知也。

昔時吾國司法界於刑事案件,對於人之受傷或致死,僅憑臆斷,攷件作之檢驗,肪於宋代,壹以洗冤錄爲準繩,多無醫學知識,故於屍體祇就外表檢查痕迹,若以科學眼光觀之,自多誤解;今之法醫,合於西醫之科學方法,是以法界刑事判決,常有待於法醫之驗斷書,此又西醫之得應用於司法界之原因也。

自前清末葉光宣之際,吾國法界人士,鑒於各國法院法醫之成效卓著,對於檢驗,乃亦引用西法;直至民國二年,內務部始公佈解剖規則。民國三年,教育部頒布解剖規則施行細則,當時京師地方廳首設法醫席,委江爾翕醫師充任;政府又以法醫之需要,而人才缺乏,嗣復於各專門醫學校,增設「法醫學」一門,惟畢業後

得派任法醫者,爲數不多,此則當時之環境關係. 民國十八年,浙江省立醫藥專門學校,創設法醫訓練所,浙屬各縣法院,卽派該所畢業生充任法醫. 民國十九年,江蘇高等法院委託同德醫學院設立法醫講習所,於是江蘇省乃漸有法醫之設,其後贛魯桂粵各省,亦省設有法醫研究班,斯時全國司法,南至兩廣,北抵熱察,法醫隨處設置,顓得社會人士信仰. 民國二十年,司法行政部命醫學博士孫達方,創辦法醫研究所於上海真茹,繼由林幾博士接辦專司檢驗研究工作,遇有各級法院疑難案件多送所研究,因各省來案甚多,並招收醫科畢業生,實地參加成法醫師班,又招收中學生訓練以法醫學識,派任各級法院法醫師助理工作,法醫一門,至是益精進而發展矣.

吾國法醫之訓練,略如上述: 但以地方廣博,法院與時俱增法醫人林,終感不敷分派,故現時各省縣司法機關,仍不免有以舊時檢驗吏充任者.

在江蘇省上海地方法院早設有法醫一職民國十九年四月一日,上海租界法院改組以後,公共租界首先接收法院,由孫達方醫師充任法醫,法租界第二特區法院亦於是年相繼成立,該兩處檢驗案件,完全歸於我國法醫辦理.

今後苟提高檢驗吏之學識,俾與法醫衡接,司法之人,悉知法醫手續,不能與仵作強同,亦自不致時生扞格,而爲法醫者,更有充分時間,從事研究,則其貢獻,夫豈小補云!

中华医学杂志（三）

我國海港檢疫事務沿革

宋　志　愛　　金　乃　逸

　　海港檢疫設施之宗旨,在預防傳染病藉海運而侵入港埠,其實施也,各國政府自有其主權,其用人行政外人固無得而干預,我國自海禁開放以來,受條約之限制,許外人以領事裁判權,凡於處理外僑事務,諸多掣肘,非惟外僑之財產,即其寄港船隻,亦享有領事裁判權,故登輪檢驗,處理染疫船隻,及拘留隔離患病者等事,亦難於施行也.

　　道光二十二年,訂立南京條約後,我國執政當局,對於預防疾病由海運侵入之事,并未顧及,凡關於管理外人船舶事項,既多棘手,而設立海港檢疫機關及醫院等,需款甚鉅,不易籌措,以致入港船隻之發現疫病者,均由輪船公司自行處理,我國政府向不與聞,其時泰西諸國,則已深知預防海運帶入疫病之重要,必須聯合有關各國,一致合作,乃於一八五二年對此問題開國際會議於巴黎,一八六六年復召集會議於君士坦丁,於一八七四年再集於維也納,以上會議,我國均未參加,其後於一九一二年復開會議於巴黎,

及至一九二六年國際衛生會議再舉行於巴黎時,始行參與,該會議訂有國際衛生公約,載明海港檢疫機關對於鼠疫霍亂黃熱病斑疹傷寒及天花所應採之方法,現今各國之海港檢疫章程,率皆根據此公約而編訂者也.

我國海港檢疫機關成立之經過

上海　上海海港檢疫事務,始於同治十二年,當時因邐邇及馬來半島有霍亂流行,乃由江海關稅務司擬定檢疫章程,呈請政府批准,並得駐華外交當局之同意,公佈施行,由海關延聘醫官,辦理檢疫事務,翌年復擬定較爲詳細之章程,經領事團同意,由海關道公佈施行.

我國之海港檢疫事務,因領事裁判權之牽制,於實施上諸多困難,據當時稅務司之意見,以爲海港檢疫事務,係地方自衛之要務,我國所訂定之條約中,並無讓與之表示,故港埠當局自有按章執行之權,無須預先徵求領事團之同意,而實際上施行檢疫時,海關當局與領事團固能隨時商酌也.

光緒二十年廣州香港鼠疫流行,上海始於楊樹浦設立臨時檢疫機關,設備甚爲簡陋,至光緒二十五年,始於吳淞口外崇寶沙設立固定檢疫機關,以檢驗來自鼠疫區之船艘,光緒三十年時,因該處受水沖襲,乃遷至張華浜對岸之野雞墩,於民國元年因濬浦局工程之需要,復由該處稍向南移,即上海海港檢疫所第一醫院之故址也,該時凡來自疫區之輪船,由醫官登輪檢驗,其中國籍之患病者,交中國醫生治療,外僑則送入工部局隔離醫院,浦東之華人隔離醫院於民國四年由中國紅十字會接受管理,民國十四年江海關重行修訂海港檢疫章程,頒佈實施.

關於輪船及貨物之蒸薰消毒事項,向由上海衛生公司辦理,

該公司係私人營業,成立於光緒三十二年,由江海關補助開辦經費,初時當局對於蒸薰輪船之舉,並未強制施行,至宣統二年時東三省肺疫流行,當局乃提議對於來自疫區之輪船施行蒸薰遞置,民國十年檢疫醫官建議按照國際檢疫規定,施行輪船須每六月蒸薰一次之辦法,凡以上事務均由上海衞生公司辦理.

廈門　廈門關亦於同治十二年經領事團之同意檢驗來自疫區之船隻,光緒八年馬尼剌霍亂流行,香港政府因廈門與該處交通頻繁,而未實施檢疫工作,故對於由廈門抵港船隻亦施以檢疫手續,因之廈門海關乃擬定檢疫章程,呈請海關道批准,並得領事團同意,宣佈實行至民國九年復頒布檢疫新章焉.

同治五年時中國之勞工及商人巳有由廈門赴馬來亞及菲力賓等處營業者,當地政府頒佈法令,對於入境移民限制綦嚴,於其健康尤為注意,必須於登輪港檢驗合格,始許上船起程,其後由廈門出口者日衆,其檢驗身體及種痘等工作,均由該港檢疫機關辦理.

汕頭　汕頭因臨近廈門之故,海港檢疫工作,亦舉辦甚早,潮海關於光緒九年宣佈臨時衞生章程,施行幾三十年,至宣統三年後頒佈新章,民國十七年汕頭市政府擬定檢疫章程,經廣東省政府核准,但領事團因宣統三年時所頒佈之章程甚為合用,故該項新章卒因領事團之反對未能實行.

寧波　甯波海港檢疫始於光緒二十年,其時廣州香港鼠疫流行,由浙海關辦理檢疫事務,於民國七年復由海關宣佈檢疫章程,民國十八年三月經國民政府擬定甯波海港檢疫臨時章程,經外交團之同意頒佈實施.

天津塘沽大沽秦皇島　光緒二十五年津海關擬定檢疫章程,經直隸總督批准,並得領事團同意頒佈施行,光緒三十二年時

廣州香港汕頭鼠疫盛行,津海關於是年五月公佈照章處理之.宣統三年東三省肺疫流行,清廷降旨,令各處嚴防,乃於京師設立臨時防疫事務局,歸民政部監督,並於關內各埠設立防疫局,專司其事,因該次之大疫,天津乃於民國元年及二年將衛生章程重行修訂,並於元年建築秦皇島及大沽檢疫所,由北洋防疫處管理,於民國十六年改隸天津市衛生局,至十九年四月歸天津市公用局管理.

營口　營口海港檢疫工作始於光緒二十六年,由山海關港務當局宣布檢疫章程,翌年六月俄國於該埠設立臨時政府,乃將該項章程重行佈告,光緒三十一年時經日軍政訂,翌年五月因領事團之要求,再行修改,同年九月再行修訂,至民國三年六月復訂新章宣佈施行.

民國九年營口海港檢疫事務由地方長官辦理,檢疫醫官由海關延聘,因宣統三年之鼠疫及民國九年之霍亂流行,當局乃知海港檢疫事務之重要,於是由海關撥款建築營口海港檢疫所,該所建築甚佳,設備亦頗完善.

安東　安東海關於宣統三年經外交部批准及當地領事之同意,宣佈海港檢疫章程,民國十二年由海關撥款建築海港檢疫醫院於輪船下錨處之道浪溝之小崗,翌年落成,由安東海口防疫局管理.

漢口　漢口港檢疫事務於民國二十八年開始,進行三十年,擬立新章經江漢關公佈,但該時並無設備,即固定所址亦付闕如,實則自鎮江而迄重慶沿江諸口岸,均無檢疫專章,僅有數處如鎮江蕪湖沙市宜昌等於港務章程中訂有海關有處理染疫船隻之權耳.

廣州　廣州初無具體之海港檢疫章程,至宣統三年東三省

肺疫流行時,粵海關鑒於輪船有由華北傳佈疫病之虞,乃根據上海辦法,擬訂檢疫章程,經海關道核准,及領事團同意,於該年春季公布,至民國十五年九月該埠檢疫事務,由廣州市政府衛生局接辦.

　　烟台龍口威海衞鎮海福州江門海口

　　以上諸港之海港檢疫事務向江海關辦理,由海關醫官於需要時兼理檢疫事務.

衞生部辦理接收之經過

　　國民政府行政院於民國十七年增設衛生部,期以積極擴展全國衛生行政,擬定計劃,逐步進行,關於海港檢疫行政,亦擬加以整頓,使之納入正軌,國際聯合會應國民政府之請於民國十八年十二月派衞生委員拉西曼及布祝來華調查海港檢疫情形,翌年又派疫病專家派克其前來協助,後經財政部長宋子文衞生部長劉瑞恆關務署長張福運與總稅務司梅樂和商榷之結果,國民政府乃決定由衛生部將海港檢疫事務自各海關接收管理,於是衞生部乃於十九年五月二十六日令該監伍連德籌備接收全國海港檢疫事務,期以二年內將各海港之檢疫事務次第由海關收回辦理,以符規定,而利進行,國民政府於同年六月二十八日公布檢疫章程,復於二十一年時成立海港檢疫管理處,隸內政部衛生署,管理各海港檢疫機關,二十五年時改爲衛生署海港檢疫處,各海港檢疫所由署直轄.

接收後各海港檢疫所發展之情形

　　上海　上海海港檢疫事務由衛生部令於民國十九年七月一日由江海關收回辦理,同時上海衛生公司將蒸薰輪船事務亦

行移交,是年九月五日衛生部派技監伍連德兼署上海海港檢疫所所長,一切事務,積極進行,任用職員,增置檢疫設備,添造檢疫輪船,設立吳淞檢疫分站,接管中國紅十字會之吳淞防疫醫院,並建築上海海港檢疫所第二醫院於砲台灣.

廈門　廈門海港檢疫事務於民國二十年一月一日收回辦理,廈門海港檢疫所遂於二十年一月二日成立,由是力除積弊,逐漸改善,添用職員,增加設備,於民國二十一年七月將民國十五年廈門英領事所創辦之移民收容所接收管理,並由漳廈海軍警備司令林國賡撥官地一塊,作建築海港檢疫所及傳染病醫院之用,於二十三年落成.

汕頭　汕頭海港檢疫事務於二十年四月三十一日由潮海關收回辦理,汕頭海港檢疫所之繁難工作,爲檢驗出口移民,因由該處往磐谷及西貢之移民爲數甚衆也.

營口安東　營口及安東之海港檢疫事務,於民國二十年十月由海關收囘管理,該二檢疫所除檢驗船隻外,於地方公共衞生,及普通臨床等事亦服務甚多.

武漢　民國二十年華中大水爲災,人民流離失所,疫癘叢生,國府救濟水災委員會協同海港檢疫機關於武漢一帶設立武漢臨時舟車檢疫所,辦理檢查難民,及舟車防疫事項,同年十一月將該港檢疫事務由江漢關收囘辦理,武漢檢疫所於是成立,一切事務逐步進行,二十五年時借得江漢關漢陽室房一所,作爲檢疫所及醫院之用,並自是年起每五月至六月及十一月至十二月設辦事處於重慶,辦理內河輪船蒸薰事宜.

天津塘沽大沽秦皇島　天津塘沽大沽秦皇島之海關檢疫事務於民國二十一年四月六日由津海關收囘管理,乃設天津塘大及秦皇島之檢疫所,檢疫辦法,與前無大差異,二十五年時經政

府,將該三所合併為津塘秦海關檢疫所,設總公處於塘沽,並於天津秦皇島二處各設分所焉.

廣州　廣州海港檢疫事務於民國廿五年九月由廣州市衛生局收回辦理,檢疫辦法,仍照舊章,原有汽艇三艘速率甚低,而南石頭之隔離醫院亦設備不完,故添造新輪建築醫院,均在計劃之中.

我國海港檢疫事務,經政府改革後,系統既經確定,辦法亦趨一致,所有計劃,正在逐步進行,不意二十六年夏,中日戰事突起,沿海口岸,相繼淪陷,海港檢疫事務,亦隨之而停頓,除營口安東二處之檢疫機關於東北淪陷後業經撤囘外,其他口岸如天津塘沽大沽秦皇島上海等處,均由當地海關暫時代辦,蓋港口防疫工作,與國際衞生甚有關係,固不容一日緩者也.

中　華　醫　學　會　啓　事

　　本會下屆大會定於民國廿九年四月二日至五日在昆明舉行。因時局關係會期將以四日為限；議題包括軍醫工作,紅十字會工作,全國衞生工作及醫務教育。分組會議擬停止舉行。茲特通告全體會員請準備屆時出席。至詳細辦法,俟日後公佈之。

　　關於修改會章增設代表會事,本會曾於十月三十日函請全體會員投票表決。該項表決票茲亟待收集,請即日填就擲還俾各支會得有充分時間選派代表出席下屆大會。

美國各醫學校中教授醫史之概況

HENRY EOSIGERIST 著

梅　晉　良　譯

　　醫學史研究之復興,開始於本世紀,旋即爲第一次歐戰所阻.惟戰事息後,又即活躍,並有一重要發展,風行全球:即國際醫史協會於一九二一年成立於巴黎,按時舉行世界代表大會. 同時各大學亦開始對醫史加以特別注意. 戰後各國之不得不改編醫科學程者,亦未以疏忽視之,而列醫史於重要地位焉.

　　波蘭全國五大學內,均設有專任醫史與醫學哲理講席是可爲鑑,並設立研究院,列醫史爲必修科,由專家教授. 學子均須經考試及格始可得博士學位,惟政府舉行開業醫師考試時無醫史一科. 實施此辦法之見地,即謂無醫史與哲理知識之醫生,雖未嘗不可成爲良醫,惟苟不其淵深識見不得稱爲博士. 惜波蘭經濟恐慌時各大學亦受殃特甚,致講席不得不爲之減少,而研究機關之工作,亦大受阻礙.

　　現代醫學有整個的發展,以及醫界人士所感到對於醫學應

有更廣博見地與更透切認識之迫切需要,即爲醫史研究興趣增加之明顯原因,本文對此,姑置勿論. 其任務祗在討論醫史於目前各醫學校中處何地位? 迄今有何成就吾人目前所處何地,以及日後之任務爲何?

　　吾人之第一問題,必先問醫史在國內是否需要,有否列入醫校學程之重要性. 對於此問題,作者不欲自行作答,蓋余於此事具有成見,實無可諱言. 苟余不覺研究醫史之價值與重要,決不願傾一生之精力於此也. 故此問題之解答,有待於非專事研究醫史之醫界人士.

　　美國醫界偉大領袖 Billings, Halsted, Kelly, Osler, Walch 等輩於研究醫史作何見解? 就余所知,彼等於醫史均感熱烈興趣. Billings 在 Johns Hopkins 醫校初創時期,即教授醫史一課,稿本今尚存在,並於華盛頓創辦軍醫圖書館,此爲醫史學家最偉大之圖書館也. Halsted 與 Kelly 收集之史料,則成爲 Welch 醫學圖書館之寶藏. Osler 之圖書館已成爲 McGill 大學之文化中心. Welch 創辦全美第一所醫史研究院. 上述各位對醫史皆有同好,且合力收集醫史古籍,不僅收集,且加以研究,竟藉此有所獲益. 彼等均著有可貴之論文,並於施教時,參以史學問題. 彼等之弟子乃當今醫界領袖,仍本其遺訓,繼續努力,且皆爲醫史協會之會員. 醫學領袖對於史學有此態度,實不足爲異,蓋凡創造歷史者,於歷史之發展,必感興趣;彼等之所以成爲領袖,係因其不僅爲醫學技術家,亦爲具有高深學問之學者.

　　醫界中尚有另一階級,其對於醫史之意見亦爲吾人所願明瞭者. 此指目前尚在求學之青年. 近十年來醫學進步神速,已成爲極專門極科學化之學科. 各種新穎科目,相繼列入必修課目'但課程過份增加,學子自將首先反對. 試問彼等對醫史所取

之態度如何？彼等究以醫史爲重要乎？抑以此爲額外之負担耶？

一九三七年在巴爾的摩爾（Baltimore）舉行學生代表大會時,曾討論課程標準問題,研究醫史竟亦爲彼等要求之一. 醫學學生協會乃生氣蓬勃發展極有可能之組織,而該會宣佈宗旨之一,即爲研究與討論醫學歷史.

是則醫界領袖與醫學學生,莫不認研究醫史有根本不移之價値矣!

一九三七年春,余曾擬就問題一組,徵答於七十七所醫校之教務主任,志在探問醫史一科於全美各醫校中目前處何地位,同時探悉各著名醫學教育家關於該問題之意見. 嗣後接得之答案,計有七十四校之多,各校教務主任不憚頻勞而賜覆,作者深爲銘感,茲列所擬之問題如下:

（一）貴校有醫史課程否？（二）何級受敎？（三）每週若干小時？（四）何人担任敎授？（請答敎授姓氏及其學位）. （五）醫史爲選修科抑爲必修科？（六）學生是否須受醫史攷試？（七）該科參加人數平均幾人？（八）君是否以貴校之醫史敎授問題爲圓滿解決？（九）苟尙未有該科列入,尊意以爲有列入之必要否？（十）有將來列入之計畫否？（十一）貴校有便利於研究醫史之圖書館否？（十二）貴校醫院或校內有否與任何醫史研究會相互聯絡之組織？（請述其活動情形）（十三）貴處地方上有任何醫史研究會之組織否？（十四）其他消息.

上述各問題,分送與七十七校. 其中祗有三校（Louisiana, St. Louis, South Dakota）未覆. 然由他處間接探悉該三校並無醫史課程.

作者認爲調查之結果頗足令人驚異,七十七校中計有五十

四校（或百分之七十）設有相當醫史課程，其中四十六校（或百分之六十，）有規定之課程；其他則不定期演講者有之，於全課程中常注重醫史者亦有之。

其中無規定之教授課程者僅二十三校或百分之三十。Howard, Buffalo, Duke 三校曾有一定之醫史課程，惟因種種原因，不得不於最近中止。其他多數醫校均設法鼓勵學生研究醫史之興趣。Alabama 使用一切可能之方法，鼓勵學生附帶研究醫史；North Dakota 與 Dartmouth 亦作同樣努力，且隨時作醫史演講。Iowa 並未特設學程，惟有一教職員組成之醫史研究會，每月集會一次。Tufts 大學教授 Benjamin Spector 博士及其子弟，每年組織醫史戲劇表演一次，成績頗佳。Stanford 無專任課程，惟有二教授 F. L. Reichert 博士與 William Dock 博士），貢獻其光陰，致力於鼓勵學子研究醫史之工作，並利用 Lane 醫學圖書館之極好機會。

Tulane, New York, Cornell, Harvard 等數校，並無醫史一科，惟各該校學子得二三青年教授之助力，組成頗有成效之研究集團，按時集會討論醫史問題，是亦極有意義之辦法。

各校如何分配醫史課程？屬諸何級？爲余所急欲明瞭者。關於此點各校之答案各有不同，述之如下：

　一年級……………七校　　二年級…………七校（十）
　一年級或二年級……一校　　三年級…………十二校
　四年級……………八校　　三四年級………一校
　一至三年級…………十校　　一至四年級……九校

以上各醫校，大都將醫史一科插入第三或第四年級，余以爲此乃不能多教醫史課程者之絕妙解決辦法也。惟吾人苟能在一年級時教授醫史初步課程，則對於學生日後之研究，必收莫大啓迪之效；且就常理而論，一年級學生恆較三四年之學生多開眼

之光陰。余亦覺察一年級學生所研究之課程概爲基本科學，尚教以一臨床之課程，必受其熱烈歡迎。醫史一科卽足以供彼等研討各症概念，臨床史跡與夫治療學及類似科目之機會。故此項初步醫史課程不僅足以昭示醫學於文化史上所處之地位，且亦爲臨床醫學之導師，惟三四年級學生年事稍長，是亦毋庸諱言，故習醫史自能實地研究，因而自作結論，構成對醫學獲得更深切明瞭所不□□□之觀念。

某數校之□□□□科甚注重其歷史方面，攷獻時亦參以歷史方面之問題。□□□□象，爲一切醫校所當仿傚實施，余亦深信其確爲此多數教員所實施。現代之醫學知識，莫不爲歷史發展之結果。醫學生解剖人體，期自行發現解剖學之原理，然彼所研習者，亦卽爲幾世紀前解剖學家所研究者。解剖學術語集中載有無數名稱，非經研究者與人體之血肉相連繫，卽毫無意義。生理學藥物學之多數示範實驗，僅爲歷代實驗之縮影。凡此皆歷史之指示也。疾病之情形均爲人所發明確立。學生每言及 Grave 症及 Bright 症常未悉 Grave 與 Bright 爲何人，生於何時，則此生將僅爲醫學之技術家而不得成爲眞正之醫師。吾人應鼓勵學生卽讀作品之原稿，常能獲得豐富之知識，且覺其饒有興趣，Osler 深明此點故力勸學子參攷初稿材料。今 Emerson Crosby Kelly 集醫學原稿之大成而出版『醫學名著』，用者稱便。

上述教授法雖極有價值而合需要，惟余以爲研究醫史尚不止乎膚淺攏統之探論。一二年級或三四年級之醫學教授，僅能予學生以醫史之片段學識，而歸納此項片段使成一貫之史料，俾學生洞悉醫史之發展，確認其來源，並明瞭今日所處之地位如何，未來之任務爲何，是皆專教醫史者之責任也。

『Johns Hopkins 醫校中，幸賴 William H. Welch 博士之力，已組

成一教職員完備之醫史研究院,且列醫史爲全體學生必修科.
使醫學預科學生,亦設有醫史初步一課,其目的在使習醫之青年,
對於所習之職業之定向有所認識.本題已於拙著『人與醫學』
一書內論及. 此外又撰醫史概要講義與研究會各一課,供一年
級生研究. 尚有專門而較深之醫史課程,可供二三年級學生之
於醫史感深切與趣者選修. 最後,吾人亦致力於誘導學生漸入
研究醫學社會,經濟之境地,蓋醫史知識之基礎穩固,學生即有
充分能力研究上述二科. 醫史研究院之〇〇〇〇培植醫史導
才,故亦有研究會專事指導研究〇〇〇〇原理.

　　　調查所得正式教授醫〇〇〇〇八校,大致皆取講演方式,授
課時間自八小時至三十小時不等. 其中二十八校（佔百分之
六十一）列醫史爲必修科,十八校（佔百分之三十九）則以之
爲選修科. 學生須受醫史試驗者,計二十二校,偶然受試者計五
校,尚有一校則醫史攷試得由學生自擇.

　　　作者以爲研究任一課程欲知其大概,至少需十二小時. 在
一部份學校中每以時間限制,故每年僅修畢一階段,其後順次前
進,醫史全程,分四年修畢.

　　　教授醫史究應採取演講方式抑研究方式,全視學生之人數
而定. 研究方式無全級實施之可能. 在此種情形之下,可令個
別作一論文以資代替. 在某數校中,學生所作之論文,亦有優異
成績.

　　　理想之方式,則爲演講與研究二者兼施. 因二者作用互異,
並能收相輔而成之效. 演講者,不應複述任何教科書中所載及
者. 演講之作用,在乎鼓勵學生激發其思想. 演講之取材應具
有新見識,使學生發現以前從未見過之問題,爲好奇心所激勵而
自動求問題之解決.

　　作者對一年級生所作之醫史演講,並不提及多數人名,且避免討論各著名之學派.　對一整個時期,往往僅用數語以述之,惟各時期中所有問題,則詳實予以討論,是項問題概爲作者曾親自研究者.　其目的在使學生明瞭醫史之機構,教以如何參攷過去之理由與方法,及其對於吾人生活之影響.　醫史之原動力爲何?人之個性對於醫史之發展有何關係?　偉人之所以爲偉人,其故安在?　醫史發明由何而成?　余演講之範圍涉及社會,經濟,宗教及哲學對於醫學之關係,疾病對於文化進步之影響,與夫智識與藝術活動,以及一切相似問題之平行的發展.　以上各點,均可用醫史資料明晰表示之.

　　作者認爲此種課程,足以輔助學生發展其對於醫學與整個人生之態度.　此外學生苟欲更集材料,可於教科書中覓得,惟須精讀方可獲得耳.

　　研究方式之教法,其目的與演講異.　爲教授者除向學生演講外,尚須與之共同合作,教以研究方法.　講論多由學生開口,教授則從旁發問,同作討論.　或偕其從事研究一尚未解決之問題,學生與教員分任研究工作,而學習教員之研究方法.

　　余深信演講與研究二種方式,(即現代化之古代演講與辯論課程)在醫學課程上均有確定之地位.　欲求學程有優良之成績,必須二者平衡施行.

　　列醫史課程爲必修或選修,學生受試與否,全視各校之特性而定.　某數校認爲凡屬校中所視爲重要之課程即爲學生之重要義務,故須不時攷試.　他校之政策則規定教學生以充足之材料而攷試其最低限度,使尚未畢業之醫學生得在規定範圍以內,就各人之興趣,選擇課程.

　　Johns Hopkins 醫校之政策即屬諸後一方式,故所有醫史課

程,慨為選修. 苟列醫史為必修科,則無法容納全體學生,故須施以限制. 吾人常見有一部份學生——其中亦不乏天資聰穎之輩——對於醫史毫無興趣. 此輩足代表一般偏面之科學家,其學識範圍甚窄,然或有成為極有用專家之可能. 此輩學生苟強曳其研究醫史,決不足以改變其態度. 故學校當局規定有伸縮性之課程,其用意即在使學生有充分時間應付選修課程,而使愛好醫史者悉心研究,以竟其志.

調查所得報告中,有 Georgetown, Johns Hopkins, Maryland, Cincinnati, Pennsylvania, Temple, Medical College of Virginia 等七校謂醫史課程均由醫史專任教授擔任. 惟此中略有誤傳. 就事實而論,其中重 Johns Hopkins 一校聘有全薪之專任教授. 其他六校僅聘有盡義務之名譽教授, 至於除此七校外之其他醫校,醫史一科并由專家教授,僅由教職員中對於醫史感興趣而略有所知者教授之.

對於調查單上『貴校有便利於研究醫史之圖書館否』? 一問題,有七校並不答覆. 報告無適當之設備者,計有八校. 有三處城內學校,本身並無適當設備,惟地方上有重要之公共醫史圖書館,足供學生應用. 略具參攷資料設備者,計有十八校,具有充足參攷資料設備者,計有四十一校. 此種估計,或難免偏於樂觀,但多數學校有頗堪注意之醫史藏書未經利用,亦無疑之事實. 作者並知多數學校正努力收集最低限度之醫史基本書籍,雖不敷研究專家之用,亦足供教員與學生獲得醫史基本知識之需.

有醫史研究會組織之醫校計七所. 有二十一校校內並無研究會之組織,而地方當局則有類似之組織,其會員亦包括校中教職員之一部份. 該項組織無疑的具有重大之效用,尤以對於無醫史課程之學校為然. 各級(教職員,學生,服務社會之醫師)

愛好醫史人士之研究,即以此爲聚集之所,宣讀論文並加討論,其集會活動之結果,對於醫史之研究,頗有重大貢獻.

Johns Hopkins 大學之研究會,在一八九〇至一九二九年間,實爲該校與 Baltimore 城之醫史中心. Osler. Welch, Billings 等會在此提出其最優良之貢獻. 醫史學院成立後,該會仍繼續其活動,而成爲該學院與城中愛好醫史之開業醫師間一重要連繫. New York University 醫學院中之 William Welch 醫史學會爲一最佳模型,足示學生之組織可達何等成功. 該會於一九三九年派代表三人出席美國醫史協會年會,此乃小組織之學會與美國醫史協會聯合之第一聲也.

就大體言,此次檢查之結果甚屬滿意,亦卽表明研究醫史之興趣已有驚人進步,醫史敎育之價値已爲多數學校所承認. 無任何醫史課程醫校,僅 Duke 一處而已,多數其他學校,莫不盡力圖之,且其中二十三校,已擘畫全局,以便將來實施.

自一九〇四年 Eugene F. Cordell 攷察各校醫史研究概況以來,情形已大爲不同. Cordell 計攷察主要大學十四所 (Havard, Yale, Cornell, NewYork, Columbia, Penn, Virg, Chicago, Mich, Tulane, Johns Hopkins, Maryland, Buffalo, Minnesota),其中僅三校有演講醫史課程十四至十六次. Johns Hopkins 一年僅有醫史演講三次,Yale 則五至六次,由治療學敎授講授. 哈佛大學曾試驗開班,後因學生無興趣而中輟.

Cordell 在其一九〇四年所作明晰之調查中有結論曰:『研究醫史之價値（與其言價値,不如言需要）,今已明矣,姑以數語概括其敎授之方面. 醫史乃非常重要之一系,自應受嚴重之注意,故宜如其他醫學課程,透澈敎授,不可施以散漫之方式. 各醫科大學均應設專任之醫史講座. 講授時間至少十六至二十次.

講授之外,且需輔以有系統之閱讀課程. 至於攷試亦宜舉行,蓋吾人根據以往經驗,確知欲令學生出席聽講,舍此別無他法. 日後各大學之地位,將視其對於醫史一科所抱態度而定,故醫史一科,勢必列於各科之首,爲時已不遠矣』.

Cordell 之定論,迄今尚未完全實現. 目下之情形固已大有進步,然離標準尚遠. 教授醫史者雖達四十六校,但各校所教者未必充分. 醫學教育家亦未嘗不知條款之不當,四十二醫校教務長之報告,咸謂對於各該校之醫史課程實不滿意. 作者細察各報告書後,覺一般醫校教授醫史之困難,不外三點: (一) 缺乏時間;(二) 缺乏人才;(三) 缺乏經濟.

醫學課程之繁重,決無人否認,惟業已實行教授醫史者,計四十六校之多. Johns Hopkins 醫校學生之課程與他校繁重無異,然每學生仍須出席十二至十四次之醫史講授. 是則時間問題不難解決也.

人才與經濟問題二者有連帶關係,更較時間問題爲嚴重. 除 Johns Hopkins 一校外,其他醫校之醫史教授皆非專家,僅由研究其他學科之教職員兼任. 考之曩昔,解剖學由外科專家教授,生理學由實習生教授,心理分析學由任何對於該科感興趣者教授,今則此種情況,已不復見;惟吾人現時所見醫史所處地位,正適似此! 高等教育欲收美滿之成效,須由實際從事研究本科之專家教授是爲公認之原則. 醫史何獨不然? 欲獲成效,非由專家教授不可,至少亦須聘請對於醫史有明確見解而切實從事於探討醫史工作者充任教職;其人卽或不以醫史爲專門研究之科目,至少亦須精通研究醫史之方法,惟此種人才,往往不易覓得,故雖有訓練此種人才之機會,亦有高尚合格而有志研究醫史之青年足資訓練,但倘無正式專任講座以吸收之,卽無造就大量醫史人

才之收穫. 是以吾人之問題卽爲在目前情況中吾人當作何措置?

余以爲吾人之政策應以接受現有狀態爲出發點,由此力圖標準之漸次提高. 規模較小之學校,可任其依舊有情形作爲解決之方針,卽聘一優良之兼任敎員,其人不第爲除擅長於所敎之科目外,對醫史亦有相當研究者. 本院(霍金大學醫史研究院)爲培植是項兼任敎授起見,已於一九三八年開設醫史研究科,每年用一星期之光陰,全力研究,試辦今巳二屆,成績頗佳.

此外似尙有一頗有奏效之可能的途徑,卽爲允許兼任敎師離校一年,專受醫史之訓練. 本院最近有一學員,於本年內有優異成績,諒其回校後必可爲一更勝任之敎授.

然而較大之大學,自應致慮特設醫史專任敎席與學系.Johns Hopkins 所創辦之醫史研究院,於十年之短時期內,已表現其效用,此非過甚之辭也. 該院不僅爲學校效勞,並成爲全國咨詢之中心. 近年以來,各方對該院所作種種要求,尤見增加,致極度超過其力之所及,足證此項學院,有增多之必要. 作者以 New York, Harvard, Chicago, California, Stanford 諸校之一,以及南部一大學如 Tulane 等處,均可作爲發展醫史之重要地點.

近數年來,多數學校之學生,對於醫學社會學與醫學經济學,均有迫切需要,此種情形與醫史研究之趨向顯相類似. 通常學校當局,對此鮮有相當設施,各校學生逐自動發起研究團體. 此項需要於最近之將來,自必愈趨急迫. 是不僅爲敎育之問題,抑且爲研究工作之問題. 余以爲國內醫校不應限於研究醫學的科學方面,亦應擴展及於醫學之社會經濟學方面. 欲達到是項目的,自須指導人才與相當之設備.

以余觀之,設立一學院專培養有志研究醫史,醫學社會學與

醫學經濟學之人才,必可滿足各該科之需要. 各該科間之連繫頗為明顯. 醫史之研究,須有醫學上之社會與經濟知識,而醫學社會學與經濟學之研究,亦須有穩固之醫學基礎.

該項學院之經費,決不致過度耗費,必較其他醫學系節省,而醫學校之範圍,則必有顯著之擴展.

研究醫史非奢侈品也. 歷史足以斷定生活之原素. 吾人所處之任何情勢,皆歷史發展之成果,苟欲行動有意義而合理智,則須明悉世情之發展與趨向. 醫學事業有驚人之發展,醫師在社會上之地位自見重要. 吾人苟欲培植能勝任此項新任務之青年醫師,則所應給與之準備,自應超出純粹科學研究之上.

另有一點為作者所願提出者,即吾人於本國目前一切關於文化之事項,負有重大責任,醫史亦佔一位置. 歐洲之文化,向在美國之先,惟目前多數歐洲國家,均已臨到危難時期,一切物力與資源,皆為迫於眉睫之戰爭所牽制,歷史家之見解亦多為狹隘之國家主義所歪曲. 吾人既享有較佳環境之特權,自當負責燃着維持醫學人道主義火炬之光明.

附　　　錄

調查統計表	學校數目
經調查之醫校	七十七
完全答覆者	七十四
無直接答覆者	三
有醫史課程者	五十四（百分之七十）
有規定課程者	四十六
為必修科者	二十八
須攷試者	二十三

實行隨意攷試或偶然舉行

攷試者　　　　　　　　　　六

爲選修科者　　　　　　　十八

舉行演講或其他方式教授者　　八

無規定課程者　　　　　　二十三（百分之三十）

醫史之圖書館設備：

設備充足者　　　　　　　四十一

設備有限者　　　　　　　十八

設備不足者　　　　　　　八

地方上有完滿醫史圖書館者　　三

未答覆者　　　　　　　　七

醫史研究會：

爲醫校師生所組織者　　　十七

爲地方上所組織者　　　　二十一

醫史敎育問題認爲業已解決

然　　　　　　　　　　　二十

否　　　　　　　　　　　四十二

答覆含糊　　　　　　　　六

未答　　　　　　　　　　九

將來之計劃

有　　　　　　　　　　　二十三

無　　　　　　　　　　　三十

未答　　　　　　　　　　二十四

(Form Bulletin of the History of Medicine, Vol, VII, No. 6, pp. 627-662)

各國醫學雜誌節略

<u>糖尿病與氫氯酸缺乏</u>　爲試驗起見,令糖尿病人 116 名飲咖啡,事後發現65名 (56.3%) 胃部缺乏鹽酸,20名 (17.2%) 胃中鹽酸過少,其餘鹽酸過多或胃酸適合常度. 未經治療或對胰島素發生反應之糖尿病人缺乏鹽酸者,常較有抵抗胰島素作用之糖尿病人爲多. 糖尿病人兼患腹瀉者,其 70.5% 至78% 缺乏鹽酸,由此可見糖尿病人腹瀉或起源於胃部. （德國內科雜誌第32卷第283頁,一九三八年十二月）.

<u>嗎啡與手術後嘔吐之關係</u>　病人 200 名於受手術前用嗎啡施行麻醉,結果病人中 12.5% 發生頭痛,嘔吐及坐立不安之現象,由此可見使用嗎啡或爲手術後嘔吐原因之一. 故在施行手術前,須先注射嗎啡一針作爲試驗;如注射後發生上述各種現象者則宜以科點英代作施行手術前後之麻醉物. （美國外科雜誌,第43卷第127頁,一九三九年一月）.

<u>陪拉格在埃及之療法</u>　埃及醫學家發明用 Nicotinamide 治療陪拉格;凡皮膚及粘膜上發生劇烈瘡患者,每日口服 Nicotina-

mide 一公分或外用．◎三公分,不日痊癒．用 Nicotinamide, 較用菸草酸 (Nicotinic acid),引起中毒反應較少並較輕. （德國熱帶病學雜誌,第43卷第34頁,一九三九年一月）.

治療肺炎之費用　美國醫事當局,近爲計劃實施控制肺炎蔓延起見,特就紐約城中 625 名肺炎患者之治療費用加以分析,結果發現三分之一病人費用在100至200美元之間,在家診治較住院治療者省費約及一半,而私家醫院治療費用最大. 各項費用中,計住院費佔42%,醫費佔 28%,血清費佔 16%,其他費用佔 14%. 住院病人死亡者,其76% 於入院後 5 日內死亡. （美國公共衞生報告,第53卷第2135頁,一九三八年十二月）.

安全範圍之標準規定　本文作者提出一種測量藥物安全範圍之新標準,此項標準係根據劑量與效果之關係,並規定計算之公式. 「標準安全範圍」,爲必定生效之劑量與最低致命劑量間之一段距離,而該距離即爲必定生效之劑量中的一個成數. 作者對於必定生效之劑量與有致命之可能之劑量間之安全地帶,較過去一般人更爲注重,以保病人之安全. （摘譯藥理學與實驗療法雜誌,第65卷第 1 頁,一九三九年一月）.

健康保險事業　加拿大托倫多及其他城市舉辦健康保險事業,規定每一家庭中之第一人每月付保險費二元,依次遞減,至第四人以下每人每月付費一元. 服務範圍甚廣,包括外科,產科,X 光,住院及護視等. 保險者住院時,醫藥由保險機關供給. 病人得自由選擇醫師. 醫師之酬資由保險機關給付. （加拿大醫學雜誌,第40卷第284頁,一九三九年三月）.

牛乳變質　牛乳沸煑後,其助長生長之能力減少. 嬰孩飲煑沸之牛乳者,其免疫力減低,而其礦質代謝作用亦發生障礙. 牛乳煑沸後,其蛋白質凝結,可溶性鹽類變成不可溶性鹽類,丙種

維生素與燐酸酵素敗壞,而枸櫞酸含量亦見減少. （德國臨症學報,第18卷第342頁,一九三九年三月）.

先天性畸形足　先天性畸形足,必須於嬰孩產生後8天至14天內治療. 依照本文作者所示之貼膏法治療,可告全愈. 卽幼時未治或治療不當者,施以腱移植術與截骨術,可望進步.（德國臨症雜誌,第35卷第310頁,一九三九年三月）.

無生殖力之治療　Ehrhardt發明一種手術,據謂能使患淋病而喪失生殖力之男子恢復生殖力. 淋病為男子喪失生殖力之主要原因,故此種手術使許多絕嗣者重有生育子女之希望. （慕尼克藥學雜誌,第86卷第369頁,一九三九年三月）.

膠體氫氧化鋁治療消化性潰瘍之功效　本文作者用膠體氫氧化鋁治療病勢劇重之消化性潰瘍患者28人,或用口服法,或以內服與鼻注法同用,連續施用三個月至九個月之久,使胃內之物完全解除毒質. 投藥後24小時內,疼痛卽止. 體內化學作用並無變化. 凡因鹽酸過多或盜汗而不能用尋常藥物治療者,疾病併發腎石病者,以及病人服鹼粉而發生鹼中毒者,據稱均可用膠體氫氧化鋁治療. （紐英倫醫學雜誌,第220期第407頁,一九三九年三月）.

暹羅連體孿生子　暹羅某人家產孿生子,軀體相連,有二首四臂,二脊柱惟僅有一骨盆及二腿. 其體內有二心及二胃,惟僅有二乳腺,及臍肛門與陰戶各一. 其循環系統互相吻合,一種物質入於一個循環系統後,一分鐘內卽在另一循環系統中發現. 惟其神經系統則似各自獨立者,例如一頭睡時,一頭尚醒又如對於其一施以刺激其另一不受影響. 此事彙可證明睡眠由於血中「催眠毒素」積累說之不確,而睡眠實由神經發生也.（法國醫學雜誌第47卷第379頁一九三九年三月）.

1395

測斷丙種維生素多寡新法　以 Ascorbic acid 300 公絲作靜脈內注射,而觀察比較注射前後血清內維生素之多寡,即可斷定是否缺乏丙種維生素. 如丙種維生素充足,則注射後二小時,其數量至少較前增加一倍;如其數量反見減少,則為維生素缺乏之徵. (倫敦自然雜誌,第143期第557頁,一九三九年四月).

男子內泌素治療皮膚病之功效　女子患牛皮癬者3名及患濕疹者2名,經注射男子內泌素後,均大見轉佳,尤以對於卵泡內泌素過多者最著功效. (法國醫學雜誌,第47卷第472頁,一九三九年三月).

腎上腺素對於濕疹之功效　患濕疹而有變態反應疾病之遺傳者3例,注射腎上腺素結果極佳. (南非醫學雜誌,第13卷第212頁,一九三九年三月).

醫 學 珍 聞

　　兩年一度之國際醫院學會於九月十九日至廿三日舉行第六屆大會於坎拿大多倫多城(Toronto). 會議程序會載一九三八年十月之 Nosokomeion 雜誌.

　　十年來美國節育運動中之分裂現象已由美國節育協會與節育臨診研究局之合併而告終止. 新組織名為美國節育協進會,由 Richord N. Pierson 醫師任主席,山額夫人任名譽會長會所設於紐約馬狄遜街501號.

　　意大利波倫亞省政府近舉辦 Umerto 骨科研究獎金. 凡醫界及科學界人員對於骨科研究有得或有所發明者不論國籍均可參加競賽. 獎額為3,500里拉. 參加競賽者須於一九三九年十二月底以前向意大利波倫亞省 Artopedico Rizzoli 研究院院長報名.

　　波蘭腦部研究院最近發表之工作報告中有關於 Pilsudski 將軍之腦部研究一文.

法屬安南人口中一目或雙目失明者計有 50,000 人以上（約百分之一）. 主要原因似爲對淋病缺乏預防方法.

羅馬尼亞布加勒斯特醫科教職員委員會已決定將神經病及電療學研究院更名爲 Georges Marinesco 研究院.

第三屆國際神經學大會將於本年舉行於丹京哥本哈根. 會間將討論:(1)遺傳性神經病,(2)自主神經系與內分泌學,及(3)維生素缺乏病.

國聯衞生局衞生組主任 L. W. Rajchman 醫師近告退職. Rajchman 醫師於一九二一年衞生組成立之初卽任主任之職,十八年來努力國際衞生事業,孜孜不倦,極著勞績. Rajchman 醫師退職後,其遺缺由 R. Gautier 醫師繼任.

皇家熱帶病學及衞生學會最近舉行會議時以一九三九年查爾麥茲金章授予紐約羅氏基金委員會國際衞生組之 Max Theiler 醫師. Theiler 醫師獲此獎章因其研究成績優良幷對於熱帶病學及衞生學頗多貢獻,尤其關於黃熱病一症及發明由其減弱病毒所製之疫苗.

第三屆國際內泌素標準大會於一九三八年八月十一日至十三日舉行於瑞士日內瓦,會間議決大腦垂體前葉之內泌素及尿與血清中所發見之類似物質應規定標準,幷根據每種標準之重量以定國際單位. 標準之製定配合（俾適於實驗之用）,貯藏及分配等已委由倫敦哈姆普斯泰德全國醫學研究院辦理.

妊娠期人尿內所含生殖腺性物質之國際單位業已製定.

據新近成立解說,一國際單位等於標準製劑〇·一公絲之

生殖腺性能力,其量與欲使未成熟雌鼠的陰道上皮角化時所需者相等. 每片約含有100國際單位.

一九三八年十月第五屆(十年一次)國際死亡原因修正會議閉幕後,國聯衛生處即發表第五次修正報告. 國際病率表經議決另行編製,并指定國際統計院與國聯衛生處共同組織之聯合委員會担任此項工作.

據愛爾蘭內政及公共衛生部一九三七至一九三八年報告內所載該國普通死亡率爲每千人中15.29人.

國際防癆協會執行委員會發起舉辦獎金,紀念該會創辦人幷曾任祕書長十四年之久之Leon Bernard教授. 該項獎金每二年贈給一次,每次2,500法郎. 第二次比賽定於一九四〇年舉行,論文題目爲「夫婦結核病」,擇其最優者贈予獎金. 論文用英文或法文寫作均可,用打字機打出或印刷,字數不得超過一萬. 論文須由會員政府或團體於一九四〇年五月一日以前轉交法京巴黎聖邁克爾路66號:

全國節制生育會(英國)已更名爲家庭設計會.

中國寄生蟲學發展之回顧與前瞻

徐　錫　藩

（私立北平協和醫學院寄生物學系）

（一）　緒　言

吾國幅圓廣大,人口衆多．以氣候言,則位於寒帶,溫帶,及亞熱帶三區;以地形言,則有高原,平原,溫地,沙漠各種．寒,熱,乾,濕,無不俱有．實爲研究醫學,畜牧學,及動物學有關各種寄生蟲之重要地帶．惟寄生蟲學之在吾國,甫在萌芽時代．吾人若將該學在吾國過去之發展,現在之情形,及將來之企圖,詳加論列,則有裨於斯學前途,當非淺鮮．語云,"鑒往知來",又云,"審愼周詳",亦斯意也．

（二）　寄生蟲學在吾國過去之發展

吾人倘將寄生蟲學在吾國發展之歷史,詳加探討;則其過程,約可分爲五顯著之時期．（一）吾國舊日醫生研究之時期（自有史至同治九年）,（二）外國海關醫生在華研究之時期（自同治十年至光緒十二年）,（三）外國教會醫生在華研究之時期（自光緒十三年至民國九年）,（四）外國寄生蟲學家在華研究之時期（自民國十年至十七年）,（五）吾國寄生蟲學家及外國寄生蟲學家在華共同研究之時期（自民國十八年迄今）．在此五時期中,對於寄生蟲學之發展,各有其顯著之歷史,及特殊之貢獻．茲分論於下:

（甲）吾國舊日醫生研究之時期

（自有史至同治九年）

在此時期中,寄生蟲學雖未視爲專門學問,然各種寄生蟲之名,則已散見於吾國舊日之醫籍中. 惟所述者,僅關於人體寄生蟲,及家畜寄生蟲二項耳. 其關於人體寄生蟲者,種類頗多. 最要者凡十二種. (一)伏蟲,(二)蛕蟲,或稱蛔蟲,蚘蟲,長蟲,亦稱食蟲,(三)寸白蟲,或稱白蟲,(四)肉蟲,(五)肺蟲,(六)胃蟲,或稱蝟蟲,(七)弱蟲,亦稱膈蟲,(八)赤蟲,(九)蟯蟲,(十)麔蟞蟲,(十一)尸蟲,(十二)痨蟲是也. 此十二蟲者,均云寄生於人之內臟中. 而尤常言及首列之九種,所謂"九蟲"者是也. 其關於家畜寄生蟲者,就考查所得,已有二種. 一曰渾睛蟲,寄生於馬之眼內;二曰弩絲蟲,寄生於駝之眼內. 此外於牛,謂有吐出"雜蟲"膜者. 惟此等"雜蟲"究爲何蟲,則難於稽考.

若就上列各蟲之形狀,大小,生態,寄生器官,及所致病狀諸端,稽古叅今,則蛕蟲當爲蚯蚓狀蛔蟲(註一)(Ascaris lumbricoides),寸白蟲當爲練狀帶條蟲(Taenia solium),及肥胖帶條蟲(Taenia saginata),蟯蟲當爲蠕形住腸圓蟲(Enterobius vermicularis),渾睛蟲及弩絲蟲當爲二種吸嚼圓蟲(Thelazia spp.). 至於其餘各種,則或僅爲想像之蟲,而實無該項寄生蟲之存在者;或則實有該蟲,而其記載太略,致在今日,已無法可識其眞正之學名. 關於各寄生蟲所致病狀之記載,及治蟲特效藥之研究,在古籍中,亦多論及. 且對於所致病狀之記載,間有言頗中肯者;治蟲藥品之效方,亦有證之現代之研究,而仍屬有相當之價值者. 蓋在此時期中,吾國之於寄生蟲學,實不可謂全無發展者也.

至於寄生蟲之首載於吾國舊籍中者,當爲蛕蟲. 該蟲載內經中. 內經相傳爲黃帝所著, 實則著於何人,已不可考. 惟據推測,著者當爲周秦時人. 是吾國之知有寄生蟲,已早在周秦之世;蓋卽四歷紀元前三百至二百年間也. 至於他蟲之記載,嗣後均陸續見於纘出之各醫書中. 惟在此時期中,因顯微鏡尙未發明,故關於寄生蟲形態之描

(註一) 本篇寄生蟲學名之漢譯,悉據拙作"寄生物學名漢譯草案"一文. 載醫育二卷七期,十一至十八頁,二十六年四月出版.

述,僅限於常人目力所能及者,如長短,形狀,色澤,及動靜各項. 復因彼時,吾國人體解剖之施行,爲國法及風俗所不許;故所記載之蟲,僅限於間能由口或肛門自然出諸體外者,如蛔蟲,蟯蟲,及寸白蟲等是;或其寄生於人目所能察及之眼內者,如渾睛蟲,及怒絲蟲等是.

鈎口圓蟲病(Hookworm disease)之在吾國,俗稱曰"桑葉黃","懶黃病",或"吸食懶黃病"又日本分體吸蟲病(Schistosomiasis japonica),則稱之曰"黃塊","脾塊病",或"黃腫病". 斯二病者,其病狀俗均知之已久,惟寄生蟲爲致病之因,則無有言之者. 此無他,亦因此時期內顯微鏡尚未發明,及死屍解剖亦未施行之故也. 又在此時期內,疾病之診斷,半憑觀察,半憑推想. 醫者除藉五行相尅之說以釋病因外,亦有虛據或想像某種寄生蟲之存在,而解釋病原者. 例如胃蟲之致嘔吐,肺蟲之致咳嗽等是. 此外尚有載蛔蟲攻心,而致人死亡者. 其實病者卽有蛔蟲之存在,亦不能侵入心臟. 大抵病者死亡,當由他種病原,誤行歸罪於蛔蟲. 諸如此類,亦由當時未行死屍解剖之故. 死因不明,而臆測之診斷,乃幾成爲醫籍中之定典矣.

關於寄生蟲生活史之研究,在此時期內,吾國學者,毫無貢獻之可言. 醫者關於寄生蟲之原始,大率懇諸自然發生之說;所謂"甘肥不節,生冷過食,久體成熱,溼熱鬱蒸,爲蟲爲䘌"者是也. 然亦有信寄生蟲,乃"與人俱生,而藏諸幽隱"者. 蓋顯微鏡在該時期內,既未發明;寄生蟲蟲卵之存在,當非所知. 又因實驗寄生蟲學之未發達,卽人目所能見之䐈蟲(Cysticercus),當時亦不能確實連繫於肥胖帶條蟲(Taenia saginata)及練狀帶條蟲(Taenia solium)之生活史內. 雖然,"多食牛肉,則生寸白"之說,早見於宋代之扁鵲心書內. 此等由於經驗觀察之推斷,適吻合於現代肥胖帶條蟲(Taenia saginata)生活史之事實;實顯示吾國古代學者之憑經驗及觀察而推斷之能力之強也.

(乙) 外國海關醫生在華研究之時期

(自同治十年至光緒十二年)

自吾國各海關驗疫所,聘用外國醫生後,遇等於當地之疾病情形,均年有報告發表,蓋斯時歐洲顯微鏡已發明. 歐陸學者,對於寄生蟲

學之研究,已入現代科學化之階段. 此等海關醫生,挾其所學以來華,對此新環境,自常有其新發展. 其結果,遂開創寄生蟲學在吾國發展之新時代. 內中貢獻最多者,當推 Manson 醫士. 渠於同治十年至光緒九年間,在華任廈門海港驗疫所醫士. 以其餘暇,研究寄生蟲學. 鴻篇巨著,論述詳盡. 其最大之貢獻,當推其關於班氏微絲蟲 (Microfilaria bancrofti) 之研究. 渠悉心考察該蟲在廈門之分佈情形,並發現其定期現象,及中間寄主. 此外萬氏帶蟲 (Sparganum mansoni) 之寄生於人體內,林氏並性腺吸蟲 (Paragonimus ringeri) 蟲卵之存在於痰內,及旋毛形圓蟲 (Trichinella spiralis) 之存在於吾國等項,均亦屬渠之重要發現. 其他如犬之血色旋尾圓蟲 (Spirocerca sanguinolenta), 烏鴉及喜鵲之絲狀圓蟲 (Filaria corvi-torquati 及 Filaria picael mediae) 等,渠亦研究及之. 其餘各海關醫士,對於其所服務地方之蚘蚓狀蛔蟲 (Ascaris lumbricoides),條蟲及蟯形住腸圓蟲 (Enterobius vermicularis) 之分佈狀況,亦均於各年度海關報告中言及之. 故吾國寄生蟲學之新研究,實藥始於此時.

　　本期內外國教會醫生之在華者,對於吾國之寄生蟲學之發展,亦間有相當之貢獻. 如布氏蠶片吸蟲 (Fasciolopsis buski) 之發現於吾國,為斯時廣州某教會醫生 Kerr 之功. 然彼時外國教會醫士之所貢獻,實還遜於民國九年以後之時期. 而國人之治斯學者,在此時期內,則尚無成績之可言.

(丙) 外國教會醫生在華研究之時期

(自光緒十三年至民國九年)

　　外國教士之在吾國行醫,相傳始於嘉慶二十五年. 然於寄生蟲學之研究,在此初期內,亦無大貢獻. 光緒十三年,在華之教會醫士,創辦博醫會報 (後改稱中華醫學雜誌),對於各項醫學,開始致力於研究之工作. 對於寄生蟲學亦然. 故自光緒十三年後,博醫會諸醫士,實為吾國寄生蟲學發展之主要促進者. 光緒三十一年, Logan 醫士發現日本分體吸蟲 (Schistosoma japonicum) 於湖南之常德;光緒三十三年, Goddard 醫士,發現布氏蠶片吸蟲 (Fasciolopsis buski) 之受染區於浙江之紹興;光緒三十四年 Heanly 及 Whyte 醫士,又發現中華分枝睪吸蟲

)Clonorchis sinensis) 之受染區於廣東省;宣統三年, Houghton 醫士,闡明此時之所謂揚子江熱 (Yangtze fever) 與分體吸蟲病 (Schistosomiasis japonica) 之同義異名;民國二年, Bryson 醫士,報告鉤口圓蟲病 (Hookworm disease) 在河南焦作礦區之受染情形;民國三年, Reed 醫士,復報告該蟲在萍鄉煤礦倡獗之狀況;全年, Weeds 醫士,詳述華南人民受害於該蟲之情形;次年, Hume 醫士,復於該蟲之害,著論陳述之. 故在此時期中,吾國之諸重要人體寄生蟲,均已逐漸爲教會醫士先後所發現矣.

光緒三十三年,博醫會復組織一研究會. Maxwell 醫士任會長. 命各地教會醫士,對於當地人體寄生蟲蟲卵,作詳細檢查之報告. 渠在任凡七年,努力之結果,遂使吾國各地人體寄生蟲之分佈情形,及感染率之學識,大爲增進. 宣統三年, Jeffery 及 Maxwell 二醫士,即利用其研究會所得之成績,在渠等所著之 The diseases of China 一書內,有專篇論述吾國人體寄生蟲地理上分佈之概況. 此實爲外國教會醫士在華歷年努力成績之表現也.

此外,顏福慶醫師,曾於民國八年及九年,發表關於"萍鄉煤礦工人之鉤口圓蟲受染率及實施預防情形之報告"一文. 似此關於寄生蟲學之頗有價值之論文之出諸國人之手者,在彼時雖屬鳳毛鱗角,然吾國現代寄生蟲學家之活動,實明示已發靱於此期之末葉矣. 至於外國海關醫生,在此時期內,則反無顯著之成績可言.

(丁) 外國寄生蟲學家在華研究之時期

(自民國十年至十七年)

在此時期內,在華教會醫生,對於吾國寄生蟲學之研究工作,仍依然進行. 同時又有數著名外國寄生蟲學者,來華講學. 渠等因係寄生蟲學專家,故所貢獻,遂駕於當時在華教會醫士所研究成績之上. 此時重要專著計四種: (一)民國十三年 Faust 博士等關於日本分體吸蟲 (Schistosoma japonicum) 一書, (二)民國十四年 Barlow 醫士關於布氏薑片吸蟲 (Fasciolopsis buski) 一書, (三)民國十五年 Cort 博士等關於鉤口圓蟲 (Hookworm) 一書, (四)民國十七年 Faust 博士等關於中華分枝睪吸蟲 (Clonorchis sinensis) 一書. 此四書者,均屬代表該時代極有價

値 之 名 著. 然 出 於 教 會 醫 士 之 手 者,僅 布 氏 薑 片 吸 蟲 一 書 耳. 其 餘 三 書 之 主 要 作 者,均 屬 專 門 研 究 生 物 學 出 身 之 寄 生 蟲 學 專 家. 故 特 割 此 期 爲 外 國 寄 生 蟲 學 家 在 華 研 究 之 時 期.

此 外 研 究 工 作 之 可 述 者: 爲 Maxwell 關 於 絲 狀 圓 蟲 病 (Filariasis) 之 研 究,Bercovit 關 於 湖 南 鈎 口 圓 蟲 (Hookworm) 分 佈 之 探 討,Mills 關 於 北 平 牛 肉 及 豬 肉 內 囊 蟲 之 調 查,及 Campbell 關 於 福 建 帶 蟲 病 (Sparganosis) 之 記 載 諸 文. 渠 等 亦 或 爲 醫 學 校 教 授,或 爲 教 會 醫 士. 總 之, 本 期 內 所 有 研 究 論 文,均 較 前 期 爲 詳 盡. 而 各 項 寄 生 蟲 中 間 寄 主 研 究 之 致 力,則 爲 本 期 之 又 一 特 徵.

國 人 之 發 表 研 究 論 文 者,在 本 期 中,亦 已 較 多,且 間 有 頗 具 價 值 者, 但 自 全 期 之 工 作 觀 之,則 僅 佔 小 部 耳.

(戊) 吾國寄生蟲學家及外國寄生蟲學家
在華共同研究之時期

(自民國十八年迄今)

在 此 時 期 內,吾 國 寄 生 蟲 學 家,已 繼 起 擔 負 國 內 寄 生 蟲 學 研 究 之 責 任. 故 此 期 所 有 著 作,出 諸 國 人 之 手 者,計 在 半 數 以 上;且 各 種 重 要 貢 獻,亦 大 牛 成 功 於 國 人;故 名 此 時 期 爲 吾 國 寄 生 蟲 學 家 及 外 國 寄 生 蟲 學 家 在 華 共 同 研 究 之 時 期,實 屬 名 實 相 符. 本 期 內 所 有 著 作,在 質 量 方 面,均 較 前 期 更 進;研 究 之 範 圍,亦 已 由 醫 學 的 寄 生 蟲 學,更 加 入 家 畜 寄 生 蟲 學,純 粹 動 物 學 的 寄 生 蟲 學,寄 生 蟲 組 織 學,寄 生 蟲 生 理 學,及 寄 生 蟲 免 疫 學 等 項. 蓋 中 國 寄 生 蟲 學 之 在 此 時 期,正 方 興 未 艾 之 秋 也.

本 期 重 要 著 作 之 關 於 醫 學 的 寄 生 蟲 學 者: (一) 爲 林 氏 並 性 腺 吸 蟲 (Paragonimus ringeri) 在 吾 國 眞 正 受 染 區 之 發 現,並 其 生 活 史 及 中 間 宿 主 之 研 究;(二) 爲 日 本 分 體 吸 蟲 (Schistosoma japonicum) 在 福 淸 及 賓 陽 二 處 新 受 染 區 之 發 現,並 在 開 化 預 防 工 作 之 實 施;(三) 爲 布 氏 薑 片 吸 蟲 (Fasciolopsis buski) 在 蕭 山 受 染 區 分 佈 情 形 之 調 查,及 在 紹 興 廣 州 二 處 中 間 寄 主 之 新 研 究;(四) 爲 中 華 分 枝 睪 吸 蟲 (Clonorchis sinensis) 之 胞 囊 及 有 尾 幼 蟲 之 重 新 鑒 定,第 一 及 第 二 中 間 寄 主 之 重 新 研 究,及

其受染區情形之重新考察;(五)爲細粒棘球蟲蟲 (Hydatid cyst), 膜實蟲蟲 (Cysticercus cellulosae), 及蔓氏帶蟲 (Sparganum mansoni) 病案之續報;(六)爲蚯蚓狀蛔蟲 (Ascaris lumbricoides) 傳染情形及傳染預防方法之研究;(七)爲旋毛形圓蟲 (Trichinella spiralis) 在吾國存在確證之覓得;(八)爲班氏微絲蟲 (Mf. bancrofti) 及馬來微絲蟲 (Mf. malayi) 之形態,發育,中間寄主及地理上分佈之探討. 至於畜牧寄生蟲學之研究,除關於牛羊貓犬及家禽之寄生蟲,略有少數調查報告外;其他重要著作,尚屬罕觀.惟犬之血色旋尾圓蟲 (Spirocerca sanguinolenta) 在終寄主內遷移途徑之重新研究一文,頗有價值. 他如純粹動物學性質之寄生蟲分類學,則於圓蟲條蟲二綱內,著作頗多;吸蟲則較少. 至於寄生蟲組織學之研究,則以關於圓蟲食道腺之研究爲多.此外寄生蟲病理學,寄生蟲免疫學,寄生蟲與寄主組織之反應學,寄生蟲培養學,及寄生蟲營養學等,亦均有相當貢獻. 本期中寄生蟲學之研究範圍,旣已倍廣於前期;著作者又多屬國人;是吾人所引爲慶幸者也.

更有進者: 在此時期內,英文中華醫學會雜誌,曾特出寄生物學專號二次,與病理學與微生物之補編三册,其內含寄生蟲學之論文甚多. 此亦表示吾國寄生蟲學在此時期內之邁進情形也.

(三)　寄生蟲學在吾國發展之現狀

近年吾國研究寄生蟲學之進展,已如上述. 國人之治斯學者,日益衆多,其經驗亦日臻豐富,間亦有漸儕於世界專家之林者. 政府及社會,對於寄生蟲學之研究,亦漸加重視. 例如衛生署歷年對於國內人民寄生蟲分佈之調查,及預防實施之努力;各公私學術研究機關對於寄生蟲學研究之特別注意;各大學生物系內之寄生蟲學課程之增設;及國人研究著作之發表於國內外之與寄生蟲學有關之著名雜誌內者之日多等是. 故現在吾國寄生蟲學之發展,實多佳象. 惟將來究能進展至若何程度,消視吾人之如何努力爲斷耳.

（四）　吾國寄生蟲學未來發展之檢討

　　吾國人民及家畜,由寄生蟲引起之疾病,多而且烈. 例如分體吸蟲病（Schistosomiasis）之猖獗於長江流域一帶;鈎口圓蟲病（Hookworm disease）之爲害於華中及華南之蠶桑區域;分枝睾吸蟲病（Clonorchiasis）之盛行於廣東各縣;並性腺吸蟲病（Paragonimiasis）,及薑片吸蟲病（Fasciolopiasis）之貽患於浙江之紹興及其附近各邑;蛔蟲（Ascariasis）患者之遍於全國;細粒棘琭囊蟲病（Hydatid disease）,及腦中之膜質囊蟲病（Cerebral cysticercosis）之數見於國內各地. 國人死於此等寄生蟲之疾病,或其健康之受害者,年當以千萬計. 至於家畜寄生蟲病之最劇者,則當爲片形吸蟲病（Fascioliasis）,及血矛圓蟲病（Haemonchiasis）. 吾國牛羊之被害於此等寄生蟲者,數亦相埒. 故寄生蟲疾病之在吾國,對於全民健康,及國家經濟前途,關係不可謂不鉅也.

　　由此言之: 欲謀人民死亡率之減少,及健康之增進,則有害於人民之寄生蟲之撲滅,實爲目前要圖. 又欲圖國家畜牧事業之發達,而使其有益於國計民生,則有害於家畜之寄生蟲之根絕亦爲急務. 惟此項艱鉅之工作,非有多數對於寄生蟲素有研究之專家之主持與努力,及政府社會之熱心施行輔助不爲功. 然造就優良寄生蟲學專家,非短時期可能. 政府應通令各地醫學校,及各大學校生物系,多行注重該項課程;而中央研究院,宜特設專門研究醫學寄生蟲學,及畜牧寄生蟲學之機關,以資研究.

　　吾國寄生蟲學之研究,雖近年發展頗速,並已略有相當成績,惟細考察社會情形,則其爲害仍如往昔. 蓋近年撲滅及預防方法,多半未著成效. 是以嗣後對於撲滅及預防方法之改良及實施步驟之計劃,均宜再行考慮周詳,努力施行,俾收良果. 一面加

緊研究工作,多方獎勵學者.　庶學理實施,同時研究,而收輔車之效.

凡國家欲使一種科學進步,應用科學,與純粹科學兩方面,均宜使其同時發展;不可有所偏倚.　寄生蟲學亦何獨不然.　故此後對於吾國寄生蟲學之研究,除當注重於醫學及畜牧有關之寄生蟲學外,其關於純粹動物學方面之寄生蟲學,亦宜同時努力,不可偏廢,俾得全面進展.　又寄生蟲分佈之調查,乃僅為造成日後寄生蟲撲滅及預防計劃之一助.　故調查之外,當同時研究關於預防及撲滅之實施各項.　國內新進寄生蟲學家,亦宜隨時留心攷察世界各國近來寄生蟲學研究之最新趨勢及進步,以資借鏡,猛起直追,庶不致落諸時代之後.

吾國之寄生蟲學之宜注意研究已如上述.　近來國人對於該學之研究,雖巳略有成績;然吾人撫躬自問,真正有價值之貢獻,究有若干?該學關係於國計民生,既如是之切,則努力研究,以副國家之望,非吾等治寄生物學者之責乎?

藥王廟與十大名醫

李　濤

（北平協和醫學院中文部）

　　唐天寶六年（公元747）勅建三皇五帝廟，於春秋致享，並定伏羲以勾芒配，神農以祝融配，黃帝以風后力牧配(1)。然此時建三皇廟，亦無非崇祀古聖而巳，與醫家無關。元「元貞元年(1295)初命郡縣通祀三皇，如宣聖釋奠禮。太皞伏羲氏以勾芒之神配，炎帝神農氏以祝融之神配，黃帝軒轅氏以風后力牧氏之神配。黃帝臣兪跗以下十人，姓名載於醫書者從祀兩廡，有司春秋二季行事，而以醫師主之」(2)。三皇廟從祀醫師蓋自此始。故吳澄(3)宜黃縣三皇廟記曰：「醫有學，學有廟，廟以祀三皇肇自皇元前所未有也」。惜從祀之十人未明究爲何人，但必爲十大名醫傳說之由來，則無可疑。

　　續文獻通考(4)載「武宗至大二年(1309)正月詔三皇配位，依文廟從祀禮。湖廣行省以祭享三皇配位勾芒等神服色坐次爲諸。禮部議三皇開天立極澤流萬世有國家者所當崇祀自唐天寶以來配伏羲以勾芒配神農以祝融配黃帝以風后力牧。按禮記月令春三月其帝太皞其神勾芒；夏三月其帝炎帝其神祝融。又史記稱黃帝得風后力牧以治民。其配享坐次宜東西相向，以勾芒祝融居左風后力牧居右。若其相貌冠服，年代邈遠，無從考證，不可妄定，當依古制以木爲主。書勾芒氏之神祝融以下並如之。所謂十大名醫依文廟從祀之例置兩廡，如此登享先後之秩，假僞不蒸。集賢翰林太常禮儀院等官集議依禮部所擬行之」。

　　自元貞以來雖郡縣通祀三皇但催醫官主之。至正十年（

1350)九月,以文殊諤之講,命祭三皇如孔子禮,遣中書省臣代祀,
禮儀之隆,埓於宣聖,實一代創典也.

由上記述,可知元時三皇廟,有四配,有十大名醫.十大名醫
之姓名雖不詳,但知皆爲黃帝臣.此外似更兼祀歷代名醫非僅
十大名醫而已.

續文獻通考載:「王圻曰貞元間建三皇廟,在明照坊內,有三
皇並歷代名醫像,東有神機堂,內置銅人鍼灸圖二十有四.凡五
臟旁注爲溪谷所會,各爲小竅,以導其原委.其碑之題篆,則宋仁
宗御書,元世祖至元間自汴移至此」.

明因元舊制(5),於洪武元年(1368)命以太牢祀三皇.二年
(1369)命以勾芒祝融風后力牧左右配.俞跗,桐君,僦貸季,少師,
雷公,鬼臾區,伯高,歧伯,少俞,高陽十大名醫從祀儀同釋奠.考實
錄是年止以勾芒四臣配,無十大名醫從祀之文.惟明集禮備載
十醫,明史禮志探之,與實錄異.蓋集禮所載乃初年未定之禮耳.
四年(1372)帝以天下郡縣遍祀三皇爲瀆,令天下郡縣勿得褻祀,
止命有司祭於陵所.至永樂間(1403—24)別建三皇廟,十醫從祀,
以醫官主之,以爲萬世醫藥之祖.由上可知十醫從祀三皇之制
廢於洪武復於永樂,此後遂與歷代帝王並祀不廢矣.

明世宗嘉靖十五年(1536)建聖濟殿於文華殿後,以祀先醫,
歲遣太醫院正官行禮(6).二十一年(1542)十二月重修太醫院
三皇廟,次年廟成,名其殿曰景惠,門曰咸濟.門東爲神庫,西爲神
廚.仍益正祀典,正位伏羲,神農,黃帝,以勾芒,祝融,風后,力牧配.
其從祀僦貸季,天師,歧伯,伯高,鬼臾區,俞跗,少俞,少師,桐君,太乙雷
公,馬師皇十人.與以前所定之十大名醫微異,去高陽而增馬師
皇,從此所謂十大名醫者即成定案而不復變更矣.當時復增伊
尹,扁鵲,淳于意,張機,華佗,王叔和,皇甫謐,葛洪,巢元方,孫思邈,韋慈

藏,王冰,錢乙,朱肱,劉完　　張元素,李杲,朱彥修十八人. 東廡儆貸
素以下十四人,西廡華　　以下十四人. 牲用太牢,器用籩豆簠簋.
歲以仲春仲冬上甲日　　禮部堂上官行禮,太醫院堂上官二員分
獻. 明史禮志所載亦　　從祀十三人者,乃遺漏少俞之故.

　　隆慶四年(1570)禮　　部侍郎王希烈建言,三皇既祀於歷代帝
王廟,又祀於文華東室　　又雜之以醫師,使共俎豆,不亦瀆且褻乎!
且官廟中止宜有祠不　　有殿.「穆宗不欲改先帝之制,報罷」.
萬曆十八年(1590)詹　　鳳(7)修南京太醫院三皇廟,謂三皇之稱,
於醫無取,更額曰聖醫　　事詳於其所彙刻醫學集覽序.

　　從祀先醫之昭穆　　序各書所記微有不同. 據乾隆十二年
修定之大清會典(8)　如下:

	黃帝	伏羲	神農		
風后 牧力	祝			勾芒	
區瞰 踦瘉君臬	臾 俞師			僦貸 歧伯少雷	季伯高師公
鵲機和洪遵冰肱素修	叔思 元彥			伊淳華皇巢韋錢劉李	尹于甫元孝彥意佗謐方藏乙素杲

　　太醫院明清皆在禮部後,於院後建有先醫廟,李覃之亂焚燬
一空,覺割歸使館界(　 其後復建於地安門外,民國成立,乃就其
地改設兩吉女子中學等.

十大名醫簡史

　　記載十大名醫最早之文獻當推醫説(10),然不及名醫傳略(11)之詳. 茲擇錄二書所記如下:

　　僦貸季　神農時臣也,歧伯之師,神立方書,乃命僦貸季理色脈,而通神明,合之金木水火土四時八風六合,不離其常,變化相移,以觀其妙,以知其要,定經絡穴道臟腑陰陽度數,以人法天地萬物,醫之端肇於此. 對察和窮磨踟告以利天下,而人得以繼其生(出醫史).

　　歧伯　黃帝臣也,善説草木之藥性味,爲大醫,帝師之,故稱之曰天師. 帝使歧伯嘗味草木,與主醫疾,經方本草素問之書咸出焉(出帝王世紀).

　　鬼臾區　鬼臾區諱積,號大鴻,黃帝大臣也,傳習太始天先册文,至鬼臾區十世,於茲不敢失墜. 黃帝受河圖,見日月星辰之象,於是始有星官之書,命大撓探五行之情,占斗綱所建,於是始作甲子,命容成作蓋天,以象周天之形,綜六術以定氣運,因以問鬼臾區曰:「上下周紀其可數乎」! 對曰「天以六節,地以五佩,周天氣者六期爲備,終地紀者五歲爲周,五六合者歲三十. 七百二十氣爲一紀,六十歲千四百四十氣爲一周,太過不及,斯以見矣」. 乃因五量治五氣,起消息察發斂以作調歷,歲紀甲寅,日紀甲子,而時節定. 是歲巳酉朔旦日南至,而獲神策,得寶鼎冕侯,問於鬼臾區,對曰:「是謂得天之紀,終而復始」. 乃迎日推策,造十六神歷,積邪分以置閏,配甲子而散郪,於是時惠而辰從矣. 素問稱「帝與論五運陰陽之道,著之玉版藏之金匱,署曰天元紀」.

　　少師　黃帝時臣,未詳其姓,靈樞經有答黃帝問難之語. 帝與論陰陽表裏,聲聲音,通天八風,究極理道(素問).

伯高少俞　並黄帝時臣,未詳其姓,輔佐黄帝,詳論脈經,對問難經,究盡義理,以爲經論,故人到於今賴之(素問).

俞跗　黄帝臣也,善醫術,所治病不以湯液醴醲鑱石橋引湯熨,撥見病之應,因五臟之輸,乃割皮解肌,訣脈結筋,搦髓腦,揲荒爪幕,湔浣腸胃,漱滌五臟,鍊精易形,以去百病於無形(史記).

桐君　黄帝時臣也,撰藥對四卷及採藥錄,說其花葉形色,論其君臣佐使相須,至今傳焉(本草經序論).

雷公　號太乙,黄帝時臣也,善醫術. 黄帝燕坐,召雷公而問之曰:「汝受術誦書者. 若能覽觀雜學,別異比類,通合道理,務明之可以十全;若不能知,爲世所怨」. 又曰:「子知醫之道乎」? 雷公對曰:「誦而頗能解,解而未能別,別而未能明,明而未能彰,足以治羣僚,不足以治侯王」. 雷公避席再拜曰:「臣年幼少朦愚,以惑不聞. 臣受業傳之以教請誦脈經上下篇甚多矣. 至於別異比類,猶未能以十全,又安足以明之」! 帝因而授之,雷公醫道益著. 於是雷公之倫受業傳之而內經作矣(素問).

馬師皇　黄帝時獸醫也,善知馬形氣生死,診治之輒愈. 後有龍下向之,垂耳張口. 師皇曰:「此龍有病,我能已之也」. 乃鍼其唇及口中,以甘草湯飲之而愈. 又數數有龍出其陂遷而治之,一旦龍負皇而去,不知所之也(列仙傳).

藥　王　廟

十大名醫之說起於元,盛於明清. 但由政府規定之十人,僅限於黄帝臣. 其中僦貸季,岐伯,鬼臾區,雷公,伯高,少俞,少師,鬼臾見於素問靈樞,俞跗見於史記,桐君見於本草經義序,馬師皇見於列仙傳. 其事均甚渺茫,無足稱道,甚至其人之有無,亦爲疑問. 當時所以規定此十人者,約按孔廟十哲爲孔氏門徒之例,故以黄帝臣

中华医学杂志（三）

常之.

　　然此十人雖定爲名醫,實則皆非著名醫家,故民間在藥王廟所祀之十大名醫,往往隨意改變而無一定. 如北京南藥王廟,據宸垣識略(12)載「藥王廟在北安門海子之西,東瀕海子,萬柳沿堤,夏月客多載酒游詠其間,東有橋名西步糧橋,玉河水由此入御苑. 廟爲魏忠賢建,其碑已踣」. 其中豎有萬曆三年(1575)碑,正中刻三皇,下列十醫姓名,並皆附有名醫圖讚. 其十人姓名爲:岐伯,雷公,扁鵲,太倉公,張仲景,華佗,王叔和,葛洪,孫思邈,韋慈藏. 但同時廟中塑像則與碑上所記不同. 正中爲藥祖,孫思邈,韋慈藏,兩旁爲岐伯雷公. 其十大名醫,則爲扁鵲高緩,秦越人,壺公,淳于意,張仲景,華佗,王叔和,皇甫謐,葛洪.

　　其次東藥王廟爲萬曆四十四年(1616)所建,前殿正位祀普濟眞君孫思邈,韋慈藏,兩廡從祀十大名醫,則爲陶眞白,封眞人,張仲景,王叔和,劉河間,龐安常,醫緩,華佗,董君異,李東垣. 其後殿正中祀三皇,兩廡祀黃帝臣十人,與元明定制略相彷彿.

　　又次爲天壇北之藥王廟,俗稱小藥王廟,爲崇禎四年(1631)建. 據宸垣識略載:「藥王廟在天壇北,明武靖侯李誠明立,有恭順侯吳惟英書碑. 本朝康熙年間止存後樓,至三十二年重建,有碑詹事沈荃撰」. 其中正位祀孫思邈,韋慈藏,從祀之十醫,則爲岐伯,雷公,葛洪,淳于意,扁鵲,王叔和,華佗,皇甫謐,張仲景,李東垣.

　　又據宸垣識略載「北藥王廟在舊鼓樓大街北,明嘉靖中建,有本朝順治關進丞璽碑」,惜廟已傾圮,碑文略而不詳,其所祀十大名醫究爲何人,已無從調查矣.

　　據歷城縣志(13)載劉勲藥王廟記稱「首神農於上,以岐伯,皇藥王配之,而雷公,秦越人,長桑君,淳于意,張仲景,華佗,王叔和,皇甫士安,葛洪,孫思邈列於兩廂」. 是所祀十大名醫,又與北京各

廟異矣.

　　藥王不列於正祀之內,北京城內藥王廟共四處,所祀之藥王爲韋慈藏及孫思邈. 按沈汾[14]續神仙傳稱「藥王姓韋名古道,號慈藏,西域天竺人,開元二十五年入京師,紗巾晃泡杖履而行,腰繫葫蘆數十,廣施藥餌,療人多效. 帝召入宮,圖其形,賜號藥王.」然新舊唐書中所記之韋慈藏無賜號藥王之事,可見藥王之說始於續神仙傳,此書作者爲南唐沈汾,約在第十世紀末葉也. 此種傳說至宋已甚盛,故醫說(著於 1228)中記有藥王韋慈藏桐陰舊話引列仙傳謂世俗稱韋善俊爲藥王.

　　藥王之說,宋時雖已盛行,然尚無爲藥王立廟者,卽明清祀典中,亦獨缺藥王廟. 藥王廟之起源,大約爲三皇廟之脫化而來. 自元貞時(1295)通令郡縣祀三皇,至洪武四年(1372)令天下郡縣勿得褻祀,其間凡經七十餘年. 此種崇祀直接與民生疾苦有關,相沿日久,雖革於禁令,亦難驟止. 民間乃改祀藥王,故北京之南藥王廟中所立之萬曆三年碑,以三皇爲主,而韋慈藏,孫思邈僅列於名醫之列,是爲由三皇廟改藥王廟之明證.

　　更就各地所祀藥王之不統一性言之,如韋慈藏,孫思邈,韋善俊以外,安國縣(祁州)祀邳彤,俗號皮昶[15],任邱縣祀扁鵲[16],南方各地祀神農,更可知藥王爲民間私祀矣.

　　三皇廟不但改稱藥王廟,南方更有改稱爲醫王廟者,如蘇州三皇廟[17]祀伏羲,神農,黃帝. 康熙二十八年並祀夏禹. 康熙三十年知府盧騰龍請以歧伯,伯高,鬼臾區,少兪,少師,雷斅配,改名醫王廟. 是又三皇廟改稱藥王廟之旁證也.

　　陰曆四月二十八日相沿爲藥王誕日,是日藥舖皆減價售賣,或施捨數藥,以資紀念. 河北之安國縣(祁州)則以此數日爲藥市集會之日. 屆時各地藥商雲集,每年交易數千萬,成爲北方藥

商交易中心焉.

　　然此日究爲某藥王之誕辰乎! 潛居錄載八月朔爲天師節,祭黃帝,歧伯. 叢桂偶記(17)稱日本以正月八日祭神農. 是則非四月二十八日,非黃帝,歧伯,神農之誕辰矣. 更據時憲書所載,正月二日爲孫眞人誕辰,足見必非孫思邈誕辰. 高士奇扈從西巡日錄謂藥王廟專祀扁鵲,四月二十八日賀藥王生日. 然高氏所記僅從俗傳,亦不足爲據. 是則此日爲扁鵲誕辰之說,不攻自破.

結　論

　　1295 年三皇廟始以名醫配享,至明嘉靖間建聖濟殿以祀先醫,始有稱先醫廟者. 萬曆十八年南京三皇廟改稱爲聖醫廟. 清一律改稱爲先醫廟. 民間藥王廟約亦三皇廟改稱.

　　十大名醫之說亦始於十三世紀末年,初定爲黃帝臣,即僦貸季,歧伯,鬼臾區,少師,伯高,少俞,俞跗,桐君,雷公,馬師皇,與張景醫說所記者相符. 但民間所祀十大名醫,與此大異且各廟不同. 其中最常見之十人爲扁鵲,淳于意,張機,華佗,王叔和,葛洪,巢元方,孫思邈,錢乙,朱震亨.

參 考 文 獻

（1）歐陽修:唐書
（2）宋濂:元史祭祀志五,六
（3）兪樾:春在堂全書四十六卷
（4）續文獻通考卷八十五,聖廟考
（5）張延玉:明史禮志四
（6）會典鈔略,禮下
（7）丹波元簡:醫賸
（8）允祹:大清會典卷四十九
（9）陳宗蕃:燕都叢考
（10）張景:醫說
（11）吉田宗恂:歷代名醫傳略
（12）吳長元:宸垣識略
（13）胡德琳:歷城縣志乾隆三十六年
（14）沈汾:續神仙傳
（15）羅以桂:鄒州志
（16）劉统:任邱縣志
（17）原昌克:叢桂偶記,祭神農

中華醫史學會報告

民國廿九年四月至十月份

王　吉　民

　　中華醫史學會於四月間開會時,議決於本年下半年舉行一醫史展覽會,執行委員會因卽召集會議,決定一切必要措置,如籌募款項,搜集材料,編纂目錄等,一切均照預定計畫步驟進行,甚為順利.　惟至十月間,本會鑒於時局關係,認展覽會有從緩辦理之必要,爰決定展期至較為適當之時期,再行擧辦.　但本會此次一切準備,未可認為虛擲,蓋已獲得相當之經驗,對於將來之計畫,定必更多裨益,且得寬餘之時間,以羅致材料也.

　　在過去半年中,本會獲得最熱心會員馬來亞伍連德醫師之兩項慷慨捐助,用以購置醫學史籍,第一項計現金二千元,指定購置坊間現有之古本醫史圖籍,第二項為基金一萬元,其年息亦用以購置有用之醫籍.　該兩項捐款係捐送中華醫學會者,卽由本會正副會長王吉民醫師及李濤醫師暨中華醫學會總幹事施思明醫師組織一委員會,辦理此事,幷為感謝伍醫師過去對於中華醫學會之忠誠服務,理事會已決議將該項書籍名曰「伍連德醫史藏書」以彰之.

　　中華醫學會圖書館中文之部,近有會員余雲岫醫師允將其本人藏書供從事研究醫學工作者之借用,故圖書日見增多.　兩年前王吉民醫師亦曾將個人之醫學書籍寄放館中.　最近中華醫學會又購得不少名貴之抄本及舊版書籍,故該館庋藏之中文典籍已逾四千冊之多,在上海可稱首屈一指.　分卡索引差已竣事,目錄亦在編製中.

　　本會與醫史博物館有密切之關係,因所有材料大半係由各會員慨借存放陳列者. 館址現已移至樓上一較大之房室,更爲寬暢. 此半年中所搜集物品比較珍貴者,爲名醫眞跡兩件,絲織之達摩繡像一幀,峨嵋山廟宇中之玉璽拓印三幅,及象牙雕刻之神農韓康像各一. 海深德醫師所收藏之醫事圖畫,係一近代畫家所繪,而該繪者爲上海麻瘋病院之一麻瘋患者,深堪注意. 中國名醫畫像之收集,亦進行甚速,現已搜得六十八幅. 該館所有材料之配置分類工作已在着手進行,於每一物品之旁均置放一卡,標以簡短之說明.

　　本年度之醫史專號,已刊行於英文中華醫學雜誌九月號,多係本會會員精心構撰. 茲以鑒於國人對於醫史之興趣日見濃厚,擬嗣後於英文中華醫學雜誌及中文中華醫學雜誌上另闢一欄,專載關於醫史之文稿. 最能引起我人之注意者,厥爲本年九月二十六日重慶教育部醫學教育委員會通過之一項決議,即「擬請各醫學院酌設中國醫學史講座,或於醫學史課程中增加中國醫史教材,藉以闡揚中國固有之文化」,由此足徵中國醫史之重要,當局已能深切體認,則在最近之將來,必能獲得相當之地位,可無疑義.

　　最後,本會對於本埠會員之慷慨捐助展覽會經費已達國幣二千元,深表謝意. 又成都陳耀眞醫師與魯德馨醫師,北平李濤醫師,杭州曾寶菡醫師慨助醫史陳列品,上海 Juan Marin 醫師,伊博恩醫師,劉以祥醫師,海深德醫師,余瀀醫師,美國巴爾的摩爾(Baltimore)醫史研究院之 H. E. Sigerist 醫師,與阿根廷京師大學之 Juan Roman Beltran 醫師贈送圖書及單行本多種,並此誌謝.

我國戰時衛生設施之概況

金寶善　　許世瑾

一. 引 言

自戰事發生以來,轉瞬已逾三載. 在此期內,前後方需要救護,防疫,醫療,保健等設施,均較平時為殷切. 以我國辦理衛政,為時不過十稔,現有之衛生設施較之戰前是否已有進步? 以及是否足敷戰時之需要? 亟應加以檢討,備供改進之參考. 除軍醫各種設施有關軍情未予論列外,茲根據二十九年一月調查所得,就衛生機關之分佈情形,組織概況及經費三項,分別討論於後. 掛一漏萬,在所難免,尚希國內同人指正之.

二. 衛生機關之分佈

先就中央衛生機關言之,在戰前之衛生主管機關為行政院屬之衛生署. 及至二十七年一月一日,衛生署改隸於內政部,在系統上雖有更易,而事業不僅照常進行,且更較前擴充. 新設之附屬機關有醫療防疫隊,公路衛生站,西北衛生隊,西北醫院,西康衛生院,蒙自檢疫所,騰越檢疫所,衛生用具修造廠,戰時衛生人員聯合訓練所及第一分所等,分佈地域達十八省 (參閱附表一).

至地方衛生機關,在戰事期內之進進,亦頗為迅速. 各省市新設獨立之衛生主管機關,在二十七年內成立者,有福建,廣東,浙江三省之衛生處,貴州省之衛生委員會,與重慶市之衛生局. 在二十八年內成立者,有四川省之衛生實驗處與甘肅省之衛生處. 同時新設之縣衛生機關亦頗不少,以江西等十二省言之,在戰前

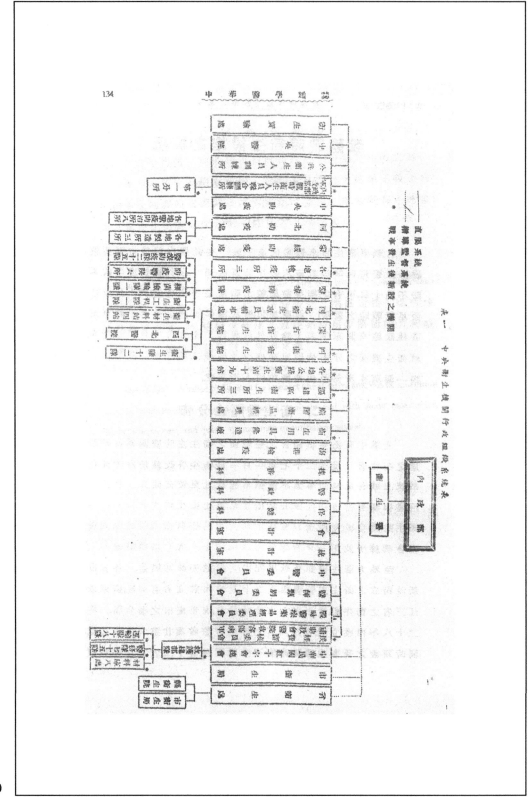

表一　中央衛生機關行政組織系統表

附表　中央衛生機關行政組織系統表
附十五省市縣衛生機關之鳥瞰圖

設置縣衞生院,縣立醫院或縣立醫務所者共僅二百一十七縣,截
至二十八年底止,已增至四百九十四縣之多. 就中江西福建廣
西湖南貴州五省之縣衞生機關,已普設於全省各縣. 附圖一及
附圖二顯示二十六年七月與二十八年十二月全國衞生機關分
佈情形,可資參證.

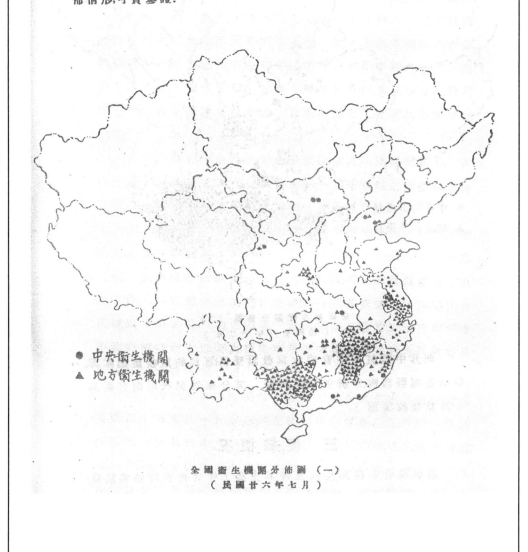

●中央衞生機關
▲地方衞生機關

全國衞生機關分佈圖 (一)
(民國廿六年七月)

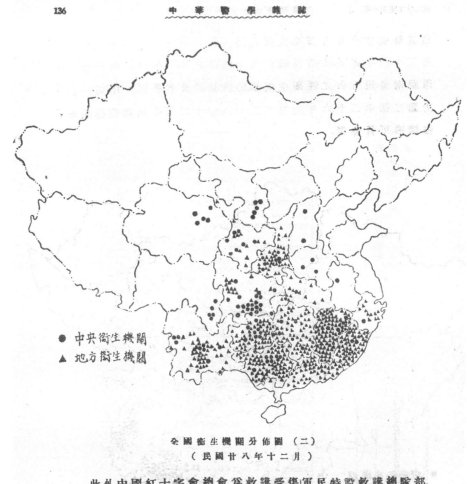

● 中央衛生機關
▲ 地方衛生機關

全國衛生機關分佈圖（二）
（民國廿八年十二月）

　　此外中國紅十字會總會爲救護受傷軍民,特設救護總隊部,
組織各種醫務隊,分發各戰區服務. 其分佈地視戰局而有更易
（詳見後救護節）.

三. 組織概況

　　茲就現有各種衛生設施,按其主要工作之性質,歸納爲防疫,
救護,醫療,衛生人員訓練及藥品器材之儲製等五項,分述於下.

甲. 防　疫

在二十七年及二十八年度內,傳染病之流行甚盛,尤以霍亂
為甚. 均係先在湘西一帶發現,漸次沿水陸交通線蔓延於川,鄂,
陝,豫,贛,閩,粵,桂,滇,黔等省. 次為瘧疾,在各省均有流行,而以滇,黔,
川三省為最劇. 此外在福建省有鼠疫發現,甘,寧,青三省有白喉
流行,接近戰區地帶有斑疹傷寒流行. 至天花,傷寒,猩紅熱,赤痢,
回歸熱等病,則各省均有散在性之發現. 在戰事期內人民遷徙
靡定,飲食居住,多失常態,疫症發生,勢難倖免;而民眾患疫,足以蔓
延於軍隊而致削減作戰實力. 故戰時防疫工作,實佔極重要之
地位.

為適應需要,中央及地方衛生機關設置防疫機關甚多. 按
其性質約可分為三類: 一為檢疫所;一為流動性之防疫隊及防
疫醫院;一為防治特種疫病之機關. 復分述之.

(1)檢疫所　在戰前衛生署設有津塘秦,上海,廈門,汕頭,廣
州及武漢檢疫所,共六所. 現時沿海各地之檢疫所,均委託海關
代辦. 武漢檢疫所改稱漢宜渝檢疫所,繼續在宜昌,重慶執行檢
疫工作. 另在雲南邊境增設蒙自檢疫所及騰越檢疫所,檢查自
滇越路及滇緬路入境之旅客. 此外湖南省曾於二十八年夏季
設臨時檢疫所十二,廣西設檢疫所四,貴州設檢疫站,均以檢查公
路及水道之旅客為目標.

(2)防疫隊及防疫醫院　內政部衛生署舉辦者,有醫療防
疫隊二十五隊,計一百分隊;細菌檢驗隊一隊;衛生工程隊一隊;防
疫醫院六所,共病床六百架;衛生材料站四站,分佈於川,康,黔,滇,鄂,
湘,桂,粵,閩,浙,皖,贛等省. 醫護工作人員逾三百四十餘人. 各隊
院之駐紮地,視疫症蔓延情形而隨時遷動. 至在陝西,甘肅,寧夏,
山西,河南等省,則由西北衛生專員統率之衛生隊十二隊,分遣防

疫. 各省衛生機關設置防疫隊及防疫醫院者亦頗不少,如浙江設醫療防疫隊四;江西設防疫醫院一;臨時防疫所九;湖北設巡迴醫療防疫隊一;湖南設臨時防疫隊四,隔離醫院十;陝西設衛生總隊一,分隊五;廣東設防疫區署四,防疫醫院一;重慶設霍亂病院,床位三百. 均以防疫為中心工作,視當地之需要而臨時設置者. 此外有永久性之省立傳染病院,在江西及福建各有一所,四川亦在籌設中.

（3）防治特種疫病之機關.

子. 關於防治鼠疫者　福建省因每年均有腺鼠疫發現,已成地方性疾病,省政府特設置防疫處,專事鼠疫之防治. 其附屬機關有閩南防疫所,閩北防疫所及閩西防疫所,並附設防疫隊七隊.

二十八年秋季,緬甸與我滇省接壤之南坎地方,發生鼠疫,由內政部衛生署會同雲南省衛生實驗處聯絡滇緬線有關各機關組織滇邊鼠疫防治委員會,實施各項鼠疫防治工作. 截至最近止,國境內並無鼠疫發現.

丑. 關於防治瘧疾者　雲南省瘧疾之蔓延,甚為劇烈. 內政部衛生署特會同雲南省政府擬訂五年防瘧計劃,組織雲南抗瘧委員會. 在委員會下設蒙自,思茅,雲縣三抗瘧所,另組抗瘧隊巡迴工作,並設瘧疾研究所,以研究防治之方法,現已全部組織完成.

寅. 關於防治獸疫者　甘,寧,青等省畜牧事業頗為發達,而各種獸疫亦時有流行. 內政部衛生署特設置西北防疫處及蒙綏防疫處辦理防治獸疫事宜. 在西北防疫處下,復設置獸疫防治所八所,分佈於青海,甘肅,寧夏各畜牧中心,以防治獸疫之蔓延.

乙 救 護

戰時之救護工作,至屬重要. 在前方作戰之士兵,其需要救護之般切,固不待言,即在後方如空襲受傷之救護,亦至為需要.

關於救護之組織,除軍醫機關外,各地方衞生機關,大都均有救護隊之組織. 在重慶市則由各有關機關聯合設置醫護委員會,下設重傷醫院及救護隊,計有重傷醫院三所,合作醫院九所,病床共達一千五百架,救護隊有基本隊二十七隊,預備隊二十六隊,共有隊員二百六十餘人. 他如成都,西安,蘭州,昆明,貴陽等大城市,亦均有類似之救護組織.

中國紅十字會總會所設之救護組織,頗爲龐大. 在救護總隊部下設置三種工作隊: 一爲醫務隊,包括醫療隊,醫防隊及衞生隊. 二爲運輸隊,計分救護車隊,卡車隊,騾馬隊及船舶隊等,並附設修理所及汽油站. 三爲材料庫,自二十七年一月成立以來,逐次擴充. 截至最近止計共有四個大隊部,十二個中隊,七十五個醫務隊,十八個汽車隊及八個材料庫. 醫護工作人員共達一千八百餘人,各隊分配於戰區及後方,依戰局而移動. 其任務除救治受傷兵民外,亦兼理防疫衞生等工作. 各隊中附有X光機設備者,計有十八隊;附有顯微鏡及檢驗設備者,計有九隊;附有滅虱及沐浴工具者,計達三十三單位.

此外基督教負傷將士服務協會,青年會軍人服務部,紅十字會華中及華南之國際委員會,及紅卐字會等除爲負傷將士服務或從事難民之救濟外,亦多與衞生機關合作,兼理救護工作. 又戰區各地之教會醫院及私人醫院,大都由衞生署補助藥品及經費,設置免費病床,以救治傷病民衆及兵士. 迄至二十八年年底止,此種醫院已達七十一,病床已達三千六百五十.

丙. 醫療衞生

縣鄉各級醫療衞生事業之辦理,其目的在使公醫制度普及於民間,俾民衆得享受醫藥設施之利益. 依據二十三年四月,第一次全國衞生行政技術會議通過之「縣鄉衞生行政計劃大綱」

縣應設衞生院或縣立醫院. 二十六年三月,前衞生署復制定「縣
衞生行政實施辦法綱要」,規定縣設衞生院,區設衞生所,鄉鎮設
衞生分所,村設衞生員. 數年來各省依照規定設立縣衞生院者,
日形增加. 除戰區不能設置者外,其餘鄰近戰區及後方各地之
縣衞生事業,有如雨後春筍,推進頗爲迅速. 附表二爲江西等十
二省二十六年七月與二十八年十二月兩時期各縣衞生機關數
目之比較. 除浙江省因戰局關係減少縣衞生機關八處江西省
無增減外,其餘各省均見增加,尤以福建,貴州,湖南之進步爲最速.
截至二十八年十二月止,江西,福建,貴州,廣西,湖南五省,幾每縣均
已有相當之衞生設施. 次爲雲南及廣東,亦均有三十餘縣設置
衞生機關. 以病床數言之,福建省最多,達三千二百四十;次爲貴
州,共有一千五百八十四. 每一縣衞生機關之平均病床數,以湖
北爲最多,計有七十;次爲福建,計有五十二. 湖南之縣衞生機關
雖較前增多,但平均病床數反形減少,即因新設之縣衞生機關多
未設病床之故. 各省所設縣衞生機關之名稱,至不一律計有縣
衞生院,縣立醫院,縣衞生事務所,縣衞生所,縣立醫務所,縣衞生隊,
中心衞生院,衞生戒烟院等八種之多,亟應統一. 又經費大都均
嫌不足(詳在經費節討論),人事及設備方面,亦尙應求質的改
進.

表二　　各省設置縣衞生機關數及病床數統計表

省別	縣衞生機關數			病　床　數			每一縣衞生機關平均病床數		
	二十六年七月	二十八年十二月	比　較	二十六年七月	二十八年十二月	比　較	二十六年七月	二十八年十二月	比　較
江西	83	83	0	—	—	—	—	—	—
湖北	0	8	+8	0	560	+560	0	70.0	+70.0
湖南	6	68	+62	59	228	+169	9.9	3.4	−6.5
四川	0	9	+9	0	265	+265	0	29.4	+29.4
陝西	8	14	+6	160	300	+140	20.0	21.4	+1.4

甘肅	0	5	+5	0	80	+80	0	16.0	+16
福建	15	62	+47	780	3240	+2460	52.0	52.3	+0.3
廣東	0	39	+39	0	78	+78	0	2.0	+2.0
廣西*	88	99	+11	——	——	——			
雲南	3	37	+34	31	111	+80	10.3	3.0	-7.3
貴州	0	64	+64	0	1584	+1584	0	24.8	+24.8
浙江	14	6	-8						
總計	217	494	+277	1030	6446	+5416			

*廣西之縣衞生機關數包括各衞生區之省立醫院數在內.

　　縣以下區鄉村有各級衞生組織設立者,尚屬寥寥可數. 僅江西,福建兩省各有區衞生所六十餘處,雲南箇舊有區衞生所八,四川新都與湖南衡陽各有區衞生所四,貴州之定番,清鎮各有區衞生所二. 惟廣西省設置鄉鎮醫務所達七百十六所之多,數量甚爲可觀. 惜各所之經費極少,醫務人員之程度亦至低下,故待改進之處,當屬甚多.

　　中央設置之醫療衞生機關,均可分爲兩種:一爲辦理一般醫療之機關,除原有之中央醫院外,新設西北醫院一處,有病床三百. 一爲實施地方衞生之機關,除原有蒙古衞生院外,於二十八年四月起,在西昌設置西康衞生院,在各公路幹線衝要地點設置公路衞生站十九站,在重慶附近設置衞生所三所,每一公路衞生站均附設分站及巡迴醫隊,辦理公路員工旅客及附近民衆之醫療衞生等工作. 此外在籌設中者,尚有康定衞生院,新疆衞生院及滇緬路衞生站十二站. 均在短期內可以成立.

丁. 人員訓練

　　公共衞生設施之推行,全賴有曾受訓練之人員負担其工作. 我國各醫事學校之設備及其教授材料,殊不一致. 又以公共衞生一科,各校多未設置. 爲求其學術上之進修及技術上之一致,

中华医学杂志（三）

各級衛生人員之進修訓練，實極重要. 現時國內訓練公共衛生人員之機關有三：一爲內政部衛生署設立之公共衛生人員訓練所，開辦公共衛生醫師，藥師，護士，助產士，衛生工程師，衛生稽查等訓練班，及學校衛生，婦嬰衛生，熱帶病學等講習班，先後畢業者已達一千數百人，大都在各地衛生機關服務. 一爲內政部軍政部戰時衛生人員聯合訓練所及其第一分所，訓練戰時防疫醫療救護等人員. 自二十七年六月起至二十八年年底止，訓練完畢者，已達三千六百三十一人，多分發至傷兵醫院服務. 一爲四川省衛生實驗處公共衛生人員訓練所，成立於二十八年七月，尚無畢業學員. 此外初級衛生人員之訓練，各省舉辦者亦屬不少.

　　江西等十一省衛生機關共用醫師九百七十人，護士一千另六十七人及助產士四百五十三人（見附表三）. 據著者估計，其中至少有半數係尚未受公共衛生訓練者.

表三　　省縣衛生機關人員統計表　（二十八年十二月）

省　別	醫　師	護　士	助產士	其他醫事*技術人員	事務員	共　計
江　西	201	115	59	398	135	908
湖　北	198	228	56	130	72	684
湖　南	56	103	50	154	66	429
四　川	50	61	16	96	44	267
陝　西	33	82	18	78	41	252
甘　肅	34	18	12	34	28	126
福　建	116	115	117	667	190	1205
廣　東	119	98	29	52	53	351
雲　南	36	52	6	42	76	212
貴　州	103	168	62	354	148	835
浙　江	24	27	28	60	6	145
總　計	970	1067	453	2065	859	5414

*其他醫事技術人員包括藥劑師，藥劑生，衛生工程師，衛生稽查，衛生助理員等.

戊. 藥品器材之儲製

　　藥品器材,爲辦理各種衞生工作所必不可缺者. 衞生工作愈形推展,則其需要量亦日增大. 尤以戰時向國外採購藥材不易,亟應以自給自足爲目標,積極擴充製造,以供應用. 現時國內製造生物學製品之機關,有中央防疫處及西北防疫處,其產量足供全國之需要,品質亦佳. 關於麻醉藥品之購貯及提製,則有麻醉藥品經理處,供給各地之需要,亦尙不感缺乏. 關於醫療器械及義肢等之製造,則有衞生用具修造廠,惟規模尙屬不宏,未能大量出品. 至關於一般醫療藥品之製造,大規模之中央製藥廠,尙在計劃籌設中. 除福建貴州廣西三省設有製藥廠,其出品差足自用外,其餘各省尙無製藥機關. 此外中央設有戰時醫療藥品經理委員會,購運國內外醫療上必需之藥品,接濟各地方醫療衞生機關及藥房等,以期平抑市價. 又設有中央藥物研究所,從事各種藥品之研究.

四. 經費

　　衞生事業之進展情形,已概述於前. 至各級衞生機關之經費,是否亦較前增加,則可就二十五年與二十八年兩年度預算數加以比較,以明其大概. 中央衞生經費在二十五年度僅一百五十萬元,至二十八年度已增加至五百五十餘萬元. 在三年過程中,增加達四百萬元,不可謂無進步. 惟二十八年度預算,仍僅佔全部行政費之百分之〇·五,較之先進各國實覺瞠乎其後. 各省二十五年度與二十八年度衞生費之比較,浙江,湖北,湖南,福建,廣西,貴州甘肅等省均見增加. 二十八年度各省衞生經費,以廣西爲最多,達一百五十餘萬元;貴州之進步最速. 二十八年度較之二十五年度增至十倍以上（詳見附表四）.

表四　各省衛生經費比較表

省　別	二十五年度經費（元）	二十八年度經費（元）	比較　（元）
浙　江	106,864	403,404	+296,540
江　西	599,613	566,547	− 33,066
湖　北	67,174	233,549	+166,375
湖　南	114,009	186,487	+ 72,478
陝　西	281,466	57,494	−233,972
福　建	161,920	447,074	+285,154
廣　西	1,077,310	1,579,868	+502,558
貴　州	62,248	699,965	+637,717
甘　肅	83,774	142,289	+ 58,515
青　海	39,600	22,560	− 17,040
四　川	？	320,000	——
廣　東	？	114,000	——

　　關於縣衛生經費之統計材料,頗不完全,茲僅就江西,陝西,福建,廣西四省加以比較. 江西省各縣衛生費占各縣地方歲出總數百分之五‧一八,其比例在各省中為最高. 次為福建省,各縣衛生費占歲出總數百分之四‧二三. 再次為廣西,占二‧九一. 陝西最少,僅占一‧四九. 上述四省二十八年度所占之百分比,均較二十五年度為高,尤以福建省之增進為最速,自百分之一‧四四增加至百分之四‧二三. 如再就各縣衛生費各個加以比較,則以福建龍溪縣之衛生費為最多,達三萬一千四百四十元. 陝西扶風縣為最少,僅二百四十元. 江西靖安縣之比例最高,衛生費占全縣歲出百分之一二‧九五. 陝西岐山縣之比例最低,僅占百分之〇‧一八(表五及表六).

表五　縣衛生經費比較表（一）

省　別	二十五年度衛生經費		二十八年度衛生經費		比　　較	
	元　數	占全歲出%	元　數	占全歲出%	元　數	占全歲出%
江　西	272,883	3.29	387,076	5.18	+114,193	+1.89
陝　西	59,866	1.14	90,972	1.49	+ 31,106	+0.35
福　建	106,130	1.44	554,682	4.23	+448,552	+2.79
廣　西	236,832	1.80	532,300	2.91	+295,468	+1.11

表六　縣衛生經費比較表（二）

（二十八年度）

省別	有衛生費之縣	平均每縣衛生費（元）	衛生費最多之縣		衛生費最少之縣		衛生費比例最高之縣		衛生費比例最低之縣	
			縣名	數目(元)	縣名	數目(元)	縣名	占全縣歲出%	縣名	占全縣歲出%
江西	83	4,664	大庾	15,360	興國	2,209	靖安	12.95	餘干	1.63
陝西	55	1,654	南鄭	10,800	扶風	240	安康	8.21	歧山	0.18
福建	61	9,093	龍溪	31,440	寧洋	3,660	沙縣	6.58	上杭	1.90
廣西	99	5,377	邕寧	21,928	永福	866	容縣	7.80	藤縣	0.55

＊ 江西省有四十五縣之衛生費均為 2,209 元

　　依據「縣衛生行政實施辦法綱要」之規定,縣衛生經費宜確立數額,列入地方預算. 其數額應以全縣地方歲出百分之五為標準. 二十八年度各縣衛生費已達上述標準者,江西有二十一縣,占全省各縣百分之二五・三;福建省有十四縣,占全省各縣

百分之二三・○;廣西省有七縣,占全省各縣百分之七・一;陝西省僅安康一縣達上述標準.

五. 結　論

1.戰時醫療衛生設施之需要較平時爲迫切. 自戰事發生以來,中央及地方衛生機關增設者甚多,尤以縣衛生事業之發展爲最顯著. 惟各縣衛生機關之人員及設備,大都不甚充實. 又區以下各級衛生組織成立者極少. 諸待改進及擴充,務使醫療衛生設施深入民間,以達普遍推行公醫制度之目的.

2.辦理衛生事業,首須有曾受公共衛生訓練之人員担任之. 現時各地方衛生機關之人員,尚有半數以上未受公共衛生訓練,應予抽調進修. 一方面各種醫事學校之公共衛生教學設備,均應予以充實.

3.現時全國衛生機關所需之藥品器材,尚多依賴外國製品,實爲一至嚴重之問題,故大規模之中央製藥廠應從速設立. 又各省亦應設置相當規模之省立製藥廠俾足供本省之需要.

4.中央及地方衛生機關經費,年有增加,足徵執政者對於衛生事業之日漸重視. 惟衛生費所佔全部行政經費之百分比,尚屬過低,希望與年俱增,在不久的將來,能普遍達到百分之五之最低標準.

今日的醫學界

朱　季　青

（貴陽公共衛生人員訓練所）

　　醫學是與人類和文化最有密切關係的科學. 從人類本身的健康發育,生活環境,和工作效能起,以及社會文化與人類的一切供獻等,莫不直接或間接受醫學的影響. 人類的平均壽命可以加長,疾病和死亡可以減少,健康水準可以提高,工作效能可以增進. 這都是醫學對於人類應有的供獻,盡人知之,無庸申述. 但是現代的醫學學術進步範圍擴大,它的影響已經逐漸推及社會文化的區域. 例如教育因生理學和心理學的進步,而變更其原則;工業因職業病之發現與工業衛生之設施,而改善其設備與管理方法;交通因公路救護之統計,而改進其工程設計與安全設備;司法因法醫學及精神病學之發明,而革新其理論與實施. 同時也有不幸的影響,即細菌和毒氣的戰爭工具,也是直接或間接受醫學的影響而發明的.

　　醫學的目標已逐漸由治病而移注於防病,同時人類一切的文化,也由補救錯誤而轉入預防錯誤的途徑. 其目的無非是節省浪費於一切消極的'補救'事業之精神與物力的消耗,而從事於積極的人類文化事業的推進. 以最經濟的時間,精力與物資,來換取得人類最大的幸福. 這是人類的黃金時代,也是人類文化史上最有意義與最有價值的一頁.

　　醫學的對象,旣然由人的病體而擴充到人的社會,醫學的範圍自然擴大醫學界的責任也就自然加重了. 今日的醫學界,一

方面固然要繼續不斷的研求醫學的眞理,在學術上尋獲更大的供獻;一方面則應負着實現現代科學醫學新使命的責任,使在學術上已經證實的眞理與事實,能充分而普遍的引用於人類社會,以求促進人類的文化,增加人類的幸福. 今日的醫學,在我國學術上佔據什麼地位? 在我國社會文化方面發生了多大的影響? 現代科學醫學的設施,已經引用到如何程度? 全國民衆能享受現代醫學設施的佔多大的比例數? 這幾個問題,頗值得我們醫學界同人的檢討.

今日我國的醫學界除了應負平時的責任之外,還要負起戰時的特殊任務. 我們對於作戰人力的增進有無切實的辦法? 我們對於作戰士兵健康的增進,疾病的防治,傷患的救護等方面,有無直接或間接的效力? 我們對於戰區難民和後方民衆的醫療衞生方面曾否參加工作? 最後我們對於有關建國的經濟建設及生產事業有無盡力效勞? 這也是我們醫學界應該自省的幾點. 今日我國醫學界的任務至爲煩重,要想在各方面都有美滿的供獻,自然不容易辦到. 但是顧及今日時勢的需要,我們醫學界應該設法做到下述的四點,至少限度也應該對於這四點加以注意與檢討:

（一）團結一致　我國醫學界的團結精神,近年來不能說是沒有進步,醫學團體組織已逐漸統一與健全,醫學界的同仁也都感覺到學術界有團結一致的必要. 但是爲謀團結的澈底與堅固計,我們應有一種團體的中心思想和目標. 今日我國的醫學界似乎應以'中華醫學'爲我們的中心觀念,應以'建設中華醫學'爲我們的唯一目標. 科學醫學固然是不應有國際界限的,但是當醫學的目標移注到預防疾病和增進健康的時代,醫學的範圍擴展及社會的區域,我們就不能不和人民生活習慣,社會經濟與

教育情況發生關係. 於是就不能沒有社會和國際的特異性.
例如,因爲人民膳食習慣和食糧出產的不同,我國的營養問題,就
和歐美各國不能盡同;因爲人民生活環境和教育程度的差異,我
國傳染病的防治與管理問題,就和世界任何國家不能相同;因爲
醫事資源的缺乏和社會經濟情況的特殊,我國醫事設施問題,也
就自然不能引用世界各國任何一種方式來解決. 假如我們希
望現代醫學的設施能普遍引用到社會,使大多數的民衆都能享
受到科學醫學的實惠,則又非藉社會和政治的力量,不足以收宏
效. 且一個民族的生存和國家的建立,自有其文化的基礎. 醫
學爲文化之一種,在一個民族的文化內,自然不能缺少醫學,也自
然不能以抄襲任何國家或民族的醫學爲滿足. 因此,中華醫學
應該具有下列幾點特性:

一、以科學爲基礎.

二、以中華文化爲依歸——以中國文字語言爲主要的傳達
工具.

三、以適合中華社會民族的需要爲前提.

四、以盡量利用固有資源爲原則.

我們建設中華醫學,應該完全以科學爲基礎;我們應該迎頭
趕上現代科學醫學的進步,切實從事於科學醫學的研究. 凡不
合於科學的醫療設施或行醫,均應絕對排斥或擯棄. 我們應以
本國的語言文字爲傳達醫學知識的主要工具. 我們的研究和
心得要先用本國文字發表,建樹中華醫事文獻. 不僅以個人在
國際學術論壇上佔得地位爲榮,更應以中華醫事文獻未能列入
國際醫事文獻目錄爲恥. 務求中華醫學與中華文化打成一片,
佔中華文化範圍內的重要地位. 我們應使科學醫學普遍的引
用到我國全部民衆的身上. 不但病者有所醫治,更求全民的健

康得賴以增進,平均人壽得賴以增加. 不但加長個人服務年限,而且增加工作效能. 最後,我們更希望建設中華醫學所需的物資,能盡量利用我國固有的資源. 一方面應努力從事於我國固有藥材的研究與提煉;一方面則就我國現有工業的出品,鼓勵醫學用品的製造. 其因原料缺乏不能製造者,亦應盡量利用代替品暫充應用. 在目下戰事期間,物資來源缺乏與運輸困難,此點尤爲重要. 在後方各醫學中心,已有此點特性的表現,這也是時勢造成的需要. 我們醫學界應利用這中心觀念和共同目標,來集中我們的意志,團結我們的精神,一致努力於'中華醫學'的建設. 事先我們對於這中心觀念和共同目標,不妨盡量供獻意見,研討理論. 但是我們爲集中醫事建設的力量,必須團結一致;欲求團結力的堅強,必須有中心觀念和共同目標. 這觀念和目標是因時代而轉移的,我們不妨經過相當時間重行修訂. 但是,一旦決定以後,我們須絕對擁護團體,不宜另有派別或組織. 我國今日的一切,固然由於若干因素釀成的,但是不能團結一致,實爲主要的致命傷! 希望我醫學界明瞭此切身與有關社會民族的利害關鍵,從速在同一目標下團結起來!

（二）爲國服務　最近的將來,無論世界變化到什麼樣子,人們的國家觀念是不應該沒有的. 所謂'科學無國際區別','學術不分國界'等類詞句,固然是科學界與學術界應有的態度,但是這并不是說我們科學界同仁就不應該有國家觀念. 一個科學家或醫學家在成功科學家或醫學家以前,必具有'爲人'和'爲國民'的兩個基本條件. 第一,他先要明瞭'人'是一種什麼動物? 人的本格是怎樣的? 人與人間的關係是怎樣的? 人對於人類應盡的責任是什麼? 對於修己待人處世接物種種'人'所有的條件都先要具備,然後他要做一個良善的公民,對於

社會國家,他要盡他應盡的義務,尤其是國家需要的時候,應該先拋棄一切己身的享受,奔赴應命. 在國家民族存亡之秋,尤須要有這種精神的表現. 要知國亡之日,吾輩卽無立足生存的機會,卽幸而得寄身圖存,亦不過苟延殘喘而已. 當英法最初與德國開戰時,我國境內的英法醫學界同仁,均自動離職返國,入伍充軍醫,短期間英國開業醫師之應徵者達萬餘人. 囘顧我國醫學界同仁之冷靜態度,豈爲科學精神之表現歟?

或謂:"我們是想到內地參加建國工作,但是政府沒有具體的工作給我們,對我們亦沒有保障……". 這話表面看來,似乎尚近情理,但是實際上,確大謬不然. 現在軍醫處和紅十字會方面,至少也需要約一萬醫師,中央及各省衛生機關至少亦需要一二千醫師,一切待遇,均特別優裕. 無論在前後方的部隊軍醫處,軍醫院,或省衛生處,縣衛生院,都有具體工作,都可以有爲國服務的機會. 其工作定較在滬港開業爲有意義,與趣亦自較濃厚,又何必談保障! 試問參加戰事的同胞們有什麼保障? 我們中華民國有什麼保障? 國際間又有什麼保障? 人類又有什麼保障?

今日的醫學界,應顧及今日的國際情勢和我國存亡的關鍵,急起奔赴國家的需要,盡醫學界爲人類應盡的天職,使我醫學界在我國今日光榮的歷史上佔得一頁的地位.

（三）推進學術　學術無止境. 現代醫學是繼續不斷的在進步. 今日的醫學界亦應極力提倡學術精神,從事鼓勵各項醫學學術的研究. 醫學界對於尊重學術和努力學術研究的同仁,應有榮譽的獎勵. 例如設置研究獎金,學術講座,獎勵出版等,都是我們醫學界應注意和努力的. 我們希望不久的將來,中華醫學界在國際醫學論壇上佔得重要地位,在世界醫學的學術史上有相當的供獻.

　　（四）維護醫德　醫師的人格,在二千餘年前黑破克拉底斯(Hippocrates)就曾注意.黑氏的醫詞中,對於醫師傳授醫學的義務,執行業務的道德,和對待病人的責任,都有明確的規定,後來亦有醫師倫理學的創設.但是最近在大都市中,醫務流於商業化,純粹以金錢爲行醫的目標,致置醫師倫理於不顧,實堪惋惜!

　　現代醫學在我國方在推進時期,自應處處顧及醫學界的地位和信譽.吾輩固應擯棄不合科學醫學的種種設施,但是亦宜制止惟利是圖的業醫行爲.今日的醫學界更應極力提倡同人間的醫德,在人道主義和社會服務立場,推行業務,使現代科學在我國社會奠定鞏固的基礎,人人均能尊重醫學界的服務精神,享受醫事普及的實際利益.

中國婦嬰衞生工作之過去與現在

楊　崇　瑞

（重慶衞生署衞生實驗處）

　　婦嬰衞生之在我國,尚無悠久之歷史. 過去一般婦女,均不知衞生爲何物,一旦患病,其治療方法,惟委託於不學無術之巫醫,或遵循傳統的偏方,盲目的以生命交付之. 至於生產一事,普通人的觀念,都以爲是瓜熟蒂落,一種很簡單容易的事. 在生產時母子生命,亦慨然交與愚陋無知之村俗穩婆. 同時求籤拜佛,懇求泥偶,爲生命的主宰. 普通家庭中,常備有達生篇一册,孕婦念誦遵守,奉爲圭璋. 社會人士,旣不諳生產之學理,尤不知助產的技術,以致每年因生產而寃死者何止千萬. 據佑計吾國每年產婦死亡率約爲千分之十五,計死亡人數約爲二十七萬人,較之英法之產婦死亡率,高四五倍（見圖表一）. 此外尚有因生產而遺留各種殘病,以致無法醫治之婦女,亦占絕大多數. 至於嬰兒的先天衞生,如孕期營養,胎教,更是談不到. 嬰兒在初生一年的生命,猶植物之萌芽,苟不妥爲維護,必易遭摧殘. 我國嬰兒,先天旣不健康,後天又無合法的營養,致每年不幸天折的嬰兒,爲數約達三百六十萬人,故我國嬰兒死亡率,較之英法高四五倍（見圖表二）. 據人類生命之長成,在胎兒,嬰兒,幼童過程中,每個階段,都是生命建築上的基石. 要人民身體健康,必須先有堅固的基礎. 換言之,母嬰健康爲整個民族健康之基礎. 是故婦嬰衞生工作,實爲公共衞生中之一緊要工作. 更因爲婦嬰衞生工作的對象係地方,社會和家庭,須脚踏實地的深入到民間. 至於婦嬰衞生的範圍,卽在婦女及嬰兒幼童. 婦女係指從十五至五十歲

第一表　各國產婦死亡率比較圖

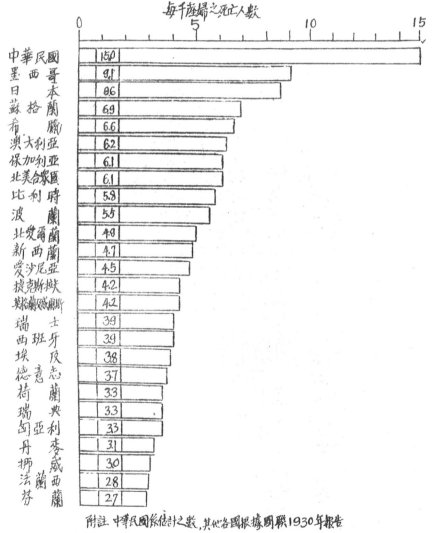

每千產婦之死亡人數

附註 中華民國係統計之數，其他各國根據國聯1930年報告

第二表　各國嬰兒死亡率比較圖

每年每千嬰兒之死亡人數

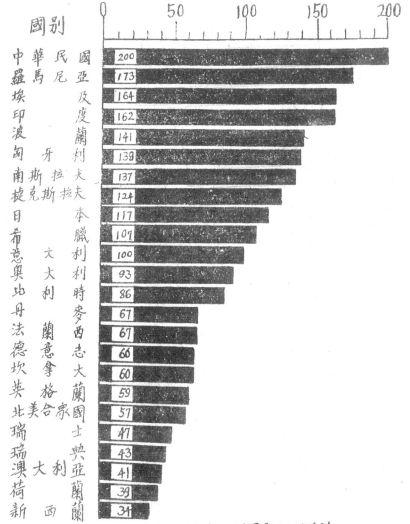

在產育時期者,嬰兒指初生至兩歲,幼童指兩歲至五歲. 對於這個階段的衛生工作,我國昔無科學的助產及育嬰方法,故產母嬰兒之死亡率特別顯著. 這在民族國家前途,潛伏着莫大的危機.

政府及社會人士有鑑於此,故當我國民政府奠都南京時,一切維護民生的事業,均次第興設. 衛生事業為謀增進民衆健康,建樹民生基礎,行政院乃於民國十七年增設衛生部,為全國最高衛生行政機關,當時對於婦嬰衛生之計劃如下:

1. 訓練婦嬰衛生人才.

2. 對助產士,接生婆,及其他掌理婦嬰衛生人員之監督與管理.

3. 國內廣設產母,嬰兒,保健機關.

4. 研究關於產母嬰兒健康問題.

以上計劃中,以人才訓練為首要. 遂於民國十七年末,由衛生部會同教育部,組織中央助產教育委員會,於十八年一月廿三日成立. 為促進全國助產教育起見,復邀請國內醫學及衛生專家,充任委員. 為工作推進便利起見,該會附設在衛生部,由保健司及技術室負責辦理一切. 嗣因有醫學教育委員會及護士教育委員會之組織,遂於民國廿四年,將三委會調整,在教育部內設醫學教育委員會,其下設助產教育專門委員會,護士教育專門委員會,各委會有專任秘書一人,繼續推進全國醫學教育. 在十八年一月廿三日助產教育委員會成立後,舉行第一次會議時議決設立第一助產學校,以示提倡實驗示範性質,為全國助產學校之楷模(並計劃成立國立學校五處,各省至少成立一處,此外又令各市及私立者,從速備案及立案),國立第一助產學校,遂於十八年十一月成立. 為充實學生實習,除附設產院外,並與北平市衛生局,合辦北平市保嬰事務所,及燕京大學清河鎮實驗區,俾實習

城市婦嬰衛生之行政,及鄉鎮婦嬰衛生之管理. 畢業後,除從事助產工作外,又能從事於發展一般婦嬰衛生工作. 從此婦嬰衛生,在中國始稍具基礎. 該校並代擬定課程標準,及各校院調查表格等,呈送助產教育委員會,作爲其他助產學校立案之參攷. 爲實驗助產教育課程,應有設施及一般行政,最初除辦本科外,又設數種訓練研究特科及師資等訓練班.

（一）助產短期訓練班,訓練期爲六個月,可於短期內造成多量之助產士,惟此項訓練之助產士,須有很嚴密之指導及監視. 換言之可用於城市,而不適用鄉間. 訓練四班後,卽暫停辦.

（二）護士助產訓練班,訓練期爲六個月,以後改爲一年課程,名爲助產特科.

（三）爲使助產教育量與質均衡發展,特開助產士研究班,由各省立助產學校,保送畢業生中優秀者,再予訓練六個月後,派赴各原校服務. 其後又改稱爲助產實習班.

（四）因助產師資之缺乏,特由醫學教育委員會給與獎學金,設立助產師資訓練班,訓練期爲一年.

依原有計劃於民國廿二年,又成立國立第二助產學校（卽中央助產學校）. 各省亦相繼成立省立助產職業學校. 現計國立者兩校,及國立貴陽醫事職業科之半數. 省立者十五校,分設於河北,河南,江蘇,浙江,江西,福建,廣西,甘肅,四川,貴州,雲南,湖南,山東,陝西及安徽. 私立已備案者十四校. 畢業學生領有中央頒發之助產士證書者,截至二十九年一月底爲止,計共三千九百七十七人;未領證書者,尚有千餘人,共約有五千人左右. 民國廿一年,公共衛生人員訓練所開辦醫師婦嬰衛生訓練班,至民國廿六年,共五班,畢業者約五十名. 又爲補充助產學校未立案前畢業者之一般公共衛生的學術,特設助產士婦嬰衛生訓練班.

1443

　　民國廿年,全國經濟委員會中央衛生實驗處成立（廿二年十一月改稱衛生實驗處,至廿七年二月改隸衛生署）,為全國最高衛生技術機關,掌理各項衛生技術設施,人才訓練,及檢驗鑑定製造研究等. 處下共有九系（見第三表）,廿七年改為八系. 其中婦嬰衛生系之職掌如下:

　　（一）婦嬰保護方法之設計研究. （二）未入學兒童健康保護方法之設計研究. （三）各項婦嬰衛生機關之創辦及

第三表　衛生實驗處專辦衛生行政之技術方面事務其組織及職掌如下
（見民國廿五年五月公共衛生實施概要衛生署編印）

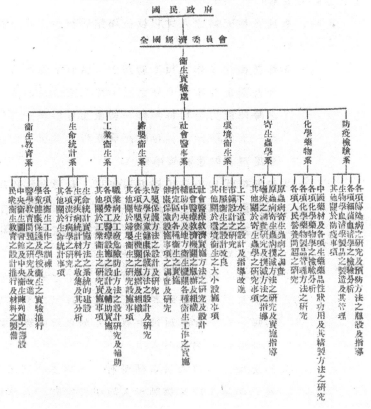

組織. （四）其他關於婦嬰衛生之研究設施事項.

　關於婦嬰衛生工作之實施大綱,經訂定如次:

（甲）工作範圍

　　（一）調查研究婦嬰衛生實際情形,并制定實施方案.

　　（二）實施舉辦各項婦嬰衛生工作.

　　（三）訓練各項婦嬰衛生人員,助產士,醫師,婦嬰衛生專科
　　　　醫師,護士,社會服務人員等.

　　（四）協助及指導各公私合作機關之計劃及工作.

（乙）工作目標

　　（一）訓練合格充裕之人才,以供全國婦嬰衛生工作之推
　　　　行.

　　　　1. 婦嬰衛生工作人員（助產士）當有十餘萬人（
　　　　　如吾國出生率為千分之三十,地域交通,及助產士
　　　　　之時間能力,平均每年每一助產士,可照理一二〇
　　　　　至一五〇,除接生外,包括產前,產後,產母嬰兒之完
　　　　　全護理,及健康指導等職）.

　　　　2. 婦嬰衛生指導員,須係有兩年以上婦嬰衛生經驗
　　　　　之助產士,或護士助產士一千至二千人（每四十
　　　　　至廿萬居民或每百至五十婦嬰衛生工作人員中
　　　　　有一人或每一縣至二縣一人）.

　　　　3. 婦嬰衛生醫務人員,以醫師受有一年之婦嬰衛生
　　　　　訓練及二年之經驗者充任,人數四百至二千人（
　　　　　約每一百至廿萬居民中有一人,如果時間經濟許
　　　　　可,每縣衛生院有一人）.

　　　　4. 婦嬰衛生行政人員,須係受有二年以上特別訓練
　　　　　及三年以上經驗醫師十人,除中央常駐三人外,每

三至四省約計一人.

全國經濟委員會衞生實驗處成立後,對於推進各省衞生設施,不遺餘力. 各省旋次第設立衞生實驗處及省立助產學校等(見第四表). 婦嬰衞生工作之推進的計劃步驟,亦即藉各省縣所屬各級基層之衞生機構而推進.

依據上述各點,婦嬰衞生工作之實施,已有九年. (1)中央的婦嬰衞生工作,是隨一般公共衞生設施而推進. 在各省之衞生實驗處,縣衞生院,及區衞生所,鄉鎮衞生分所,在中央舉辦之各公路衞生站,遷建區衞生所,蒙古衞生院,西康衞生院,以及西北衞生專員,所屬各院隊,都包括有婦嬰衞生工作. (2)人才訓練(依照以上的計劃)(甲)助產學校,公私立者約在五十五處,每年畢業者二千人左右. (乙)護士學校公私立者約在二百處,每年畢業者二千餘人. (丙)公共衞生人員訓練地點,除中央一處外,尚有三四處,除助產士幾全作婦嬰衞生工作外,其他各項人員約百人中之五六人. 如此全國需要之人才,需二十至二十五年之時期,方可產生. 而人才產生速度,則與工作發展為正比例,故在此過渡期中,為救濟現狀,可由地方改良接生婆,加以短期訓練,與以滅菌知識. 又訓練當地識字青年六個月至一年的課程與實習,稱為婦嬰衞生員,在相當的監督下,執行婦嬰衞生工作. (3)婦嬰衞生研究工作,嬰兒死亡及死產原因,營養,節育,中國產婦死亡原因及死亡率等問題,均已着手研究. (4)協助工作,仍繼續進行,例如設計視察監督,定期協助技術人員,及開辦設備幷各種問題之解決等.

在抗戰以前,婦嬰衞生系工作,是依照整個工作計劃而進行. 至七七抗戰發動,乃依一般衞生為轉移. 在二十七年時,衞生署一部份在漢口,一部份人員赴重慶. 婦嬰衞生系乃在漢口協同

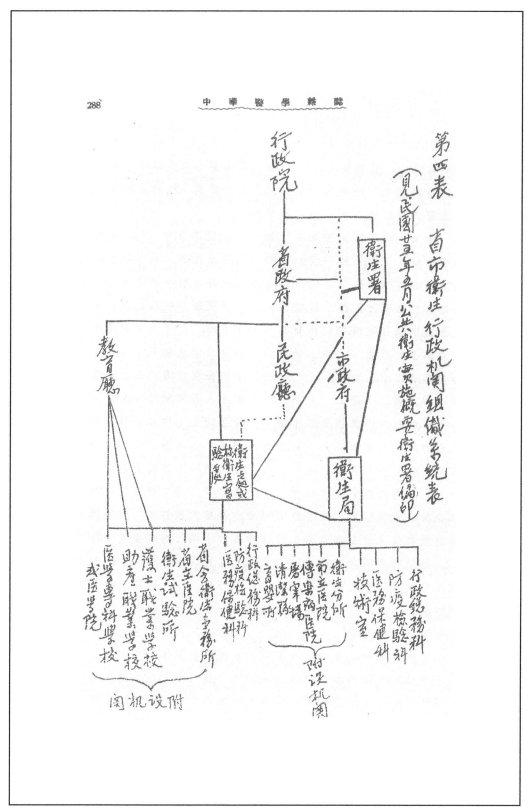

288　　中　華　醫　學　雜　誌

第四表　省市衛生行政机関組織系統表

（見民國廿五年二月公共衛生實施概要衛生署編印）

各訓練機關所訓練之醫師助產士等,先後動員參加中國紅十字會,醫護委員會各醫療隊,分派在各軍醫院等處工作. 一部份人員則參加教育部籌辦國立貴陽醫學院,招收戰區及淪陷區未能如期開學之各醫學院學生,及公私立助產學校護士學校之學生,兩者合併,稱為醫事職業科. 在廿八年時,參加作戰時期之一般婦女工作,及協助中國婦女慰勞自衛抗戰將士總會,戰時兒童保育會,四川分會,各兒童保育院之醫藥衛生工作. 計有重慶臨時保育院,歌樂山第一保育院,汞川第二保育院,北碚白廟子,直屬第一第二第三保育院,瀘縣第七保育院,水土沱第八保育院,及賑濟委員會主辦之重慶市難民教養院第一分院,馬王場難童教養院第六分院,大同鎮場難童救濟所第二分所,覺靈寺難童救濟所第三分所,中國紅卍字會北泉慈幼院,中華慈幼協會主辦之重慶抗戰軍人子女教養院等. 由醫師十名,護士五十名,助理護士八十名,致力於保育兒童健康工作. 以上各院,以重慶市難童教養院第一分院,重慶市臨時保育院,歌樂山第一保育院,瀘縣第七保育院及水土沱第八保育院為最合乎標準,注重實驗保育方法. 其工作分為預防診療,環境衛生,衛生教育,一般衛生營養等. 戰時兒童保育總會於廿八年十月間,召集全國各保育院院長會議時,議決保育總會,設立醫藥衛生委員會,統籌分配全國各保育院醫藥衛生工作. 如此有系統之組織,必能加惠全國難童也.

　　衛生署於廿七年八月全部移至重慶. 重慶向無公共衛生醫藥衛生設備,亦無城市衛生行政機關,以供一般民眾享用,衛生署卽在市內,設立衛生診療所四處,而由婦嬰衛生系代為設計,開始推進婦嬰衛生,及一般衛生工作,如嬰兒及幼童健康檢查,預防接種,疾病治療,孕期檢查,健康指導,缺點矯正,接生,以及家庭訪視等. 廿八年一月市衛生局成立,婦嬰衛生工作卽與各所一併移

交衛生局續辦.

　　在抗戰時期,公路交通至為重要,衛生署特就各主要公路線,設立公路衛生站十八處,提倡示範,充實醫藥設備及設置醫務人員. 計每站設主任醫師一人,醫師二人(內一人係女性),護士五人(內公共衛生護士一人),助產士一人,醫護助理員六人. 各站關於婦嬰衛生工作人員之派選及計劃與指導,皆由婦嬰衛生系協同辦理.

　　廿八年五月間,重慶迭遭轟炸,中央政府為人民安全起見,下令疏散鄉間遷建區內. 其時亟需醫療衛生設備,遂於遷建區,增設衛生所三處,分所兩處,卽老鷹岩衛生所,三聖廟衛生所,青木關衛生所,及陳家橋歇馬場二分所. 各所均有婦嬰衛生工作,其組織與公路衛生站,大致相同.

　　至廿八年初,婦嬰衛生系工作,除救急及協助外,漸趨於建設方面: (1)以前各難童教養院及保育院所收容戰區及淪陷區之兒童送往後方教養,其年齡大都在五至十五歲,而一般由出生至五歲的嬰兒,及幼童隨同家人至後方,或出生於後方者,因父母需在外工作,致乏人照料. 衛生署有鑒及此,乃與賑濟委員會合作,由婦嬰衛生系主持辦理保嬰院,地址在歌樂山龍洞灣,約於三月底建築完竣,四月初卽正式開始工作,擬定設嬰兒床位二百張,以後關於保育方法,營養材料,及良好習慣之養成,均進行研究. (2)廿八年七月,四川全省衛生實驗處成立後,衛生署為協助四川省之婦嬰衛生工作,擬先於三大城市開辦三個保嬰事務所,卽成都市,自貢市,重慶市是也. 現在成都之保嬰事務所,已於廿八年十一月一日開始工作,自貢及重慶二市,則正在籌備期中. (3)關於訓練人才方面,除在貴陽公共衛生人員訓練所,長期繼續訓練婦嬰衛生工作人員,近復與教育部醫學教育委員會合游助產

士及護士助理員短期訓練班,均爲抗戰以來第三年新興之工作.

我國之婦嬰衛生工作自開始至今,已有九年之歷史. 惟以人才缺乏,戰事阻礙,雖有上述之進展,然距理想之目標尚遠. 在此抗戰期間,一般同仁均具有忍苦耐勞之精神,努力現有環境許可之工作,至堪欣慰. 希望在最後勝利後,我國婦嬰衛生,能按以上計劃,更事極積進行,以求普及全國各省市,各鄉鎮及各村莊,使所產嬰兒個個均爲國家健兒. 此不僅爲婦嬰之幸福,亦卽所以奠定建國樹人之基礎也.

猩紅熱與中國舊醫學

余　雲　岫

一　名　稱

猩紅熱一病,我國名目甚多,茲略舉於下.

爛喉痧（一）（二）（三）. 喉痧（四）（五）. 痧喉（六）. 爛喉丹痧（七）（八）. 爛喉疿痧（九）,疿卽丹之俗字. 疫喉痧（十）,簡言疫喉不妥. 疫痧（十一）. 喉疹（十二）. 爛喉痧疹（十三）. 以上諸名,似以疫喉痧爲最雅.

二　疫　史

猩紅熱,我國古來似無此病,清初葉天士醫案（十四）有朱姓病喉痛,丹疹,舌如硃,神躁暮昏一例,又有姚姓罹疫毒,口糜,丹疹,喉啞一例,似爲猩紅熱之最初記載. 然二案都無年月,石韞玉謂葉氏生於康熙,歿於乾隆十年（1745）,年九十餘（十五）（按九十恐是八十之誤,康熙六十二,雍正十四年,合乾隆十年,爲八十八年,民國吳縣志卷七十五上,列傳藝術一,載葉桂卒年八十）. 而李國華謂擅名於時者五十餘年（十六）,此二例不知出於何年,不可考矣.

然金保三所輯爛喉疿痧輯要中附載葉天士醫案一則,實在雍正十一年癸丑以後（1733）,其發證有‘不分老幼,遍相傳染,發則壯熱煩渴,疿密肌紅,宛如錦紋,咽喉疼痛腫爛’云云,亦猩紅熱也（十七）. 據此,則我國猩紅熱之流行,在雍正癸丑以後也.

陸懋修（九芝）疑輯要之葉案爲假託（十八）,曹心怡

（侯甫）謂此案葉氏行世諸書中俱無之,疑是伕存之本（十九）,然魏之琇（玉衡）輯續名醫類案亦載癸丑葉氏一案,雖不言爛喉,而有斑疹,觀其所用之藥,與臨證指南朱姚二案相合（二十）,於焉知續名醫類案所謂雍正癸丑疫氣流行者,卽爛喉痧痧輯要葉案所謂雍正癸丑年間以來之爛喉痧也,然則爛喉痧痧輯要之葉案,以續名醫類案與臨證指南互證之,不得謂之假託矣.

陳浩恩（雨斤）作疫喉淺論序（二一）,謂葉氏臨證指南,言疫,言喉,言痧,而未統言疫喉痧,然詳觀葉案,有喉痛,丹疹,舌如硃,神躁暮昏諸症候,確是猩紅熱,確是夏氏所謂疫喉痧也（二二）.

余伯陶謂是證於嘉道之間,猶不多見,以金氏輯要所採葉案,爲未詳考（二三）.然考唐大烈（立三）吳醫彙講自序,及繆朱二序,皆署乾隆五十七年壬子,賸序則署癸丑（二四）,則是書卷一,成於壬子而刻於癸丑也.總十一卷,末有其孫唐慶耆跋,謂立三於辛酉辭世（二五）,乃嘉慶六年也,而不言其抱病幾年.卽以辛酉爲絕筆之年,則自壬子迄辛酉,首尾歷十年,刊書十一卷,統計平均每年一卷有奇,書中唐迎川丹痧論在第三卷（二六）（吳縣志謂唐迎川與唐大烈同時人）.計其年,約在乾隆五十九年甲寅前後,論中謂近來患者甚多,患而死者亦復不少,據此,則乾隆末年已盛行矣.可證嘉道之間猶不多見之說,爲不確矣.

我國幅員廣漠,各地流行,頗難考證.科學新醫所錄,多在同,光以後,卽西曆十九世紀以後漸加詳細.舊醫舊籍,余所藏不多,故同,光以前猩紅熱流行史之知識,幾等於零,茲略舉所見者,以備一格.

雍正癸丑江蘇（二七）（1733）．乾隆五十九年前後江蘇
（二八）（1794?）．嘉慶七年前後江蘇（二九）（1802??）．嘉慶
十三年戊辰淮安（三十）（1808）．嘉慶十八年癸酉淮安（三
一）（1813）．道光六年丙戌江蘇（三二）（1826）．道光二十九
年己酉江蘇（三三）（1849）．同治十三年甲戌揚州（三四）
（1874）．光緖十四年戊子上海（三五）（1888）．光緖十四年戊
子十五年己丑十六年庚寅上海（三六）（1888—1890）．光緖十
五年己丑揚州（三七）（1889）．光緖二十七年辛丑揚州（三
八）（1901）．光緖三十一年乙巳揚州（三九）（1905）．

三　病因論

　　舊醫之病因論,不外陰陽五行六氣,殊無足言,然旣述舊說,自
不得不將各家之論敍述之．今揭其大略於後．欲知其詳,有原
著在．

　　然有不得不先言者,舊醫對於傳染病原因之觀念,其大別有
二：（一）根據陰陽大論,以非時之氣爲疫氣,所謂非時之氣者,
春應暖而反大寒,夏應熱而反大涼,秋應涼而反大熱,冬應寒而反
大溫,此非其時而有其氣,謂之時行之氣,亦謂之疫氣（四十）,人
中此氣,卽能發生時行病．蓋以尋常六氣,非時出現,卽能爲疫也.
（二）根據明末吳有性（又可）之厲氣．以爲寒熱溫涼,乃四
時之常,因風雨陰晴,稍爲損益,如秋晴多熱,春雨多寒,亦天地之常
事,未必爲疫．疫者,感天地之厲氣,在歲有多寡,在方隅有厚薄,在
四時有盛衰,此氣之來,無論老少強弱,觸之者卽病（四一）．此
蓋認傳染病爲別有一種厲氣,已開今日微生物之先河矣．

　　二說對峙,六朝以迄宋元,言疫者皆宗陰陽大論之非時疫氣
說．有淸言疫諸家,有仍宗陰陽大論者,有宗吳又可厲氣說者,亦

有發揮兩說者，要之不能外此，諸論猩紅熱者亦然。

葉天士之論爛喉痧也曰：‘火熱內熾’（四二），曰：‘時毒厲氣必應司天，癸丑濕土，氣化運行後天，太陽寒水，濕寒合德，挾中運之火，流行氣交，……凡人之脾胃虛者，乃應其厲氣，邪從口鼻皮毛而入，病從濕化，……壯熱不解，……病從火化’（四三），是葉氏以尋常六氣為致病之因，癸丑之猩紅熱，則因寒濕挾火之氣而致然也。

李純修以為風熱之毒所致，而爛喉之由，則謂由濕熱蘊結。

鄒海範謂不外風寒溫熱時厲之氣，更為蒙混（四五）。

陳繼宣曰：‘疫痧之毒，有感發，有傳染，天有鬱蒸之氣，霾霧之施，其人正氣適虛，口鼻吸受其毒而發者，為感發。家有疫痧人，吸受病人之毒而發者，為傳染’。蓋傳染徑路明確者歸之於病人之毒，不明瞭者，歸之鬱蒸之氣也。至其論此氣何以結成，則曰：‘厲氣何自而結？結於天應寒而反大熱，應熱而反大寒，或大寒繼以大熱，或大熱繼以大寒，或大熱後繼以霾霧，或大寒後繼以淫雨，或河水泛而氣穢，或疾風觸而氣毒，或天久陰而鬱熱，或天亢暑而濕蒸，或饑荒後而尸穢衝入，此皆疫氣之所由結也’。此則宗陰陽大論而廓大其範圍者也。

其論個人之感受也則曰：‘氣稟薄，易吸受，種痘甚行，胎毒未清，起居不調，疫毒易干’（四六）。其歸咎於種痘，則與王步三所疑同（四七）。

自陳繼宣以爛喉疫痧，辨證以喉為主（四八）；王孟顧氏則譏近世舍本求末，重於咽喉，忽於痧子（四九）；朱鑑由則以痧為本，以喉為末（五〇），故猩紅熱雖升痧與爛喉並見，而論者言丹痧即混於瘄痧（五一），言爛喉即混於纏喉風、鎖喉風（五二），一病而兩歧觀之。至程鏡宇則謂‘一臟一腑，同受疫邪，一氣一

血,各呈其象,故爛喉者色多白,病在肺而屬氣;發瘰者色多赤,病在胃而屬血,其疫則一也'. 又曰:'疫瘰之發,氣血有分,形瘰喉無本末'（五三）. 蓋謂丹疹與喉爛,爲同一病原所致,此可謂之瘰喉一元論.

張筱衫謂:'喉痧有三因:由外感風寒與風熱者,一因也;由內熱而發於外者,二因也;又有由外感而引動內熱者,三因也'（五四）. 同時曹候甫亦於疫毒之外揭三因:一因起居,二因飲食,三因穢濁（五五）.

至傳染門戶及病灶所在,葉天士謂邪從口鼻皮毛而入,脾胃虛者乃應其屬氣（五六）,是以爲自口鼻皮毛,而脾胃受之也. 陳繼宣謂自口鼻吸入,著於肺胃（五七）,高鏡庭（五八）,顧玉峯（五九）,孫犧山（六〇）等皆主此說,蓋疫自口鼻而入者,葉天士之言,而著於肺胃者,則繆仲淳論瘰疹之言也（六一）,然猩紅熱絕少呼吸器病候,言肺者,與瘠疹相混故耳. 王聘之善用大黃,故注意於肺胃之說,謂:'此證係邪氣襲胃,合渣滓醖釀,而爲熱毒之氣,由食管上熏咽喉,外蒸肌膚而見疹點,其實只一內熱實證是也'. 又曰:'前人手太陰募原之說,實屬差誤,病起陽明'（六二）. 手太陰,肺也;陽明,胃也,謂病在胃不在肺也,此可以正喉瘰瘠疹混同之誤,說詳證候論. 夏春農則謂:'以三焦相火爲發源,以肺胃二經爲戰場,以吸受疫癘之氣爲賊媒'（六三）.

四　證候論

傳染性　在葉天士時,已有'不分老幼,遞相傳染'（六四）之言,以後諸家,皆知其爲傳染病,故有疫瘰,疫喉,疫喉瘰等'疫'字之稱.

熱　葉天士已有壯熱之言（六五）,陳繼宣有不熱或微熱

不甚者（六六）．今之輕證,往往見之謂之無熱性猩
　　紅熱.

痧疹　葉氏言痧密肌紅,宛如錦紋（六七）,陳氏更分別其
　　粗細,以與癍疹相分別,以癍疹之斑駮成文者爲大塊
　　時痧,以猩紅熱之痧密肌者爲細小疫痧,而於細痧之
　　中,復分別熱不甚,喉不腐者,爲風痧而非疫痧（六八）,
　　辨證可謂細矣．又謂痧點之上,毒泡疊疊（六九）,
　　夏春農亦謂痧點之側,毒泡相加,輕如白痱,重如水花
　　（七〇）,今則小者謂之粟粒性猩紅熱,稍大者謂之
　　水泡性猩紅熱,更大者謂之天疱性猩紅熱也．程鏡
　　宇謂鮮紅細碎,週遍均勻,着手有痕（七一）,余伯陶
　　亦謂按之皮膚隨見白痕（七二）,今謂之皮膚白畫.

咽喉　葉氏謂咽喉疼痛腫爛,以後諸家,無甚特異之論,李純
　　修謂有爛至小舌者,鼻塞者色白如粉皮者（七三）,
　　夏春農亦曰:'白延小舌'（七四）.

舌　葉氏但云舌如硃（七五）,陳繼宣謂舌赤多刺（七六）,
　　今謂之覆盆子舌,亦謂之貓舌.

脫皮　高錦庭曰:'痧斑如麩殼,脫皮而癒'（七七）,今謂
　　之落屑.

浮腫　陳繼宣曰:'痧後毒走四肢,四肢光亮浮腫'（七八）,
　　此猩紅熱性腎臟炎,亦或是非腎臟炎性猩紅熱浮腫.
　　程鏡宇亦云:'四肢浮腫而亮者,多敗於十日之間'
　　（七九）.

四肢酸痛　祖鴻範曰:'此證愈後,每有四肢酸痛,難以屈伸
　　之狀'（八〇）,今謂之猩紅熱性風濕痺.

遺毒　陳繼宣曰:'疫痧之體,發遺毒者多'（八一）,又曰

'遺毒發於項間頤畔及喉外四肢,喉外堅腫'(八二),
其所謂遺毒,卽化膿性炎病也;頤畔,指耳下腺言,項間,
喉外堅腫,卽今之盧特維氏口峽炎也.

穢氣 此壞疽性口峽炎也. 陳繼宣曰:'穢氣,非口氣也,
口氣由於內熱,穢氣由於爛喉,疫毒重者,喉爛盛,是以
吐出之氣穢濁也'(八三).

其餘猩紅熱所見諸證,爲舊醫所述及者尚多,惟往往與痧疹
相混,肺胃並言,不言肺者,獨王聘之及葉案耳,則鑑別尚未密,分割
尚未淸也.

五 治療法

陳繼宣曰:'兄發痧而預使弟服藥,盍若兄發痧而使弟他居
之爲妙乎!'(七四),是其預防首重隔離,眞名言也. 至於治療,
則聚訟紛紛,迄不得有效之法,今皆略之,惟述張筱衫之論以見梗
概其言曰:'其中議論紛歧,或宜表,或曰不宜表,或曰宜下,或曰不
宜下,或曰宜刺,或曰不宜刺,或曰宜塞,或曰不宜塞,或曰宜溫燥,或
曰忌溫燥. 陳繼宣始則疏達,繼則淸化,卽斥疏達之非. 程鏡宇
淸涼解毒,又責寒涼遏伏之謬,是自相齟齬也. 余師愚治以石膏,
以爲不宜表,不宜下,王聘之專事下法,以硝黃勝之,是余與王相齟
齬也. 程鏡宇不宜針刺,王孟英以刺洩其毒,是程與王相齟齬
也. 各家皆忌溫燥,獨朱鑣山以辛溫燥熱出之,是朱與各家相齟
齬也'.

餘 錄

張仲景有陽毒陰毒之病名(八五),陽毒之症,極似猩紅熱,
有面赤斑斑如錦紋,有咽喉痛,唾膿血之症候,且云:'七日不可治',

其病之凶惡可知,然後世無張皇補苴之者,多謂古有是病而今無之,而唐迎川(八六),王步三(八七)以爲極似猩紅熱,高錦庭(八八)亦以爲然,張筱衫(八九),程鏡宇(九〇)翠非之,徒以其方不驗耳.今審陽毒之諸證候,惟猩紅熱足以挺之,舍此無有相合者,豈仲景之時,眞有猩紅熱耶? 若然,則猩紅熱之在中國,當漢末之時,已見流行矣.何以唐宋以來,敍述此病,多仍仲景舊文,極少發揮耶! 醫宗金鑑謂陰陽二毒,卽後世之痧證(九一),董西園謂'但遇此證,按法施治,曾無一驗,凡遇此證,多以不治之症視之'(九二).據此,似陽毒之病,並未絕迹於世,徒以死亡率高,方藥罔效,無從發議論耳.然亦未敢遽定陽毒之確爲猩紅熱也,願與高明共訂之.

夏春農疫喉淺論治驗謂:'由去歲秋多,迄今春令,患斯證者,沿門比戶;長幼相同,互相傳染,夭折頗多'(九三),以其不標甲子,未知在於何年,各家醫案中,此類極多,眞恨事也.

張筱衫痧喉正義所採諸書,如余師愚疫疹一得,程鏡宇痧喉闡義,施小橋痧喉證治彙言,王聘之溫病辨正等書,皆余所未備,而朱戴山王步三之著述,亦未之見.苟能得諸書讀之,當有裨於猩紅熱之流行史,所望同志諸彥,匡其未逮.

文 獻

(一)金德鑑(保三)爛喉痧疹輯要附錄葉天士醫案. (二)尤怡(在涇)金匱翼卷五附方錫類散注. (三)唐大烈(立三)吳醫彙講卷八. (四)金德鑑爛喉痧疹輯要錄痧疹經驗闡解原本總論. (五)曹心怡(懋齋)喉痧正的. (六)張振鋆(筱衫)痧喉正義. (七)唐立三吳醫彙講卷三. (八)唐立三吳醫彙講卷八. (九)金保三爛喉痧疹輯要痧卽丹之俗字. (十)夏春農疫喉淺論. (十一)陳耕道(鑑宣)疫痧草. (十二)王士雄(孟英)醫案同春錄卷二治喉痧條. (十三)王孟英同春錄卷二附方錫類散下孟英自注. (十四)陳微菴柳寶詒醫案卷五痧門. (十五)一時記不淸姑姑也. (十六)盧讖雍南朱序. (十七)爛喉痧疹嗣發附錄葉天士醫案. (十八)世補齋醫書卷七丹痧

疫痧辨。（十九）曹心怡（侯甫）喉痧正的。（二〇）續名醫類案卷五疫門.（二一）夏春農疫喉淺論。（二二）臨證指南醫案卷五疫門朱姓案.（二三）余德壎（伯陶）疫證集說卷一疫痧條辨。（二四）吳醫彙講卷一序。（二五）吳醫彙講卷十一末.（二六）吳醫彙講卷三.（二七）續名醫類案卷五疫門'雍正癸丑疫氣流行撫吳使者屬葉天士製方救之'云云。（二八）吳醫彙講卷三唐迎川丹痧論。（二九）吳醫彙講卷八李純修爛喉痧論祖鴻範爛喉丹痧治宜論.（三〇）萬鑰（松巢）重刊陳氏疫痧草序。（三一）同前.（三二）爛喉痹痧輯要。（三三）同前.（三四）疫喉淺論朱序.（三五）喉痧正的序。(三六)喉痧正的論因'如近日滬上情形自戊子以來三載未之或息'.（三七）痧喉正義江序及自序。（三八）疫喉淺論治驗陳廣文虞文之子案.（三九）疫喉淺論末乙巳春三月疫喉證治諸略.（四〇）傷寒論卷二傷寒例。（四一）吳有性（又可）溫疫論(1642).（四二）爛喉痹痧輯要葉案。（四三）續名醫類案疫門.（四四）吳醫彙講卷八，（四五）同前.（四六）疫痧草.（四七）瘍醫心得卷上三步三爛喉丹痧論.（四八）疫痧草辨論疫痧治法。（四九）爛喉痹痧輯要引痧喉經驗闡解原本.（五〇）痧喉正義.（五一）疫痧草辨論時痧見象法.（五二）董氏醫級.（五三）痧喉正義引程鏡宇論痧喉.（五四）痧喉正義王聘之論痧喉後案.（五五）痧喉正的論因.（五六）續名醫類疫門.（五七）疫痧草自序.（五八）瘍醫心得卷上辨爛喉丹痧順逆論.（五九）爛喉痹痧輯要引痧喉經驗闡解原本.（六〇）痧喉正義王聘之論痧喉後案.（六一）經爺雍（仲淳）醫學廣筆記卷三痧疹論并治法痧疹續論.（六二）痧喉正義王聘之論痧喉.（六三）疫喉淺論上卷疫喉痧總論.（六四）爛喉痹痧輯要葉天士醫案.（六五）同前.（六六）疫痧草卷中不熱條.（六七）同前.（六八）疫痧草卷上辨論時痧見象治法.（六九）疫痧草卷中痧達條.（七〇）疫喉淺說上卷四言要略舌色條.（七一）痧喉正義程鏡宇論痧喉.（七二）疫證集說.（七三）吳醫彙講李純修爛喉痧論.（七四）疫喉淺說上卷辨論疫喉痧形證四言要略咽喉腫爛條.（七五）臨證指南醫案疫門朱姓例.（七六）疫痧草卷中舌色.（七七）疫痧草卷中遺毒條.（七八）瘍醫心得.（七九）痧喉正義程鏡宇論痧喉.（八〇）吳醫彙講卷八.（八一）疫痧草卷中牙疳條.（八二）疫痧草卷中遺毒條.（八三）疫痧草卷中穢氣.（八四）疫痧草卷上辨論疫邪迅速一感卽發.（八五）張仲景金匱要略百合狐惑陰陽毒第三.（八六）吳醫彙講卷三.（八七）高秉鈞（錦庭）瘍醫心得卷上痧喉正義.（八八）瘍醫心得卷上高氏於自著論特載王步三之論亦以爲其言可採耳.（八九）痧喉正義唐迎川論後案.（九〇）痧喉正義程鏡宇論痧喉.（九一）醫宗金鑑卷十九金匱略注陰陽毒注.（九二）丹波元簡金匱輯義卷一升麻鱉甲湯後引董氏醫級.（九三）疫喉淺論治驗疫喉彙言篇.

對於我國今日醫學教育之管見

沈　寫　祺

（一）現 時 之 情 形

　　醫學人材之缺乏，盡人皆知，是造就此項人材，實爲當務之急；而醫學又非其他科學可比，更不應因需要而謀速成。假使工師之訓練不精，雖製成後拆而重造，亦未嘗不可。若醫師之訓練不良，則直爲玩忽生命，故謀廣育人材，尤貴有相當之師資，不然以育領育，更成江河日下之趨勢。今日醫學各科中之視爲略近成熟之師資者，在全國中屈指可計，遂至各醫學院中之因人材不足而缺教席者，比比皆是。就觀察所及，有缺一席者，有缺數席者，亦有因缺少而『改行』療數者，甚至無人而由院長自發敎席者，更有懸懸價格以招請『敎授』者，故常有「才難」之歎。苟再爲增加造就之量，而更關新醫學院，其困難當更倍徙，而其結果，勢必至非利誘既有之敎師去此就彼，即摘取大批尚未成熟之果實勉爲充數。在今日此勢已成，日後之情形更不堪設想。且今之各醫學院院長，多爲已有造詣之專門人選，乃有無眼顧及其所學而埋頭於藁草蓋行者，亦未始非醫學界之一大損失。就器材之一方面而觀，以價格與運輪之情形，由外洋辦運，誠屬不易，而內地自造，則原料與入工更爲艱難。故所有之器材，大部爲遷徙時帶入者，是以實習時有紙可合併小組而成大組者，有多方挪借而亦能略成數組者，亦有僅具一份而輪流傳用或作指示之試驗者，甚至並無儀器以爲實習而師生各度共講義生活者。如此每校每年皆當造成數十學生，其參差之結果，可見一斑。凡此皆實在情形，無庸諱言者也。

（二）糾 正 之 提 議

　　以愚意而觀，今日所有之醫學院制度，皆爲純粹模仿歐美各國者，行之於歐美或我國之正常時期，固爲法盡善，然處今日之非常時期，其原則爲將以少數人工而欲成

大量之製造品者，則舊有之制度未見完全適用。故於此戰難中，當急圖改進，以謀合宜之辦法，未可仍舊依樣葫蘆。歐美各國之人材較多，器材便利，在前次歐戰時，依此制度而增加產量，並未見若何困難。雖則如此，亦多有平素自爲『不及格』之醫學校，亦得充其量造成『人材』以備急用；而吾之敎師旣感缺乏，器材又不充足，殊難見有擴大生產之可能。故處今日之局勢，醫學敎育之機關，祇可以合攏，而不當分散；而所謂合者，並非寄人籬下，仰人鼻息之合，亦非各擁其學校之名義，共床而異夢之合，乃統籌辦法而分類以總集其人材器材之謂。觀夫歐洲各醫學校中，多有依科目而分成小型之單位者，或名爲研究院，或名爲實驗室，是在一校之中，各科皆顯其獨立性。苟採其法而擴大之，有若今日之中央研究院制度，則全國僅成一單獨之醫學校，而選相近之數科，集成爲一學院。每一學院中再分別各科，而各成爲館；每一館內再以各敎師之研究工作，類分爲實驗室，則人材器材皆可因學術之分類而聚集，其敎師旣可得互相觀摩之益，且書籍亦可依類分配而集於各學院。是全國雖僅有一圖書館，亦足資參考矣。至於學院與館內部之組織，可使各成一委員會以爲管理，或分年輪選其領袖，或因資望而公認爲永久之領袖皆可。故於創辦時應確定綱領，則旣可免事務之分歧，亦難生專權獨霸之弊。且所謂領袖者，除講授與研究而外，亦自無許多之『公』可辦。如此行之得法，使組織健全，經費充裕，俾成全國醫學之最高學府。至於現制之醫學院名義存在與否，毫無關係，卽使依然存留，則院長一職亦僅具其名義而已，卽一能幹之註册人員，亦足可於支配其學生之外，另兼他職。以講授之情形而論，如建有適當之敎室，每組易容納三四百人聽講而不費力，如每科有三數敎師分組講授，則每班可容學生在千人以上。至於實習，則每敎師可領導十餘較易造就之助敎類人選，每助敎可指揮三十上下學生之工作而有餘，且餘時足能作進修之研究。是則敎導學生之外，兼可訓練師資，以收一舉兩得之效。學生實習之器材，今之各醫學院多互有缺欠，苟能集合各處之所有者，或足敷分組之用，卽再添補，亦比較容易，是集合自較單獨各自設備爲節省。最可慮者，則爲俗語所云之『同行是寃家』，則集合自難免由磨擦而生衝突，是衝突恐難完全避免，卽在今之制度中，亦已數見不鮮。然而觀夫世界之上，多因爭名奪利而成『寃家』，而由學術之意見不合，以成『寃家』者，實不多見。使各敎師皆能得同等之厚酬，並保證其事業，俾專意於學術之進度，自

無傾軋之發生。雖然，人類不齊，亦當愼始人選而已。觀於建設問題，各龐大之學院可無須皆在一處（日後如無疏散之必要，卽建於一城內，亦未嘗不可）。學生可每年就一處講習，暑假時卽能旅行至另一處繼續其學業，旅費則能者自備，貧寒者由主辦處暫貸，而於畢業後分期償還。以今日之情形而觀，卽徒步旅行，亦能於暑假期內到達。

（三）暫擬之講授大綱

丁此非常時期中，學生之程度自然漸低，而醫學之水準，則不應隨之而降。故普通大學當增設預料，以補救旣成之形勢，而預科年限之長短，應依學生之程度而定。其課程必須注重物理學，化學，生物學，以及本國應用文學與外國語言，以期適合醫學之用爲原則。此類補習，卽商諸中央研究院之各研究所，以爲他山之助，亦未嘗不可。如此，則無論時期之長短，統可計算爲醫科之第一年，以後再由考試，進入第二年之形態學院，學習解剖學，組織學，胎生學，人種學，以及X光學之原理與檢察等科目。第三年卽循序升級，而入生理學院，學習生物化學，生理學，心理學，藥理學等科。第四年則入病理學院，學習病理學，細菌學，寄生蟲學，以及實驗室診斷法。並入就近之模範醫院（見下）學習臨床診斷法（公共衛生一科可單設，如以節省經費計，而併入病理學院爲預防之一部亦可）。至此則基本學科可告一段落，而臨床各科又稍有不同。以今日之各醫學院而論，大都感覺醫院之缺乏，以醫學生而無練習之地，可憐孰甚！苟能集合所摒節之經費，廣需醫院之設備，不惟便利學生，亦謀人民之幸福。全國各省各市中不乏空閑之大建築，未見有正當之利用者，卽徵集而改造之，卽各地亦多有急公好義之紳商，如用正當辦法，就地募建，亦非難事。故實習之醫院，可普設於全國，而不限於一處。其院長卽當以今之醫學院長及成熟之人材充任。惟於病理學院之附近，當建一規模宏大之模範醫院，以爲全國之標準。其主任醫師可以專設，亦可以各省市醫院之院長及主任輪替值教。如此則第五年學生可在模範醫院得臨床之講授及指示；第六年卽可分發各省市醫院，以爲實地之練習；最後由衛生署等機關組織考試委員會，以爲最終之甄別而發給醫師證書。

以此制度，則旣成熟之醫學人材可以不漲其所學，而學生者可得全國上選教師之薰陶。卽造成之學生，亦較現時制度之產量大，而經費亦較輕。依法行之，十數年後，人材自然充足，彼時再分建小規模之醫學院，自較輕而易舉矣。

　　沈慈淇醫師爲我國著名之生理學家，曾受教育部醫學教育委員會聘爲特約講座，在上海東南醫學院主持生理學講授，並著有「人體機器」之生理學一書，現正在印刷中，現任軍醫學校生理學特聘教官。最近旅行西南各醫學中心區域，對於我國目前醫學教育設施，頗多觀感。其建議改進意見，未始非我國目前補救醫學教育之一種辦法，爰特發表，以供關心我國醫學教育者之公開討論。本刊常歡迎醫界同仁多方提供意見，必要時，並當闢欄專載此項稿件也。

編者附誌

中華健康雜誌醫界組徵文啓事

　　中華健康雜誌爲促進讀者對健康之注意及興趣起見，前曾舉行普通組徵文，成績卓著，茲爲使醫界人士發揮其對於此一問題之意見，特再舉辦醫界組徵文，訂定條例如後：

　　（一）凡醫界人士，醫生，醫學生，護士，或醫務人員均可參加。

　　（二）題目請於下列二題中任擇其一：（甲）我爲什麼要做醫生。（乙）醫生與國家的關係。

　　（三）文長不可超過五千字，體裁不限，惟須繕寫明白，標點清楚，並以興趣輕鬆爲主。醫學生或護士生參加醫界組者，須附學校證明。

　　（四）應徵稿件由本誌編輯聘定評判員三人，審核品評，給與獎金，共取二十名，獎例列下（獎金三百五十元，由鴻濱善善堂捐贈）：

　　第一名──國幣二百元

　　第二名──國幣一百元

　　第三名──國幣五十元

　　第四名至二十名──各贈中華健康雜誌一年

　　（五）錄取稿件，版權即歸中華健康雜誌所有，除一、二、三名當按期發表外，其餘亦得陸續登載，編輯部保有修改之權。應徵稿件槪不退回。

　　（六）應徵者須於稿末註明『醫界組徵文』字樣，填寫詳細通訊處，加蓋印章，寄交上海池浜路四十一號中華健康雜誌社編輯部。

　　（七）本年八月十五日截止收稿，外埠得以郵戳爲憑。

　　（八）來稿如係抄襲之作，一經發現，得取消獎金權利。

　　（九）應徵文件，如無佳稿可取，編輯部有權保留得獎名額。

中國麻瘋史中之名人

王　吉　民

（中華醫學會醫史博物館）

麻瘋一症，不論男女老幼富貴貧賤，俱有感染之可能性。據千金方，吾國最早之麻瘋專家唐孫思邈氏曾治患者六百餘人，其中頗多士大夫，乃至異族名人。然此不能表示平民患者爲少，蓋證諸經籍所載，僅及名人，佔總數之一小部份而已。

顧麻瘋傳染不限於任何階級，或竟貧者較富者爲多，亦未可知，爰探討文獻舉其中幾位麻瘋名人，依朝代先後，臚列於下：

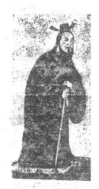

冉耕

冉耕，字伯牛，孔門弟子，以德行稱。論語載『伯牛有疾，子問之，自牖執其手，曰：「亡之，命矣夫！斯人也而有斯疾也，斯人也而有斯疾也」』。所謂斯疾究係何症？因無詳明敘述可資考證，殊難確定。何晏引包咸曰：『伯牛有惡疾，不欲見人，故孔子自牖執其手也』。朱晦庵論語集注曰：先儒以爲癩，說文：癩惡疾也。是則何晏之云惡疾，即朱註之癩，德儒黑爾希氏引英人合信氏之說，謂古稱癩者，即今之疥癬，故斷定伯牛所患並非麻瘋。然吾國學者多不贊同此說，皆以惡疾與癩，爲麻瘋無疑，更觀孔子不入病室，祇在外探視，而伯牛乃因是疾而亡，可見決非單輕之疥癬。基上各點，則經籍中患麻瘋之第一人，允推冉伯牛矣。

考伯牛在紀元前五四四年生於魯，當孔子在位，曾出仕中都，死後受歷朝追封。紀元七二九年（唐開元八年）封鄆侯，一〇〇九年，升東平公，至一五三〇年奉祀先

哲，在孔廟西廊居首位。墓葬何地，衆說紛紜，莫衷一是，或謂在廣平府永年縣西五十里，有謂在泰安府東平州之西，亦有謂在滕縣伯氏祠社云。

文獻中第二個麻瘋名人爲曹時，據史記「曹相國世家」云：『子時代侯，時尚平陽公主，生子襄，病癘歸國』。史記謂『曹參之孫曹時，尚平陽公主，患癘歸國』。前漢書亦有同樣之記載，曹時病瘋，則醜惡不可預朝會，故歸國也。此事約在起元前二百年。

王粲字仲宣，漢高平人，博物多識，問無不知，蔡邕奇其才略，聞粲在門，倒屣迎之。粲年少短小，一座皆驚，避亂荆州依劉表，後仕魏，官至侍中，爲建安七子之一。據歷代名人生卒年表，粲生於漢熹平六年，卽紀元一七七年，卒於魏建安二二年，卽紀元二一七年，僅四十歲。史傳但載王粲貌寢早逝，而皇甫謐之甲乙經序則稱其所以致死之故，確由麻瘋也。皇甫氏序云：『仲景見侍中王仲宣，時年二十餘，謂曰「君有疾，四十當眉落，眉落半年則當死。若服五石湯可免」。仲宣嫌其冒忤，受湯勿服。居三日，見仲景，問曰「服湯乎」？仲宣答以已服。仲景曰：「色候固非服湯之證，君何輕命也」？仲宣猶不信。後二十年果眉落。後一百八十七日而亡，終如其言』。此麻瘋史中又一名人也。

周興嗣梁項人，字思纂，善屬文，武帝時拜安成王國侍郎，帝每令興嗣爲文，如銅表銘，柵塘碣，檄魏文，次韻王羲之書千字文，每奏帝稱善，終給事中，所撰文集及皇帝實錄，皇德記，起居注職儀等百餘卷。但據南史載：『周興嗣兩手先患風疽；又染癘疾，左目盲，帝撫其手而歎曰：「斯人而有斯疾乎」？遂以疏痾方賜之』。周興嗣固亦麻瘋史中之名人也。

唐段成式西陽雜組續集卷四貶誤條云：『世呼病瘻爲崔家疾，據北史北齊李庶無鬚，時人呼爲天閹，崔諶，逞之兄也，嘗調之曰：「何不以錐刺頤作數十孔，拔左右好鬚者栽之」？庶曰：「持此還施貴族，藝眉有驗，然後藝鬚」。崔家時有惡疾，故庶以此調之，俗呼淶沱河爲崔家墓田。』又考太平御覽引後魏書云：『李庶生而天閹，崔諶調之曰：「教弟種鬚，以錐編刺作孔，拊以馬尾」。庶曰：「先以此方回施貴族，藝眉有效，然後種鬚」』。此傳崔門有惡疾，以呼淮沱爲墓田，故庶言及之。然則崔諶惡疾有眉落之象，蓋亦麻瘋名人也。

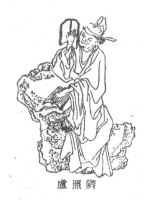

盧照隣

盧照隣字昇之，范陽人。年十餘歲，就曹憲王義方受蒼雅幷經史，及長博學善屬文。初授鄧王府典籤，王愛重之，以爲司馬相如。後調新都尉，因染風疾，退處太白山，得方士元明晉餌之。會父喪，號嘔血出，由是轉篤，客東龍門山，布衣薏食，裴瑾之華方賔范履冰戒衣食之。疾甚，手足攣廢，徙居陽翟之具茨山，買園數十畝，預爲墓，偃臥其中。後以疾沉痼，不堪其苦，乃自投潁水之濱，與親戚相別而死，時年四十，有文集二十卷（見晚笑堂畫傳）。又據舊唐書孫思邈傳：『思邈嘗從幸九成宮，照隣留在其宅，時庭前有病梨樹，照隣爲賦，又照隣有惡疾不能愈，從思邈問名醫愈疾，其道何如？』照隣爲初唐四傑，與王勃楊炯駱賔王齊名。可知麻瘋一症，雖名人亦患之，而雖遇良醫亦不易治也。

神仙傳：『崔言曰，職隸左親騎軍，一旦得疾，雙眼昏，咫尺不辨人物，眉鬚自落，鼻梁崩倒，肌膚有瘡如癩，皆謂惡疾，勢不可救，因爲洋州骆谷子歸寨使，遇一道流，自谷中出，不言名姓，授其方曰，皂角刺一二斤爲灰，蒸久晒碾爲末，食上，濃煎大黄湯，調一錢七，服一旬，鬚髮再生，肌膚悅潤。眼目倍明。得此方後，入山不知所之』。又宋醫說卷三第二十頁，亦有同樣記載。此即孫思邈所謂患大風之人，可因爾得仙之說，此雖無稽之言，不足置信，然其述惡疾大風之處，可與前說相發者也。

宋劉攽字貢父，滑稽辨捷，世推無對，晚苦風疾，鬚眉皆落，鼻梁且斷。一日東坡與之小酌，各引小語相戲。東坡曰：「大風起兮眉飛揚，安得壯士兮守鼻梁」。座中大笑，貢父悵恨不已。旣而鼻梁竟潰斷，憂死（見沈宗元東坡逸事）。又中國人名大辭典載：『劉攽，劉敞弟，同登進士，熙寧初同知太常禮院，嘗貽書王安石論新法不便，出知曹州，曹爲盜區，重法不能止，攽爲治尚寬平，盜亦斂息。元祐中召拜中書令人卒。攽邃於史學，與司馬光同修資治通鑑，專職漢史，爲人疎俊，不修威儀，喜諧謔，數招怨悔，終不能改，有東漢刊誤彭城集文選類林等書。卒時年六十七，卽

紀元一〇八八年。竇父以眉落鼻爛而憂死，亦麻瘋中之名人也。

西淸詩話：『祖可，宋代釋氏，丹陽人，字正平，居廬山，被惡疾，人號「癩可」，詩入江西派，有東溪集瀑泉集。』

以上所舉，爲吾國歷代麻瘋史上之名人。自周至宋凡二千四百餘年，就管見所及，僅得此數人。斯症並不限於某一時期，列朝皆有。茲列表如下：

姓　　名	年　　　　　份	朝　代
冉　　耕	生於紀元前五四四年	周
曹　　時	約紀元前二〇六至一九五年	漢
王　　粲	生於紀元後一七七年卒於二一七年	魏
周　興　嗣	卒於紀元後五二一年	南　齊
崔　　諲	約紀元後五五〇至五七七年	北　齊
盧　照　鄰	約紀元後五五〇年	唐
崔　音　日	未詳	唐
劉　　敞	生於紀元後一〇二二年卒於一〇八八年	宋
祖　　可	未詳	宋

自宋以後，不復見有名人患麻瘋之紀載，此點頗堪注意。古人對斯疾似無近人之提憚，且待遇患者亦較仁慈，如孔子尚執其弟子之手，梁帝視其臣亦如是。盧照鄰與醫者同居。王仲宣，崔諲祖可均仍與社會往還，繼續其工作。豈因近人深惡麻瘋不忍筆之於書，免予患者以傷痛歟？吾人對此不幸病者所持態度往往殘無理性，尤以南華一帶，每有悲慘事件發生，倘他日敎育普及，終能改善觀念，予患者以必需之同情與優待也。

清代三百年醫學學術之鳥瞰

陳　邦　賢

（教育部醫學教育委員會）

四庫全書提要醫家類云：『儒之門戶分於宋，醫之門戶分於金元，觀元好問撰傷寒會要序，知河間之學與易水之學爭，觀戴良作朱震亨傳，知丹溪之學與宣和局方之學爭』。是吾醫學流派自金元始也。金元劉、張、朱、李四大家出，而醫學流派興。清代醫學，上承明季，金元爭號，猶有餘波。清代受樸學之影響，對於醫學亦頗有樸學之趨向。明季之亂，洪楊之變，均與清代醫學有莫大之影響。茲就學術之分類，分別概述於下：

一　素問靈樞之研究者

明末杭州盧之頤緒父子著書，講明醫學。張志聰（註一）繼其後，構侶山堂招同志講論其中。參考經論，辨其是非，自順治至康熙之初，四十年間，談軒岐之學者咸歸之；著素問靈樞二經，集諸家之說，隨文衍義，勝明馬元臺本。黃坤載（註二）因庸醫誤藥損目，發憤學醫，於素問靈樞難經等均有註釋。薛生白（註三）著醫經原旨，於靈素奧旨，具有發揮。徐靈胎（註四）所著蘭臺軌範，對於靈樞素問，頗多闡明。林瀾著靈素合鈔，陸九芝精研素問，著內經運氣病釋。王樸莊著內經要論，魏荔彤之內經註，江昂之素問靈樞類纂，柯韻伯之內經合璧，高世栻之素問註，陳修園之靈素節要淺註，柳寶詒之素問說意，蓋清代醫家之治醫學未有不治素問靈樞者。

註一：張志聰，字隱庵，浙江錢塘人，與高世栻不合時宜，遂閉戶著書，陳修園間即採漢後集一書，近人畏其深奧，鮮有能卒讀者。

註二：黃元御，字坤載，山東昌邑人，諸生；著作繁黟，其所著者多高自位置，欲駕千古而上之，其臨治病主扶陽抑陰。

註三：薛雪，字生白，自號一瓢，少學詩於同鄉葉燮，乾隆初舉鴻博未遇，工畫蘭，善拳勇，
　　　博學多通，於醫時有獨見，斷人生死不爽，療治多異迹。

註四：徐大椿，原名大業，字靈胎，晚號洄溪，江蘇吳江人，翰林院檢討釚孫。生有異稟，
　　　長身廣顙，聰強過人。為諸生勿屑，去而窮經，探研易理，好讀黃老與陰符家言，九
　　　邃於醫，世多傳異迹，自編醫案，剖折虛實寒溫，發明治療之法，歸於平實，於神異
　　　者僅載一二，其書世多有，不俱錄。乾隆二十四年大學士蔣溥病，高宗命徵海內名醫
　　　，以薦召入都。大椿奏溥病不可治，上嘉其樸誠，命入太醫院供奉。尋乞歸。後二十
　　　年，復詔徵，年已七十九，遂卒於京師，賜金治喪。

二．　本草及方書之研究

　　自明季本草綱目產生以後，本草之學，遂為醫者所重視，趙學敏之本草綱目拾遺
，補李時珍本草綱目之未備。張路玉(註一)之注本草，疏本經之大義，並采諸家治法
，日本經逢原。又謂唐孫思邈治病多有奇異，逐方研究藥性，詳為疏證，曰千金方釋
義，並行於世。張志聰注本草，詮釋本經，闡明藥性，本五運六氣之理。後人不經臆
說，概置勿錄。志聰著本草崇原未竟，高世栻繼成之。世傳葉天士(註二)所著本草多
心得，又著許叔微本事方釋義，是岳發揮。徐靈胎注神農本草經百種，以舊注，但言
其當然，不言其所以然，採援常用之品，備列經文，推闡主治之義，旌諸家中最有啟
發之功。鄒潤安 註三 所刊行者，有本經疏證，續疏證，本經序疏要，辨明常江繆氏
本草述，貫串金元諸家說，反多牽掣，故所注本惡本傷寒金匱，疏通證明，而以千金外臺
副之，深究仲景製方精意，成一家之言。次如汪昂之本草備要，吳儀洛之本草從新黃
宮繡之本草求真，王子接之得立本草，黃元卸之長沙藥解，玉揪藥解，陳修園之本草
經讀，斯亦可見治本草學之多矣。

　　方書中如汪昂之醫方集解，吳儀先之理論駢文，王子接之古方選註，吳儀洛之成
方切用，陳修園之時方妙用景岳新方砭等，斯皆清代之方書也。

　　註一：張璐，字路玉，自號石頑老人，江南長洲人，少穎悟，冠儒業，潛心醫學之書，自軒
　　　　　岐迄近代方法，無不搜覽，遭明季之亂，隱於洞庭山中十餘年，著書自娛，迄老不

註二：葉桂字天士，江蘇吳縣人；先世自歙遷吳，祖時，父朝采，皆精醫；桂十四喪父，從
　　　學於父之門人，聞言即解，出師上，遂有聞於時，切脈望色，如見五臟，治方不出成
　　　見，其治病多奇中，於疑難證或就其平日嗜好而得救法，或他醫之方略與變通服法，
　　　或竟不異藥，而使居處處飲食消息之，或於無病時預知其病，或預斷數十年後皆驗；當
　　　時名滿天下，傳聞附會，往往涉於荒誕，不俱錄。卒年八十，臨殁戒其子曰：「醫可
　　　為而不可為，必天資敏悟，讀萬卷書而後可以濟世，不然鮮有不殺人者，是以藥餌為
　　　刀刃也；吾死子孫慎勿輕言醫。」

註三：鄒澍，字潤安，江蘇武進人，有孝行，家貧積學，隱於醫，道光初詔寧山林隱逸，鄉
　　　人議以澍名上，固辭。澍通知天文，推步地理形勢沿革，詩古文，亦卓然成家，不自
　　　表襮，所著書以醫家言為多。

三．　努力於傷寒金匱之研究者

傷寒金匱在清代研究者頗不乏人。喻嘉言（註一）著傷寒尚論篇，謂林億，成無已
過於尊信王叔和；惟方有執作條辨削去叔和序例，得尋經之旨，而猶有未達者，重為
編訂，其溯源雖出方氏，要多自抒所見。徐忠可（註二）為嘉言弟子，著傷寒一百十三
方發明及金匱要略論註，其說皆本諸嘉言，凡疏釋正義見於注成臆義及總括諮證不可
專屬者見於論。忠可謂其他方書出於廢集，就採一條時亦獲驗，著金匱之妙，統觀一
卷，全體方具，不獨察其所用，並須察其所不用，世以為篤論。

張璐玉謂仲景書衍釋日多，仲景之意傳晦，後見尚論條辨諸編，又廣搜祕本，反
覆詳玩，始覺向之所謂多歧者，漸歸一貫；著傷寒纘論緒論，纘者，視仲景之文；緒
者，則諸家之紛紜，而清出之，以翼仲景之法。其子誕先著傷寒舌鑑；子飛疇著傷寒
纘緒折義。兩子皆世其業，並著錄四庫。

張隱庵注傷寒論金匱要略，於傷寒論致力尤深，歷二十年再易稿始成，用王叔和
原本改其編次，首列六經病，次列霍亂易後並痙濕喝汗吐下，後列辨脈平脈，而刪
叔和序例，以其與本論矛盾，故去之以息辯。駁辨成無已舊注，謂風傷衛，寒傷營，
脈緩為中風，脈緊為傷寒；傷寒惡寒無汗宜麻黃湯，中風惡風有汗宜桂枝湯，諸說卡
盡當，而風寒兩感，營衛俱傷，宜大青龍湯為尤要；其注分章以明大旨，節解句釋，

象嘛陰陽，血氣之生死出入經脈臟腑之貫通循行，使讀論者取之有本，用之無窮，不
徒求糟粕，庶免終身由之而不知其道也。高士宗（註三）與隱庵同里，乃從隱庵治論軒
岐仲景之學，歷十年悉覺精奧，遇病必究其本末，處方不同流俗，注傷寒論，彼以爲
解已趨戲可輕，雖有領悟發通，非軒岐仲景一脈相傳之大道。後有張令韶（註四）著傷
寒論直解，其學本於隱庵。陳修園（註五）著傷寒金匱淺註，本士宗令韶之說，多所發
明，世稱善本。黃坤戴注釋傷寒論金匱玉函經等數十萬言，自命頗高。

　　柯韻伯（註六）注傷寒論，名曰來蘇集，以方有執喻嘉言等，各以己意更定，有背
仲景之旨，乃據論中於太陽證，桂枝證，柴胡證諸劑，以證名篇，彙集六經諸論，各
以類從。自序略曰：『傷寒論經王叔和編次，已非仲景之舊，讀者必細勘何者爲仲景
言，何者是叔和筆，其間脫落倒句訛字衍文，一一指破，頓見眞面；且筆法詳略不同
，或互文見意，或比類相形，因此悟彼，見微知著，得於文字之外，始可羽翼仲景。
自來注家不將全書始終理會，先後合參，隨文敷衍，彼此矛盾，黑白不辨。三百九十
七法，不見於仲景序文，又不見於叔和序例，林氏倡於前，成氏和於後，其不足取信
，王安道已辨之矣。繼起者猶珠珠於數目，亦何姊於古人，何功於後學哉！大靑龍湯
，仲景爲傷寒中風無汗而煩躁者設，卽加味麻黃湯耳；而謂其傷寒見風，傷風見寒
，因以麻黃湯主寒傷營，桂枝湯主風傷衞，大靑龍湯主風寒兩傷營衞，曲成三綱鼎立
之說，此鄭聲之亂雅樂也！且以七存二三之文，而謂之全篇；手足厥冷之厥，或混於
兩陰交盡之厥，其間差謬，何可僂舉，此愚所以執卷長呼而不能已也。』又著傷寒論
翼，自序略曰：『仲景傷寒雜病論合十六卷，法大備，其常中之變，變中之常，靡不
曲盡。使全書俱在，盡可見論知源，自叔和編次，傷寒雜病分爲兩書，然本論中雜病
留而未去者尚多，雖有傷寒論之專名，終不失雜病合論之根蒂也；名不副實，並相淆
混，而旁門歧路，莫之所從，豈非叔和之謬以禍之歟？夫仲景之言，六經爲百病之法
，不專爲傷寒一科，傷寒雜病，治無二理，咸歸六經之節制；治傷寒者，但拘傷寒，
不究其中雜病之理；治雜病者，復以傷寒論無關於雜病而置之不問，將多贅化育之書
，悉歸狐惑之城，愚甚爲斯道憂之。』論者謂韻伯之二書大有功於仲景。尤在涇（註七）
注傷寒論，名曰貫珠集，謂後人因王叔和編次錯亂，辨駁改前，各成一家言，言愈多
而理愈晦，乃就六經各提其綱，於正治法之外，太陽有斜變法，解旋法，救逆法，類

病法；陽明有明辨法，雖治法；少陽有權變法；太陰有藏病法，經病法，經輸但病法；少陰厥陰有溫法清法；凡病機進退微權，各有法以為辨，使讀者先得其法，乃能用其方，分證甚晰，於少陰厥陰溫清兩法，尤足破世人之惑。注金匱要略名曰心典別撰，集諸家方書，雜病治要，足以羽翼仲景者，論其精細曰金匱翼；趙伯之來蘇集，在涇之即瑣集，為後世所並重焉。

徐靈胎亦為治傷寒之最力者。其注傷寒曰類方，謂醫家刊定傷寒論，如治尚書者之爭洪範，武成，注大學者之爭古本今本，終無定論。不知仲景本論，乃救誤之書；當時隨證立方，本無定序，於是削除陰陽六經門目，但使方以類從，證隨方定，使人可案證以求方，而不必循經以求證，一切葛藤，盡芟去之。

吳六吉（註八）以古醫書有法無方，惟傷寒論金匱要略雜病論，始有法有方，靈素而後，二書寬一脈相承，義理淵深，方法微奧，領會不易，途多偽錯，舊注隨文附會，驟以傳信；六吉乃自為刪定，書成八九，及是諸就未成之書，更加增減，於二書訛錯者悉為訂正，逐條註釋，復集諸家舊注，實足闡發微義者，以資參考，冠全書之首，標示正軌。其所訂正傷寒金匱，均為六吉所自撰；其採引清代乾隆以前醫說凡二十餘家；其次者：如林瀾著傷寒折衷，汪琥著傷寒論辨注，魏荔彤著傷寒金匱本義，沈明宗著傷寒金匱編註，程應旄著傷寒後條辨，鄭重光著傷寒論後辨續注，周揚俊著傷寒三注，金匱三注，程林著金匱直解，閔芝慶著傷寒闡要論，而遺書湮沒無考，尚有六七家之多云。

又王樸莊（註十）著傷寒類註，以唐孫思邈千金方，僅採王叔和傷寒論序例，全書戴翼方中，序次最古，據為定本，謂方有執喻嘉言刪駁序例，乃欲申己見，殊非定論，著洄瀾說爭之甚力。呂揀村（註十一）謂傷寒論，使學者有切實下手工夫，不止為傷寒立法，能從六經辨證，雖繁劇如傷寒，不覺多歧所誤，雜證一以貫之，著傷寒尋源；尤芝持論多本樸莊揀村之說。次如鄒潤安著傷寒通照，傷寒金匱方解，王琦之傷寒金匱錄，王子接之傷寒古方通，黃之寅之傷寒懸解，傷寒讀意，金匱懸解，陳修園之傷寒論淺注，傷寒醫決串解，長沙方歌括，傷寒真方歌括；金匱要略淺註，金匱方歌括等，使清代致力於傷寒金匱者也。

註一：喻昌，字嘉言，江西新建人；幼能文不羈，與陳際泰游，明崇禎中，以副榜貢生入都，上書言事，尋罷歸不就，祝髮靖安間，披剃為僧，後復蓄髮遊江南，順治中醫居常熟，以醫名，治療多奇中，才辯縱橫，不可一世。

註二：徐彬，字忠可，浙江嘉興人，昌之弟子。

註三：高世栻，字士宗，與張志聰同里，少家貧，讀時通俗諸書，年二十三，即出療病，頗有稱，後自患病患，時醫治之益劇，久之不藥而愈；乃幡然悔曰：『我治人殆亦如是，是草菅人命也！』乃從志聰講論軒岐仲景之學，歷十年，悉窺精奧，遇病必究其本末，處方不同流俗。

註四：張錫駒，字令韶，錢塘人；其學本於張志聰。

註五：陳念祖，字修園，福建長樂人；乾隆五十七年舉人，嘉慶中官直隸或縣知縣，有賢聲；值水災大疫，親施方藥，活人無算；晚歸田，以醫學教授門弟子甚衆，著作甚多。

註六：柯琴，字韻伯，浙江慈谿人；博學多聞，解古文辭，棄舉子業，矢志醫學，家貧游吳，樓息於虞山，不以醫自鳴，當世亦鮮知者。

註七：尤怡，字在涇，江蘇吳縣人，父有田千畝，至怡中落。貧甚，鬻字於佛寺。葉蓬，人未之異也。好為詩，與同里顧嗣立，沈德潛游。晚年學益深造，治病多奇中，名始著。性淡榮利，隱於花溪，自號飼鶴山人，著書自得。

註八：吳謙，字六吉，安徽歙縣人；官太醫院判，供奉內廷，屢被恩賚。

註九：陸懋修，字九芝，江蘇元和人；先世以儒顯，皆通醫。懋修為諸生，世其學；咸豐中粵匪擾江南，轉徙上海，遂以醫名。著述至老不倦，光緒中卒。子潤庠，亦通醫，官至大學士。

註十：王丙，字樸莊，吳縣人；懋修之外曾祖也。

註十一：呂震名，字村，浙江錢塘人，道光五年舉人，官湖北荊門州判，晚寓吳，頗嗜醫，診療輒有奇效。

四．　溫病為清代最大之發明

葉天士為清代溫病之發明家，神悟過人，貫澈古今醫術，而趨著遠。歿後門人集醫案為為定指南，非其自著。附幼科心法一卷，傳為天士手定。靈怡謂賜清卓，後章

656　　　　中　華　醫　學　雜　誌

補改題曰：三時伏氣外感篇；又附溫證論治一卷，傳爲口授門人顧景文者，補改題曰
：外感溫證篇，二書最爲學者所奉習。同郡薛生白名亞於天士，生平與天士不相能，
自名所居曰：『掃葉莊』，然每見天士處方而善，未嘗不擊節也。大江南北，言醫者
輒以天士爲宗，百餘年來私淑者衆，最著者爲吳鞠通(註一)章虛谷(註二)王孟英(註三)
世傳溫溫爲生白所作，學者宗之；或曰非生白作，其醫案與天士及繆遵義合刻，吳中
稱三家焉。吳鞠通學本天士，以天士立論甚簡，但有醫案，散見於雜症之中，人多忽
之，著溫病條辨以暢其義，其書盛行；同時吳貞著傷寒指掌，亦發明天士醫案之旨，
與鞠通相同。章虛谷著醫門棒喝，謂天士生白最得仲景遺意，而他家不與。王孟英於
咸豐中著霍亂論，致慨於溫補，至是重訂刊行，醫者奉爲圭臬；又著溫熱經緯，以軒
岐仲景之文爲經，葉薛諸家之辨爲緯，大意同章虛注釋，兼採昔賢所說，擇善而從
，勝溫書所著，凡數種以二者爲精詳。同時浙西論醫者，平湖陸以恬，嘉善江震，烏
程江曰楨，宗旨略同。陸九芝恪守仲景家法，於有清一代醫家，悉舉其得失，所取法
在柯韻伯尤在涇兩家，謂得仲景較多；與中葉天士名最盛，傳最廣；九芝謂天士醫案
出門弟子手，不盡可信。所傳溫病證治，亦門人筆述，開卷揭溫邪上受，首先犯肺，逆
傳心包一語，不應經法，誤以胃熱爲肺熱，由於不識陽明病，故著陽明病釋一篇，以
闡明之。又據難經傷寒有五之文，仲景撰用難經，溫病即在傷寒中，治溫病法不出傷
寒論外。又關瘟疫有溫寒，與溫病不同，醫者多混稱；吳又可戴麟郊爲治瘟專家，
且不免此錯誤，著論辨之，並精確有功學者。

註一：吳瑭，字鞠通，江蘇淮陰人；乾嘉之間，游京師有名，學本於桂，以桂立論甚簡，但
　　　有醫案散見於雜症之中，人多忽之，著溫病條辨以暢其義，其書盛行。

註二：章楠，字虛谷，浙江會稽人，著醫門棒喝，謂桂雲得仲景遺意，而他家不與。

註三：王士雄，字孟英，浙江海寧人；居於杭，世爲醫，士雄讀書礪行，家貧，仍以醫自給
　　　。咸豐中杭州陷，縣徙上海，時吳越避寇者麕集，疫癘大作，士雄拯治，多全活。

五·　　溫疫治療異於傷寒治療之發明

瘟疫者，傳染病之總稱；吾國歷代凡能傳染之疾病，均謂之疫；當明季崇禎之世

，南北直隸、山東、浙江等省均大疫，醫以傷寒法治之不效；吳又可（註一）乃推究其病源，就其所歷驗，著爲瘟疫論（註二）；謂傷寒自毫竅入中於脈絡，從表入裏，故其傳經有六，自陽至陰，以次而深；瘟疫自口鼻入，伏於膜原，其邪在不表不裏之間；其傳變有九，或表或裏，各自爲病，有但表而不裏者，有表而再表者，有但裏而不表者，有裏而再裏者，有表裏分傳者，有表裏分傳而再分傳者，有表勝於裏者，有先表後裏者，有先裏後表者；其間有與傷寒相反十一事；又有變證兼證種種不同；並著論製方，一一辨別；古無瘟疫專書，自又可昌出，而瘟疫治療與傷寒治療相異之點乃有所發明。繼又可之後者有戴麐郊（註三），余師愚（註四），劉文甫。麐郊著廣瘟疫論；其論瘟疫一宗又可之說，謂瘟疫之異於傷寒，尤須辨於見證之始，按氣、辨色、辨舌、辨神、辨脈，益加詳焉。清乾隆中安徽桐城大疫（註五），余師愚謂病由濕熱，投以石膏輒愈。後數年至京師，大昌疫作，醫以張介賓法者多死，以又可法亦不盡驗；馬隨傷婦人呼吸將絕，師愚與大劑石膏，應手而痊；踵其法者，活人無算。劉文甫（註六）有清乾隆末年著瘟疫論類編及松峯（註七）說疫二書，多爲窮鄉僻壤艱覓醫藥者說法。同時昌邑黃元卿治疫以浮萍代麻黃，即本文甫之說。以今日科學之眼光觀之，其所論之原因雖未必可取；然其治療之方法，與傷寒迥異，已開明清以來未有之新紀元矣！

　　註一：吳有性字又可，江南吳縣人。生於明季，居太湖中洞庭山，著瘟疫論。

　　註二：有出論瘟疫有大頭瘟，疙瘩瘟疫，絞腸瘟，飲脚瘟等名稱。

　　註三：戴天章，字麐郊，江蘇上元人；諸生。好學強記，尤精於醫，所著傷寒雜病諸書，及咳論注，瘟論註，廣瘟疫論凡十餘種。爲人療病，不受謝。子瀚成，清雍正元年一甲第二名進士。

　　註四：余霖，字師愚，安徽桐城人。治疫參頗有獨到之處。

　　註五：疫參卽現時之猩紅熱。

　　註六：劉奎，字文甫，山東諸城人；著瘟疫論類編及松峯說疫。

　　註七：松峯爲奎自號，李寧北方俗諺所謂諸疫證名狀一一剖析之。又以貧寒病家無力購藥，取牆壁恆有之物可療病者，發明其功用，補本草所未備，多有心得。日本醫家書亦多採松峯之說。

六·　有清一代之整部醫學著述

　　清代之著全部醫籍者，顏不乏人；張路玉專心醫藥之書，自軒岐迄近代方法，無不搜覽。自遭明季之亂，隱於洞庭山中十餘年，著書自娛，至老不倦。倣明王肯堂證治準繩彙集古人方論，近代名言，薈萃折衷之，每門附以治驗醫案爲醫歸一書，復易名醫通。高斗魁著醫學心悟，又吹毛編，則自記醫案也。高士宗於晚年著醫學眞傳示門弟子，自述曰：『醫理如剝蕉，剝至無可剝，方爲至理。以之論病大中至正一定不移，世行分門別類之方書，皆醫門糟粕。』陳修園晚歸田，以醫學敎授門弟子甚衆，著書凡十餘種，並行世。吳六吉於乾隆中敕編醫宗金鑑，太醫院使鍵斗保薦發內殿藏書，並徵集天下家藏祕籍，及世傳經驗良方，分門彙類，刪其駁雜，採其精粹，發其餘蘊，補其未備，爲書二部：小而約者，以爲初學誦讀，大而博者，以爲學成參考。旣而徵書之令中止，議專編一書，以期速成。命六吉及裕鐸爲總修官，於是完成醫宗金鑑，爲後世醫者之圭臬。費伯雄（註一）論醫戒偏，戒雜，謂古醫以和緩命名，可通其意，著書曰醫醇，燬於寇，撮其要，成醫醇賸義。沈金鰲著有沈氏尊生計七十二卷，其中尤以論喉症爲最詳備云。此外如圖書集成醫部等著述，皆清代之重要著述也。

　　　　註一：費伯雄，字晉卿，居孟河濱江，咸同間以醫名，遠近諸診者蘒相接，所居遂成繁盛之
　　　　　　　區，持縣細病不待問。清末江南請醫，以伯雄爲最著。

七·　外科正骨科之功績

　　徐靈胎爲清代醫學大師，與天士同以醫名吳中而宗旨異，評天士醫案，多所糾正，尤精瘍科，而未著專書，謂世傳外科正宗一書，輕用多毒藥，往往害人，詳爲批評，世並奉爲善本。同邑王洪緒著外科全生集，謂癰疽無死證，癰乃腸實，氣血熱而毒滯，疽乃陰虛，氣血寒而毒凝，皆以開透理爲要，治者但當論陰陽虛實，初起色紅爲癰，色白爲疽，截然兩途，世人以癰疽連呼並治誤矣。其論爲前人所未發，凡治初起，以消爲貴，以托爲畏，尤戒刀、鍼、毒藥，與靈胎說略同，醫者宗之。

綽爾濟（註一）善醫傷，時白旗先鋒鄂碩與敵戰，中矢垂斃，綽爾濟爲拔鏃，傅良藥，傷尋愈。都統武拜身被三十餘矢，昏絕，綽爾濟令剖白駝腹，置武拜其中，遂甦。有患臂不伸者，令先以熱鑊熏蒸，然後斧椎其骨，揉之有聲，卽愈。覺羅伊桑阿，乾隆中以正骨起家，至鉅富，其授徒削筆管爲數段，包以紙摩挲之，使其節節皆接合如未斷者然，乃如法接骨，皆奏效。故事選上三旗士卒之明骨法者，每旗十人，隸上駟院，名蒙古醫士，凡禁庭執事人有跌損者，命醫治，限日報痊，逾期則嚴治之；侍郎齊召南墜馬傷首，腦出，蒙古醫士以牛脬蒙其首，其創立愈，時有祕方，能立奏效；伊桑阿名最著。當時湖南有張朝魁（註二）者，亦以治傷科聞，治壁疽瘰癧及跌打損傷危急之證，能以刀剖皮肉去瘀血於藏府，又能續筋正骨。時有劉某患腹痛仆地瀕死，朝魁往觀，曰：『病在大小腸，』剖其腹二寸許，伸指入腹理之，數日愈。辰州知府某乘輿越銀霞山，忽隕嚴下，折髀骨，朝魁以刀剖之，撥正，傅以藥，運動如常。

註一：綽爾濟墨爾根氏，蒙古人，天命中，率先歸附，善醫傷。

註二：張朝魁，辰谿人，又名毛矮子，年二十餘，遇道來乞者，朝魁厚待之，乞者授以異術。

八，　清代之醫學革命者

王清任（註一）精於醫學，往來京師，爲名公鉅鄉所推許。著醫林改錯，其自序云：『因遊灤州之稻地鎮，得以觀兒人之臟府，與古人所繪圖說不同，因別繪改正臟府圖共二十四件，並著爲論，以說明形質構造而正古人之錯謬。』當時西醫之說，尚未輸入中州，而清任能不蹈勞瘁，以數十年之實驗，發爲改錯之偉論，可爲改良醫學之巨擘矣！光緒中唐宗海推廣其義，證以內經與同經脈寄經各穴及營衛精氣，著中西匯通醫經精義，後世附會者頗多，然不如清任之求實際矣。

註一：王清任，字勳臣，直隸玉田人，爲清代之醫學革命者。

九·　科學醫學之輸入

　　咸同時英人合信氏來寧，著西醫論略，內科新說，婦嬰新說，全體新論等書，此科學醫學輸入中國之權輿。嗣嘉約翰氏（註一）於臨症之暇，繙譯醫籍，以授生徒，譯成化學初階，體質窮源，體用十章，割症全書，炎症新論，裹紮新法，內科全書，內科闡微，西藥略釋，眼科撮要，婦科精蘊，花柳指迷，皮膚新篇，衛生要旨，英漢病名表等十餘種，至是信者日多，就學漸衆。尹端模譯醫理略述，病理撮要，兒科撮要等書；趙渢淵（註二）譯醫書六種，日儒門醫學，西藥大成，內科理法，法律醫學，濟急法，保全生命論，丁福保復譯日本醫籍凡數十種，此清代科學醫學輸入之概略也。

　　註一：嘉約翰，美國醫學博士。

　　註二：趙元益，字靜涵，江蘇新陽人；博通中西醫學，曾歷英，法，義，比各國。同治初四士博蘭雅等來遊吾國，傳工於算，尤長於醫，與元益譯醫算各書，歷二十餘年。

十·　結　論

　　綜觀有清一代之醫學，至爲複雜。有宗於素問靈樞傷寒金匱者，如張隱庵，高士宗，喻嘉言，柯韻伯，尤在涇，徐忠可，徐靈胎，陳修園，黃坤載，陸九芝等，對古代之醫學典籍，均有所闡明。有發明温病之治療者如葉天士，薛生白，章虛谷，吳鞠通、王孟英等。有發明瘟疫之治療者，如吳有性、戴天章、余霖、劉奎等。醫學革命鉅子爲王清任。外科及傷科，有徐大椿、王洪緒、韓爾濟、伊桑阿、張朝魁等。本草則有趙學敏、鄒澍等。而科學醫學亦於道咸同時相繼輸入。此三百年各名家對於醫學學術之貢獻不尟，豈僅此區區烏聊之一文所能概述也哉！

爾　雅　病　詁

余　巖　雲岫

黃髮、齯齒、鮐背、耇、老、壽也。 釋詁第一

黃髮者：郭璞注曰：「黃髮，髮落更生黃者。」邵晉涵正義云：「秦誓云：『尚猷詢
茲黃髮，』詩疏引舍人云：『黃髮，老人髮白復黃也。』引孫炎云：『黃髮髮落更生
，』郭注『本孫炎，不從諸家之說以爲白髮而黃也。』郝懿行義疏云：『詩南山有臺
及行葦正義引舍人曰：『黃髮老人髮白復黃也。』孫炎曰：『黃髮髮落更生者，』郭
注本孫炎。以今驗之叢老耆人，秀眉宣髮，未嘗更生，而華顚皓首，芸然變黃，誠有
如舍人所云者矣。』嚴按郝氏取舍人說，不取孫炎郭璞之注，然老人固有白髮變黃者
，而髮落更生者亦有之，其更生之髮，必纖若短黃，此血液營養細胞生活衰枯故也，
孫郭之說亦未可廢。齯齒者：郭注又曰：「齯齒，齒墮更生細」。邵氏正義云：「魯
頌閟宮云：『黃髮兒齒』鄭箋云：『兒齒亦壽徵，』說文云：『齯，老人兒齒也，』
釋名云：『齯，大齒落，更生細者。如小兒齒也。』郝氏義疏云：「通作兒，詩：『
黃髮兒齒，』鄭箋：『兒齒亦壽徵，』爾雅釋文：『兒本今皆作齯，五兮反，一音如
字，』是陸本與詩同作兒，兒者，齯之段借也。』

鮐背者：郭注又曰：「鮐背，背皮如鮐魚。」邵氏正義云：「大雅行葦云：『黃耇台
背，』毛傳：『台背，大老也，』鄭箋：『台之言鮐也，大老則背有鮐文，』釋名云
：『九十曰鮐背，背有鮐文也，』與郭注同。」郝氏義疏云：「說文云：『鮐海魚也
，』釋名云：『九十曰鮐背、背有鮐文也，』通作台；黃耇台背毛傳：『台背大老
也，』鄭箋『台之言鮐也，大老則背有鮐文。』以今驗之，鮐魚背有黑文，老人背亦
發斑似此魚，然詩及爾雅釋文並云：『鮐一音夷』今登萊海上人呼此魚正如臺，無音
夷者，唯鰍鮐魚音夷耳。」嚴按段氏說文解字注云：「鮐亦名侯鮐，卽今之河豚也，
」段氏以鮐卽侯鮐，郝氏以鮐爲別一魚，音如臺，唯鰍鮐魚音夷，而不言鮐魚形狀，

然郝氏爲棲霞人，屬山東登州府，其云登萊海上人呼此魚正如臺，必可徵信，俟考。

馬瑞辰毛詩傳箋通釋二十五釋黃耇台背云：「按釋文：『台湯來反，徐又音臺，』廣雅：『黦黮大黑之貌』台與黦黮音近而義同，則台亦有黑義，詩以台背與黃耇對舉，台背即謂背有黑文耳，爾雅『元貝，貽貝，』釋文：『貽本又作胎，他來反，字林作鮐，云：黑貝也，』黑貝名鮐貝、正與黑背名台背同義鮎魚之名鮎，亦取背有黑文，與台背義同，不必老人背似鮎魚也，釋詁：『鮐背壽也』方言：『眉梨耇鮐老也』作鮐者，通借字耳，箋直以鮐釋台，失之。」此以台爲正字，其義爲黑，不從背似鮎魚之說，其引方言耇當作耇。

錢繹方言箋疏卷一眉梨耇鮐老也條下，引陸佃爾雅新義：『今鮫魚胎生，背皮錯戾，鮐背者，象此魚歟？』則又以鮐爲鮫魚，以鮐背爲背皮錯戾，不主背有黑文之說，更不足據矣。

耇者，郭注又曰：「耇猶耇者也，」邵氏正義云：「論衡無形篇云：『人少則髮黑，老則髮白，白久則黃，人少則膚白，老則膚黑，黑久則黯若有垢矣，髮黃而膚有垢，故禮曰黃耇無疆，』按論衡所引，士冠禮之詞也，鄭注云：『耇，凍梨也，』釋名云：『黃耇，髮鬢變黃也，耇，垢也，皮色驪悴，恆如有垢者也，或曰凍梨，皮有斑黑如凍梨色也，』詩疏引孫炎云：『耇、面如凍梨，色如浮垢，老人壽徵也，』是孫氏兼採衆家之說爲義也。郭以耇猶耇者；方言云：『梨、鮐、老也、燕代之北鄙曰梨，秦晉之郊，陳兗之會，謂老曰耇鮐，』說文云：『耇，老也，』釋名云：『耇、揹也·不從力役，指事使人也，』郭氏以耇即爲耇，不從諸家所釋以耇爲垢。左傳疏引舍人云：『耇、靦也、血氣精華靦竭，言色赤黑如狗矣，』以聲近之字輾轉相釋，郭氏所不取也。」嚴按綜邵氏所引，耇凡有四訓；黑黯如有垢，一也，皮有黑斑如凍梨，二也，精華靦竭，色赤黑如狗，三也，此三者，訓雖異，其義則同，皆以爲老人皮有黑色耳，以耇爲耇，四也，此則郭所獨耳。郝氏義疏：「說文云：『老人面凍梨若耇，』釋名云：『耇、垢也，皮色驪頷恆如有垢者也、或曰凍梨，皮有斑點如凍梨色也，』行葦箋云：『耇，凍梨也，』正義引孫炎曰：『面凍梨色，似浮垢也，』左氏傳廿二年正義引舍人曰：『耇、靦也、血氣精華靦竭，言色赤黑如狗矣。』是諸家說耇字互異，郭氏皆不從，而云：『耇猶耇者也』者；耇訓老也詩：『遐不黃耇，』毛傳：

『耇，老也，』書：『耇造德不降，』鄭注及方言並與毛同，此皆郭所本也。』嚴按
凍棃，說文棃作黎，段氏注訓爲黑，以凍棃爲凍而黑色。而嚴可均說文校議，鈕樹玉
說文段註訂，及諸家，多以爲本當作棃，以黎爲段借字。然張文虎舒藝室隨筆云：『
耇老人面凍黎若垢，案鄭注儀禮，孫叔然注爾雅，皆如此說，殆以句垢同音而附會之
，於是舍人又有色赤黑如狗之云，益荒謬矣。竊謂句卽痀字，痀，曲脊也，玉部玖，讀
若人句脊
之句，是借
句爲痀字。當以年老背痀僂爲義。』朱駿聲說文通訓定聲亦謂：『耇當訓老人背痀僂
也，從老省，從句，會意，句亦聲。』是又以耇爲曲脊痀僂矣。

老者；郝氏義疏云：『老者，說文云：『考也，七十曰老，』本曲禮文，釋名云：『
老，朽也，』猶斷云：『老，謂久也，舊也，壽也，』白虎通云：『老者，壽考也』
俱本爾雅爲說也。』

痛、瘏、虺頹、玄黃、劬勞、咎領、瘽瘵、瘝、癙、癃、瘽、瘒、瘁疷、疵、閔、逐
、疚、痗、瘱、痱、癉、瘥、瘼、瘝、病也。　釋詁第一

病者；說文云『疾加也』禮記檀弓上『曾子寢疾，病，』注云：『病謂疾困』儀
禮既夕記：『疾，病，外內皆埽』注云：『疾甚曰病』論語子罕：『子疾病』鄭注云
：『病謂疾益困也，』皆與說文同義。又有罷勞義，孟子公孫丑上『今日病矣，』趙
注：『病，罷也，』是也。又有憂慼義禮記樂記『病不得其衆也，』注云：『病猶憂
也，』是。又辱也，儀禮士冠禮『恐不能共事以病吾子』注云：『病猶辱也』是。

痛瘏者；邢疏引孫炎曰：『痛，人疲不能之病，瘏，馬疲不能進之病，』王先謙詩三
家義集證卷一耳卒章引皮嘉祐云：『案孫以痛爲疲不能行，此魯義也，蔡邕述行賦
『僕夫嗟而劬勞兮，我馬虺隤以元黃，』融會詩文，易痛爲疲勞，蔡用魯說，正與孫
合，』然則痛瘏之爲病，乃疲勞之義，非疾病也。詩周風鴟鴞：『予口卒瘏，』馬瑞
辰毛詩傳箋通釋十六云：『按卒瘏與拮据相對成文，卒當讀爲領，爾雅，『領，病也
，』字通作悴，劉向九歎，『躬劬勞而瘏悴』卒瘏猶瘏悴也，』然則瘏亦疲勞之病也
，亦與孫說相合，恍鴟鴞之口瘏，指人之口疲，非專訓馬疲也。郝氏義疏云：『詩正
義引孫炎曰：『痛，人疲不能行之病，瘏，馬疲不能進之病也，』此蓋望文生訓，知
不然者；鴟鴞詩言予口卒瘏，彼非馬病，故知此亦人病之通名耳。』嚴按孫以爾雅痛
瘏二字，爲釋卷耳『我僕痛矣』『我馬瘏矣』之痛瘏二字，又以詩痛屬之僕，瘏屬之

馬，故解之爲人疲不能行，馬疲不能進，人指詩之我僕，馬指詩之我馬，猶云：瘏，我僕疲不能行之病，痡，我馬疲不能進之病耳，非專以人疲不能行五字釋瘏，馬疲不能進五字釋痡也。此與豳風鴟鴞予手拮据予口卒瘏，毛傳宵手病口病相似，手指詩之予手，口指詩之予口，而以病字釋拮据，卒瘏也，自郭璞注爾雅，誤讀孫炎之說，而曰：「便謂馬病，失其義矣，」於是叚文生訓之義，沉冤千載，至今莫白矣。

尩瘣者邢疏引孫炎曰：「馬罷不能升高之病也，」陸德明經典釋文毛詩音義上，出隤字云：「尩隤，病也，爾雅同，孫炎云：『馬尩不能升之病也，』說文作頹。」嚴按作頹者是也，易繫辭下釋文：「隤，馬、韓云：『柔貌也，』盂作退，」是隤退聲近，得通作，孫氏蓋以聲近之字爲訓，故以退釋隤也。然尩瘣實雙聲字，以聲爲義，詩卷耳釋文：「尩，說文作痚，」爾雅釋詁釋文出痚字，引字林云：「病也，」易繫辭釋文，「隤盂作退，」然則尩隤可通作痚退，考隋巢元方病源候論卷一，有腰退風，其病狀爲骨節懈怠，腰脚緩弱，腰退即痚退，孫眞人千金要方作痚退，腰、痚、隤，同聲通作字也。又作腲腇，王褒洞簫賦注：「腲腇，舒遲貌，」易繫辭釋文：「隤，董姚作娞，」腲腇即尩隤也，是尩隤即腲腇，亦卽腲腇，以病源及洞簫賦注叅之，蓋亦疲勞之病，非疾病之專名也。

尩黃者，邢疏引孫炎云：「馬更黃色之病。」詩卷耳毛傳云：「尩馬病則黃。」王引之經義述聞云：「卷耳篇我馬尩隤，我馬尩黃毛傳曰：『尩隤，病也，尩馬病則黃，』小雅何草不黃稿何草不黃，何草不尩箋：『黃爲盛晚草黃，尩爲始春之時，草芽稀者將生必尩，』引之叅尩隤尩黃皆疊韻字，尩黃雙聲字，皆謂病貌也，傳言尩馬病則黃，失之，何草不黃，何草不尩，尩黃亦病也，猶言無草不死無木不萎也，以草病與人之勞疲，亦中谷有蓷、嘆其乾矣之意，箋言盛晚草尩，歲晚草黃，亦失之。」胡承珙毛詩後箋云：「案易林蒙之蒙云：『何草不裳，至未盡尩，室家分離，悲愁於心，』則焦氏明以草尩爲物衰之候，非春初始生之謂，以經文先黃後尩，是經歷秋冬，已是見隤時之久，不必又及明年，春生而尩也。」馬瑞辰毛詩傳箋通釋二十三云：「尩與黃同裳，爾雅釋詁，『尩、黃，病也，』馬瘏謂之尩黃，草病亦謂之尩黃，其義一也，四月詩：『百卉具腓，』傳訓腓爲病，草之枯萎，即其病也，箋以尩爲草之將生，失之，爾雅『九月爲尩，』孫炎曰：『物衰而色尩也，』引詩何草不尩爲證，是也，正

義臉箋義，以孫炎之言爲謬，亦誤。」嚴按玄黃爲病貌，古必有此語，而其義則如九月爲玄，孫炎所謂物衰而色玄也，物之值秋而衰，而變其色，莫著乎草木，然其變玄，必先變黃，易林所謂何草不黃，至末盡玄也，故詩先言何草不黃，後言何草不玄，此玄黃造語之本義也，然當草之未至盡玄之時，必黃而後玄，駁雜不純，故易坤上六曰，『龍戰於野，其血玄黃，』言陰擬於陽，交亂錯雜，其色不純也。又草當玄黃之時，必衰枯，其貌萎悴，因而馬之疲勞顇頓之狀，亦謂之玄黃，詩所謂我馬玄黃也，以引申之義，祇當訓爲困罷顇頓，不當復緣色爲義，毛傳鄭箋固誤，孫氏更黃之說，以言玄黃之本義則可，未可以釋鳥之玄黃也。

劬勞者；劬亦勞也，禮內則『見於公宮則劬，』鄭注云：『劬，勞也，』詩邶風凱風及小雅鴻雁傳皆云：『劬勞，病苦也』楚辭九歌云：『夕劬勞而痛悴，』則劬勞亦困疲顇頓之貌，非疾病名也。郝氏義疏云：「劬勞，力乏之病也」其說是。張仲景金匱要略有虛勞病，乃一切衰弱羸瘦之證候羣 Syndrom 爲急性神經衰弱病之一部，由身體過勞、心思過勞而成者也，休養滋補，短時期中即能恢復，亦力乏之病也，此即劬勞之病也，今謂之神經衰弱性反應。

咎者；郝氏義疏云：「說文云：『災也，』災即病也，古人謂病曰災，故公羊莊二十年傳：『大災者何，大瘠也，』何休注：『瘠、病也，齊人語也，』是傳注俱訓災爲病，今東齊人謂病爲災，蓋古之避言也，詩『或慘慘畏咎』與劬勞、盡瘁，句意相對，此即爾雅咎訓爲病之義。咎通作皐，皐陶古作咎繇，皐有緩義，筋脈弛緩，亦人之病，故左氏哀廿一年傳云：『魯人之皐』又云：『以爲兩國憂』皐之爲病，又其證矣，」然則咎其弛緩之病歟？段氏說文注疒下云：「釋詁：『咎病也』咎蓋疒之古文叚借字，」嚴按疒訓腹中急，與弛緩義正相反，段說恐非。又按禮記表記：「是故君子不以其所能者病人不以其所不能者愧人」鄭注云：「病、愧，謂罪咎之」此亦咎訓病之證，則爲咎責之義矣，孔疏釋以困苦，咎責之，即困苦之之義，此病。

顇者；邢氏疏云：「小雅雨無正云：『維躬是瘁，』顇、瘁，音義同，」邵氏正義云：「小雅北山云：『或盡瘁事國，』鄭箋以爲盡力勞病也。」

嚴案咎顇疑亦疊韻字，不得分訓，說文：「顇，顑頷也，」顑本作顦、從面焦，朱駿聲說文通訓定聲，宋保諧聲補逸，皆云：「『焦亦聲，』焦乃顦之或省，徐灝說文解

文解字注箋云：「集以羣鳥在木上，謂之會意可也，然集亦讀如就，則未嘗不兼用爲聲，」蓋集乃雧之或省，正與焦爲㸋之或省同。而詩小雅小旻『是用不集，』韓詩集作就，是集讀爲就，故與猶咎道爲㤄。然則集與咎聲近之字，可以通假矣，咎顇蓋即離顇也。字亦作憔悴，國語吳語：「而日以憔悴，」韋昭注云：「憔悴瘦病也，」故爾雅訓爲病，蓋羸疢之貌然非疾病之專名也。

瘽者；邢疏以爲勞苦之病也，邵氏正義云：「釋文云：『字亦作懃，』樂記云：『徹鬴則瘽，其事勤，』是瘽爲勞劇之病也」嚴案此亦非疾病之專名也。

瘉者；邵氏正義云：「龍龕手鑑引爾雅舊注云：『瘉，勞病也，』小雅菁菁者莪云：『其德不瘉，』鄭箋云：『瘉當作瘉，瘉病也。』」嚴案此亦勞劇之病，非疾病之專名也。

瘵者；郭注云：；書曰：『智藏瘝在，』案爾雅釋文：「瘝，古頑反，「注瘝病也，」康誥：「恫瘝乃身，」正義引鄭玄曰：「刑罰及己爲痛病，」字亦作矜，後漢書和帝紀云：「朕痌瘝黎庶恫矜，」李賢注：「矜，病也。」恫矜，即恫瘝也，蓋痛苦之意，非疾病專名也。

戮者；郭注云：『相戮辱，亦可恥病也，』邵氏正義云：「戮以恥辱爲病，左氏襄三年傳云：『楊干爲戮，何辱如之。』郝氏義疏：『戮取恥辱爲義，訓爲病者，士冠禮云：『恐不能恭事，以病吾子，』鄭注：『病猶辱也，』是戮訓病之證。」

瘨者；邢疏云：「瘨及瘳者；小雅正月云：『癙憂以瘳，』舍人云：『癙、癙、瘨、瘳，皆心憂懣之病也，』孫炎云：『瘨者，畏之病也。』」邵氏正義云：「通作鼠，小雅雨無正云：『鼠思泣血，』鄭箋：『鼠，憂也。』郝氏義疏云：「詩『鼠思泣血』箋：『鼠，憂也，』憂即病也，淮南說山篇云：『貍頭愈鼠，』即今之鼠瘡病，高誘注以爲鼠齧人瘡非矣。」嚴按郝氏以淮南之鼠爲今之鼠瘡病，而不言鼠瘡病之證候，使證之者不知爲何種疾病，今考之醫籍，巢氏病源卷三十一有鼠乳候云：「鼠乳者，身面忽生肉，如鼠乳之狀，」又卷三十四有鼠瘻候云：「使人寒熱，出於頸腋之間，其浮於脈中，而未内着於肌肉，而外爲膿血者，易去也，」引養生方云：「正月勿食鼠殘食，作鼠瘻，發於頸項，或毒入腹，下血不止，或口生瘡，如有蟲食，」又卷三十六有甘䘌鼠噞候云：「此即齧鼠也，形小而口尖，多食傷牛馬，不甚痛云，其口甜，故名甘䘌，時有噞人者，」今先敍病源之三種鼠病釋之，而後再訂淮南之鼠病。鼠乳

者；病源云：「身面忽生肉，如鼠乳之狀，謂之鼠乳也，此亦是風邪搏於肌肉而變生也，」蓋即吾鄉俗稱所謂老鼠嬭也，亦稱爲老鼠扰，玉肯堂外科準繩卷五云：「胗音休，」胗、扰同字，今吾鄉止呼老鼠休也。鼠乳之名，自病源而外醫籍不多見，蓋即統於扰目，而病源別有扰目候，即在鼠乳候前，與鼠乳並列，是不以爲同一物也，然其述扰目之候云：「人手足邊忽生豆，或如結筋、或五箇或十箇相連，肌裏粗强於肉，謂之扰目，此亦是風邪搏於肌肉而變生也，」是共述扰目之所以生，全與鼠乳同。故聖濟總錄卷一百一面體扰目論曰：「風邪入於經絡，氣血凝滯、肌肉勿浮發爲扰目，或在頭面，或在手足，或布於四體，其狀如豆，如結筋，綴連數十，與鼠乳相類，故謂之扰目，」是鼠乳實與扰目相類故後世醫籍但以扰目統之，而不復言鼠乳也。今謂之扰贅，Uerruca扰贅都分三種，日尋常性扰贅，日青年性扁平扰贅，日老人性扰贅，而尋常性扰贅之形狀，本因發生之地位而不同，其生於面上者，多狀如乳頭，即所謂鼠乳也，其生在手掌足蹠者，多成扁平，恰如包於皮中，扰贅之數，少則一二箇，多則數十箇，亦與病源或五或十之言相合。

鼠瘻者；卷三十四鼠瘻候云：「由飲食不擇，蟲蛆毒變化入於府藏，出於脈，稽留脈內而不去，使人寒熱，其根在肺，出於頸腋之間，其浮於脈中，而未內著於肌肉，而外爲膿血者，易去也，………」考靈樞卷十寒熱第七十云：「『黃帝問於歧伯曰：寒熱瘰癧在於頸腋者，皆何氣使生？』歧伯曰：『此皆鼠瘻，寒熱之毒氣也，留於脈而不去者也，』黃帝曰：『去之奈何？』歧伯曰：『鼠瘻之本，皆在於藏，其末上出於頸腋之間，其浮於脈中，而未內著於肌肉，而外爲膿血者，易去也，………』病源蓋本此。又病源卷三十四諸瘻候云：「瘻病之生，或因寒暑不調，故血氣壅結所作，或由飲食乖節，狼鼠之精，入於府藏，毒流經脈，變化而生，皆能使血脈結聚，寒熱相交，久則成膿而潰漏也，」然則瘻之名，謂潰漏也。字或作瘻，俗作瘰，玄應一切經音義十佛阿毗曇下卷出血瘻二字，云：「宜作瘻，音漏，聲屬也，中有蟲，頸腋急處皆有，或作漏，血如水下也，」是瘻即漏，與病源合。慧琳一切經音義十六佛說胞胎經，禿瘻下引考聲云：「久瘡不差曰瘻，」希麟續一切經音義下卷，一切如來寶匧印陀羅尼經瘰瘻下，引玉篇云：「癧，瘻也，顧野王云：『中多蟲也，』」今本玉篇無之，然則玄應所云中有蟲，據古本玉篇也。由以上諸說觀之；瘻者，頸腋之瘰癧，潰破

流瀁血，而久不差者乃頸部淋巴腺結核也。所以謂之鼠者，病源引養生方云：「正月勿食鼠殘食，作鼠瘻。」外台卷二十三引集驗九種瘻云：「一曰鼠瘻，始發於頸，無頭尾，如膣鼠，瘻核時上時下，使人寒熱脫肉，此得之由食大鼠餘毒，不去，其根在胃，獨母主之，知母爲佐。」千金方卷二十三同，唯無「瘻核時上時下」六字，外台又引肘後云：「凡瘻病有鼠、蛇、蜂、蟻、蚼，類似而小異，皆從飲食中得其精氣，入人肌體，變化成形，洿瀆穿潰，浸淫經脈，則亦殺人，而鼠蟻最多，以其間近人故也。」由上諸說觀之，謂之鼠瘻者，以其形如膣鼠，以爲由食鼠之殘食或食鼠之精而生，因名爲鼠瘻，貍能捕鼠，故淮南有貍頭愈鼠集驗有貍骨主之之方也。

甘鼠齧者；病源卷三十六甘鼠齧候云：「此卽膣鼠也，形小而口尖，多食傷牛馬，不甚痛云，其口甜，故名甘鼠，時有齧人者。」嚴按聖濟總錄卷一百四十八載鼠齧方，用麝香散，此不過治其創口耳，今亦有鼠咬病，乃由鼠貓等咬傷而起，乃一種傳染病也，其病源爲一種螺旋蟲，Spirochaeta morsus muris 其病候爲惡寒發熱，淋巴腺腫，皮膚紅疹也，以余所見之我國舊醫書，無述之者，或當時未有此病，或溷入惡核及瘑疥病中，未可知，非巢氏病源甘鼠齧病也。

以上所論，專對淮南之鼠而言，若爾雅之瘯之訓病，專爲釋詩而設，舍人憂慇之訓，孫炎畏之訓，其義相近，皆可從也，非疾病之專名。

瘯者；郝氏義疏云：「瘯之俗體也，說文云：『瘱、臞也，』箋：『疫病也。』又通作廅，爾雅釋人引舍人云：『瘯心憂慇之病也，』蓋積憂成病，骨體疫臞，與毛鄭義合，釋文又云：『瘯郭作拘攣，同力專反，』蓋郭欲破瘱爲攣，文選登徒子好色賦注引爾雅，卽作『攣，病也，』又據郭義追改爾雅，此皆非矣。」嚴按今毛詩作瘵，王先謙詩三家義集疏，素冠篇注云：「魯瘵作瘯，」疏云：「說文瘱下云：『臞也，詩曰，棘人瘱瘱，』所引亦魯詩，作瘯，正字，毛作瘵，借字，釋詁：『瘯，病也，』舍人注：『瘯，心憂慇之病也，』心憂而慇，故病羸瘠，亦魯說，說文有瘱無瘯，瘯俗字。」與郝氏說同，皆可從也。然則瘯亦非疾病之專名。

瘅者；邢疏云：「小雅正月云：『悠悠我里，』瘅、里音義同，」邵氏正義云：「大雅雲漢云：『云如何里，』鄭箋云：『里，憂也，』詩釋文云：『本亦作瘅，爾雅作悝』」案下文云：『悝，憂也，』義相成也，說文云：『悝，啁也，一曰病也，』蓋

即舍人所訓憂慝之病也，亦非疾病之專名。

痒者；邢疏云：「小雅正月云：『癙憂以痒』，舍人云：『瘋、瘃、痀、痒、皆心憂之慝痒，病也』。郝氏義疏云：「痒者；說文云：『瘍也，瘍，頭創也，詩『癙憂以』『稼穡卒痒』，傳箋並云：『痒、病也，』爾雅釋文引舍人云：『痒心憂慝之病也』挾瘦、瘃、痀、痒四字，舍人義訓俱同，蓋憂思煎灼，氣血鬱蒸，故或瘟而爲瘍，或結而爲病，胥是遺焉』。嚴按此眞附會之談，不足爲訓，詩痒字兩見，小雅正月篇：「癙憂以痒」，毛傳云：「癙痒皆病也，」大雅桑柔篇：「稼穡卒痒」，鄭箋亦云：「病也」，癙憂以痒，可訓爲憂慝之病，稼穡卒痒，不能訓爲憂慝之病，以草木無知，不能憂也，說文訓痒爲瘍，瘍有創義，亦有傷義，周禮醫師：「死瘍苔造焉」，注：「身傷曰瘍」，是其證，稼穡卒痒，謂稼穡盡爲蟊賊所傷他，不嘗復以舍人憂慝病之釋之，更不當以爲憂慝之病能使氣血鬱蒸，蘊而爲瘍，以附會說文訓瘍之義也。要之；無論訓憂慝之病，訓創傷之病，皆非疾病之專名也。

郝氏義疏又云：「玉篇痒與癢同，非也，癢，說文作蛘云：『搔蛘也』或作癢，通作養，與痒瘍同義別，玉篇謂相通借，謬矣。」嚴按此說是。段玉裁說文解字注亦云：「今字以痒爲癢字，非也，癢之正字，說文作蛘」，然痒癢二字混亂已久，說見釋名病釋。

痕者；邢疏云：「孫炎云：『滯之病也』，小雅白華云：『俾我底兮』。郝氏正義云：「說文徐鍇本以爲病不趨也，釋文引孫炎云：『滯之病也』，字書云：『疲病也』，通作祗，小雅何人斯云：『俾我祇也』，毛傳：『祇病也』。郝氏義疏云：又作疲，爾雅釋文：『底本作疲，字書云：疲，病也，眾類猶以爲底字』。按此則兩雅復有作疲之本，說文云：『疲勞也』。勞亦病。」嚴按底之訓病，惟孫炎以爲有滯義，餘皆無所發明，蓋亦非疾病之專名也。

疵者；邢疏以爲瑕累小病，郝氏正義：「大誥云：『知我國之有疵』，疏引鄭註云：『知我國有疲病之瑕』。嚴按廣韻五支：『疵，黑病，』挂紱說文義證引王隱晉書：『趙孟面有疵黑』，又云：『賈后眉後有疵』，疵即今之母斑 Naevi 也。其小而隆起者謂之痣，Lentigines 廣韻去聲七志：『痣，黑子，』是也。玄應一切經音義二大般涅槃經第三十二卷取疵字下云：「古文瘥」，莊炘校曰：「說文：『瘊，古文胅』

，此以爲疵，古文殺韻，聲近之耳」，慧琳一切經音義二十七，法花音訓方便品瘢疵下亦云：「疾移反，古文瘭，同」，嚴按疾字誤，當作瘼，段氏說文解字注云：「瘼之言疵疵也」，又七十八，經律異相第十卷瘦疵下云：「青瘀，疵也，肉有黑毛生曰疵」，嚴按慧琳所云有黑毛，即有毛母疵。Naevus piliferis

閔者；邵氏正義云：「儒行云：『不閔有司』，鄭注：『閔，病也，』玉篇門部：『閔，病也，傷痛也。」嚴按碩野王蓋以閔爲傷痛之病也，故思邵總下，但云傷痛，不復訓病，煛即閔之故文，說文繁傳徐鍇曰：「古文閔從思民，」是其證也。然則閔之訓病，其義蓋是傷痛，傷痛者，憂傷哀痛也，非疾病之名也，邵氏後疏謂並疾病傷痛二義，非矣。

逐者；郭注云：「未詳」，邵疏云：「衛風考槃云：『碩人之軸，』鄭箋云：『軸，病也』。軸與逐蓋今古字，」此用詩孔疏之說也。郝氏義疏云：「逐、軸，供叚音，未審敦爲本字也，說文：『疛，小腹痛，從疒肘省聲，陟肘切』，詩：『怒焉如擣，』釋文：『擣，韓詩作疛，』疛、逐聲轉，或古字通也。」嚴按此亦想像之言，逐爲何病，蓋不可考矣。

疢者；釋名云：『疢，久也，久在體中也，』說見釋名病釋中。

瘏者；詩衛風伯兮：『使我心痗，』毛傳云：『痗，病也，』小雅十月之交：『亦孔之痗』傳亦云：『痗，病也，』鄭箋以困病釋之，然則痗亦心憂懣之病，非疾病之專名也。

瘥者；左氏昭十九年傳云：「札瘥夭昏」，杜注云：「大死曰札，小疫曰瘥，短折曰夭，未名曰昏」，孔疏云：「此皆賈逵言也，周禮大司樂云：「大札令弛縣」，鄭玄云『札，瘥癘也』是札大疫死也，爾雅云：『瘥，病也』，以此說死事，而與札相對，故解爲小疫也」，周禮地官司關：「國凶札，則無關門之征，猶襲鄭注引春秋傳札瘥夭昏，孫詒讓正義引杜注而說之曰：「彼札瘥對文，故有大死小瘥之異」。然則瘥訓小疫，爲對札而言，並非定詁，故賈公彥疏周禮，以爲：「並無正文，望經爲說」，然說文訓瘥瘉疵，方言瘥作差，瘥作愈，段氏說文注云：「通作差，凡差等字皆引申於瘥」，蓋差訓次，故疾病之少間曰瘥，疾疫之不甚流行者亦曰瘥，是瘥本有輕小之義，非必望經爲說也。

痱者；邵氏正義云：「通作痱，小雅四月云：『百卉具腓』，毛傳：『腓，病也』，……玉篇引詩作百卉具痱」，嚴按痱之爲病有二，其一；爲中風後所遺病候，靈樞熱病第二十三云：「痱之爲病也，身無痛者，四肢不收，智亂不甚，其言微知，可治，甚則不能言，不可治也」，病源候論、千金方皆謂之風痱，此蓋中風之後，手足拘攣，不能屈伸者也，詳見病源疏證卷一。其二；則皮膚病也，郝氏義疏云：「陶注本草說蝮蟇云：『此是腹大，皮上多痱癗者，是也，』一切經音義卅五引字略云：『痱瘟小腫也』嚴按郝氏所云一切經音義，乃玄應一切經音義二十五，阿比達磨順正理論第十六卷，痱瘟下注也，蓋卽今之汗疹。Sudamina 然爾雅之痱，旣非風痱，亦非痱瘟，乃草木搖落變衰之義，非疾病之名也。徐養源序爾雅匡名云：「凡爾雅所釋之文，皆經典所有」，則痱之訓病，必爲經典之文。而文選謝靈運九日從宋公戲馬臺詩，李善注引毛萇曰：「痱，病也」，段氏說文解字注云：「據李則毛詩本作痱，與釋詁合，」則痱，詩所有也，毛訓爲病，亦與釋詁合。李注又曰：『韓詩百卉具腓』，薛君曰：『腓變也，俱變而黃也』，作腓，乃與今本毛詩合，然則今本毛詩作腓，後人據韓詩而改之也。惟韓變黃之訓，實較毛傳爲明達，蓋詩：「秋日淒淒，百卉具腓」，卽宋玉九辯：「悲哉秋之爲氣也，蕭瑟兮草木搖落而變衰」之意，不可釋以病之專名也。

癉者；禮緇衣引詩：「上帝板板，下民卒癉，」注：「癉，病也」，今詩板篇癉作癉，釋文：「癉，沈本作癉」，說文：「癉，勞病也，段注云：「癉或假憚，或作疸」。假憚者；徐鍇引詩：「哀我憚人」，今小雅大東篇作癉，爾雅：「癉勞也」，釋文：「本或作癉」，作癉者；謂爾雅此條及禮緇衣也，段注又云：「大雅『下民卒癉』釋詁，毛傳皆云：『癉，病也』，小雅『哀我癉人』，釋詁，毛傳曰：『癉，勞也』，許合云勞病者，如喈訓喘息貌，惇訓車敦貌，皆單聲字也。癉與疸音同而義別，如郭注山海經，師古注漢書，皆云：『癉，黃病』，王砅注素問黃疸云：『疸，勞也』，則二字互相假而淆惑矣」。嚴按臨氏讀說文記云：「藝文志五藏六府癉十二病方四十卷，師古曰：『癉，黃病，音丁賀反』，按此乃師古誤以疸爲癉也，黃病爲水土之疾，非五藏六府通有之病，漢書所謂癉，爲勞病無疑，師注音義並非，宜正之」，王筠說文句讀云：「釋詁分之，許引合之者，凡詩書言癉，未有眞是疾者也」，據此則癉爲勞倦之貌，非疾病之專名也。然因過勞其病後衰弱而成之病，古謂之虛勞，今

謂之神經衰弱性反應，其病候；則注意力散漫，記憶力薄弱，運動極易疲勞，判斷極為遲鈍等，爲其主證，而頭痛、手指眼瞼之顫動副之。蓋此病在最近時新謂之神經衰弱性反應，以與神經質 Nervosity 者；此爲由情志薄弱而生，其發病也；不必有過勞及大病後諸外因，一也，休養治療，不易恢復，二也，內懷恐怖，常起自擾之念，Hypochondrische Gedanke，三也。往者神經衰弱性反應與神經質，合而不分，總名之曰神經衰弱，Neurasthenie，而以神經衰弱性反應之證候羣爲急性神經衰弱，以神經質證候羣爲慢性神經衰弱，或名爲先天性神經衰弱。近來學者多以爲兩者判然異本，不如分之，乃以過勞及大病後而得者，謂之神經衰弱性反應，以生來情志薄弱而得者，謂之神經質，而捨神經衰弱之名不用焉。

我國虛勞之病，其內容更爲淆亂，，古有五勞六極七傷之目，更以結核病、Tubercu-lose臟躁病 Hysterie 等病候錯雜其間，愈益不可究詰矣，當於病源疏證詳析之，茲不贅言，要而言之：可當虛勞二字之義，可當勞病之義者，惟今所謂神衰弱性反應之證候羣，則痊者，舊醫書之虛勞，今之神經衰弱性反應也。

瘵者；郭注云：「今江東呼病曰瘵，東齊曰瘼」，嚴按說文大徐本曰：「瘵病也」，小徐本曰：「瘵，病劣也」，劣者，弱也，書洪範：「六曰弱」，傳云：「尩劣」，是也，體枝孟子題辭：「心勌形瘵」，謂形尩弱也，南齊書褚淵傳：「比雖尫瘵，便力出臨哭」，亦謂尩弱也，說文瘃下云：「病劣也」，徐鍇曰：「本草云：『枸杞瘵虛病』，謂痠疲無氣力也」，今人以結核病爲勞瘵，宋聖濟總錄尚未標其名，南渡後，陳言三因方，嚴用和濟生方，已見其目，然則郭璞所謂江東呼爲瘵者，信歟？今吾鄉讀瘵音如蔡。

瘼者：郭璞謂東齊呼病曰瘼，嚴按方言：「瘼癁病也，東齊海岱之間曰瘼」，郭註本之方言也，詩小雅四月篇：「亂離瘼矣」，毛傳：「離，憂，瘼，病也」，箋云：「今政亂將，有憂病者矣」，則瘼乃困苦之義，非疾病之專名也。又文選潘安仁關中詩李註，引韓詩曰：「亂離斯莫」，瘼作莫，引薛君曰：「莫散也」，馬瑞辰傳箋通釋曰：「莫讀如謨之漠」，說文：「北方流沙也」，『沙，水散石也』，是沙漠義取漠散」，桂馥說文義證云：「急就篇：『癰疽瘛瘲溫病』，顏註：『瘼者，無名之病，常漠漠然也，一曰，東齊謂瘵曰瘼。』嚴按無名漠漠然，即後世所謂無毒也，外豪

秘要，骨蒸肺瘰，一名無辜，今之勞瘵也。

方言云：『凡物生而不長大，謂之鮆，又曰瘠』，郭注：『今俗呼小爲瘠』，然則瘠亦瘦小，故其字通』。嚴按方言十：「瘠、纖，短也，江湘之會謂之鮆，凡物生而不長大，亦謂之鮆，又曰瘠』，錢繹箋疏云：『廣雅：『瘠鮆，短也』，鮆與溿同，……郭讀如蒪菉，按蒪亦菜之小者，故又謂之麋草，月令鄭注引舊說云：『麋草，葹、葠、蔗之屬』，』然則瘠者，瘦小之貌，所謂容色不盛也，非疾病之專名也。

要之；爾雅此條皆釋經書所有之字，且多釋詩中之字，詩無逹詁，其所謂病，皆狀勞苦、憂戀、困乏之貌非專指一疾病而言也。

娠，動也

郭注云：「娠猶震也」，說文云：「娠，女妊身動也，春秋傳曰：『后緡方娠』，」邢氏爾雅正義云：「說文所引，左氏哀元年傳文也」。嚴按哀元年釋文：「娠音震，又音身」，邢氏爾雅疏云：「郭云：『娠猶震也者；以大雅生民云：『載震載夙』，昭元年左傳云：『邑姜方震太叔』，哀元年左傳：『后緡方震』，皆謂有身爲震，故云娠猶震也」。郝氏義疏：『詩『太任有身』，身即娠也，漢書高帝紀云：『已而有娠』，孟康注：『娠音身』，漢史身多作娠，古今字也」。

痯痯，瘐瘐，病也。釋訓第三

郭注云：「皆賢人失志懷憂病也」。

痯者；邢疏云：「小雅杕杜云：『四牡痯痯』，毛傳云：『痯痯，罷貌』，又大雅板篇云：『聽聘管管』，毛傳云：『管管，無所依也』，邢氏正義云：「痯，說文作悹，憂也」，郝氏義疏云：「邢疏引板傳：『管管，無所依也』，廣韻引作『悹悹無所依』，是悹、管同，蓋郭所謂失志懷憂之病，是也。非病之專名也。

瘐者；邢疏云：「小雅正月云：『憂心愈愈』，毛傳云：『愈愈，憂懼也』，此皆賢人失志懷憂病也」，郝氏義疏云：「釋文云：『本今作瘐瘐』，是瘐爲正體，別作瘐，漢書宣帝紀云：『瘐死獄中』，蘇林注：『瘐，病也，囚徒病，律名爲瘐』，服師古注：『瘐音庾，字或作瘉』。」嚴按瘉即愈字，是瘐、愈同字，故邢疏以憂心愈愈當釋之。

既微且尰，骭瘍爲微，腫足爲尰。

郭注云：「骭，脚脛，瘍，創也」，釋文：「微，字或作癓，三倉云，『足創』，樋本作癗，同，並籀文瘒字也」，邢疏云：「云既微且尰者，小雅巧言文也，孫炎曰：『皆水溼之疾也』，郭云：『骭，脚脛也，瘍，創也』，然則膝之下有瘡腫，是涉水所爲，故鄭箋亦云：『此人居下溼之地，故生微尰之疾』，詩云：『居河之滸』，是居下溼也」。邵氏正義論骭云：「說文：『骭，骹也，骹，脛也，脛胻也，胻，脛耑也』，釋名云：『脛，莖也，直而長，似物莖也』，三倉以微爲足創，殆未辨骭之所在，高誘淮南注云：『骭，自膝以下，脛以上也』，是說文所云骹也，脛胻也，謂脛端交接之處，正指膝以下脛以上而言也，今人於膝以下脛以上有創，多云瘰之雖瘰，或致蹇於行矣」。巖按說文：「骭，骹也，骹脛也，」考工記輪人：「三分其股圍去一，以爲骹圍」，注引鄭司農云：「股，謂近轂者也，骹，謂近牙者也，方言股以喻其豐，故言骹以喻其細，人脛近足者，細於股，謂之骹，羊脛細者亦爲骹」，段氏說文註骹脛也下云：「凡物之脛皆曰骹，釋畜：『馬四骹皆白，驓』，薛注西京曰：『青骹，鷹青脛者，』方言：『矛，骹細如鴈脛者，謂之鶴膝』，禮多假校爲之，士喪禮記：『綴足用燕几，校在南』，注：『校，脛也』，祭統：『夫人薦豆執校，』，注：『豆中央直者也』，此皆假校爲骹也。然則骹爲脛，信矣，許訓骹，則骭亦脛也，史記鄒陽傳索隱引埤蒼：『骭，脛也，』即其體，高誘乃謂膝以下脛以上，考高注，乃淮南假眞訓文也，假眞訓云：「雖以天下之大，易骭之一毛，」今察人身有毛之處，鬚，髮，腋窩，陰部而外，唯脛爲多毛」，其毛之生，多在脛之中部，不在脛上端近膝之處，亦不在脛下端近足之處，故淮南之骭，實指全脛而言，若膝以下脛以上，則爲脛之上端，此處毛反極少，何以言毛乎？高注妄生分別，邵氏從而和之，皆非也，莊子天下篇：「腓無胈，脛無毛」，尸子：「禹脛不生毛」，脛固生毛之所，故言毛者，皆於脛也，骭瘍者，郭注以爲脛創，謂脛部生瘡瘍也，蓋卽今之下腿潰瘍。Ulcus Cruris

尰者；依說文作瘇，說文云：「瘇，脛氣足腫，從疒童聲，詩曰：『既微且瘇』，槃作湩，尰作瘇，唐時韓詩尙存，所引必韓詩，則作瘇者，韓詩也，足腫之源，最著者爲心弱及脚氣，Beriberi 脚氣多生於卑溼之地，今詩有居河之滸之言，孫炎以既微且尰爲水溼之病，鄭箋以爲人居下溼之地而生微尰之疾，則瘇乃脚氣也。

戚𥧌，口柔也，戚施，面柔也。

郭注云：「遽篨之疾不能俯，口柔之人，覷人顏色，常亦不伏，因以名云」，又云：「戚施之疾不能仰，面柔之人常俯，似之，亦以名云」，邢疏云「邶風新臺云：『籧篨不鮮』，又曰：『得此戚施』，故此釋之也，毛傳云：『籧篨不能俯者，戚施不能仰者』，李巡曰：『籧篨，巧言好辭以饒人，是謂口柔，戚施，和顏悅色以誘人，是謂面柔』，但籧篨戚施，本人疾之名，故晉語云：『籧篨不可使俯，戚施不可使仰』，是也」。

邵氏正義云：「籧篨戚施，本物名，說文云：『籧篨，粗竹席也』，又云『𪓐黿，詹諸也，詩曰：得此𪓐黿』，太平御覽引韓詩云：『得此戚施，薛君云：戚施，蟾蜍，𪓐黿，醜惡』，是說文本韓詩，𪓐黿、戚施，聲之轉也。二物皆粗醜，故借以爲人疾之名，晉語云：『籧篨不可使俯戚施不可使仰』淮南脩務訓：『籧篨戚施，雖粉白黛綠，勿能爲美』，高誘注：『籧篨，傴也，戚施，僂也，皆貌醜』。因其不能俯仰，又借以爲口柔面柔之狀，鄭箋：『籧篨，口柔，常觀人顏色而爲辭，故不能俯也，戚施面柔，下人以色，故不能仰也』，釋文引舍人云：『籧篨，巧言也戚施，令色誘人』，顏師古漢書注：『口柔，觀人顏色而爲辭，佞者也』，釋文云：『字書作頵頔』。」嚴按郭注之文，釋文引作孫郭，是郭與孫同，故邵氏正義以爲郭注俱用孫炎也。胡承珙毛詩後箋云：「籧篨、戚施，物名，是其本義，蓋籧篨之篁，粗惡堅強而難於屈曲，戚施之蟲，踦跼頫窅而不能高仰。因而人之病傴者有似於籧篨，病僂者有似於戚施，故以目之。因而口柔者似病傴，面柔者似病僂，故又以目之」。嚴按胡說與邵氏同，以物名爲本義，引申爲疾病之名，又引申爲口柔面柔之名也。然至以爲口柔面柔，則爲巧言令色，取悅於人，非復醜惡之貌矣，是襲跡相因，貌則相反也，韓詩以物名爲說，用本義，毛傳以疾病爲說，用國語，鄭箋以口柔面柔爲說，用爾雅，皆可通，非起詩人於地下及親覩宣公之面貌者，不能定也。今就疾病言之，不能俯者，痊椎骨瘍　Wirbel-karies　有此候，卽結核性脊椎炎Spondylitis Tuberculosa 也，又強直性脊椎炎　Spondylitis Ankylopoetica 亦有此候。不能仰者，以佝僂病 Rhachitis 及脊椎骨瘍之後彎症 Kyphose 爲最多。

膔，肬，瘉也。釋言第二

郭注云：「齊人謂瘠爲痀球」，釋文云：「膇，字又作瘇」，邵氏正義云：「瘠，說文作膌，『瘦也』，周禮大司徒云：『其民皆而瘠』，左氏襄二十一年傳云：『瘠則甚矣』，杜注：『瘠，瘦也』。臞者；史記（司馬相如傳）索隱引舍人云：『臞，瘦也』，文選（謝詩運初去郡詩）註引舊注云：『子夏內戰而臞』。膖者；說文云：『齊人謂臞，瘯也』，與郭注同，玉篇：『齊人謂瘠腹曰膖』．．．．．．幾，玉篇當有所本，今驗脉竣之蟲，腹甚蠕蝮，博物志諸之蠅蝮，與臞、脉、瘦聲義正同，臞脉變聲，脉瘦疊韵也』。

嚴按王念孫廣雅疏證卷第十下：「蛛蝮，鰰蛛也」，王引之曰：「蛛一作螽，說文：『螽，多足蟲也』，衆經音義卷九引通俗文云：『務求謂之蛟蛛，關西呼螽蝮爲蛟蛛』，務求與蟠求同，周官赤友氏：『凡隙屋除其狸蟲』，鄭注云：『狸蟲，癕、肌求之屬』，釋文：『求本或作蛛』，疑卽蛟蛛也，蛟與肌，聲之轉耳，博物志云：『蠅蝮蟲溺人影，隨所著處生瘡』，本草拾遺云：『蠅蝮蟲能溺人影，令發瘡，如熱沸而大，繞腰，蟲如小蝦蜒，色青黑，長足』，蠅蝮、蛛蝮，亦聲之轉耳，今揚州人謂之褰衣蟲，順天人謂之錢龍，長可盈寸，盈于壁上，往來甚捷」。嚴按今本立應一切經音義九，大智度卷十八，務求作矜求螽蝮作螽溲，王氏蓋以意校改之也。

耊，老也。

釋文引孫炎云：「老人面如鐵色」，詩秦風車鄰孔疏引孫炎曰：「耊者，色如生鐵」，劉熙釋名卷三釋長幼第十：「八十曰耊，耊鐵也，皮膚變色如鐵也」。

恫，痛也。

嚴按此爲怨恫、哀恫、非疾病之名也。

　　　　中華民國二十九年十一月一日脫稿，時年六十有二。

中國的醫學道德觀

李　濤

（北京協和醫學院中文部）

公元前二千年的埃及紙草文裏已經有醫學道德的討論。到了公元前五世紀醫聖希波克拉底斯(Hippocrates)更有著名誓言出現。其後此項文獻甚多，不勝枚舉。但在我國漢晉醫家尚無論及醫德者，至唐孫思邈（公元581—673）著千金方（1）內有「論太醫精誠」一章，其中說到醫生應具的態度，對病家及對同業的責任，內容多與誓言相似，可稱為我國最早的醫德文獻。茲引錄如下：

「張湛曰：夫經方之難精，由來尚矣。今病有內同而外異，亦有內異而外同。故五臟六腑之盈虛，血脈榮衛之通塞，固非耳目之所察，必先診候以審之，而寸口關尺有浮沉弦緊之亂，俞穴流注有高下淺深之差，肌膚筋骨有厚薄剛柔之異，唯用心精微者始可與言於茲矣。今以至精至微之事，求之於至麤至淺之思，豈不殆哉！若盈而益之，虛而損之，通而徹之，塞而壅之，寒而冷之，熱而溫之，是重加其疾，而望其生，吾見其死矣。　故醫方卜筮，藝能之難精者也，既非神授，何以得其幽微？世有愚者，讀方三年，便謂天下無病（2）可治，及治病三年，乃知天下無方可用。故學者必須博極醫源，精勤不倦，不得道聽塗說，而言醫道已了，深自誤哉！凡太醫治病，必當安神定志，無欲無求，先發大慈惻隱之心，誓願普救含靈之苦。若有疾厄來求救者，不得問其貴賤，貧富，長幼，妍媸，怨親善友，華夷，愚智，普同一等，皆如至親之想；亦不得瞻前顧後，自慮吉凶，護惜身命。見彼苦惱，若己有之，深心悽愴，勿避嶮巇，晝夜，寒暑，飢渴，疲勞，一心赴救，無作工夫形迹之心。如此可為蒼生太醫，反此則是含靈巨賊。自古名賢治病，多用生命以濟厄急，雖曰賤畜貴人，至於愛命，人畜一也，損彼益己，物情同患，況於人乎？夫殺生求生，去生更遠，吾今此方所以不用生命為藥者，良由此也。其蝱蟲水蛭之屬，市有先死者，則市而用之，不

在此例。只如雞卵一物，以其混沌未分，必有大段要急之處，不得已隱忍而用之，能不用者斯爲大哲，亦所不及也。其有患瘡痍下痢臭穢不可瞻視，人所惡見者，但發慚愧悽憐憂恤之意，不得起一念蔕芥之心，是吾之志也。夫大醫之體，欲得澄神內視，望之儼然，寬裕汪汪，不皎不昧，省病診疾，至意深心，詳察形候，纖毫勿失，處判鍼藥，無得參差，雖曰病宜速救，要須臨事不惑，唯當審諦覃思，不得於性命之上，率爾自逞俊快，邀射名譽，甚不仁矣。又到病家，縱綺羅滿目，勿左右顧盼，絲竹湊耳，無得似有所娛，珍羞迭薦，食如無味，醽醁兼陳，看有若無。所以爾者，夫一人向隅，滿堂不樂，而況病人苦楚不離斯須，而醫者安然懽娛，傲然自得，茲乃人神之所共恥，至人之所不爲，斯蓋醫之本意也。夫爲醫之法，不得多語調笑，談謔諠譁，道說是非，議論人物，衒耀聲名，訾毀諸醫，自矜已德。偶然治瘥一病，則昂頭戴面，而有自許之貌，謂天下無雙，此醫人之膏肓也。老君曰：人行陽德，人自報之，⋯⋯⋯⋯人行陰惡，鬼神害之。尋此二途，陰陽報施，豈誣也哉？所以醫人不得恃已所長，專心經略財物，但作救苦之心，於冥運道中，自感多福者耳。又不得以彼富貴處以珍貴之藥，令彼難求，自衒功能，諒非忠恕之道。志存救濟，故亦曲碎論之，學者不可恥言之鄙俚也。」

宋代張杲（2）著醫說（公元1189），列有醫功報應一門，共收集十二個故事。他的目的是聲戒醫生不可藉着這種職業作不道德的事。由這些故事，我們可以推知他提倡施醫，反對醫生貪財，好色，打胎等，特選錄兩段如下：

「許叔微少嘗以登科爲禱。一夕夢神告曰：汝欲登科，須憑陰德。叔微自念家貧無力，惟醫乃可。於是精意方書，久乃通妙。人無高下皆急赴之。旣而所活愈多，醫名益著。復夢其神授以一詩曰：「藥有陰功，陳樓間處，堂上呼盧，喝六作五。」是年登第六名進士第，上一名陳祖言，下一名樓材，及註闕用升甲恩如第五名，授職官以歸。與詩中之言，無一字差，此則濟人之陰急者也。

「王居安秀才，久苦痔疾，聞蔣山有善工，力不能招致，遂命舟自烏程走錢塘，令於蔣邸中，使人迎醫。醫絕江至杭。旣見，欣然爲治藥餌，且云請以五日爲期，可以除根本。初以一藥，放下大腸數寸，又以一藥沈之，徐用藥線結痔，信宿痔脫，其大如枕；復以藥餌調養，數日遂安。此工初無難色，但放下大腸了，方議報謝之物。

病者知命懸其手，盡許行橐所有爲酬，方肯治療。又玉山周僅調官京師，舊患勞瘵氣外腎偏墜。有賣藥人云：其立談間，可使之止，約以萬錢及三綵之報。相次入室中，施一鍼，所苦果平。周大喜，即如數負金帛而去。後半月其疾如故，使人訪醫者，已不見矣。古之賢人，或在醫卜之中，今之醫者，急於聲利，率用詭道，以劫流俗，殆與穴胚挾刃之徒無異。予目擊二事，今書之以爲世警。

『京師有一婦人，姓白，有美容，京人皆稱爲白牡丹，貨下胎藥爲生。忽患腦疼，日增其腫，名醫治之，皆不愈。日久潰爛，臭破不可聞。每夜聲喚，遠近皆聞之。一日遂說與家中云：我所蓄下胎方，盡爲我焚之，戒子弟曰：誓不可傳此業。其子告母云：我母因此起家，何樂之有？其母曰：我夜夜夢數百小兒咂我腦袋，所以疼痛叫喚，此皆我以毒藥壞胎，獲此果報。言訖遂死。

『宣和間有一士人，抱病經年，百治不瘥。有何澄者，善醫，其妻召至，引入密室中，告之曰：妾以良人抱疾日久，典賣殆盡，無以供醫藥之資，願以身相酬。醫正色拒之曰：小娘子何爲出此言，但放心，當爲調治取效，切不可以此相汚，萬一外人知之，非獨使某醫藥不效，不有人誅，必有鬼責。未幾，其夫疾愈。何澄一夕夢人引入神祠，有判官語之：汝醫藥有功，不於艱急之際，以色慾爲貪亂良人婦女。上帝令賜汝錢五萬貫，官一資。未數月，東宮得疾，國醫不能治，有詔召草澤醫。澄乃應詔，進劑而愈，朝廷賜錢三千貫，與初品官。自後醫道盛行，京師號爲何藥院家。』

明蘇徐春甫（3）著古今醫統（公元1556），其中爲醫通考下，有醫道一節，曾記載「醫本仁術」，「醫不貪色」數節，惜無大發明。同時龔信（4）曾著有明醫箴，指出明醫應具的心和學，更提出淡名利及同貧富兩點來。

『今之明醫，心存仁義，博覽羣書，精通道藝，洞曉陰陽，明知運氣，藥辨溫良，脈分表裏，治用補瀉，病審虛實，因病製方，對證投劑，妙法在心，活變不滯，不衒虛名，惟期博濟，不計其功，不謀其利，不論貧富，藥施一例，起死回生，恩同天地，如此明醫，芳垂萬世。』

其子醫廷賢（5）著萬病回春（公元1588），於最後雲林暇筆內載有「醫家十要」，也是醫家修德的箴言。

『一存仁心，乃是良箴，博施濟衆，惠澤斯深。二通儒道實，儒醫世，道理貴明

，羣書當考。三精脈理，宜分表裏，指下瞭明，沉疴可起。四識病原，生死敢言，醫家至此，始是專門。五知氣運，以明歲序，補瀉溫涼，按時處治。六明經絡，認病不錯，臟腑洞然，今之扁鵲。七識藥性，立方應病，不辨溫涼，恐傷生命。八會炮製，火候詳細，太過不及，安危所係。九莫嫉妒，因人好惡，天理昭然，速當悔悟。十勿重利，當存仁義，貧富雖殊，藥施無二。』

陳實功（6）於萬曆丁巳（公元1617）著外科正宗，內有醫家五戒十要。所有醫生對於病家的責任，如不計報酬，代病人保守祕密，重驗貨，嚴操守等，皆已論及。其次同業的互相尊重，及進修方面，都有詳細的規定。更對處世接物，一再提示。實爲我國最完備的醫德文獻。

一戒　凡病家大小貧富人等諸視者便可往之。毋得遲延厭棄，欲往而不往，不爲平易。藥金勿論輕重有無，當盡力一例施與。自然生意日增，切傷方寸。

二戒　凡視婦女及孀婦尼僧人等，必候侍者在傍，然後入房診視。倘傍無伴，不可自看。假有不便之患，更宜眞誠窺視，雖對內人亦不可談，此因閨閫故也。

三戒　不得出脫病家珠珀珍貴等物，送家合藥，以虛存假換。如果該用，令彼自製入之。倘眼不效，自無疑勞。亦不得稱讚彼家物色之好。凡此等非君子也。

四戒　凡爲醫者，不可行樂登山，攜酒遊玩。又不可片時離去店中。凡有抱病至者，必當親視用意發藥。又要依經寫出藥帖，不可杜撰藥方，受人駁問。

五戒　凡娼妓及私聰家請看，亦當視如良家子女，勿存他意兒戲，以取不正之名。視畢便回。貧窮者藥金可壓。病回只可與藥，不可再去，以圖邪淫之報。

一要　先知儒理，然後方知醫業。或內或外，勤讀先古明醫確論之書，須旦夕手不釋卷，一一參明，融化機變，印之在心，慧之於目。凡臨症時，自無差謬矣。

二要　選買藥品，必遵雷公炮灸藥有依方修合者，又有因病隨時加減者，湯散宜近備，丸丹須預製，備藥愈久愈靈，線藥越陳越異。藥不吝珍，終久必濟。

三要　凡鄉井同道之士，不可輕侮傲慢。與人切要謙和謹慎，年尊者恭敬之，有學者師事之，驕傲者遜讓之，不及者薦撥之，如此自無謗怨，信和爲貴也。

四要　治家與治病同。人之不惜元氣，斲喪太過，百病生焉，輕則支離身體，

重則喪命。治家若不固根本，而盡費用太過，就謂日生，輕則無積，重則貧窶。

五要 人之受命於天，不可負天之命。凡欲進取，當知彼心願否，體認天道順逆。凡順取人緣相宜，逆取子孫不旺，得之不側輕利遠害，以防淫殺之業也。

六要 凡閭里中親友人情，除婚喪疾病慶賀外，其餘家務，至於饋送來往之禮，不可求奇好勝。凡食只可一魚一菜，一則省費，二則惜祿，謂廣求不如儉用。

七要 貧窶之家，及遊食僧道衙門差役人等，凡來看病，不可要他藥錢，只當奉藥。再遇貧難者，當量力微贈，方為仁術。不然有藥而無火食者，其命亦難。

八要 凡有所蓄，隨其大小，便當置買產業，以為根本。不可收買玩器，及不急物件，浪費錢財。又不可做入銀會酒會，有妨生意，必當一例絕之，自絕謗怨。

九要 凡店中所用醫藥器具，俱要精備齊整，不得臨時缺少。又古今前賢書籍及近時名公新刊諸書，必需究參閱，以進學問。此誠為醫家之本務也。

十要 凡奉官衙所請，必當速去，毋得怠緩。要誠意恭敬，告明病原，開具方藥。病愈之後，不得圖求匾禮，亦不得言說民情，致生罪咎。閑不近公，自當守法。

清初張璐（7）著醫通（公元1695），首列醫門十戒。其中貪富易心，乘危苟取，延毀同道三戒，已見於上述的幾種文獻內，其餘七戒如蒙瞞時習，任性偏執，貴賤混治等均未經前人道及。

1. **蒙瞞時習戒** 師師無坐板氣，地師無流毒氣，術師無枝挑氣，經師無君承氣，醫師無方術氣，方是白描畫手，本分師家。但負青囊之術者，非廣通醫氣，無以逐舉世之重名；非交通東賢，無以履當事之戶庭；非心通口者，無以占利藪之要津；非門通車馬，無以致里巷之服膺，非堂通匾額，無以表品望之日新，苟非五通神應，不足以盧行道之捷徑也。惟離直自矢之士，不能適俗隨宜，聽諸自然而已。

2. **恃才妄作戒** 崇古存心醫道者，非聖賢士師，即神仙高蹈，未嘗一一垂之國史。太史公特取區鵲倉公，隸之列傳，非無深意存焉。因思區鵲術隨時尚，以伎見殃，倉公匿跡自晦，以怨受侮。斯非恃才妄作之過歟？況無區倉之才，而自負非常，得無前車之鑒乎？

3.任性偏執戒　人之病，病於輕藥；醫之病，病於偏執。良由世人不悟，未達不敢醫之旨，而不安於命者多矣！夫醫之任任乎補偏救弊。故專取偏性之藥，以治偏瓸之氣。而時下名流，各執一己之見，薑冰斛火，信手妄施，是則偏之為害，而道之所以不齊也。吾願大地蒼生，確守有病不治常得中醫之戒，雖偏執之醫，何所施其技倆哉？

4　同流合污戒　醫貴流俗而惡執著，其得心應手之機用，與手談無異。故精於奕者，輒為國手，而醫亦有國手之稱也。奕具戰守之道，一子之得失，全局攸關。醫乘安危之機，一藥之亂投，殺活所係。雖曰親時輩，自務以為雜覃之鶴者，獨夫奕師之隨方應諸，縱得其来，而心手日卑，柴柴無深思，昏昏有俗情，亦何取於是而甘隨瑓瑓耶。

5.因名候實戒　醫師臨病，必先定名而後藏治，庶無自欺欺人之弊。今之方家，一見發熱，便以傷寒目之，一槪禁其飲食，而與道套發散消導之藥。昻知傷寒之有讖於食者，惟寒傷營，營衛俱傷二證。其風傷衛中，絕無禁食之例，反有啜熱稀粥以助藥力之說。而衆傷營之尺中遲遲，不勝峻汗者。假取膠飴蒸熵之甘，入於桂枝湯內，小建其中而和其外。此即熱琺朔之變法，逎太陽病下手工夫，正傷寒分經辨治之的旨。嚴冬亦不多見。近来諸家，泛指雜病為四時傷寒，不辨伏氣時氣，混以風藥投之，是洪爐之鼓以槀蒲也。況乎內傷棄挾虛風，津氣多由汗奪，不得藁粥入胃，將何收攝虛腸？且有客邪誤藥成虛，例行淸肺止血，不至劫盡虛腸，悉從火化不已。醫之誤人，莫此為甚，敢不力陳，以破世之迷而不悟者。

6.飾事興端戒　邪說波行，端人所恥，然文人筆機所至，時或及之。嘗觀藝林所載，幻術魃類居多，如觀疍育而知疾不可為，飲上池而見五藏癥結。縱涉誕妄，無非播揚若人術業之神。非若軻黷為人以瘵見，懸壺示術以惑人。種種狐媚，姡蒙昧之流，莫不知其為誑也。況有冬月楝衣而受暑氣之說，無乃惑人太甚乎！暑本無形之氣，叱能伏藏衣底，經冬不散，服之禦寒，不必復被重裘矣。而好竅唾餘者，每常效尤，以為默契古人心印，適足為明道者捧腹耳。

7.貴賤混治戒　醫有貴藥藝蛋之不同，原其傳派多門，緎俗不類，雖與並為

優劣。擅膏粱之術者，專一附杜名世，得藜藿之情者；無非枳橘見長。第膏粱之治多難愈，以其豢養柔脆，痰涎膠固乎上，精神渴爽乎下，即有客邪，非參無以助諸藥之力。藜藿之患都易除，以其體堅韌，表邪可以恣發，裏邪可以峻攻，縱有勞傷，一尤足以賣百補之功。設貧介而延未達之醫，醫氣先餒；貧薄而邀貴遊之治，治必轉危。總由平昔習氣使然，諒不能曲突徙薪，以圖僥倖也。

8．貧富易心戒　常思越人六不治中，有輕身重財一說。此病者自忽其軀耳，吾何為不治哉。夫人之鄙嗇天性也，若以其鄙嗇而擯棄之，則貧賤之疾痛，綦可置之不問耶？司軒岐之業者，既以利濟為任，豈宜貨利為心？即食力之輩，執敬雖微，然須念其措置之艱，當為極力圖治，切不可因其菲而不納之，是拒其後來之念也。惟素封之家，故示非禮，可不為之自懲懲！

9．乘危苟取戒　苟取已屬非衷，乘危尤為禍樞。縱具補天浴日之功，一有此班，則撥其善而為不善矣。每見事非意料，莫不由此，以其信口隨手，非功即過也。然功之所在，取亦無傷，取之而病者悅，則取之；取之而病者不悅，則勿取。取與勿取，固有定分，而乘機苟且，恐非仁人所宜。即使千箱盈積，一旦非常，後世能守其業而振其裘者，未之聞也。以是古諺有名醫無後之說，信夫！

10．詆毀同道戒　遊於藝者，咸賴靈氣之交通；惇於誼者，尤為醫林之切務。有互資相長之功，切膺相向之益。但今之道中，多放利而行，是不得不假借吹噓之力。蓋緣巨室之疾，未必專任一醫，多有諸治罔效，下及其餘。然須審其勢不可為者，緩言以辭之；其生氣未艾，可與挽回者，慎勿先看從前之方，議其所用之藥，求免彷此疑彼，反多一番顧慮之心矣。當此危疑之際，切須明喻死中求活之理，庶幾前後諸醫，各無怨尤。且有彙集諸方議治，祇宜隨裁處方，不可特出己見而為擔當。苟非惑其貪餌，得脫且脫，世未有日歷數醫而可保全者。於是無稽之口，隨處交傳，同人相向，往往論及，雖曰出之無心，安得謂之無過。多言多敗，金人肯戒，慎之慎之！

其後懷遠（8）著醫徹（公元1808），於卷末有醫箴一篇，計分療醫，心術，品行，明理，應機，決擇六項。大約皆祖述陳言，此處不再詳舉。

評 論

醫學道德的提倡，意在發揚「醫以服務人類爲本的精神，藉以輔助國家法律的不足。所以醫德的眞諦，乃是醫家本身認爲業務合理化的標準。但是這種標準，往往因風俗，習慣，以及時代的不同，而有差異。此一民族認爲道德者，另一民族或以爲無足重輕；昔日視爲不道德者，現在在某種條件之下則認爲無害。醫學道德正與一般道德相似，並無一致的和永久的標準。由上項所舉的文獻，可知我國的醫學道德觀，與其他民族的見解有顯然的異同，茲特提出討論如下。

第一，先就醫生與病人的關係來說，中國數千年來醫界最占勢力的分子是退隱的士大夫和不第的士子。他們不肯以醫爲業，所以不肯直接向病家取酬。漸漸演成以施醫爲榮的風俗，或以行醫等於行善，反以索酬爲恥，這種風俗習慣，純起於人類互助的偉大精神，也是歷代醫家提倡「醫本仁術」的結果。

然而中國醫生有一種壞習慣，便是遇有認爲不治的重病，向例不肯開方治療，藉以逃避責任。這種習慣，實在違背醫生救人的本旨。我們要知道直至病人最後一呼吸，醫生皆應竭力講求救治，或安慰的方法。正如千金方所說「不得瞻前顧後，自慮吉凶」才對。

第二，就醫生與同業的關係來論，我國古時因無醫會的組織，遂忽略同業方面彼此應守的道德。例如使用密方，本來極不道德，但是中國醫家往往視爲當然，甚至引以爲榮，尤以外科配藥，多用密方。視醫學爲私有物，不肯公開研究，難怪中國的醫學落後了。

第三，就醫生修身方面來說，中國風俗特別重視性道德，歷代醫家，提倡不遺餘力；所有男女防範避嫌之道，無不想盡。甚至用引線診脈，藉人型指示女子疾病所在，以避免直接授受。若用現代眼光來看，此種不經親見，妄加治療的方法，不僅違背醫德，而且違犯醫法咧。

中國醫事藝術品集影

王 吉 民

（中華醫學會醫史博物館）

引　言

　　我國藝術品，別樹一幟，在藝術史上之地位，至為重要。顧藝術品之範圍頗廣，非僅供人賞玩而已。例如有關宗教者，足以啓發信徒靈性之景仰；有關文學者，只以表示歷代文學之盛衰；有關科學者，足以表示各門科學之進步。此等藝術品，可補典籍之不足，對於治學者，裨益匪淺。泰西各國美術家，致力於此者，為數頗多。反觀吾國，則瞠乎其後矣。吾國藝術品之屬於書畫類者，大抵係山水花卉鳥獸蟲魚仕女及人物；屬於雕刻類者，大抵係印章彝鼎廠崖碑碣等。至屬於其他各類者，亦以供人賞玩之純粹藝術品為多。其有關於我國之文學或科學者，殊為罕覯。

　　醫學為科學之一支，有關醫學之藝術品，或圖解人體組織，或描繪杏林掌故，其科學上之價值，極為攻醫學及醫學史者所重視。我國醫學有數千年之歷史，相傳神農嘗百草，黃帝作內經，為此道之濫觴。其後歷代醫家，專著頗多，不勝枚舉，但有關我國醫學之藝術品，則如鳳毛麟角，攷其原因，可分為四端：

　　其一，我國醫家素為人所輕視，孔子云：『南人有言曰，人而無恆，不可以作巫醫』。由此語，可見孔子以為巫醫乃九流百家中之最卑者，不可以作巫醫之人，必一事無成，其貶抑醫家之心，不言而喻。司馬遷作史記，以醫家與術數家並列，故有醫卜星相之稱。自漢代以降，學者不屑言醫，儒家尤輕邮醫術，以致醫家在社會上之地位，日漸衰落。唐書有云，「凡推步卜相醫巧皆技也，前聖不以為教也」。

　　宋代大儒朱熹嘗論孫思邈之為人，其言曰：『思邈為唐名進士，因知醫，貶為技流，惜哉！』然則歷古之重儒教而輕醫衛，大可慨見。而況藝術家大抵以清高自命，

鮮與醫家爲伍，欲求其於抻瀝之餘研討青囊，而與醫學相發明，誠戛戛乎其難矣！

　　其二，審美之性固爲人類所同具，但我國古時對於人體美之觀念，與西方不同。西曆紀元前五百餘年，希臘卽有阿寇萁斯其人作勝利女神之雕像，爲古代美術闢一新紀元。同時克萊脫島盛行體育派之雕刻，以表露人體筋肉之美爲主。其後各國美術家之作品，表現男女兩性之健康美者，比比皆是。吾國文人則大都手無縛鷄之力，不知注重健康。老儒學究往往故作聳肩傴背之狀，且卻靈靈，以爲如此益足顯其十年寒窗之苦。至一般人之目中，亦以魁梧雄壯爲粗魯可鄙，以弱不禁風爲婀娜多姿，於是女性有束胸瘚足之陋習，以投人所好。中國之審美觀念如是，故藝術家所作仕女之像，與表現人體美之西方藝術品，相差不可以道里計矣！

　　其三，中國醫家不通解剖之學，以望聞問切爲四診要訣，以五行相剋爲用藥原理，不研求生理上之原委，不注重科學上之根據，且依照我國之倫理觀念，身體髮膚，受之父母，不可損傷，支解人體者，不啻干犯禁例，大逆不道。故數千年來關於臟腑圖譜，無一善本，典籍所載，僅有歐希範五臟圖，楊介存真圖及王清任臟腑圖數種。前者早已散失無存，後者亦謬誤百出，不得證明實驗，闡揚醫學，殊可惜也。在此種傳統觀念之下，藝術家之作品，無論繪畫雕塑，未有以人體組織爲範本者。欲其發展，實不可能也。

　　其四，藝術乃宇宙各種美之表現，而宗教自然音樂等則所以啓發美術家之靈感者也。醫學泰半涉及疾痛死亡，未必定有助於藝術作品之激發前進。至在歐西，藝術與醫學早已發生密切之關係，而大丹青家亦常有醫事圖畫之創作。惟中國之情形，則大不然，書畫家雕刻家之以醫藥題材爲寫作對象者，殊不多覯。卽具有藝術天才之醫家，其情形亦復如是。古來雖不乏名醫而兼以書畫見稱，然以種種理由其作品之有關醫學者，爲數甚少。是亦中國醫學藝術未見進步之又一因也。

　　由此觀之，中國醫學上之藝術品，本屬爲數無多，而歷年之毀損散失者，又不知凡幾。其能傳至今日者，誠如吉光片羽，彌足珍賞。民國廿六年四月間，中華醫學會在滬舉行第四屆大會時，特闢醫史文獻展覽一部，端賴各地同人，熱誠贊助，徵得珍品。其中有醫林書畫與名醫遺像數十幀，以及有關醫學之藝術品多種，頗爲觀衆所讚賞。曾後乃有醫史學會及博物館之組織，更廣事徵求，分類庋藏。著者忝主共事，幸

觀厥成，良堪欣慰。惟値茲非常時期，同仁燋身救護工作，尙冒未遑，何暇談文藝，攻學術，以此本無印行專集之企圖。繼思丁此飢離之秋，任何器物，隨時俱有毀滅之虞，而歐美人士類以保存史蹟，惟遭散失相器，並敦促付梓，遂決於人事繁頤中，撥冗抽暇，從事覓搜整理，編成歷代名醫像傳及中國醫事藝術品集影，正擬分別刊行，適本刋中華醫學雜誌有印醫史專號之舉，用特揀擇一部分精品，先行製版付印，並附戚說明，以資考證，嗣當續出單行本，以廣流傳，不揣蒙昧，略弁數言，以當嚆引。

一．　炙艾圖

　　盛京故宮當畫錄第五册記，『宋，李唐古炙艾圖素絹本，著色畫，立軸，無款識。上方右角有「乾隆御覽之寶」玉璽印絧。高二尺一寸二分，廣一尺七寸九分』。

　　此畫前藏北平故宮博物院，有銅版照片曾刊入故宮週刋第八十一期中，題實福樓藏品，稱李唐河陽人，字晞古，徽宗朝補入畫院，建炎間，授成忠郞畫院侍詔，善山水人物，尤工畫牛，能詩。

　　醫事圖畫中，當以此畫爲最古，而尤著名，在外人畫史中，亦轉載之。見斯倫氏中國古畫史第二册。

二．　醫眼圖

　　高力支醫師，爲在華新醫創設醫院之第一人，擅長眼科。此畫繪一老婦，目已失明，經剌治痊愈，高氏方命傳譯員告以最後調護方法。老婦之子則呈遞謝函，彼時母子感謝深情，不可言喻。畫家辛氏睹狀，卽觸動畫機，因作油畫，以記其事。此畫今存英島，我國廣州博濟醫院，曾得英國皇家畫會會員但爾兒氏於一八三四年，依原畫繪成一幀，懸掛院內。此卽該畫縮小銅版照片也。

　　佐治辛內烈氏，愛爾蘭人，一八二五年避難澳門，於一八五二年卒，嘗畫中國風景人物。在十九世紀上半葉，對於專以迎合專澳外人心理之畫寫業者，不無影響；然於整盤中國畫術，則無所貢獻。氏最得意之作爲英禮信肖像，成於一八二九年，現存香港醫事廳圖書館。林呈呈其高足。伯駕氏之病案各圖，多出共于筆云。

三·　傅青主立軸

傅山，明末太原人。初名鼎臣，字青竹，後改名山，字青主，一字仲仁，號嗇廬，自署公之佗，亦稱朱衣道人。幼聰慧，有異稟，博通經史諸子，兼工詩文；尤精篆刻及書畫。家藏金石，善鑒別，有當代巨眼之稱。入清，隱於黃冠，精醫；家多祕方，賣以自給，居士穴奉母。康熙間，徵舉鴻博，入都，疾甚免試，授內閣中書。放還，著有霜紅龕集。子眉，亦精醫，能克紹父業云。

軸寫紙質，縱三十六寸，橫十八寸，錄唐人七言詩一章：『瞿塘峽口水煙低，白帝城頭月向西；唱到竹枝聲咽處，斷猿晴鳥一時啼』。行書渾厚樸練，末署「太原傅青主」五字，押角，傅山青主兩朱印。是軸約一七○八年所作，因彼中年之作品多題青主二字，晚年則用山字也。

四·　葉天士處方箋

葉天士，清，吳縣人。名桂，以字行，號香巖。祖紫帆，通醫理，父陽生，益精其術。桂少受家學。年十四，父歿，從父之門人朱某學。後聞某人善治某證，即往師之。自十二至十八九，凡更十七師。性復穎悟，故能淹有眾長，名著朝野。年八十乃卒。生平未嘗著述。臨證指南一書，乃後人所輯，蘇浙人沿為多宗之。餘書刊佳名者，多僞託也。

此方箋，長十寸，寬六寸，紙質甚普通，無題名及印章。但據鑒賞家謂，確是葉天士真跡，原爲杭收藏家孫康侯所有，後轉貽陳道隆，現由陳氏珍藏。孫氏記其事云：『邇余見蓮舫翁，得其手書醫方數十幅，皆醫案所未載，裝標兩册，珍爲鴻寶。余近得一紙，以貽陳君芝宇，芝宇年少而邃於醫，自素問靈樞，難經，金匱以下，靡不洞澈貫串，誠今之天士也。因舉此方以貽之』。

民國廿六年，中華醫學會在滬舉行醫史文獻展覽會，承陳氏假借陳列會中，顱引起一般人之注意。

五· 煉 丹 爐

丹求之術，原出黃老。修煉家有以朱砂雄黃等藥，合煉成丹，謂报之可長生不老，如漢之張道陵，晉之爲洪，南北朝之陶宏景，皆此中之著者。其說雖怪誕，然究其事實，亦頗有化學製煉之深意，故有目之爲近代化學之濫觴。此煉丹爐銅質鼎式，高一尺二寸，周圍一尺四寸，鑄工極精細，爲醫藥藝術品一代表作也。

六· 藥 壺 盧

本草綱目，壺盧俗稱葫蘆。長如越瓜，首尾如一者爲瓠：其一端大如腹而長柄者爲懸瓠，無柄而圓大形扁者爲匏，其有短柄大腹者爲壺。壺之細腰者爲蒲盧。

按醫家開業，俗稱懸壺，諺有「不知壺盧藏何藥」之語，而藥肆招牌，以及方單廣告，類多繪一壺盧爲記，可知壺盧乃吾國醫藥上特殊符號。考其出處典要凡四，見（一）神仙傳（二）雲笈七籤（三）後漢書（四）三洞珠囊。下列記載，出於神仙傳。「壺公不知其姓氏，今世所有召軍符，召鬼神，治病玉府符，凡符籙廿餘卷，皆出自公，故名爲壺公符。時汝南費長房爲市椽，見公從遠方來，入市賣藥，人莫識者；賣藥口不二價，治病皆癒，每語病者曰，服此藥必吐，某日當瘥，無不驗。日入錢甚豐，俱施於市之餓者，惟留三五十文懸之杖頭，入夕則跳入壺中，人莫之見，唯長房見之」。

此壺盧錫質，鑲以紅綠寶石，高三十寸，下腹圍四十寸，無製造年份。

七· 銅 壺 盧

歷代仙史；鐵拐先生，姓李，名凝陽，世稱「鐵拐先生」。質本魁梧。早歲聞道，住世多年，善導神出遊之術。至西周時，棲真暘山岩穴間。時老君尚未出關，常與宛邱先生降山齋，誨以道要。一日先生赴老君之約於華山，囑其徒郎含曰：『吾魂在

此，倘游魂七日不返，若前可化吾魄也。』郎素孝親，其母忽疾殂，欲迅歸省母，候至六日不回，乃縶火焚之。先生至七日果歸，失魄無依，見林中有餓莩，遂附其尸而起，故遽顛跛足，巨眼如鐵。老君謂之曰：『汝當在質外尋求，不可着相。他日功行充滿，是異相眞仙也。』相傳李鐵拐背掛葫蘆，游行市上，常出壺中仙藥，救人立愈，夜則懸之檐上，跳入其中，靈則夜出。故今醫師開業，輙曰懸壺，而藥肆多繪拐仙像爲市招云。此葫蘆銅質，高十二寸，腹圓十六寸，旁綴蝙蝠，鐵拐跌坐其上，雕劃甚精細，壺底鑴有「大明宣德年製」六字。

八·三皇像

三皇之名，其說不一。孔安國以伏羲神農黃帝爲三皇。醫家從之。相傳伏羲製八卦，神農嘗百草，黃帝作內經，爲我國醫藥之鼻祖。藥王廟所供奉者，此三醫神也。像係牙質，高八寸，色澤蒼黃，似屬古物，第無年代及製者之名。

九·藥罐

藥罐牙質，高九寸，周圍十五寸半。有刻畫三處，前方爲刮骨療毒圖，寫後漢神醫華佗故事。考寰宇記云：「華佗洞曉醫方，年百餘歲，貌有壯容。關羽顱臾陽，與曹仁相拒，中流矢，矢鏃入骨。佗爲之刮骨去毒」。背面爲呂洞賓像，世稱呂爲八仙之一。江漢間，多呂祖廟，婦孺因病入廟求仙方，中醫亦多供奉之。蓋上爲李鐵拐像，俗傳李亦爲八仙之一，頗與醫藥有關。此罐刻工甚精，在一物中，有關於醫事圖繪三處，實驗得之珍也。

十·筆筒

筆筒成雙，牙質，各高十寸，徑四寸，刻有醫藥事跡。繪圖一爲華佗配製療毒；一爲天醫入山採藥。刻劃精巧，古色古香。此影片卽天醫入山採藥圖，示天醫服道袍，手執靈芝，二童子隨其後，方離闤市間，遂向山中去也。

考天醫爲叢辰名，天之巫醫也。俗稱醫者業務發達，謂之天醫來臨，意卽遇事呈祥，得醫神保佑也。

十一·牙碑

韓康，東漢霸陵人，字伯休，賣藥長安市，口不二價。有女子從康買藥，康守價不移，女子怒曰：『公是韓伯休乎，乃不二價耶？』康曰：『我本欲避名，今小女子皆知我名，何用藥爲？』後遯入霸陵山中。今稱賣藥者爲「韓康避風」，卽本此。

此圖題韓康避風，刻於象牙上，一老者屑藥，一童子負醫隨行。寬四寸，高九寸半。

十二·鍼盒

鍼灸乃中華古代治疾之法，爲他國所無。惜醉至今日，漸經失傳。在十七世紀末葉，始傳至歐州，尤爲法人所重視。迨十九世紀之初，曾盛行一時，旋卽廢匣不用。至近年復由晦而顯，法國巴黎醫院設有中國鍼科一門，似有中興之趨勢。但反觀吾國此術，則仍操諸摸腦瞎爲者之手，墨守舊法，尚鮮以科學方法研究之者。相形見絀，殊可慨也。此鍼盒竹製，長五寸，寬一寸，上刻「廱敧琺奇」四字，並書「菊泉先生道正，吳大澂贈」十字，精緻絕倫。

吳大澂，清，吳縣人，字定卿，號恆軒，又號愙齋。同治進士，累官湖南巡撫。嘗勘界吉林，立銅柱於中俄交界之地，自以大篆勒銘其上。光緒甲午中日之戰，督師出山海關，吳敗革職。大澂工篆書，中年以後，又雜以古籀文，書法益進。兼長丹青。有愙齋詩文集，篆齋集古錄，古籀補，古玉圖考，權衡度量考，恆軒吉金錄。

十三·藥瓶

藥瓶式樣甚夥，大小不一，以陶磁製者居多。因非專爲供人賞玩之品，故佳者殊少，未若烟壺之精巧而爲有閒階級高人雅士所珍玩也。本會頻年所羅致者，共百餘種

。其中頗有意義而具美術之價值者，如繪圖之鍾馗逐鬼瓶，即其例也。瓶俱磁質，高三寸，着色鮮明，亦醫藥藝術品之小玩意耳。

十四·　掛　屏

掛屏一對，各長三十六寸，寬十八寸，木製，黑漆底，書寫黃楊木嵌成，色古黃，頗似象牙，爲乾隆間物，一繪入山採藥圖，一繪邑祖純陽圖。

Art in Chinese Medicine

K. C. WONG

Chinese Medical Association Historical Museum

This is a preliminary study of art in Chinese medicine. Unlike the conditions in Europe where art and medicine were closely related at a very early date, the position in China has been otherwise. Paintings or art objects on medical subjects have received very little attention from the hands of Chinese artists and painters. Four factors are believed to retard its development, viz.: 1. Low status accorded to the profession. 2. Subordination of the human form. 3. Taboo on anatomical dissections. 4. Unsuitableness of material as a theme for art.

In spite of these handicaps, there are still not a few beautiful works of art of medical interest. Fourteen specimens of painting, calligraphy, sculpture, bronze and porcelain are selected for study. A description of each is given with dates and biographical matter, whenever possible. Most of the specimens are from the authors' private collection while the rest are from the Association Historical Museum. This article is part of a pamphlet on the above subject which is under preparation and will be published in the near future.

1. 灸 艾 圖

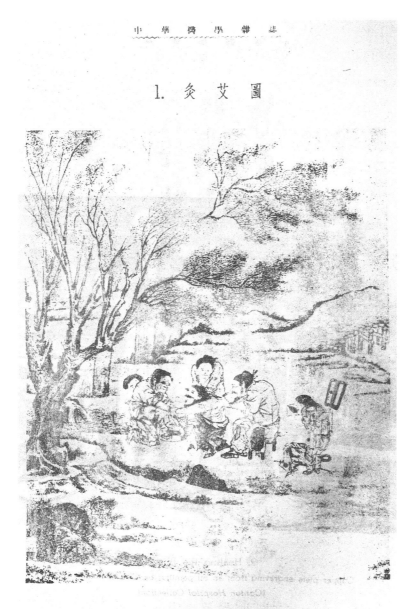

1. Moxibustion

From the original painting by Li Tang, Sung dynasty

(*Palace Museum Collection*)

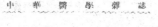

中 華 醫 學 雜 誌

2. 醫 眼 圖

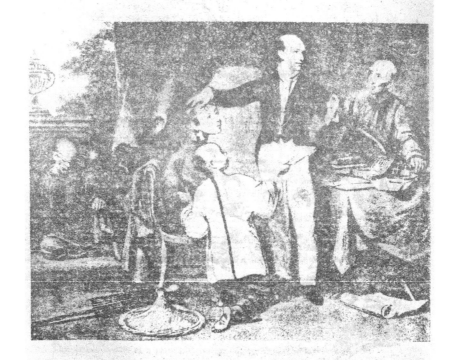

2. Healing the Blind.
Copper plate engraving from an oil painting by Geo. Chinnery, 1834
(*Canton Hospital Collection*)

3. 傅青主立轴

3. A Poem by Fu Ch'ing-chu
(K. C. Wong Collection)

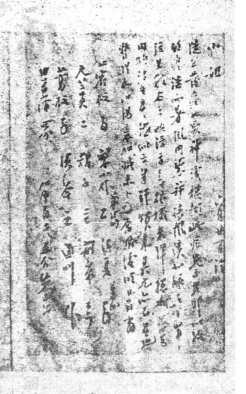

4. 葉天士處方箋

4. A Prescription by Yeh Tien-shih
(Chen Tao-Lung Collection)

中華醫學雜誌

5. 煉丹爐

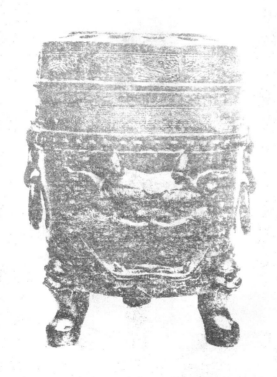

5. Bronze Cauldron
(K. C. Wong Collection)

6. 藥 壺 盧

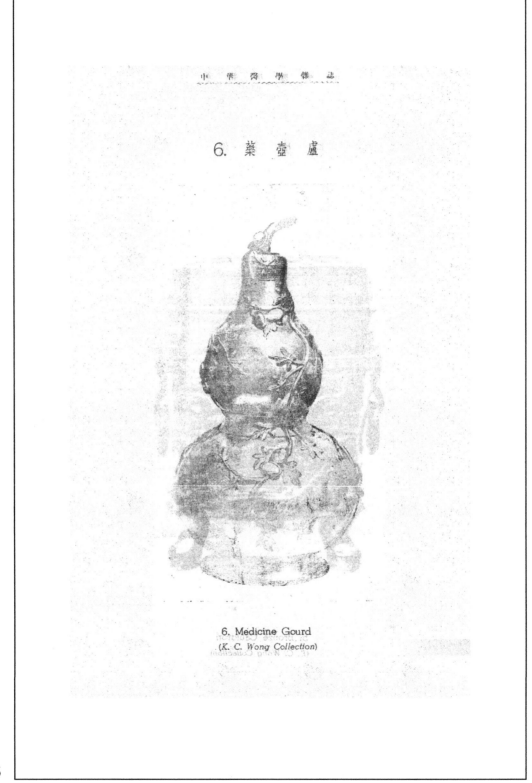

6. Medicine Gourd
(*K. C. Wong Collection*)

中 華 醫 學 雜 誌

7. 銅壺盧

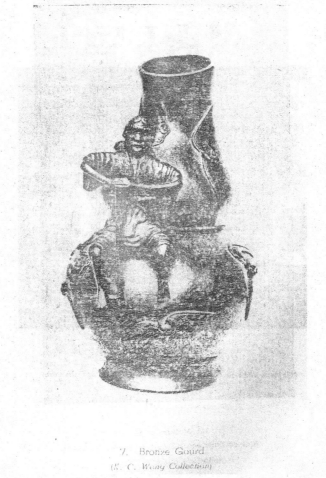

7. Bronze Gourd
(N. C. Wong Collection)

中 華 醫 學 雜 誌

8. 三 皇 像

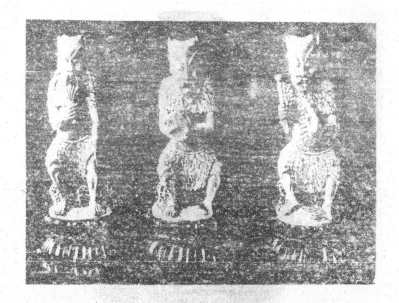

8. The Three Emperors
(*Chinese Medical Association Historical Museum Collection*)

9. 藥 罐

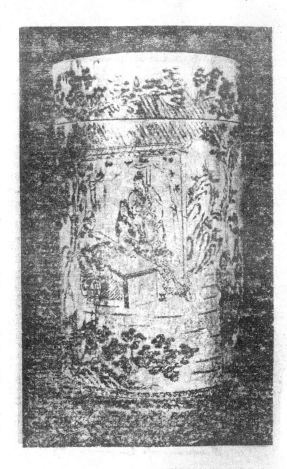

9. Medicine Jar
Engraved picture of Hua T'o operating on Kuan Kung
(K. C. Wong Collection)

10. 筆 筒

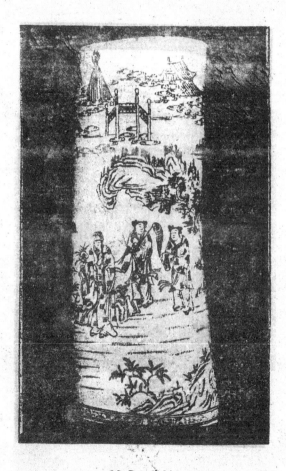

10. Pen-Holder
Picture of the Celestial Doctor gathering herbs
(Chinese Medical Association Historical Museum Collection)

11. 牙碑

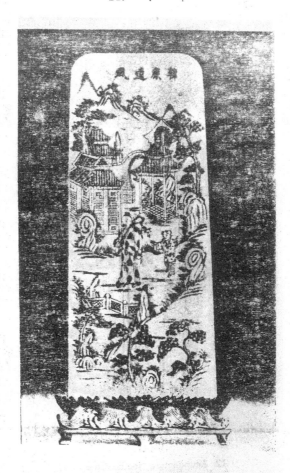

11. Ivory Tablet
Engraved picture of Han Kang selling medicine
(*Chinese Medical Association Historical Museum Collection*)

12. 鍼 盒

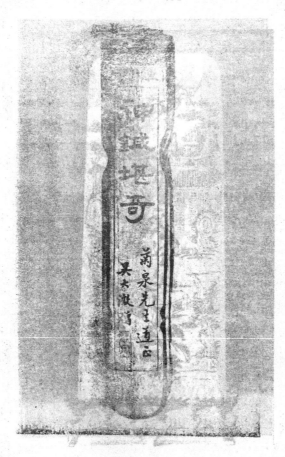

12. Acupuncture Needle Case

Carving by Wu Ta-ch'eng, famous sculptor, Ch'ing dynasty.

(K. C. Wong Collection)

中 華 醫 學 雜 誌

13. 藥 瓶

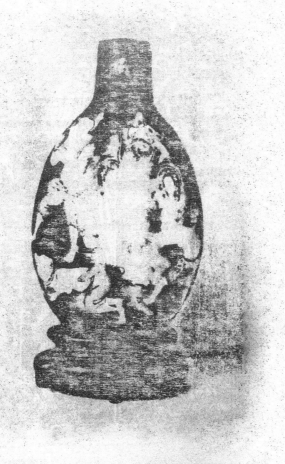

13. Pharmacy Bottle
Picture of Chung Kuei keeping the demons at bay
(K. C. Wong Collection)

中華醫學雜誌

14. 掛屏

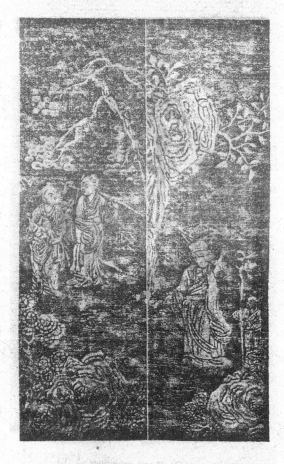

14. Lacquer Panel

Picture of Lu Chun-yang gathering herbs

(Chinese Medical Association Historical Museum Collection)

痘　瘡　源　流

于　景　枚

（上海雷氏德醫學研究院生理科學系）

小兒痘瘡古籍妓黃素問皆無之，相傳爲馬援於建武中征武谿蠻，染此病以歸，故名虜瘡，不名痘也。東晉時已在流行，外臺秘要引「肘后方」云：

> 「比歲有天行發班疮，頭面及身，須臾周匝，狀如火瘡，皆帶白漿隨決隨生，不卽療，劇者數日必死，瘥後瘢暗，彌歲方滅，此惡毒之氣也。」

隋唐之際稱爲時氣皰瘡，巢氏病源「時氣皰瘡候」云：

> 「皰瘡重者周匝遍身，其狀如火瘡，若根赤頭白者則毒輕，若色紫黑則毒重，其瘡形如登豆，亦名登豆瘡。」

據此二說，則當時人士已知此病乃由傳染而來。宋代諸家則皆以爲痘瘡乃胎毒所致。錢乙小兒直訣及朱肱南陽活人書皆曾論及，而宋代小兒痘疹專家陳文中，亦認爲胎毒所致，其所著小兒痘疹方論云：

> 「小兒在胎之時，乃母五臟之液所養成形也，其母不知禁戒，縱情厚味，好喫辛酸，或食毒物，其氣傳於胎胞之中，此疾發痘疹，名三穢液毒。」

其後朱震亨幼科全書及萬氏家傳痘疹心法等書，概皆依據胎毒之說以著論，惟明王肯堂證治準繩則以胎毒天行兼而有之，此歷代學說之大概也。

此症名稱甚多，虜瘡最古，次即時氣皰瘡，登豆瘡，豌豆瘡，宋時通稱痘疹，豆瘡，豌豆瘡，麩豆瘡，「聖惠方」有痘瘡之名，「三因方」爲天行痘瘡，斑瘡，芋，莘，「儒門事親」稱之爲瘡皰，近世則有天花，天然痘，痘瘢症，痘瘡等名稱。

此症有預解內托外治推拿等法，預解以種痘爲最佳，而發明種痘之法，以吾國爲最早，朱純嘏痘疹定論云：

> 「宋眞宗時（998年），峨眉山人爲丞相王旦之子種痘而愈，其後各相授受，法遂傳世。」

按宋時有痘苗㗜鼻法，乃將痘苗吹達於肺，使苗氣傳歷五臟層疊而痘出焉。此或即方書所謂神痘汁，謂將痘汁納鼻中呼吸即出者也，然謂此法即峨眉山人所用之法，殊屬臆斷。又有點刺穴法，兒生數日刺出兒臂污血，則終身無痘，今此法無傳。又有點痘法，即患痘兒漿之痘內膿漿刺入無病兒童之肉內。又有使患痘較輕之兒童與無病兒童同臥，任其傳染。凡此諸法以醫宗金鑑言之基詳，其言曰：

「種痘之法有四種，有取痘粒之漿而種之者曰漿苗，有服痘兒之衣而種之者曰衣苗，有以痘痂屑乾吹入鼻內種之者曰旱苗，有以痘痂屑濕納於鼻孔種之者曰水苗，四苗之中，水苗爲上，旱苗次之，衣苗不驗，漿藥太殘忍，古法獨用水苗，近世始用旱苗。」

按醫宗金鑑一書，爲清乾隆四年敕撰，其所述之種痘法，自有根據，而俞天池痘科金鏡斌集解亦謂種花（即種痘，今北平俗仍稱之爲種花）始於明隆慶間（1567年），寧國府太平縣人，姓氏失考，得異人丹家之傳，由此遂延天下。至今種花以寧國府人居多，溧陽人竊爲之者亦不少。據此足徵吾國種痘發明最早，而種痘之法，在明清之際已甚普遍矣。迨至清嘉慶三年（1798年），英國人貞諾氏（Jenner）發明種牛痘新法，預防天花之法大功告成，其造福人羣，誠非淺鮮。傳此種新法於吾國者，爲英國人皮爾孫氏（Pearson，1805年）。吾國人首先得其傳者，爲廣東南海人邱熺字浩川，邱氏在粤行之數十年，所種累千百人，百無一失，並著有引痘略一書。道光二十六年普化鮑相璈撰㝎方新編於廣西，謂廣東人用此法已三十年，揆其時，廣東人種牛痘當在嘉慶二十一二年矣。

此外預防之法甚多，茲擇錄如下：

『譚野翁方　白水牛蝨，一歲一枚，和米粉作餅，空心食之，終身免痘。』

『兩般秋雨軒筆記　神黃豆，產雲南西南境，食之免痘。』

內托之藥：

肘后方　用蜜煎生麻。

和劑局方　用牛蒡子，荆芥穗。

儒門事親　用威靈仙，胡桃，胡荽。

本草衍義　用麻黃。

錢乙小兒方　用生犀角。

博愛心鑑　用黃耆，人參。

本草綱目　用柴胡。

外搽之藥：

肘后方　用蜂蜜摩瘡上升麻煎湯洗之。

陳文中小兒方　用甖粟以生柴水搵滿煨枯爲末敷之。

按內服外搽之藥，各書所載甚多，祗能略錄，不及備載。

推拿法：　此法用於虛弱小兒出痘不曾發表者，法取水一碗，用大指蘸水於兩鼻孔沈擦，而上推二十四下，再於印堂用兩手指分開擦二十四下，又兩手食指擦下三十六下，又於中指擦下三十六下，又將小指數擢，再於脈門擦下三十六下，復擦上十二下，又於掌下擦一百二十下，然後於虎口及手足凡接骨之處，其穴有窩，於各穴窩間，用力俱担一下，臍下丹田各担一下，背上兩飯匙骨下及背脊每骨間各担一下，任其啼叫，令汗出而肌鬆，一切風寒痘毒，亦從而出矣（太醫院推拿法）。

歷代治療痘瘡方書

書　名	著者	年代	附　錄
肘后方	葛洪	晉	
小兒直訣	錢乙	宋	
南陽活人書	朱肱	宋	
痘疹方論	陳文中	宋	
痘疹論	王好古	元	
治痘要法	朱震亨	元	
痘疹論	聞人規	元	
痘疹啟微	沈好問	元	
痘疹管見	高武	明	
痘疹仁端錄	徐謙	明	
治痘全書	朱一麟	明	
痘疹理辨	汪機	明	

700　　　　　　中　華　醫　學　雜　誌

幼科準繩	王肯堂	明	
痘疹傳心錄	朱惠明	明	
痘科類編	翟良	明	
痘症證治	李言聞	明	
痘書	方有執	明	
痘疹全集	馮兆張	明	
顧痘祕法	黄良佑	明	
注陳氏小兒痘疹方	薛乙	明	
類證注釋陳氏小兒痘疹方	熊宗立	明	
痘疹要規	馮國振	明	
痘疹金鏡錄	翁仲仁	明	
痘疹世醫心法	萬全	明	
痘疹方論	蔡權滿	明	
痘科鍵	朱巽	明	
痘疹折衷	秦景明	明	
痘疹銓	張景岳	明	景岳全書之一
痘疹約囊	黄序	明	
痘科祕訣	汪繼昌	明	
痘書簡要	許祖京	清	
痘疹正傳	沈巨源	清	
痘疹㧾要	陳奇生	清	
痘疹真傳	葉大掾	清	
痘科金鏡賦集解	俞天池	清	
痘科鴻臚點雪	葉尚春	清	
痘疹定論	朱純嘏	清	
種痘心法要訣	鋑斗保	清	醫宗金鑑之一
引痘略	邱熺	清	

種痘新法	朱奕梁	清
種痘新書	張琰	清
種痘指掌	撰人不詳	清
邱趙牛痘書	四明張氏刻	清

上列書籍計五十餘種，倘再事搜羅，尚不止此數，可知吾國歷代醫家對於此症不獨極爲重視，且有深切研究，種痘一科，自以吾國發明最早，亦足徵吾國人士於預防疾病之動機與顯望，惜後人少於努力研求，致鮮進步耳。

History of Smallpox

C. M. Yü

Henry Lester Institute of Medical Research, Shanghai.

This is a brief review on the history of smallpox in China. The date of its first appearance, the theories of its causation, methods of prevention and treatment, and the introduction of vaccination as recorded in Chinese literature, were described. A list of over 50 books dealing with smallpox was given.

參 考 文 獻

1. 巢元方（隋）：巢氏病源
2. 李時珍（明）：本草綱目
3. 錢斗保等（清）：醫宗金鑑
4. 朱純嘏（清）痘疹定論
5. 梁紹壬（清）：兩般秋雨軒筆記
6. 陳邦賢：中國醫學史
7. 謝 觀：中國醫學大辭典
8. 李 濤：醫學史綱

栖芬室善本醫書叙錄

范　行　準

　　予家世寒素，自先大父逮予兄，胥事羸啙，田主又善駿削，稼穑所入，不足贍一家之養；坐是，予少即失學。十四五時，始稍稍知有讀書一事，顧伏處草莽，書物不恒覯；乃時或乘隙偷閒，裹糧詣十里外城中圖書館祇借。時館中藏書，固遜於今日寒齋所畜，然予已不翅如赤手貧兒，蕘入銅山金穴，神搖意奪，裵回不忍去之，必日薄崦嵫，始悄然言旋；父兄呵斥，不卹也，予之耆書，實以是時始。乃飢來驅我，始棄筆旅食四方，雖湖海悶邅，而結習未忘。洎予流寓海上，日踸踔於五都之市，客途窶領，無力購求善本，聊嘗屠門大嚼而已；唯遇有善本，苟力所能及，則必購之而後快。雖然，予之聚書，非漫無所歸也，以惡治中國醫學歷史，所購者，亦以此爲鵠的；顧予初又不購醫書，所收多爲乙丙二部者，以醫書爲醫家所需，用時或可通假也。倘知大缺予望，盡徙以醫爲業者，業未行時，則求業之行，書固不能利其業者，及業行矣，利途矣，方竭精疲神於野色狗馬之場，寧復耐此老蠹生涯？醫家無書，不已蕞然乎？遂亦稍稍涉及醫籍之訪求。圓丁丑中日變起，圖害之厄，曠古所無，念典章之頹沒，感文獻之無徵，乃奮其焚蠹之力，搶救萬一，其中所得醫書，不乏善本。予之購書，善本固所願求，但應用與希覯孤本，尤亟於善本也。以此，予之求書，不守一隅，若閴圮希蓋，固曰有予之躐蹟，而遠方域外，亦時有朋好代爲网羅，十載以還，卷逾二萬，淮醫部多想中所得，故所占未及十一，且中又以應用本爲多。予既爲海上寄客，僦舍而居，室小書多，橢案兩外，俱爲圖籍所據；人則屯伏共中，人乎嘽宇，未瘦辭也。回憶予家世無尺牘片紙之藏，獲此亦足稍酬疇昔之顧望矣！顧予室中之書，有已遺易晨欣者，有屢因搖遷而遺落者，是予好之而不能保之，祝清常道人白晝鬼哭之事，彌有慙德矣！惟達者必能諒共衷而矜其遇耳。況予耆書，並無藏書奢望，鈐書印記，亦未敢用「藏書」二字，盧以「某某備用書卷」，或「某某圖籍」等文，以

留鴻爪而已。蓋書物爲天下公器，苟吾不用，宜速散去，安能守至窮神盡氣，更欲貽厥子孫，反爲婦人孺子所敗，造人僇笑也？白晝鬼哭，毋乃達乎！至此中之書，方之大家，固寒乞可笑，惟即此所得，已覺心力交困，深虞窺味絕眦之時，蓋予乃寒士，非豪商顯宦也。又一書之得，其甘苦非彼坐享其成者所知，有求之累年不得而一旦遇之者，有展轉推求而始得者，有既失而復得者，亦有失之交臂，如象罔之珠，不可再得者；至醫釜庾之儲以得之者，尤常事耳。昔錢曾嘗謂「聚升因緣，關於榮名利祿」，可不信哉！所得之書，有隨手繁跋者，有筆之別簡者，以因於衣食，所記未能如復翁千里之精深，匯臨手記錄，聊備遺忘而已。今因王吉民先生有中華醫史學會成立五周紀念特刊之輯，屬予撰稿，予方爲「明季西洋輸入之醫學」一書，僅成十餘萬言，尚未寫定，爰最錄室中善本醫書敘錄，以爲塞責。其中錯舛，因書有在有不在者，不能復檢；糾繆匡正，敢望方家！茲幷述予十載求書之經過，以爲同志起而護持文獻之鼓吹焉。辛巳閏六月湯溪范行準述

仲景全書二十六卷 　明萬歷趙 開美原刊

明趙開美輯　半葉十行，行十九字。前有萬歷己亥清常道人趙開美自序。凡四種：傷寒論十卷。注解傷寒論十卷。傷寒類證三卷。金匱要略方論三卷。內傷寒論一書，係趙氏據宋本覆刊者，最爲精絕；日本森立之經籍訪古志中劇稱之，謂此本流傳絕少，僅見（楓山）祕府所胏。又堀川濟氏於安政丙辰摸刊傷寒跋曰，「人間絕無僅有之祕帙」，今其書歸彼邦內閣文庫矣。堀川氏摸刊此本極精，因僅翻刻傷寒論，此原刊版心有仲景全書，每卷第下，有仲景全書第幾，彼本俱刊落。又原本有後序一葉，彼本偶佚，則彼祕府所藏，尚無此本完善也。至此本每卷末有「世讓堂翻宋板」六字長方木記，與有刊手「長洲趙應期獨刻」一行七字，摸刊本皆略之，信乎書必求原刊也。至其餘三種，文字亦同，惟已非一人所刊，如注解傷寒論有數葉刻手爲姚市，其餘多曆期刊也。至書在日本有宣文等刊本，多所變更，已非清常之舊，吾國光緒間，又從日刊本重翻，蓋易他書，去清常原刊更遠矣。是書予從山陰沈氏鳴野山房徙人服盧。

金匱玉函經八卷 　清康熙趙 秀宸刊

內題漢仲景張機著，晉王叔和撰次，宋林億等校正。扉葉有趨秀堂藏本字樣。半葉八行，行十八字，前有康熙丙申上海陳世傑重刊序，稱：是書在康熙壬辰羨門何焯手抄宋本見授，因以付梓。後有康熙丁西何焯跋。是書與今本流傳金匱要略不同，而與唐王燾外臺祕要方所引，則多合；知書出於宋前也。此刊，距今財三百許年，而流傳甚鮮，予求之多年不獲，戊寅冬月，偶過聽濤山房，見有此本，因遂收之。舊藏吳興劉氏嘉業堂。前有「劉承幹字貞一號翰怡」白文方印。「吳興劉氏嘉業堂藏書」朱文方印。又雲間沈氏織誦廬亦藏是本，去歲沈氏之書陸續散出，是書適亦至滬，予代余丈雲岫收之，今藏百之齋。

傷寒點點金書不分卷　明嘉靖抄本

題：朝奉郎醫局陳師文校正。將仕郎院判石卜尼同校。明嘉清間烏絲欄格白皮紙抄本。內分運氣，汗差恒慕例。清碧杜學士論診脈。清碧學士杜先生撰觀舌法，傷寒用藥說，傷寒點點金用藥目集，傷寒點點金等目。此書見諸簿錄者，惟殷仲春醫藏目錄作「傷寒點點金」，而不著撰人姓氏。先是薛已嘉靖己丑序傷寒金鏡錄論云，「敖君立法辨舌，自爲專門體認之精，當時嘗著點點金及金鏡錄二書，皆祕之而不傳。余於正德戊辰歲，見一人能辨舌色，用藥帆效。因扣之，彼終不言，偶於南雍得金鏡錄，歸檢之，乃知斯人辨舌用藥之妙，皆本是書，惟點點金一書。則與傷寒家多不切，其與仲景鈐法奧旨同者，特金鏡錄耳」云云，則是書固敖君撰耳。本書題：陳師文爲石卜尼二人校，與薛說不合。師文爲宋大觀時人，有上和劑局方表可考。石卜尼爲元至元時人，據至元五年掾史蒙智等二十三人序危亦林得効方，石居第二十二名，銜結資善大夫太醫院使，可證也。故不當與師文有同校之事。且其第一運氣司天在泉條，至與吳恕傷寒圖歌活人指掌卷一司天在天歌同。而裕墓說似始於金元人。則陳石非同時人可知矣。薛已既有敖君撰此書之說，而馬崇儒於嘉清已卡重刊薛氏本中，有作「元敖氏傷寒金鏡錄」，「元敖氏祛傷寒金鏡錄」，又按男應復序金鏡錄云，「敖氏不知何許人，有舌法十二首，以驗傷寒表裏，杜清碧又增定焉，薛立齋再加潤色流行於世」（據汪琦醫林指月本引），則此書爲敖氏原著無疑。但言此書爲敖氏撰，始於立齋，而立齋

雖云在南雍時得此書，只知爲敖君，而不知其舊。予頗疑敖君卽石卜尼也。以姓氏言，石卜尼蓋蒙古人，而敖爲其變姓，或以自作之書託名敖君，而自居校訂人地位與？蓋薛氏所見，不列陳石二人之名，故僅知爲敖氏耳。此本前後各缺半葉，已重裝訂，似有錯簡，其前至正元年一序，當在驗證舌後。因前序言六經脈法，而驗證舌法後，繼以六經診脈表也。由此言之，點點金尚缺一序。蓋此書似一總集，包涵運氣，舌法，脈法，用藥法等；每法前各冠以至正元年之序，按考浦碧學士，卽杜本也，元史卷百九十九隱逸傳本傳：杜本字伯原（鄭元祐遂昌雜錄作原父），學者稱爲清碧先生。祇言其通天文地理律歷度數，而不言其精醫，則書傳本敖氏，人以杜有清名，故托之與？按醫家以舌診病而有專書，當以是書始；之者爲立癠，曾先後二刻其書，而明孫天仁萬應方第二卷末，作傷寒冰鑑，均與此本不同，惟薛刊本差近真。明申拱辰據之增爲一百三十五舌，名「傷寒觀舌心法」，清張登又删其繁蕪，存百二十圖寫「傷寒舌鑑」。傷寒以舌診病，昉於仲景，固爲診法之附庸，不能與脈診並也。至此，附庸遂成大國；而敖氏之書，與王叔和脈經驌驥並轡矣。是書立癠在正德前，已不多見，其後所見，未必與此本同；殷方叔撰醫自時，亦得之耳食，則此本真爲敖氏原書，可斷人間已無第二本矣。其中驗舌證法，計舌圖三十又六，皆色以五采繪之，光采四發，據薛已在嘉靖丙辰重刊此書時，謂其「本繪以五采，恐其久而色漶，因致舛誤，乃分注其色於上，使人得以會意焉」云云，可知原刊爲着色舌圖。近人鄭振鐸自序「中國版畫史」，謂着色版畫，始於舊鈔，可商也。至此書與薛刊互異甚多，如首十二舌，舌色單純，此本因有采色表之，無勞解說，而薛本亦如後二十四舌，每舌說明之，其舌圖醫方次序，前後亦異。又薛本在三十六舌圖後之女，止於「百無一失」句，此本失字下尚有「自合其宜也」五句字一句，又引王函經云以下百八十九字一條，薛本奪之。此其大較也。至其他翻刻薛本，更自鄶以下，不足齒數也。

校刻傷寒圖歌活人指掌三卷　_{舊抄本}

宋吳恕撰。舊抄本。按此書見於錢謙益絳綺樓藏書目，陳景雲注云「十卷，元錢唐

吳恕編」。蓋指明熊宗立所編十卷本，惟是書原止三卷，注文誤也。謙益從孫遵王述古堂書目，讀書敏求記均作三卷，遵王之書，多爲牧齋絳雲樓燼餘之物，故可證陳氏之誤也。是本流傳絕少，康熙間汪琥撰「傷寒論辨注」時，已不見，僅據熊編十卷本而已。日本丹波元胤醫籍考亦云「未見」，經訪古志直言失傳。則其書晦晦且三百年矣，此本卷數與遵王所藏同，惟僅有歌賦而無圖，亦無序跋。仍非吳氏之舊，然共卷篇分析甚當，原書面目，猶可考見，疑從遵王藏本撮錄者。至熊均醫學源流，汪琥俱云蒙齋爲元人，汪且言宗立爲蒙齋門人，殆未必然（蒙齋當是仁齋之誤）舊爲揚州吳氏測海樓所藏。有「眞州吳氏有福讀書堂藏書」白文長方印

類編傷寒活人書括指掌圖論十卷　　　明嘉靖刊

題雙鐘處士李知先元象歌括，錢塘吳恕蒙齋圖說，盤峯熊宗立道軒類編。金陵書坊唐氏少橋重刊。半葉十二行，行二十三字。序佚。是書卷首爲活人指掌提綱，具名吳恕撰。第一卷傷寒賦以下具名李知先編次，無圖。第二卷具李，吳，熊三人名。卷三具李，吳名。卷四不具人名。卷五具李，吳名。卷六陽寒遺事不具人名。卷七題：類編活人書括。藥評。卷八藥方加減，卷九題新刊類編活人書括指掌方，俱不具人名。卷十題：類編陽寒活人指掌賦方，云仁齋門人盤峯熊宗立道軒續編。按李知先宋乾道時隴西人，有活人書括三卷，尚存。蒙齋事見上。此書中凡不具姓氏之卷及卷十，蓋出熊氏之手。除則三人文多互混，幸賴前書，尚可析之也。是本不見諸家著錄。經籍訪古志所收之本，云「係嘉萬間重刊」，而據模陋劣，文字多訛」，知非此本。此本文字遒美，且鮮訛字，頗異尋常坊本。就其「板其板式考之，尚存正統之舊，殆復刊熊氏原刊者；森氏未見此本耳。首撫「養和齋」朱方印，「周氏珍藏金石圖書」白方印

醫讀七卷　　　清康熙活字排印本

題汪機著　程膠庵參閱。清康熙活字排印，極精。半葉八行，行二十字。板心有「草廬」「式好堂」字樣。（草廬，式好堂本郊偶齋名，予尚有傷寒論後條辨直揹十五卷，版心有式好堂三字，皆程氏家刊書也）朱墨批按。序佚。此書不見各

家書目，惟醫籍考見之，卷數同，不著撰人，亦不載敍錄（今內閣文庫亦藏此書，惟係抄本）。近見袞某編珍本醫書續編（未出版，見預約書目提要），亦收是書，僅四卷，且係抄本，袞以爲完帙，珍爲祕笈也。檢省之著述，不載是書，疑爲郊倩所託。卷一藥性十一條，卷二脈候七條。卷三至卷五病機九十五條。（目作，內卷五婦人病機七條，小兒十五條）。卷六至七方括九十四條。全書除每門敍九十四條錄外，每條均爲四言歌訣。蓋便初學記憶而作。

千金寶要六卷 明 石 劉
拓 本

宋郭思纂，明隆慶六年秦王守中刻石。此尚係明拓本，後拓者，字多剝損。

重刻海上方 明 石 劉
拓 本

題：唐孫思邈撰。此書附千金寶要後。

松崖醫經四卷 濟 雍 正
抄 本

內題：明進士徽州槐塘松崖程玠編，曾孫雲谷萬城校。卷下末葉有：「雍正六年新安汪紹銘抄」一行。按明徐春甫醫統正脈大全亦載此書，作松崖醫徑，云未有梓行，惟天啓乙丑程開社曾刊其書，而次序顚倒，遂成繆種，程郊倩據之作「醫徑句測」。（予架上亦有此書，與醫證同爲活字排印本，版心亦有「草廬」二字）微此本，程氏之書名存而實亡也。袞卽據程本刊入珍本醫書中。是書第一卷爲凡例，第二卷爲五藏引經報使，用藥脈候，症象，用方等，俱用朱綫作圖表，極便檢閱。程氏本悉改括弧（　）。其方計一百六十三首。第三卷治病合藥方，載第二卷之方也。第四卷集傷寒治法準繩，皆主傳經報使之說。

嶺南衛生方三卷 日 本 天
保 刊

宋李璆，張致遠原輯。元釋繼洪纂修。日本天保辛丑學古館刊。爲彼士南洋梯氏據明萬曆四年，鄧箬本校訂者。半葉九行，行二十一字。前有天保庚子南洋梯序。萬曆四年鄧箬序，正德八年羅棐序。蓋此書連景泰間翻刻，刊行三次矣，而流傳絕少。絳雲樓有粵西新板續衛生方不著卷數及撰人，疑卽鄧刻。是本在彼邦亦鮮。考宋史藝文志有李璆張致遠瘴論二卷。則此書原稱瘴論，嶺南衛生方之名，

當為繼洪所易。李張二人，宋史卷百三十五有傳。是書上卷有李待制瘴瘧論，張給事瘴瘧論，王棐指迷方瘴瘧論，實紹乙卯繼洪衛生補遺回頭瘴說，及景定口口繼洪指要方總論。汪南容治冷熱瘴瘧脈證方論七條，及繼洪景定甲子在五羊作治瘴用藥七說等。卷中吳興章傑嶺表十說，及繼洪咸淳丁卯作治瘴續說等。其卷下則婁安道附錄，載八證標類，及藥性賦，訖咨府良醫增附藥性。末附南洋梯蓀原偶記，前有天保庚子山田簡序。按是書醫藏目錄作四卷，李璆撰。丹波元亂正之云：「是書原三卷，第四卷婁安道附錄，卷首載李待制瘴瘧論，故醫藏目錄誤爲璆所著」。則方叔元亂二人所見之本，又與此刊不同矣。是書雖非出一人之手，而所述皆爲嶺南瘴癘之病。今唐書藝文志所載嶺南急要方諸方既不傳，欲考見古時嶺表瘴癘之涯略，不得不取資於此書也。而瘴論既亡，亦賴此書覩其一二。殊可寶重。

聖散子方一卷　據宋本傳抄

宋蘇軾撰　民國六年據宋刊本抄。半葉九行，行十七字。全書計二十七葉。爲虞山趙氏舊山樓故物。前有鐙鈞千朱墨兩跋云，「原本即錢遵王所藏，讀書敏求記中所載者是也。此外更無二本，雖四庫亦無之耳」。又云，「戊午夏六，屬族祖雲琛先生從家藏北宋槧本傳抄一册爲副本，行式字數，一從其舊。舊山樓遺民鈞千氏記」。則此本爲民國六年所抄者。前有自序，惟蘇氏文集，尚有後序，此本失之。按聖散僅一方，不盈二紙，其後悉蘇氏輯錄之古方，即附方十首，續錄二十六首，故勉可成帙。聖散子一方，今蘇沈良方載其方，人盡得見（文有同異），惟附錄諸方，世無知者，則書之可貴在彼而不在此也。然終以卷帙單薄，所傳不廣；非如葉夢得輩，因黨見歧異，而議其失，視聖散子如烏喙鳩毒，遂致不行也。此本文甚完整，字尤蒼勁。惜葉數小小錯涉，爲璵瑤之一玷耳。有「舊山樓」「信宋」，「鐵如意人家」，「趙印玉蟊」，「鈞千」，「趙氏祕笈」，「總宜主人」等朱白文印十八方，鈐朱縈縈，丹采四發。

又按趙氏自前明以來，世爲虞山甲族。舊山樓主，即明脈望館主趙開美之裔也。樓自清末以來，干戈換换，藏書頗有亡佚，及此次中日之變，南北文物，半作刼

灰。存者亦多流亡海外。趙因悟書，故不肯避地，遂與其十三四歲子同殉國難，惟懷今猶巍然獨存。此書即鈞千殉國後散出者。緬懷前人愛書，不惜肝膽塗地，吾人於哀此國殤外，宜如何珍護是書也！

外臺祕要方四十卷目一卷　明刻撮
宋本校

唐王燾撰，明崇禎庚辰程氏經餘居刊，清武昌柯逢時攥日本小島尚眞校宋本過校。其校宋本以赭筆，考據則用墨筆。全書所是正者，不下萬餘條。朱墨交錯，汗漫滿紙。蓋原校本小島氏用日本各家所藏宋本外臺，巢源，千金等書，竭數年之力，始克畢業。卷尾各繫跋語。以記校讐時日，及在某地與所用之某一宋本外臺；用力精勤，世罕其儔。柯氏迻錄，字亦遒媚有致。每卷有武昌柯逢時收藏圖書朱方印

增廣太平惠民和劑局方十卷附用藥總論三卷　清嘉
慶刊

宋陳師文等撰。半葉九行，行二十一字。嘉慶乙丑張氏照曠閣刊，即學津討原原刻本也。此本雖間有刪節，然楮墨精佳，究不失其名刊。單行流傳極希，顏雅覯遇。其後高承勛刻入續不足齋叢書，亦攥此本，而間有錯文。

增廣太平惠民和劑局方十卷附圖經本草二卷用藥指南總論三卷　日本寬政
元年再版

宋陳師文等撰　半葉十二行，行二十二字。日本享保十五年典藥頭橋親顯等，攥元廬陵古林書堂本，而校以元余志安本，及明袁充熙本，朝鮮本等十餘種校訂而成。原書刊於享保十七年，此爲寬政元年刋版本。校以壯氏鐵琴銅劍樓所藏元本，亦不及此刊之完善。多有此本有而元本無者。惜照曠版本，間難企及，緣知不足齋本，更自鄶以下矣。前有「雲煙泰藏書記」長方藍印，「大江藏書」朱印。

真本千金方存第一卷　日本天保景
刊卷子本

唐孫思邈撰　半葉八行，行十六字。此本僅存一卷。彼邦天保壬辰影木幸孝據太醫和氣氏藏卷子本摹刻。前有丹波元堅序，後有和氣廣成以下弈世題跋及松本跋。此本予曾竭數日之力，與日本影宋刻本校，其前後次序不同，文亦歧異，以知

中华医学杂志（三）

宋臣竄改是書之多。今人皆寶宋刻。然以此本較之，宋刻未必皆是，但較元明以來刻本爲善耳。舊藏上杭羅荔杰十硯同心蘭室。

太醫張子和先生儒門事親三卷　日本景抄元本

金張從正撰　半葉十一行，行二十五字。美濃紙景抄元本。此本的爲張氏原書之名。今通行十五卷本爲明嘉靖間邵氏集張氏他著合刊時所加者。今本儒門事親之第一至第五卷，實即原書之三卷耳。第二卷首有正統口年高鳴序。後有無名氏跋，伊澤信恬手跋。伊澤爲彼土藏書家，經籍訪古志時有錄入其書。蓋原書酌源堂物，嗣歸吾國上杭羅嘉杰，予又得之羅氏後人。有「伊澤氏酌源堂圖書記」朱方印，及「十硯同心蘭室藏書」朱長方印，「少眇審定」白方印。

儒門事親十五卷　明嘉靖刊

內題戴人張子和著　明嘉靖十九年邵伯厓輯刊。前有嘉靖十九年聞忠後序。邵氏原序則亡矣。本書世惟傳明吳勉學刊本，而三家五門之誤，觸眼皆是。是本文字遒勁，經籍訪古志許爲佳槧。近代藏書家，罕有其書，惟宜都楊守敬觀海堂僅藏殘本五卷。蓋原刊至今，適已四百年，宜傳本之少也。

新編金匱要略三卷　日本刊朱墨校本

金匱要略，明刊有三種本可讀，首爲明仿宋本，次爲俞子木本，次爲萬曆己亥鄧開美本，而吳勉學纂徐鎔本刊最陋。明仿宋本，予未得，餘者予均有之（俞刊藏涵芬樓景印本）。此本乃日本文化年間依俞本重梓，而多錯字，本不足存。其足存者，爲此書舊亦藏酌源堂。且經伊澤氏用古本及鄧刊本，吳刊本，以朱藍筆手校，丹黃爛然，淋漓滿紙，謂其直在俞刊原本上，可也。末有伊澤氏手跋，並手錄丹波元簡跋文，杭州府志俞橋傳二則。有「伊澤氏酌源堂圖書記」朱印。予亦得之上杭羅氏。

慈惠方一卷　日本景抄明正統原刊本

明釋空谷撰　半葉九行，行二十一字。空谷字景隆，俗姓　，吳人。有慈濟方行世，今猶有傳本。此書單刊怘希，惟日本內閣文庫藏有明刊本。此爲日本人從正

統原刊本景寫。舊藏十㢓同心闌室。

醫㝩一卷　明藍格抄本

明藍昌撰前有弘治辛酉自序。昌字申立，號正齋道人，錢塘人。是書專言色脈而不及方藥之事，蓋診家之言也。醫藏目錄載其書，醫籍考據以入録，外此未見他家著録。亦未見刊本也。

醫抄一卷　明藍格抄本

不著撰人。檢其所輯醫方，至元代而止，知爲元明間人所輯。今熟藥舖所傳史國公藥酒，風行中外，歲獲巨利，予屢欲考見其方而不可見。今檢是書，中有言史國公患風疾十年不愈，乞歸。至元十七年三月中，獲異人授是方服之而愈，因上表請頒行天下云云。

新方八陣不分卷　清嘉慶抄

清呂留良著題下有「語水呂留良著」六字。驗其紙寫字體，當是嘉慶間舊抄。與今通行本文字多異。新方八陣一書，世皆知爲明季張景岳撰，惟疑之者亦多，而未能定爲何人。得此本則後人代景岳作僞之迹，昭然著而揭矣。此爲清代醫史上之一大事。予因得此書，遂撰「呂晚邨在清代醫學之影響」（總二萬五千餘言，載民國廿八年分中華醫史學會醫史專刊）。或疑此本爲僞者，予以爲不達事情之常，蓋清高宗自開四庫館以來，文網高張，呂書因有會靜之案，尤絕不容藏匿，若謂本非呂書，而不避亏殿之鋒，故署其名，有志作僞者，理豈然哉！前有「沈棣」白文，「鄂君」朱文二方印。

新方八陣不分卷　清康熙汪氏刊本

題：會稽張介賓景岳著　康熙四十二年汪志翰衡素堂刊，前有康熙十九年鄭梁，癸未汪志翰諸人序。並附黃大沖張景岳傳。此本與古方八陣合刊。爲此書現存刊本中之最古者，較之抄本，則此本顧多異文。其四陣方，竟溢出三十餘方，益徵本書非出張氏之手。

易範醫疏四卷　清道光刊

清亨松齡集　道光丙戌原刊。前有道光丙戌馬世絿序。中國醫家，以河洛之圖書卦象，以疏醫家經絡眽證本草之說，結爲專集者，當以此書爲嚆矢。原刊雖近，顧不易遘。

傷寒論大方圖解二卷　清道光刊本

清何貴学撰　道光癸巳甲戌坊乙薆齋刊。前有道光十三年貴学自序。略云「謹遵醫宗金鑑尚論篇兩書注解爲主，並探喻嘉言張景岳程郊倩汪訒庵四先生之論，詳釋諸方，參以鄙見，……並繪臟腑經絡之圖，填其方中之藥味病情，如貼說然。染色以別之，寒從黑，火從紅，瘀血從紫，風從藍，水從綠，痰從黃，風寒並至者，從藍和淡墨，再詳解病勢於其旁，庶雅俗共賞矣」。傷寒書中繪臟象而以藥物分注臟腑中，（如命門空寒，則象中畫一命門而注附了），確爲前所未見。惟此本皆以墨印，並無五色，其云五色，則示讀者按說染色之。所刻舌圖精審無比。又據序目，知尚附金匱要略大方圖解，此本失之。

神農本草經三卷　清光緒酉刊

光緒乙酉王閭運刊於成都尊經書院。神農本草經，予向畜有明盧復醫種子本，清黃奭漢學堂叢書本，孫馮翼問經堂叢書本，顧尚之武陵山人遺書本，日本森立之校本及此本，意欲全收其書別作校記也。而十載以還，播遷無定，偶有失去，間亦爲友好假去未歸，（如盧本被周君攜赴日本不返），篋中存者，尚三數種，然予最愛此本。以與上列諸本最不同也。是本爲王氏據明刊而加校訂者。今傳者無多。

本草集注序錄殘卷　景六朝卷子本

梁陶隱居撰　此本爲上虞羅振玉吉石庵叢書第二集之一，羅氏題開元寫本本草集注序錄殘卷，蓋據卷末有「開元六年尉遲盧麟於都寫本草一卷辰時寫了記」二行文作證。惟日本小川琢治，以書法墨色辨之，證明此二行跋文爲後人加入，而斷定爲六朝人抄本，今從其說，末有丙辰羅氏跋。此本證以人觀經史證類本草序跋例，而知輯證類本草者之妄，蓋證類本草首有序例二卷，原本陶氏，而裂爲二撮，中又混入寇宗奭之序。使無此本，人必以下卷之陶序爲宗奭矣。其他歧異甚多

，不能殫述；予別有「本草集注序殘卷校注」一文，以牽於人事，僅完成强半（已刊中西醫藥第三卷中），即廢置未紹也。陶書藥性寒熱之分，原以朱墨點之，此本景印，概成墨點，朱墨不分，然猶可想見原書目也。

新脩本草存十卷補輯一卷　唐劉景卷子本

唐李勣蘇敬等奉勅修（是書修於顯慶四年正月）唐志載是書爲二十卷。今存十卷，（內第四・五・十五三卷天平抄本，餘據天平抄本錄存）補輯一卷。清光緒十五年傅雲龍遊日本時在東京摹刻，爲籑喜廬叢書之一。是書原爲彼邦使唐僧於天平時攜歸，內卷十五末有「天平三年歲次辛未七月十七日書生田邊史」一行，考天平三年，當唐開元十九年，上溯修是書時，財七十一載，實存原書面目。其卷十五後並列二十二人名，以蘇敬領銜。不列李勣，長孫無忌二人名。不列勣名，則以每卷有勣名，其無長孫氏名，則顯慶時因長孫后事失寵，故削去其名。宋歐陽修等撰新唐書時，仍列長孫氏名，知未見原書也。原本存仁和寺，昭和八年曾用珂璯版景印，取以校此刻，其字竟不差毫髮，如鑑取景，摹刻之精，自醫心方而後，當推是本矣。後版歸上虞羅氏，今所見宣紙本，皆爲版歸羅氏後所刷，此爲美濃紙初印本，書品闊大。精晰無比。

紹興校定經史類備急本草(存圖卷)　日本昭和景印本

宋王繼先等撰　此本存五冊，昭和八年和田利彥以大森文庫藏寫本景印。前有紹興二十九年二月高紹功，柴源，張孝直，王繼先等四人上表。扉葉有大正十四年白井光太郎跋一則。後有附中尾萬三博士解題一冊（和文）。此書圖多而文字僅數葉。中土久佚，而彼邦尚存十四部，惟皆寫本，且無一全者。此本圖繪尚佳。惟彼土尚有勝於此本者，不知何以取此本印行。是書原本爲白井氏藏書今，在大森紀念文庫。

黃帝內經素問十二卷　明嘉靖刊

明吳悌據元刊本。半葉十一行，行二十一字。其第一卷第二行有「巡按直隸監察御史金谿吳悌校」一行。即經籍訪古志所載吳悌本也。全書白文無注，蓋據元刊本而刪去注文者，甚便誦讀。此本除紹簾籍訪古志外，莫友芝即亭知見傳本書目

亦戴之，而云十卷，誤。舊爲南海康氏萬木草堂物。每冊所蓋有「御賜天存堂」龍文朱長方印。內有「南海康有爲更生珍藏」「錢湖口隱私中收藏圖籍印記」朱方印。「儇李蟠根」「未喪斯文也」白方印

銅人腧穴鍼灸圖經三卷穴瞼部數一卷　　明萬歷刊

不著撰人　明萬歷太醫院原版。半葉十行，行二十字。前有大明正統八年三月二十一日御製序。按是書肇創於宋天聖中刻石範銅，至正統中，石刻巳破不完，銅像昏暗，乃命臞石範銅重鑄之。今僅有正統石範拓本。此本收刻甚精，蓋據石刻重摹，與經籍訪古志所記昔年佳處萬曆無名氏重刊本同，森氏亦云「此本全據石刻，特善」。此本版片卷端漫漶，歸金陵三多齋，與嘉靖刻徐鳳針灸大全合刊，改稱銅人徐氏針灸合刊，而將此本「大明正統八年三月二十一日」一行剗去，改植「金陵三多齋梓」六字。板亦漫本，向予以未見明刻趙氏醫貫爲憾，有人舉三多齋本相爲證，予以未見其本爲憾，嗣張天方博士告予某書坊中有此本，購歸與友人審其行體板式，極似雍正刊本。及見乾本，始知其爲清初書肆也，相與舞掌。

新鋟太醫參訂徐氏鍼灸大全六卷　　明嘉靖刊

明徐鳳編次，嘉靖間覆刻，半葉十一行，行二十五字，清初三多齋印。此書頭爲寫刻本，雖印刷稍晚，猶具典型。因其未有重梓，流傳極少，自覺可珍。原葉有「醫林披荽圖」一幀，示師以針書敎授生徒時之情形也。

新鋟祕傳常山敬齋楊先生針灸全書二卷　　明萬歷刊

內題：建陽元十翁西溪陳言著。御醫直隸長州懷仁張應試校正。江右安福縣儀洲歐陽惟佐錄。半葉十行，行二十四字。後有「萬歷辛卯仲冬月書林余翠泉刊行」蓮花砑形牌子。無序跋。今歲舊歷正月初九予過富晉書莊，見案上初收進此書，急攜歸，不遑詢直，蓋此爲難遇之針灸書也。全書四冊，實僅二冊，因每葉內標諸子品節，故強析四冊耳。次日前往商價，則索價奇昂，乾嘉間所收宋本書，無此昂也。以其罕見，姑忍痛購之。陳言始末無考，蓋明人；而非宋時撰三因方之花溪陳言也。是書不見各家簿錄。醫藏目錄妙觀嚴兩冊中，載王鎮潭針灸全書一卷

，書名同而撰人卷數俱不符。蓋方叔或據耳食之言，或別有其書，皆不能定也。醫籍考據醫藏入錄，亦未見原書耳。上卷第六葉有正統四年無名氏金針賦序，云，「大明洪武庚辰仲春」云云，考洪武無庚辰年，惟惠帝建文二年有此歲厤，然已後洪武二年矣。又序後云，「此金針賦乃先師祕傳之要法」云云，豈此無名氏卽陳會師邪？上卷多作歌賦體，注文則低一字。下卷全爲經穴圖像，鏤刻極精。似出名家之手。其圖像一病一圖，凡內科（包括傷寒）兒科，婦科（胎前產後），皆涉及之，顧與其他針灸書不同。最後一圖，卽治癰疽騎竹馬法，此圖明人鍼灸擇日編集（上杭羅氏有景刻本）亦載之，而羅氏景本圖無此生動。前有「袁廷溥」白方印，「壽愷」朱方印，後有「貞節堂圖書印」朱方印，皆明人印也。

註解胎產大通論不分卷　明藍格　抄本

不著撰人，明藍格抄本。按明焦竑國史經籍志有產科大通論一卷張聲道撰。此外各家簿錄，未有著錄者。前有金（原作今）承安戊午李名之序，宋天聖乙丑張聲道序。又機要後序。聲道序云，「是書本梁楊子建胎前一十八證，產後三十六證而注解之」故其序後署結「註解胎產五十四證大通論」，焦竑蓋據此而指聲道撰耳，然全書又無註文，惟多詩括耳。醫家書之有歌括體者，似起於五代，而盛宋稱盛。唐時方書，未見有歌括者，遠論梁代乎？似出後人依託也。况書中有引局方四物湯，婦人良方，袖珍方等書，知此書非但爲宋人依託，且有明代之方書沾入矣。惟據聲道序稱，「楊子建名苑，梁元帝時定輿人」，及「爲安州醫學錄」，皆爲他書所不見者，是其言必有所本，亦足補史文之闕也，子建本帶下醫，其說宋臨川陳良父婦人大全良方中，時有引及，予以坊間所行陳氏良方，均爲薛已刪竄之本，不畜；故一時未能參攷其得失。惟此書雖偽，亦有卓然可稱者，如書中多用烏金丸，揭愊散等燥劑，足可藥時工羈躅於滋袖之途，則書之眞偽，又當別論矣。惟後半卷保室四物湯以下三十六方，皆以四物爲主，知爲後人闌入，與前判牾也。又其體例甚佳。無婦人良方之糅雜，遂生篇之簡略，而胎前產後諸病，羅列略盡，此亦他書所不及。又按熊均醫學源流云，「郭稽中宋大觀府人，作產後二十一論，與唐翰林時賢胎前十八證合，謂之胎產眞經。板行。又按醫藏目

錄有「胎前產後」注云郭氏中楊子建，或即胎產真經乎？郭有產育寶慶方，丁丙收入當歸草堂醫學叢書，惟兩本互校，共上卷二十一論，固與此本不同也。此楊子建，宋人，似即撰十產論之楊康候，亦未知即為聲道所假借之華時楊苑也？

錢氏小兒藥證直訣三卷　清康熙陳氏翻宋刊

宋錢乙撰。康熙陳世傑思豈秀堂翻宋刊本。半葉八行，行十六字，森氏經籍訪古志中謂「其書法端雅，字亦較大，開卷悅目，其取原於宋本無疑」云云。足見其稱賞此槧。惟森氏所見本缺闕序，此本首尾完好無缺，尤佳，又後印者，多剜改補刊，雖行格不變，而字多錯誤，且後紙墨墨儓。此本原刊初印，楮墨精佳。予又有黃氏五桂樓本，及聚珍本，皆從是本出，不足以言插架也。後附閻孝忠方，董氏小兒斑疹備急方論各一卷。

幼幼新書四十卷目一卷　日本景明抄宋刊真本

宋劉昉撰　日本景寫明抄宋刊墨書真本，丹波元堅朱筆手校。半葉十行，行十七字。前有紹興二十年九月燮望序，後有紹興上章敦牂歲石才孺序，庚午十一月樓璹跋，寬政辛亥丹波元簡跋。按是書中國惟傳明萬曆陳端履刊本，而刪卻居半。今陳刊亦不甚見，前惟見楊州吳氏測海樓藏有其書，自測海樓之藏歸富晉書莊後，不知流落何處（後見北平圖書館亦藏此書，疑即購自富晉者）。惟此真本，在國中絕未一見。蓋楊守敬訪書日本，所得醫書獨多，孤本良槧，幾盡為楊氏囊括而歸，而獨遺此書。至原本（即明墨書劉氏真本）書藏彼邦楓山祕府，今歸宮內省圖書寮。是書苞舉宋以前醫籍，不下七十餘種，而引湖南人小兒科醫書獨多，蓋昉本湖南人，故得於當地之醫書為多也。餘見予「幼幼新書研究」一文，不贅。予得此書，顧費周折；先是韓地桂山醫學研究所所長金泰斗先生函示某處有此書，以價極昂，逡巡未購，比予知之，承諸代為購下，而書已為金命建先生購去，予愕然失措，宛如失去一座名城。幸承金先生竭力向其說項，費時四閱月，始慨然割愛，歸予揷架；吾與命建先生二人遂通縞紵，不幸命建今春以腦疾遽逝。存日難償識荆之願，沒時未盡臨歿之衷，撫物懷舊，可為心哉！因記此篇，稍抒悲思云爾。每卷揆「岡氏寿藏」「桂醫研」朱印，及「九折堂山田氏圖書之記」

楷書朱印

幼幼新書集要三卷　清初抄本

不著撰人，前有機堂序。此清初人依宋刊劉氏原書摘錄一卷至三卷而成者（每卷一門，僅錄數條）。各家書目，俱無著錄。今校之日本抄墨書真本，凡丹波元堅所校正者，一一與此本合，且爲丹波氏所未校出，此本是而彼本非者，亦往往而有。如此本第三卷得病之原第六引惠眼觀證吐血衄血條，故道下，有「或熱極妄行而然」七字，日本抄本敚之，其他提行，亦存宋本之舊，而且抄本間有掩沒行格。蓋明抄本據宋本傳抄者，而非景寫，故不免有誤，及敚行并格之處也。此本僅有三卷，未知是否殘本，抑撰者，信手摘錄，僅止於此；以未見各家著錄，無可考焉。然即使殘卷，亦勝彼陳端履竄改劉昉原文多多矣。錢遵王謂宋本殘書，比古董家之寶窰柴碎片，如天球拱璧，予於此書亦云。

類證陳氏小兒痘疹方論二卷　日本永祿抄

宋陳文中著述，明熊宗立類證　日本永祿六年（即明嘉靖四十二年），日人據熊氏成化己丑熊氏種德堂原刊過抄。前有陳文中自序。原書我國無善本流傳，僅有明薛已註痘疹大全本，改竄極多，而通行附小兒直訣後者，亦依薛氏慘種。彼土尚有元祿據正德戊辰熊氏存德堂本重刊，而錯字仍多。此則據原刊過錄，猶存本來面目。首有「森氏開萬卷府之記」長方楷書朱印。又「溫知室圖書」朱方印，蓋此本爲森立之故物，經籍訪古志所記，即此本也。熊氏原刊，世既鮮傳，而日人在明嘉靖時抄本，尤罕覯也。

小兒痘疹經驗良方一卷　明藍格抄本

元魏君用編述　按本書不見各家書目，明文淵閣書目有亡名氏小兒痘疹方一部一冊，注云「闕」，醫籍考引之，亦云「未見」。惟據本書卷末，有「小兒痘疹方」之名，知文淵閣庋藏者，即此書。而文淵閣之書，久已蕩爲煙雲，此本亦成人間孤本矣，可不珍惜乎。是書前題新陽魏君用編述，並有序。後有皇慶元年自跋二則，云：「君用於大德元年往大都，回至揚州路，舊識邵謙寶傳得宿州陳醫士小兒豆瘡得效一宗方訣（此書名前後互有歧異）原本備錄」云云，則本書原祖

方訣而作也。

祕傳離婁經一卷　　明藍瑨　抄本

不著撰人　此乃眼科書，以離婁古之明目人也，故用之作此書名。亦不見編錄，蓋元明人書也。全書每條首有論，論後有歌，末用四言詩十句，每字系一方，故極便尋檢。

內外傷辨三卷　　明正德刊

金李　杲撰　半葉十行，行十七字，卷中後有「正德戊辰仲冬之吉□種德書堂新刊」十六字長方木匡子。內題「新刊東垣十書內外傷辨」蓋正德刊東垣十書中之一種也。前後各缺半葉。

百段錦二卷　　清乾隆烏絲欄精抄

明陶本學撰　此書紙墨甚舊，當是乾隆時抄本。半葉十行，行二十五字。前有萬曆庚戌自序。其自序稱曾語人，作於鑑湖之長春館。是書絕無傳本。上卷類論運氣，經絡，內外景，五治，用藥法，診法等，蓋雜采內經群源之書而成。其下卷專言五臟主病，六氣爲病，藥性病機等，亦採內經，東垣藥性賦等書，而爲之解說；惜上下兩卷，其後半卷均有殘闕。上卷缺七十九條，適存半卷，下卷缺病機賦；黃帝藥性賦，藥性相反，用藥玄機，炮炙制度，藥性相畏等六條，亦缺半卷，故實存一卷。惟卷帙甚厚，計存一百二十四葉。共闕卷以無傳本。無從補錄。

暴證知要二卷　　日本舊抄本

元沈明撰　日本舊抄本。沈字從先，長洲人，前有題自植與沈從先書，是書所載，俱爲暴證，如中風，霍亂，破傷氣，跌撲金劍，中毒，疝瘕，郁蘊等，雜引小說等書，並述親驗之方，頗類今之驗方新編，而翔實過之，爲方書中之傑作，而公私書目，不載其名，可惜也（頃見日內閣文庫有此書明刊本）。其所引小說如琴操雜記，林泉錄等書，亦不見各家書錄。前有「岡嶠氏藏書印」隸書朱印。舊亦爲十城同心闇室所藏。

活幼便覽二卷　　日本撰明正德本抄

明劉錫撰，是書爲日本據明正德原刊本抄，而間有脫漏　顏以無從補錄爲恨，嗣予爲中華醫史學會購得正德原刊本，遂廢紙抄。舊爲羅氏十藏同心蘭室物，今歸予挿架。

世醫得效方二十卷目錄一卷　　元刊本

元危亦林編集　建寧路官醫提領陳志刊，半葉十一行，行二十二字。存目一卷一至十二卷。缺十三至二十卷。前有至元三年危氏自序，至正三年陳志序，至元五年太醫院序，後並列按史蒙智，太醫院都事郭毅，阿老丁；太醫院經歷田守信，卜顏帖木兒，太醫院制官郎師顏，齊顯，太醫院事胡（未具名），弓叔正，賈文炳，馬文瑾，許文美，趙良；大醫院使趙惟寅，趙櫃，馮遹，院使張元珪，張元澤，張翼，伴哥，五十四，石卜尼，哈剌歹等二十三人。至元三年江西等處醫官提舉司申太醫院箚子。而佚至元四年王充耘序。此本經籍訪古志亦著錄之，亦有殘缺補抄，而至正三年陳志序作至正四年，當因此處適爲抄補誤寫之古。是書元刊，瞿氏鐵琴銅劍樓亦藏一部，他家未知有此本否？此本楮墨精良，較元本宣明論方尤勝，蓋原刊而最初之印本也。又是書清代除四庫著錄外，似未見刊本，近惟有石印本，未知所據何本，因予架上未置石印本也。又此書朝鮮有三種本，而皆據元本重刊，一小字整本，一大字整本一活字本（見經籍訪古志），予皆不備。是書在元代爲最風行官本醫書，多采宋元來醫書，惜多不舉出書名。如本書卷九勞瘵，載六代勞病蟲，並繪蟲形，前曾在尒丈雲岫所，見上清追勞方有此蟲圖形，與此書所載，二書未知孰先，他日當向尒丈段歸考之。至本書所列太醫院醫員，竟有七人屬蒙古姓，足見當時蒙古醫在太醫院中勢力之大。至諸蒙古醫之行踨，別詳予「外族醫家考」一書，不贅。

校正素問精要宣明論方七卷　　元刊本

金劉守眞撰　元刊，半葉十四行，行二十五字。前有大定十二年十月望日守眞自序，大定乙亥正月十五日古唐■■■序。並有無名氏跋三則如別，而云金刊，誤也。首有「分門科類一十八門」一葉。「諸藥炮鑑炙煿例」一葉。按是書元刊久無傳本，惟嘉慶間海昌吳兎牀拜經樓藏有此本。距今又已百數十年，樓既早圯，書

亦久散，而百數十年來公私藏目，未有齒及者，不知其書尚存天壤否也。本書自明清以來，惟傳十五卷本，雖四庫本亦然。庚辰多日，予過富晉，書友語予有元本醫書，予急詢其名，則謂書尚在北方未來。乃堅請留之。越旬書至，即此本也。古香奕藹，撲人眉宇。念五六百年來，僅知有此二本，不問價昂，遂收之。今通行宣明論方，悉從吳勉學刊，無守眞及馬序，醫籍考亦未見二序，所錄者，乃摘素問立機病原式守眞自序中言，非題書之序，知此本未傳東國也（後見籍訪古載某氏亦藏此本則彼邦亦有之也）歧異殊多，此本不僅存劉馬二人之序，而分門科類，諸藥炮燹炙牖例，十五卷本皆無之。其分卷之異，則此本第一卷，十五卷本折爲第一第二卷；此本第二卷，十五卷本折爲第三第四卷；此本第三卷，十五卷本折爲第五第六卷，而增小陷胸湯一方於半夏湯方之下（元本多三卷止於半夏湯）；此本第四卷，十五卷本折爲第七第八卷；此本第五卷，十五卷本折爲第九第十卷；此本第六卷，十五卷本折爲第十一第十二第十三卷；此本第七卷，十五卷本折爲第十四第十五卷；此本每卷藥證方下必注「計若干道」字，又目錄卷七後有：「通計藥證方叁百伍拾柒道」一行，十五卷本皆見刊落。又此本凡「新添」二字（白文）在方名之上，而十五卷本則作「新增」二小字夾注於方名之下。此其大較也，其他歧異叠出，不勝縷舉。明刊本今已不多覯，況此卷帙完整之元本，予安得不頂禮奉之！每册有「金源庫印」朱方印。跋三則：

宣明論方金大定刻本世所傳者十五卷此七卷本爲劉氏原書未經竄改且尚是當時最初本珍逾宋刊寶之直二十兩

河間處士劉完素宣明論方金大定刻本世所者（？）十五卷此七卷本乃劉氏原書未經改竄者金刻字畫遒勁峻勵此則南宋重刻本也證類本草金刻極精亦有（有字原文圖去）南宋翻金刻者善小字密行巾箱本也。

序馬重素黑丁乃劉氏之門人也見阮文達經進目提要其序遂是書亦僅據世俗所傳之十五卷本未嘗書及七卷本也則是書之不易得可見已　按自序劉君所著尚有內經運氣要旨備論一書凡七萬餘言九篇分爲三卷又有素問云機源（原文下同）病式皆未見源病式已錄於經進目亦馬序也金源刻本觀宋本爲難得此尤難得中之難得者也惜無以方書忽之

右二書，予初爲友人宋人仁先生收之，遂爲海照樓物。嗣予以愛好二書，堅諸其
割愛，宋君執不可，幾至面紅耳赤。然終以予著之篤，而末君亦以彼此有千年之
雅，且深知予依書爲命者，不忍過拂予意，乃慨然舉此二書歸我；予當珍守勿失
，庶不負良友之厚意也！

新編黃帝素問藥證宣明論方十五卷 明正統刊本

金劉守眞撰　明熊宗立補校。半葉十二行，行二十一字，雙黑口。前有「題重刊
宣明方後」，存三葉，缺末一葉，故不知何人所題，更不知尚有宗立諸人之序否
？諦其梂墨板刓　蓋正統年所刻，至遲不出成化。按此爲人間孤本也。予既得元
刻宣明論方，曾以校吳勉學刻醫統正脈全書本宣明論方，怪其何以將分門科類總
十八門，諸藥炮燵炙燒例二葉刊落，並刪去每卷諸方總數，與析爲十五卷，疑其
不祖元刊，及得此本，始知勉學據以鏤板者，乃宗立之本，是本匬例之失，讀者
如覺易得之吳刊本，卽可知之。惟此本每卷諸證門上有竹葉紋魚尾。目錄雜證，
統論，及每證之「病」字，「新增」與全書諸方名主治等，皆黑底白字，板式雅
近元刊（惟元刊主治皆黑字），而字體尤富元刊胎息，直下元刊一等。脫無元刊
及宗立之名，人將以此本爲元刊而受欺矣，蓋熊刊此書時，上距元末，爲時財六
七十年，猶不失元代典型也。據題後稱：「惜乎舊坂朽窳，久而無傳，致有滄海
遺珠之歎；及予奉命至閩，以董學爲職，公餘遍諸生徧訪閭之醫肆中，僅得數本
而讀之，牽皆字畫襍糊，卷數缺漏。……遂命書林君子熊宗立校正修補，復成
全書，於是助梓重刊，以博其傳，庶無負古人之用心也」云云。足知元刊在明初
已罕，而此本與元刊歧異之原因矣，其詳予有「三本宣明論方校勘記」。惟元刊
前人已有著錄，獨此本各家簿目，從未記載；可不謂爲人間絕無僅有之祕笈乎！
初，予偶過中國書店，郭石魁先生語予，新收二種明刊醫書，一爲萬曆刊痘疹傳
心錄，一卽此書，謂爲明初刊書，予初疑之，以簿錄中從未見此書有明初刊本，
急索其書。則云已被北平修文堂甲班孫實君賭去，乃立蹤跡孫君寓所，傳心錄尚
在，而此書已被抱經堂攫去，予强孫君收回，則某甲又從抱經堂攜走，議價已成
矣，予惋惜久之，然仍不絕望，又迫孫君設法索同，幾經參涉，始得退遠孫君，

中华医学杂志（三）

中又攜證來蓋閣申非。懼爲平原之續，促其漏夜取回，次日凌晨，予卽在其寓所抱書而反，如獲寇城之捷。費時亘數星期，誠所謂一波三折也。一書之難得如此，豈彼坐擁古歉者所知耶？前有「古香樓」楕形朱印「休寗汪季青家藏書籍」朱方印，又每卷後多捺「柯庭流覽所及」朱方印。皆明人藏書印也。至痘疹傳心錄，寫刻亦精，有「遠寗堂印」白方印。索價財及此書之半，予以宣明論方一書，已損半年之糧（若在戰前當云損五年之糧），張羅始靈，已無力及此，故未收。

瑣碎錄醫藥類三卷　日本抄本

宋溫革撰　日本安政二年寫本，以朱筆引醫方類書是齋百一方等書校點，按革之瑣碎錄，爲宋時一大類書，宋元以來著述，時有引見其書，清褚人穫堅瓠餘集卷四舉析拔事，亦引見革書，如非轉引，則清初猶存也。但宋史藝文志不載其名，宋史亦無革傳。惟同時張杲醫說卷七，稱：革字叔皮，爲郎中。明凌迪知萬姓統譜卷二十二，亦載革事，謂革石城人，賣元中，上書願納家貲，盡市國子監書云云，則革乃北宋人，亦讀書種子也。革之事略可考見者，僅此。此書每條悉立一題，不注出處，似革原書，惟校宋元醫書所引，有爲此本所無者，有與此本文字相異者，似又爲後人輯集者。然就體例言，仍恐爲原書，其不見此本者，或引書時誤誤耳。所記多屬驗方，而兼服食禁忌事。亦有病名已爲今人不知者，如卷上治齱甲方，「齱甲」似指指甲粗厚之病，乃疾病史上有關之史料。又書中時有「賀私考」三字，此賀疑卽小島賀也。

醫說十方續醫說十卷　明萬曆刊

宋張　杲撰，續明俞弁撰。明吳中永刊。

醫學源流不分卷　日本寬永刊

明熊宗立撰，日本寬永九年孟春刊，卽吾國明崇禎五年也。半葉十二行，行二十字。前有天順二年吳高序，正統十一年自序。後有景定元年自跋。是書簡述歷代名醫，自三皇以迄朱彥俯。俗人有引歷代名醫圖贊，或名醫圖，而書實無名醫圖像。據熊跋，謂唐甘伯宗撰歷代名醫，已繪列成圖之說。而宋許愼齋又作「歷代名醫探源報本之圖」，書皆不傳，未知其爲圖表之圖，抑圖像之圖也。此又據據

寅原書校訂增補者。其書雜采史子百家之言，而人之時代前後倒置，如唐慎微韓保昇輩之三國時之吳人，而與董奉諸人並列，殊可駭怪。但其他名醫著述，時亦獲此書而存其梗概，瑕瑜互見，可節取焉。後之徐春甫醫統正脈大全，亦取材此書而重編之，清初陳夢雷圖書集成醫部至錄歷代名醫傳，又多取材於春甫書，則此書其可缺乎？是書版刊，尚存正統本之舊，且係三百年前日本刊本，良足貴也。

人身說概二卷　清嘉慶抄本

明耶西會士鄧玉函譯述東萊後學畢拱辰潤定

人身圖說二卷　清嘉慶抄本

明遠西耶蘇會士羅雅谷，同會龍華民鄧玉函譯述。按右二書爲明末歐西天主教士來華第一次介紹生理解剖學之書，鄧玉函 Tereny，（Jonnes）字函璞，原名斯萊克（Schectk），一五七六年生於瑞士，一云日耳曼人（明史意大利亞傳作熱而瑪尼國人），於明泰昌二年（1621）來華，卒於崇禎三年（1660）。羅雅谷 Rh-o（Giacomo）字味韶，意大利人，天啓四年（1624）來華，卒於清順治十年（1654）。龍華民 Nicoeous Iongbordi，字精華，意大利人。萬曆二十五年（1597）來華，卒於順治十年（1654），三人卒地，皆在今之北平也。畢拱辰，字星伯，掖縣人，此自署東萊，舉其郡望也。萬曆丙辰進士，殉於崇禎十七年（1644）二月太原國難。二書各家書目，甚鮮記載。惟清道光間倪模江上雲林閣書目，韓嗚唐讀有用書齋書目收之。王韜泰西著述考僅舉說概之名。清人著作引用圖說者，惟劉獻廷命正燮萊，而引用說概，似僅鄭復光（道光時人）鏡鏡詅痴一書而已。惟諸人引用此書，乖謬可笑，益見原書之可貴矣。自明季李自成張獻忠輩，流寇關中，稱兵犯闕，繼而多爾袞挺禍關內，公私府庫，悉付灰燼，二書適丁其會，其爲昆池叏灰，又不知其幾何也。中更敎案，國人視西人述作，如蛇蝎遶身，掃棄惟恐不盡，是猶祖龍之火，繼以咸陽之燬，二書存亡，渺不可期；而昔賢傳播學術之心，將不復爲世所知，幸有此本，尚存天壤。用知哲人組麗，而道心不亡，撫茲遺篇，懍乎如在。古人謂吾有神勿護持，豈指此乎？至二書在中國醫史上

價值，非彼自矜孤本祕笈者，可與等量齊觀。願書爲天下公器，他日有力，顧影印行世，姑先志此，以爲息壞。〇予作「明季西洋輸入之醫學」，即此二書所引起，亦以此二書爲主要參考書。今草創强半，尚未完篇也。

後知二書北平燕京大學抄有張蔭麟藏抄本，徐家匯天主堂藏書樓又從燕大傳抄。與此本行格相同，間有錯字，圖亦較遜。蓋書三傳而多亥豕，自無舊本之佳也。

青囊雜纂殘卷　　　明天順刊

明邵以正輯　天順三年刊，半葉十二行，行二十字，原書八卷，今存者爲祕傳經驗方一種，尚不盈一卷。是書殷仲春撰醫藏目錄時，祇見胡文煥刊本，而不知已有此本。書雖殘缺，著之亦可爲言版本者之一助云爾

東垣十書十種三十二卷　　　明萬歷刊

明趙開美王輯　半葉九行，行二十存，萬歷間王肯堂據嘉靖八年光澤王本所刊。前有王肯堂序，嘉靖八年光澤王序。東垣十書在明凡五刊，一爲成化年間海南書屋初刊本，一爲正德種德書堂本，一爲嘉靖八年光澤王本，一卽此本，最後爲與王同時吳勉學本，吳本卽據此本重刊者，而溢出瘡疹萃英一種，此本尚屬初印。有「孫本堂」「士方」朱印，「姜印問歧」，「虛無自然」白方印。「萬堅松」朱圓龍文印。「神農遺業」，「東海仙靈室藏」「秋農」朱印。

古今醫統正脈全書四十四種二百四卷　　　明萬歷刊

明王肯堂輯（原葉有「金陵疆古堂百城樓藏版」。前有吳勉學萬歷辛丑序，彭好古序。按此書實集金元以來醫書之大成。內除素問，甲乙，中藏，脈經，難經，傷寒，明理論，金匱等書外，合劉河間醫學六書，東垣十書，丹溪心法，（包涵脈訣指掌，及門人戴元禮金匱鉤玄，醫學發明，活法機要，證治要訣及類方等），儒門事親，陶華傷寒六書而成。金元以來名家著述，已略盡於是矣。是書爲吳氏陸續刊成，俱字體除素問據顧定芳本復刊外，餘皆一致。因卷帙浩繁，且又刊於三四百年前，如斯完整不甚多遇。今所見者爲光緒間重刊本，自無原刊精密。予友丁濟民於吳氏此書所刊，猶致欽慕，嘗欲依目擇元明原刊精本重刊之，予甚

題其書，若能實現，亦書林盛事。

新刊三丰張真人神速萬應方四卷　<small>日本舊
抄本</small>

明孫天仁集　日本張書林梓德堂葉郡齋刊抄，第一卷爲神仙補養之方，前有無名氏張三丰（原作羊）眞人仙方，中有承宗文皇帝勅太監生祥等訪張三丰勅文，及永樂十九年胡濙（濙）與朱祥等潤文。第二卷爲醫科世系節要，蔽十三代名醫，全仲齋十三科（方脈科，傷寒科，癰疽科，內科，外科，婦人科，小兒科，鍼灸科，脈科，咽喉口齒科，筋鐵科，祝由科，收禁科又名產科）。傷寒冰鑑，救重墮法，傷寒冰鑑辨舌論（前有至正辛卯杜本序可參傷寒點點金條，又此云至正辛卯代年錯誤，醫籍考已辨之）卷三內外科諸方，婦人科，兒科，眼科，咽喉口齒科，證科，祝由科等，蓋雜采各家之書而成者。三丰始末載明史方技傳，爲明初人。而孫天仁始末未考，蓋爲弘治以後之人，因內第三卷外科有梅瘍瘡方，可證，其自號容山探玄子，亦方士之流也。此書傳世甚稀。此爲日本奚暇齋物，有「奚暇齋讀本記」隸印書朱印。上杭羅氏得自日本，遂爲十齋同心蘭室物。今歸予插架。

素問六氣玄珠密語十卷　<small>舊抄
本</small>

題：唐啓玄子王冰述　朱絲格抄，版心刻有仁濟山房四字。此書予見有三本，一爲正統道藏十七卷本，一爲號稱從宋刻本抄本，吳鳶拜經樓藏之；予亦獲此抄本。此本十卷，最爲足本。按此書十卷宋時已然，如晁公武讀書志所載（此撮郘亭書目今匆匆檢閱涵芬樓景宋蜀郡齋書目無此目）與通志藝、及林億等校素問序等，皆十卷也，明初呂復所見尚然，其後始有十七卷目，蓋始於正統時。是本十卷三十篇，適與郘亭在丁禹生許所見本合，其爲宋時原帙無疑，是本與十七卷本錄目分卷不同，今按此本之一卷，十七卷本之第一二卷，此本之二卷，十七卷本之第三第四卷。此本之三卷計三十六葉，十七卷本全闕。此本之第四卷，即十七卷本之第五第六卷。此本之第五卷，即十七卷本之第七。此本之第六卷，即十七卷本之第八第九卷。此本之第七卷，即十七卷本之第十卷第十一第十二卷。此本之第八卷，即十七卷本之第十三卷第十四卷。此本之第九卷，即十七卷本之第十五卷第十六卷，而文多岐異，並有缺文甚多。此本第十卷，即十七卷本之第十七卷。

中华医学杂志（三）

此本爲首約多五葉，且丑未之紀後太宮下至太羽終注文完全無缺，此其大較也。故此本卷少於十七卷本，而文多於十七卷本；且文字誤舛，小題裁併，十七卷本尤甚而有之。亦足見此本之善矣。此本亦從雲間沈氏纖譾廬散出，書簽有「仙藁室」朱長方印。

素問六氣玄珠語十七卷　清道光　抄本

題唐啓玄子王冰述，道光二年樹德堂主人抄前有王冰自序，目錄後有滬城成孚氏識，全與拜經樓藏書題跋同。似從拜經樓本所出，惟此本有可疑之處，即全書皆素紙所抄，中惟五葉，係藍格抄，版心有振賢堂三字，字亦與全書不同，則成孚氏之跋，當爲後人補入，非原本也。且此本王冰自序，文與拜經樓藏本，十卷本皆不同；書中文字大抵與道藏同，僅稍有文字間之歧異，可知既非從拜經樓本抄出，亦非全出道藏本，而必別有所據也。今將此本王冰序錄後：

余少精吾道，苦志文儒，三冬不倦於寒聰，九夏嘗辭於炎暑。後因蒯聖臨朝，用是退居山野；悟懷古今，感沒世之無稱，珍惜光陰，慮流年之難再；纜日優游，寄情神術，專心閒道，執志求賢，幸遇玄珠，迺師事之爾。耳提面命，亦既有年，啓昧折迷，漸窺閫奧。乃授余以靈素真詮，奇伯鬼俞區祕旨。古聖有言：六氣之道，本天之樓，其來可見，其往可追，可以注之玉版，藏之金匱，傳之非人，殃墮九祖。余既不遇身遇志求之士，不敢湮沒歷代之傳，爰述直言四表，共一十七卷，頭尾篇類義同，其目名曰玄珠密語，藏之名山，以俟將來。道不終隱，解人不逑，軒帝之蘊，必有時而昭；靈蘭之義，必有時而著；有倖神而明之，則覬天之道，執天之行，盡其天年，身登上壽，保合一世，共樂太和，余蓋跂予望之矣。自號啓玄子，因遇玄珠子，與吾啓明也，所以志幸，且示不諼云。

臞仙活人心二卷　日本寬政抄

明玄洲道人涵虛子編　日本寬政十二年（清嘉慶五年）十二月日人藍川順據嘉靖刊本抄，並用藍筆據別一本校。半葉九行，行十七字。前有自序，罟「前南極沖虛妙道氣君臞仙書」。按臞仙爲明太祖子，封寧獻王，名權，臞仙其號也。此書

中多道家養生導引之言，上卷載保和湯，和氣丸，養生之法，治心，導引法，六字訣，保養精神，枕囊飲食等方。下卷載玉茂二十六方，加減靈祕十八方。末有「嘉靖庚戌虔州府新刊」十字二行。底襄有「寬政十二仲冬，盛川顧書」十字一行。及「文化元甲子九月十三日，同僚加藤本書見示華本書，一本者即華本也」。二十七字跋一則，蓋校時是文化改元之年也。此書諸家顏鮮著錄，惟朝鮮有刊本作「活人心方」，楊守敬觀海堂所藏，即朝鮮刊本也。前有「盛川家圖書記」「伊澤氏酌源堂圖書記」「森氏開萬册府之記」等朱印。

循經攷穴二卷　　清初抄本

不著撰人姓氏，下卷背部圖八膠穴圖緒後有嚴振滄翁職語，未知撰者即其人否。此本各家書目不載，惟考明高武鍼灸聚英發揮，清錢曾讀書敏求記皆載元忽公泰金蘭循經取穴圖解，據高錢二人之言，知此書本循經取穴圖解而增修者。今公泰書已不見，得此猶能得其髣髴也。是書上卷首有十二經陰陽傳注，內景賦。取穴編上載十二經。下卷載臟腑經脈與附奇經八脈，後附臟腑骨度背腹圖廿二幅，與嚴振背部圖八膠穴圖，胸腹部穴圖辨文二篇。其說皆祖內經；奇經八脈則引李時珍語。惟圖中有一幅爲歐希範五臟圖。其圖異於明清人所作之內景圖，或非依託也。予久欲考索吾國古代內景，希範五臟圖尤所冥想，惟諸家簿錄，皆云已佚，幸賴此書以存，是知天之未喪斯文也，可不珍異。

寓意草不分卷尙論篇四卷首一卷醫門法律六卷　　明崇禎刊本　清順治刊本

清喩昌撰　有即世稱喩氏三種也。寓意草首有越東周籀序，次有崇禎癸未自序，版心刻有篇目。序中凡遇國家，上、朝廷、聖天子皆提行高一字，知爲崇禎原刊本。其餘二種皆有蒙叟錢謙益序。尙論編謙益序作於重光單閼，自序作於順治戊子，醫門法律謙益序作於甲午，自序作於順治十五年。二書版心皆不刻篇目，惟屛葉有爽錦堂主人職語三行，蓋成書較板，悉在近代以後也。考清初無名氏牧齋遺事，命嘉言與蒙叟交甚厚，並言僧本言姓朱，不明之宗室，謂革後諸姓加朱以掠爲余，後又易朱以削爲命；俱未言其最後加口爲喩也。惟寓意草已姓喩，未詳

其故。惟言書傳刻最多，故原刊極難得，此編係原刻初印，珍逾李濤明本也。

右錄爲予信手摘錄而成，不復分類部居。覽者諒之！

A Note on Some Rare Medical Books

H. C. FAN

From among the great number of old Chinese medical books which the writer came across, sixty-one rare editions were selected. The title of each book, name of the author, date of publication and contents of the text were described, with particulars concerning the type used, style of printing, quality of paper and other details of the edition.

本誌編輯部啟事一

按本誌投稿簡章，凡來稿經本誌刊載後，概贈該文單行本廿五册。惟近以郵局不收寄往內地之印刷品，致該項單行本無從寄發，祇得暫存本社，一俟郵遞恢復，卽當補行寄奉。恐勞內地惠稿諸君垂詢，用特聲明如上，諸希　諒鑒是幸。

本誌編輯部啟事二

本誌第二十七卷第九期「福建省之肺吸蟲病」一文中之附圖，因製版時失察，致將連城及龍岩西端之「長汀」縣名及第一第二中間宿主兩種符號遺漏，影響全文匪淺。茲特啟事更正，希讀者　亮督，並向作者致歉。

醫　史　特　輯

在華新醫先進像傳

王吉民

（中華醫學會醫史博物館）

　　泰西醫學自嘉道間輸入中土以來，發展頗速，現各處醫院醫校林立，中央政府且設衛生署，各省亦設有衛生等局，此端賴前賢創造奮鬥，歷盡艱苦，始有今日之□□。嘗讀歐美雜誌初期來華新醫先進之事跡，或創辦醫院；或設立醫校；或翻譯醫書，莫不專心一致，忠於其事，殊合人欽佩。惜各文散載報章，尚無專篇立傳彙合成書，以表揚先哲之功績而作後人楷模。筆者不揣固陋，仿阮文達疇人傳例，撰作在華新醫先進像傳，編成若干篇，因限於時間，僅先選擇六人，其餘俟有暇當續行發表焉。

1. 皮爾遜 (Alexander Pearson)

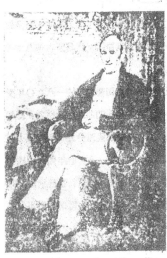

皮爾遜 (Alexander Pearson)

　　皮爾遜醫師為英屬東印度公司醫官，生卒年月不詳。其初至遠東在一八〇五年，以種痘法傳入廣州，實為西方醫術輸華之嚆矢，曾撰『種痘之理論與技術』一文，由斯當敦爵士漢譯印行，此術即備受社會歡迎。因鑒於求者日眾，非少數公司同儕之義務協助所能為力，乃於一八〇六年招募華籍員生多名親授此術，邱浩川即其一也。邱又名Hequa，以其頭部特長，故亦有長首醫生之雅號。其人遂為皮醫師得力助手，幷於種痘法之推廣，厥功甚偉。氏曾致力此業三十載，受種人數竟達百萬之譜。所著引痘略一書，亦風行全國焉。

當是時，東印度公司之醫官恒以醫藥傾助貧苦。並在澳門廣州等地籌設醫藥局以遺福華人。其中於一八二〇年所創設者，乃皮醫師之助理律文司頓醫師及被稱爲『傳教之父』之英禮信牧師二人之力。英牧師曾一度在東印度公司充任中文翻譯兼教員。皮醫師於一八一二年曾師事之。醫藥局之事工亦常得其協助。

一八一六年皮氏於其第一次呈牛痘局之報告中，詳敍種痘法傳入之歷史及其進展過程。旋於一八二〇年譯成中文。此後於一八二一至一八三三年間共出報告三次。皮氏孜孜矻矻，督促其所授生徒工作，凡歷二十七寒暑，未嘗稍懈。故當其離華前，不特能目視此術之得建立於廣州，益且播及他省，遠至北京，深自欣慰。皮氏之名，中外崇仰。嘉約翰醫師有言曰：『我醫界中歐功之偉有能如雅納爾之不辭勞瘁，以行善灣世爲職志者，其惟皮箇遜乎。其名將載諸簡册而永垂不朽，宜哉！』湯姆孫醫師於一八三二年之 The Chinese Repository 中曾撰一文，題爲：『來華行醫之第一恩人』，以貽皮醫師，誰曰不宜。

2. 哥利支 (Thomas Richardson Colledge)

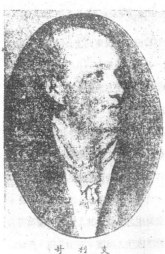

哥利支
(Thomas Richardson Colledge)

哥利支多瑪有『中國人之友』之稱，一七九七年生於英之北捋頓縣，畢業羅垱，習醫於蘭斯德醫院及聖多瑪醫院。爲名醫古伯明士得意門生之一。

哥氏爲東印度公司醫官，於一八二〇年受命來華。曾目視廣州澳門間之無數盲者，踽踽街頭，杖策而行，不禁遽焉憂之，誓以精力財力爲盲者謀解救。乃於一八二七年開辦中國向所未有之澳門眼科醫院，期藉新穎醫術以嘉惠貧病。此院之開設，實爲在華醫藥傳道事業之前軀。

一八二八年因公司厰址之遷移，哥氏勢必隨赴廣州。澳門院務乃交皮箇遜醫師主

持，皮氏至一八三二年離院。在此期內，患各種目疾之經治全愈者，有六千人之譜；雙目復明者，爲數亦衆，是以羣贈扁額，歌頌功德，尚有少數留存至今日者，其中尤以辛納烈所繪油畫一幅，寓意最爲切當。圖示哥氏正爲一盲者割治障翳（本會印有照像懸於博物館）。哥氏既抵廣州，即與寓居城內之美人白蘭臣醫師合作，并得其贊助設一醫藥局。後哥氏脫離該局，繼想與白醫師合作者爲東印度公司副醫官考克司醫師，至一八三四年該醫藥局停辦。一八三三年哥氏在澳門與美國波士敦女士名薛蘭白者結婚。

一八三五年哥氏發起創辦英國海員醫院籌備會，一八三八年協助白利門伯嘉等醫師設立廣州醫藥傳道會，并連任該會會長達四十年。茲按通常之名稱，哥氏並非醫藥傳教士，然其爲人富有熱誠與虔敬之心，願以一己之才智，竭誠奉獻，服務人羣，推廣宗教。當伯嘉彼得於一八三四年初受差會之命而來華，抵廣州時哥氏予以熱烈歡迎，二人遂成莫逆。哥氏於二醫藥局所得之經驗及其在廣州澳門間與英國商務之關係，在在俱足爲少年伯嘉之助。哥氏於一八七八年離華，一八七九年卒，年六十有二。今日白博濟醫院內立有哥利支醫舍一所，以爲紀念。湯姆遜醫師曾譽之爲在華教會醫師之開祖云。

3. 伯　嘉　(Peter Parker)

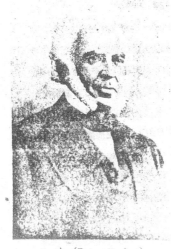

伯　嘉　(Peter Parker)

美人伯嘉彼得，一八〇四年生於馬薩諸塞州之弗蘭明罕城。父務農，生一子三女，彼得爲其獨子。初肄業於安麥斯特大學，旋入雅魯大學，得醫學及神學學位。於一八三四年抵廣州，爲新敎醫師奉美國差會之命來華之第一人。初在新加坡學習中國語言近一載。翌年回廣州，倡設醫院於新荳欄廠地。自一八三五年起至一八五六年爲火所燬止，該院工作未嘗間斷。此卽博濟醫院之前身，爲遠東敎會醫院之最早開設者。

伯嘉醫師於醫藥傳道會之組織爲其獨特偉績，亦屬全球創舉。蓋欲使敎會醫事工作之基

中华医学杂志（三）

礎得永久而鞏固，必需有切實之組織互相關聯，伯氏知之稔矣。乃與哥利支白利門二醫師草擬組織計劃，共策進行。一八三六年擬就草案。終於一八三八年在廣州舉行議會，而醫藥傳道會遂正式成立。

一八四一至一八四二年間院務因受戰事影響而中輟，伯嘉醫師乃買棹西遊，經美洲而至英倫，奔走講演於兩邦卓越人士之前。伯氏登高一呼，應者如響，於是輔助會紛紛成立。愛丁堡醫藥傳道會（該會至今尚存）其最著者也。

時伯嘉醫師已在美與政治家威勁司版之姪女結婚。中國戰事旣終，乃於一八四二年重回廣州，繼續行醫。一八四四年伯氏受美公使館職，至年任譯官，旋升爲代理公使。其在博濟醫院之職務仍繼續擔任，至一八五五年由嘉約翰醫師接替始止。伯嘉醫師精邃外科，對於眼科手術與瘤庭及四肢之割治，尤屬深邃。凡此俱在當時麻醉劑未發明前行之。伯氏爲膀胱結石施行手術之第一人，又爲麻醉劑輸入中國之介紹人。盡其應用遠在一八四七至一八四八年，距發明僅數載耳。

伯氏於一八四四年返美，旋因任公使職，重又來華。至一八五七年告退回國，寓華盛頓。在該地身兼數職，爲司密所門學院之監督，顧壽同盟會以及雅魯大學校友會會長。一八七九年起繼哥利支醫師任醫藥傳道會會長。至一八八八年卒，享年八十有四。著有在華施行外科手術之經驗一書行世。湯姆遜氏云，對於敎會醫事之發揚光大，伯氏之功無人過之。洵非過論也。

4. 洛卡 （William Lockhart）

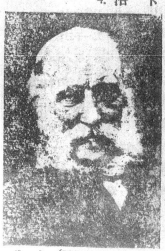

洛卡 （William Lockhart）

洛卡威廉一八一一年十月三日生於英之利物浦城，習醫於倫敦蓋氏醫院。一八三九年赴澳門，爲倫敦會會員受英國醫事差會之命來華之第一人。初任事於伯嘉醫師所立之醫院內，嗣因鴉片之爭，洛氏亦隨所有英僑離澳。一八四〇年（洛氏）抵舟山，即在定海開始工作；繼而遍遊寧波，香港，上海等地。遂於一八四四年在上海創立醫院一所，并自舉院務十餘年。直至一八五七年適値來華十九年，得第一次休假，乃買棹返英。洛氏在滬所設之醫院，即爲日後有名之中國醫院，亦即所稱山東路仁濟醫院。旋改名雷氏德醫院，爲紀念已故之雷氏德

氏而更易書。氏曾於一九二六年以鉅額產業遺贈該院。

當洛氏在英時，被舉為皇家外科學會會員。一八六一年再度來華，在北京英公使館任高級醫師之職，并創辦北京教會醫院一所，即以後協和醫院之基礎也。洛氏之名譽在均足使人傳誦，尤以今日巍然屹立於協和醫院內之洛卡堂，更其紀念價值。

洛氏留京至一八六四年春，告退回英，在彼邦布團奇仍繼續行醫，並為差會醫事謀進展。一八九六年卒，享年八十有五。

洛卡醫師為西方醫學輸華之先鋒。二十年來，遍歷爪哇，澳門，香港，舟山，上海，北京等地，個別治病，不下二十萬人；且所至之處均創設醫院。一生事業卽以開闢荒地而留待後來者之墾殖為務。除其平日所撰之多種醫事報告及關於中國醫學之短文外，營於一八六一年著書一冊，名『在華之教會醫師——二十年經驗之敘述』。內容詳述早年兩度在華之工作，實為嘉慶以後六十年間不可多得之醫學史料。至其個人之中文藏書已悉數捐贈倫敦教會總會，今尚保存於洛卡藏書室云。

5. 合　信　(Benjamin Hobson)

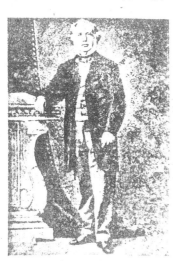

合　信　(Benjamin Hobson)

醫學士合信暱雅敏，一八一六年生於英北桑頓縣之威稱福，受倫敦會之委派，於一八三九年攜眷來華。

初入澳門醫院，裏助洛卡輩郎兩醫師。一八四〇年洛氏去舟山，輩途亦退休，僅餘合信醫師一人留院工作。迨一八四三年香港醫藥傳道醫院正式開設，合氏乃離澳門而至香港掌理醫院事務。後二年卽一八四五年，不幸其妻羅疾，竟卒於歸途中，氏乃返英。一八四七年氏再度來華，與英禮信牧師之女結婚，并辭去在港院務。莫牧師去世後，倫敦會之理事切望廣州醫務得能恢復，乃經詳密磋商，擇定廣州稠密之區金利埠為院址，工作遂得於一八四八年四月一日開始。同年六月八日，合氏遂

中华医学杂志（三）

攜眷卜居；嗣即掌理該院事務，致進展甚速，讀其臨診統計，深令人感奮。一八五四至一八五五年間廣州有清軍民黨之爭，傷兵至院求治者爲數頗衆。合氏因不勝勞庠，不得不於一八五四年十二月赴滬休養，勾留約一月之久。廣州戰事仍未止，地方騷擾不寧，醫務大受打擊。該教會醫院旋燬於炮火。至一八五六年情況更劣，勢難再留，合氏乃離院他適。翌年二月抵滬。得於其時見其所著之西醫略論印行問世。同年洛卡醫師回英，合氏乃接辦上海醫院院務。旋因辛勞過度，身體羸弱，於一八五九年返國，至一八七三年卒。年僅五十有七。

合氏與洛卡，伯嘉，嘉約翰，赫本諸醫師，俱爲醫界先進，而合氏獨卓越不羣。其組織能力之堅强，臨症條理之清晰，以及作事之况毅果敢，誠屬罕覯。且精通他國文字，能於工作百忙裏，從事著作，其功亦不小也。

當其在廣州行醫之初，即有志於訓練中區醫學人才。讀其書之卷頭語，雖明言著書之初衷，乃欲補救中國土法治病之缺憾，然謂其欲藉此以爲中國醫學人才訓練之助，亦無不可。

合信醫師之中文著作，計有全體新論，天文略論，西醫略論，婦嬰新說，內科新說，漢英醫學辭彙等，是爲西洋醫學說輸入中國之始，各書流行頗廣，影響中國醫學者甚大，且流傳至日本云。

6. 嘉約翰 (Glasgow John Kerr)

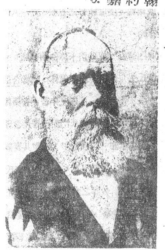

嘉約翰 (Glasgow John Kerr)

嘉約翰醫師一八二四年十一月生於美利堅之俄亥俄州，一八四七年卒業於斐勒德爾斐城之約弗遜醫科大學。一八五四年五月來華，任事於伯嘉醫師主辦之土醫局內。一八五六年，中英起釁，局址悉遭焚燬，嘉氏乃於翌年返美，與莫斯來女士締婚，蓋其前妻已於一八五五年病故澳門。一八五八年，戰事告終，嘉氏於是年重來廣州，在增沙街租地建院，再理故業。至一八六五年購得仁濟大街空地一方，即日後之博濟醫院也。

嘉氏主理院務垂四十五年之久；統計病人之留院醫治者三九，四四〇名，踵門求治者七

，四〇三，三四〇名。嘉氏為外科聖手，其於施術膀胱結石摘出術及截石法，尤獨具心得，曾割治大小各症四八，九一八次，其中取膀胱石者一，二八四次。聲譽遠播，中外聞名。間各國醫師割治膀胱結石症之次數有出嘉氏右者，恐不過一人而已。用是此症之特殊成功，使氏獲得崇高之令譽；雖然，以嘉氏之精邃外科，其手術固不僅限於結石一症已也。故在中國行醫之外科醫生中未有如嘉氏之聲名赫弈者；洎於一八八七年中國醫藥傳道會組織後，即被公舉為第一任會長并醫報編輯。且繼伯嘉醫師之後而長廣州醫藥傳道會，自一八八九年至一八九九年歷十年之久。

嘉氏任事，不辭勞瘁。除平時日常綜理醫務外，更設醫校以教授生徒。入其門者數百人，得有卒業證書者達百五十八。且使中國女子得於一八七九年受醫事教育，更屬創舉。嘉氏鑒於痘症之猖獗，即建議愛育善堂，添設痘科一門。復招生徒多人，以三月教育法，授以種痘之術；更廣事傳播，以期普遍。嘉氏於教授之餘彙事譯述；著述宏富，實不愧為繼合信醫師之後起者。自一八七一至一八九九年間出書，計有化學初階，體質窮源，體用十章，割症全書，炎症新論，裹紮新法，內科全書，內科闡微，西藥略釋，眼科撮要，婦科精蘊，花柳指迷，皮膚新篇，衛生要旨，英漢病名表等十餘種。所著範圍至廣，深合應用，誠為不可多得之醫學書籍。嘉氏又廣撰他書，并於雜誌報章發表短文；一八八〇年又創辦西醫新報，開中文醫學雜誌之先河。

中國向無精神病患者之收容所，有之自嘉氏始。其間歷盡艱困乃告厥成。初嘉氏憫精神病患者之痛苦，感設立精神病院之壓切需要，遂於一八七二年向醫藥傳道會建議此事。僉以問題嚴重，不予通過。嘉氏志不稍挫，竟盡傾一己所有，於一八七二年購得下芳村地十七畝以為基址，而建築費仍付闕如。直至一八九八年，此願始償。爰建屋二幢，而此嘉惠精神病患者之惠愛醫院，乃得於二月二十日正式啓幕矣。該院在一九〇四年前尚屬私產，至一九二七年由廣州政府承辦，并更易其名。

當嘉氏肩荷此新工作時，年已七十有二。其時在博濟醫院有與少年同儕意見相左之處，中心不免怏怏。乃於一八九九年辭去醫院及傳道會職務，決以全力為精神病患者服務。一九〇〇年遷入病院居住，以終其年。一九〇一年卒，享年七十有七。卜葬廣州城外白雲山近道會牛王崗之教會公墓。嘉氏一生曾為醫院行政員，教師，作家，更為慈善家，又為醫藥傳道士。司比亞氏在教會調查月刊中曾撰文論曰：『嘉醫師於醫

藥事工之成就固偉矣；然最足稱道者，渠實爲眞正之傳敎士也。嘉氏逢人帆宣揚基督；以和藹，誠篤而又嚴之態度，常作濟人傳敎之事。』

當時頌揚嘉氏者，實繁有徒。於其去世後二日，香港報章即登載一文，頗爲懇切。其言曰：『在華南之傳敎士中，事業之光大，聲名之崇高，未有如嘉醫師者也。』嘉氏深受中國民衆之感戴，是以殯葬之日，執紼者數以千計，墓之旁豎立花崗石一方，上鐫中文字數行。其詞曰：

『醫學博士兼法學博士嘉約翰先生，生於一八二四年，卒於一九〇一年，爲美國長老會敎士。一八五四年來華主持博濟醫院院務，垂四十五年。嗣後在華首創精神病病院。誠衆所敬仰之醫師也』。

Some Pioneers of Modern Medicine in China

K. C. Wong

Chinese Medical Association Historical Museum

Modern medicine was introduced into China about the Chia Ching period and in the course of a little over a century it has made substantial progress. At the present time hospitals and medical schools are found all over the country. A National Health Administration has been instituted by the Central Government while health bureaux have also been established in most of the provinces. These are all due to the efforts of the pioneer medical missionaries who devoted their lives to the founding of hospitals, the establishment of medical schools or the translation of medical books. The present article attempts to give a brief biographical sketch of six of them, namely, Dr. Alexander Pearson, Dr. T. R. Colledge, Dr. Peter Parker, Dr. William Lockhart, Dr. Benjamin Hobson and Dr. G. John Kerr. It is planned to gather more material and compile a booklet on this subject in future.

北平醫藥風俗今昔談

李　濤

（北平協和醫學院中文部）

北平是金元明清，四朝的首都（1），自金貞元四年（1156）起到民國十七年爲止，爲我國政治和文化中心者，已近八百年。居民無眞正土著可言，大部分是全國各民族優秀分子的後裔。雜居以後，彼此仿效，選擇的結果，漸漸演成一種特殊風俗。這種風俗更藉政治中心的便利，迅速的流傳到全國。如此往復循環，無時停止。所以北平的風俗雖有代表多種民族習慣和各地風氣的資格。

病和死是人生最大問題，現在有多種風俗，往往是古人遺下來的却病和延年的方法。由這些風俗便不難看出古人對於疾病的態度。

祭　神　驅　鬼

古人認爲疾病是鬼神所致，每逢年節大典，便要祭神驅鬼，所以祈福禳災。

說到祭神。中國是多神教的國家，北平又是全國廟宇最多的地方，全市廟宇多到九百五十一座（2），或者更多於此，也未可知。每到年節，便入人想到那裏去獻祭，求神保祐。正月可以說是祭祀最忙的月分，初一到十五是大鐘寺，朔望照例是東嶽廟，初二是財神廟，由初一到十九是白雲觀，在這些日子裏，香客極多，眞稱得起「肩摩踵接，車馬塞途」了。三月初一到初三是蟠桃宮，三月十五到三十是東嶽廟，四月初一到十五是妙峯山，二十八是藥王廟，五月初一是城隍廟，十三是關帝廟，七月十五是城隍廟會，盂蘭盆會，九月十五是財神廟（3）。這些廟會都是祈福禳災的所在。可見大部分的北平人自昔至今終年是被這些廟宇支配着，眞所謂神權的社會。

先從東嶽廟來說，這個廟建自元代，神像最多。位於齊化門外，其中最著名的是七十六司（4）。其中與醫學有關者，有黃病司，宿業疾病司，瘟疫司，墮胎司，

毒藥司，杠死司，施藥司，長壽司，及生死司。文昌帝君殿內又有銅騾磁馬各一匹。有病的人，按著病的部位撫摩一下，便可痊癒。現在銅騾的耳，目，膝，背等處全都被按得光亮，由此不難想見北平人疫病率的大概。據說婦女摸來銅騾的陰部可以生子

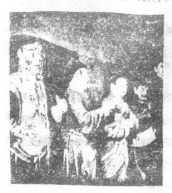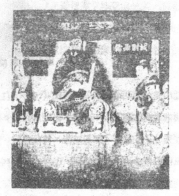

東嶽廟之宿業疾病司

（按宿業疾病即不易治癒之病，患者非求神力無效。上圖右為正面，左為側面，據謂日久不癒之病如腫瘤，可按自己所患地位，買膏藥一貼，粘於最左之泥像上即癒。）

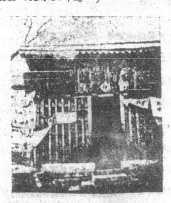

北兵馬司之土地廟所懸布圖多至數百，所有對面之牆壁及左隣之牆壁皆被掛滿，真稱得起「平民的醫院」。

，所以陰部也很光亮。此外子孫娘娘殿中有多數泥人，布人，蜜人，缺乏後嗣的人倫去一個便可求子得子，俗稱「拾娃娃」。西跨院設有三皇殿，配以十大名醫。其十大名醫姓名與什剎海西岸的藥王廟所立的萬曆三年碑相同（5）。又有瘟瘟殿是主病瘟

麼的所在。

　　其次白雲觀在西便門外左二里的地方，建於唐朝，元世祖時邱處機在此羽化。正月十九日，都人皆集白雲觀，謂之「燕九」，相傳十八日眞人必來，於是羽士海人於十八日夜，達夜候之，謂之爲「會神仙」。有緣遇之可以却病延年，成仙得道，富壽雙全。其中有呂祖殿和華佗殿，直接與醫學有關。有病的人到此求醫者非常的多。華佗殿中並附祀扁鵲，和█等名醫，牆壁上還貼着他們的誕辰，但是我們及誕日的根據，他們却答不出來。觀內還有順星殿，塑有二十八宿和七星像。祭者向己命所屬星宿，虔誠叩禮，敬獻香燭並油錢，能消災致福。期望保一年順利者，亦可向本年自己值年星宿求降福。

　　北平呂純陽的廟很多，最著名者爲崇文門內的呂公堂，建於明朝成化初年，相傳祈夢最靈，以前科舉時代，舉子多來此祈夢。現在每逢朔望，祈病者仍是不絕於途。每到四月十四日，呂祖生日，香火尤其興旺。呂祖的靈簽共八十一枝，每個簽對於疾病和孕產都有解答。但是這種解答十九都是模稜兩可的，例如「病遂愈」，「病未痊」等等。其次琉璃廠的呂祖廟，每到正月，因爲廠甸廟會的原故，求簽問卜的人絡繹不斷。同治都門紀略載有詠呂祖祠云：「京師神聖重純陽，呂祖祠間好追摹，問事求方香不斷，多多匾額亦爭光。」此外，則和平門內之呂祖閣，香火亦盛，廟宇亦頗宏大。

　　四月十三日是藥王廟開廟的日子，有很多人去燒香。到了二十八日是藥王誕辰，尤其熱鬧。北平市有九處藥王廟，全是人山人海，而且藥舖大約都是減價三天，醫生施診，眞是我國醫藥界唯一的紀念日（3）。東料廟內藥王殿的簽，分男科，婦科及幼科，每科八十一枝。男科的簽詳載病源，豫後，方藥，眞繁冗且超很具體的藥方了。

　　北平西百餘里有妙峯山，由四月初一起也開廟半月。沿路有茶棚，有燈火，晝夜不斷。男女香客必恭必敬，甚至有一步一揖，三步一叩首的善男信女。

　　此外北平市的關帝廟，多至三十四處（3）。其次土地廟，觀音寺也都在十處以上，天仙廟也多至七處。這些廟都是問卜求方的所在，因爲不是專爲病人參拜的，所以從略。

　　八月十五是中秋節，家家買一個█████████的兔兒爺來拜。月當空徐徐升了月光

碼兒』，正中畫着一個立起來的兔子，用前腿捧着搗藥的錘子，據說正在那裏製長生藥呢。白兔搗藥的圖像早見於漢墓闕（7），可見這種傳說很早。至於中秋供兔的風俗，在明朝已然，北京歲華記曾記載過。彭蘊章幽州土風吟，月宮符云，「月宮符，畫成玉兔瑤臺居；月宮餅製就銀蟾紫府影。一雙蟾兔滿人間悔煞嫦娥竊藥年，奔入廣寒歸不得，空勞玉杵駐丹顏。」

十二月，通稱作臘月，正表示年終歲祭的月，所以祭神的事分外的忙。臘月二十三家家祭竈，供品用南糖或關東糖，為的是粘竈王的神口，以死在玉皇前言人罪惡。祭完，把神像焚之，稱為「送竈」。到了除日白天祭宗祠。夜間列長案於中庭，謂之「天地桌」。供以「百分」，「百分」者即諸天神聖之全圖也。「百分」之前陳列供品，供品上簽以通草八仙及石榴，元寶等，謂之供佛花。半夜以後，焚化「百分」，按序焚香，謂之「接神」。

其次我們談一談驅鬼。北平人一到除日，便家家貼門神，或說是神荼，鬱壘，或說是秦瓊，敬德，總之，是請他們保護家宅，不讓鬼進門的意思。這種風俗在明朝已盛行，所以北京歲華記已竟記載了。以前插芝麻稭於門簷窗臺，稱之為藏鬼稭。現在都將芝麻稭鋪於院內，任人踩之，謂之踩歲。又用芝麻稭支架，上附元寶，黃錢等項以為院景點綴。門窗貼紅紙葫蘆，曰收瘟鬼，目的也是降伏瘟鬼，免生災病。這種風俗曾載於帝京景物略，可見明朝已然盛行了。大約除夜二時家家戶戶燃放鞭砲，真是響徹雲霄，此接彼應，直到次日天明才漸漸停止。這種風俗正是沿襲古時爆竹逐疫的習慣。

元時有一種射草狗的風俗，在十二月的下旬，於西鎮國寺牆下，灑掃平地，束稈草為一人形和一狗形，令王公大臣交射之，射至糜爛，以羊酒祭之，這種風俗，也是祓舊災的意思，詳載於元史祭祀志。

現在仍然流行的，便是「打鬼」。「打鬼」又稱「跳布扎」，這種風俗清代很盛行，舉行的日期都在正月，初三（天咫偶聞）初六（東華瑣錄）或初八是旃檀寺，（帝京歲時紀勝說初八弘仁寺打鬼，按弘仁寺於廉熙五年改名旃檀寺）（6），十三至十五是黃寺，二十三到二十五是黑寺，二十九至二月初一是雍和宮。旃檀寺於庚子年被焚，打鬼儀式亦隨之取消。黑寺於民國七年火災後，也停止打鬼。近年僅有雍和宮

打鬼仍然舉行。現在將水曹清暇錄中記載打鬼的一段錄在下面。

「喇嘛打鬼者即古『鄉人儺』之意耳。喇嘛最尊者爲爲呼必喇吉，人稱之曰『胡圖克土漢』，說再來人也。次爲朝爾吉，次爲勻撒，次爲喇木占巴，次爲嘎卜處，次爲溫則戎，次爲德木齊，次爲哈楞，次爲哈絲規，次爲哈素爾，次班第，次哈由巴，次戳由巴，次骨搶爾，次顋馬，女剌嘛爲尺巴甘赤。打鬼喇嘛話曰『部勻』。每歲打鬼有數次，是日喇嘛廟中，殿上燃燈數百盞，豎大旗於殿之四角，旗畫西天王像，命戳由巴鳴金，傳執事者齊集。設大喇嘛座於殿之東，朝爾吉以下皆列坐，一喇嘛名苳勒勒氣，散淨水於衆喇嘛之手上，名曰『打淨』。凡桌上設胡郎八令，蓋以麵翻拌麵，像人裸形，以供鬼食，左右二甲士監之，甲士以帛束口，防人氣獨入令上，則鬼不食耳，班第裝二鬼，跳舞，一夜又側睨之，向其一呼，則潛匿。諸喇嘛隊撒麵以眯人眼。殿上隨吹剛凍，其聲甚慘。剛凍者，以人骨爲之，似嗩欶類，諸樂器皆奏，大鈸栢鼓，聲震屋宇。哈素爾十二人，戴假面，裝天神天將，雙雙跳舞，出殿前而下。又哈楞十人，裝十地菩薩，花帽錦衣，繼之而出，手執天靈藍紐，偏骼棒，又片等物；旁立喇嘛數百人，各持鼓鈸藏聲，鼓鈸之疾徐，隨舞之節奏。跳訖，溫則戎宣開經偈，衆喇嘛郎誦祕密神呪，吽聲如雷，鈴聲如雨。喇木占巴以胡郎八令擲於地，二喇嘛裝牛鹿假面，持刀斫地，作殺鬼之狀；一喇嘛戎裝，持方天戟，吐火吞刀，云有神附於身，觀者皆膜拜，牽界罩於神以問休咎。界罩者，絹巾也，又名哈塔。跳舞畢，哈由巴以繩一絲，候於戶外，抹衆喇嘛之目，而打鬼佛事終焉。」

正月十三到十六日，用紙撚成紙燈，高三四寸，浸胡麻油，於晚間由屋內以至街門，燃數十盞，稱之曰散燈花，也是破除不祥的意思。大約是始於明朝，據帝京景物略載有：「正月十三日，家以小琖一百八枚，遍散井竈門戶砧石，曰散燈也。其聚如螢，散如星。富者燈四夕，貧者燈一夕止，又莊寒者無燈」。

北平在端陽節兆天，門旁都插菖蒲，艾，草，門上懸掛黃紙硃符，上繪天師執劍降毒像，或鍾馗像，或五毒蟲。家家食桑椹，櫻桃，飲雄黃酒，以雄食塗耳鼻。這種風俗也是用意在逐鬼和避蟲毒，與正月貼門神相同。都門雜咏，咏端陽的詩，形容得很好，「櫻桃，桑椹與菖蒲，更賣雄黃酒一壺，門外高懸黃紙咘，却疑账主怕靈符」。京都風俗志對此事記載最詳：「五月初一起爲端陽節，又曰端午，即古天中節也。

人家師肆買綜子，櫻桃，桑椹以獻神佛，買蒲艾插於門旁，貼畫虎，蝎，蝦蟆或天師等圖，揭之楣間，謂之『神符』。道家亦有書符以送貽施者。人家婦女，以花紅綾線結成虎形，葫蘆，櫻桃，桑椹，及蒲，艾，瓜豆葱蒜之屬，以綵綫貫之成串，以細小者爲住，綴於小兒釵背間。或剪紙，或鏤紙，折紙作胡蘆，蝙蝠，卍字各式，總謂之『福兒』，雜五色彩紙以襯之，總謂之『葫蘆兒』。婦女買通草小虎，彩絨福兒，傳戴簪頭上。至初五月，惟神符，福兒留之，其葫蘆等物盡拋街巷，謂之『扔災』。是日小兒額上，以雄黃畫『王』字，又以雄黃塗小兒鼻耳之孔，謂如此，夏月能辟諸蟲，亦有飲雄黃酒者。此日食黑色桑椹，或云夏月無食蠅之患。富人買糕餅，上有蝎，蛇，蜈蚣，蜥蜴，蝎虎之像，謂之『五毒餑餑』，餽送親友，稱爲上品。」

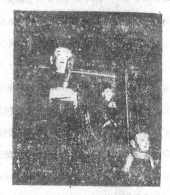

東嶽廟內之眼光娘娘殿

（中國人因眼病甚多，故有眼光
娘娘之說，站童手捧一眼，表示
主宰眼光。）

生老病死·

北平沒有兒女的人，往往在屋門後掛上一張天師射狗像，由婦女們供奉。據說，沒有小孩子，是被天狗吃去了，供天師，正是請求他保護的意思。

還有一種風俗，是每逢正月十五，婦女們到前三門去摸城門上的釘子，相傳可以生男。這種風俗由明朝起直到民國初年甕城拆除，才漸漸消滅。

還有貼「宜男歌」的。請一位有年德多子孫的人，用紅紙書寫「五更風結桃花實，二月春深燕子飛。」貼在房內常坐臥處，不令婦人知，便可生男（8）。

其次說接生的事。舊式產婆，稱「老娘」或「姥姥」，綴耕錄巳有記載，可見金時巳然。門前都題一小牌上書「吉祥收洗」或「快馬輕車」字樣。諸其收生者，通例

在產前三四星期約定，稱爲「認門兒」。燕市積弊內載這種風俗習慣，最爲詳細，現在抄錄在下面。

「北京管着收生婆呼爲姥姥，其實正名兒就是穩婆。門口兒掛着一個小幌子，上寫『快馬輕車，某氏收洗』。一般無知的愚人，信如天神，編一關他，連這生篇都沒念過（不認字），那種野蠻舉動，實在叫我難說。只好說說洗三這天吧：姥姥一進門兒，就要挑撥臍簪子，圍盆布，缸爐，小米兒，金銀錁子，（如沒有，用黃白首飾），什麼花兒，朶兒，升兒，斗兒，鎖頭，秤錘，鏡子，刷牙子，刮舌子，青布尖，青茶葉，梳子，攏子，胭脂，粉，茶盤子，葱薑，艾球兒，烘籠兒，香，爐，錢糧，娘娘碼兒，床公，床母，生熟雞蛋，棒鎚等等。槐條蒲艾水是早就熬得啦，餘外要涼水一碗，喜果兒若干，楑樣兒預備停妥，還再聽她造謠言，先把孩子抱起，請本家兒添盆，所爲給來的親友們作個領袖，本家兒得的高興，自然是多添錢啦，親友忍着肚子疼，也得隨喜。聽啦，你往盆裏擱什麼，他有什麼詞，你要添涼水，他說：『長流水，聰明伶俐，早兒立子（棗栗諧音），連生貴子，枝元桂元，連仲三元』。等把親友的錢擠對乾啦，拿棒鎚往盆裏一霍弄，一邊霍弄着一邊說：『一提二提連三提，哥哥領着弟弟跑，七十兒，八十兒，歪毛，淘氣，希里呼嚕都來啦。』不管多冷天，把孩子打開苦遭們一洗，孩子難受一哭，名爲響盆，必得，『先洗頭，作王侯；後洗腰，一輩倒比一輩高，洗臉蛋，作知縣，洗洗溝，作知州。』等把孩子洗個半死兒，還得灸腦門兒，又什麼『三梳子，兩攏子，長大了戴紅頂子。左描眉，右打鬢，尋個媳婦就四禮。雞蛋滾臉，臉似雞蛋皮兒，柳紅四白的。刷刷牙，漱漱口，跟人說話兒呑兒媚。』把孩子綑好，用葱往身上三打，說『一打聰明，二打伶俐。』然後把葱扔在房上，拿起秤錘說，『秤錘兒小，壓千斤，』用鎖鎖頭三比，是頭緊，脚緊，手緊。又把孩子托在茶盤裏說，『左摟金，右摟銀，使不了，賞下人』拿鏡子，『照照定，白天拉屎，夜下淨。』再把花朶兒擱在烘籠裏一熏，說：『枝子花兒，茉莉花兒，桃，杏，玫瑰，晚香玉，花瘊接疼，稀稀拉拉的。』全都生意完啦，把所有的東西，斂把斂把，呢在一塊，剩下還床公床母他沒用，把他一燒，說是，『床公，床母本姓李，孩子大人交與你，多送兒，少送女。』這才討賞要錢，中國人最愛說謊話，大概就許是從小洗三之過。此種野蠻現象，怎麼人人深信不疑呢？怪道。」

782　　　　中 華 醫 學 雜 誌

民國以後助產事業亦漸漸有人注意，民國四年，國立醫學專門學校內首辦產婆養成所（9）。其後私人亦有設立者，教育部與衛生署更於民國十八年開辦第一助產學校（10）。從此助產事業亦漸漸發達。

北平人還有兒童夜哭，常於門外貼歌謠一首，其歌曰「天皇皇，地皇皇，我家有個夜哭郎，過往君子念三遍，一覺睡到大天亮。」（8）

大約遇到小兒夜哭，或抽搐等現象，便說是驚嚇。婦女常取一碗米，罩以紅布，於小兒睡時，一方叫小兒之名，一方用手倒掉此碗，於頭上旋轉數次，稱之爲「叫魂」。

北平人有很多禁忌，能追溯到元，明，例如元旦的種種禁忌。按帝京景物略載：「正月元旦互競時，不臥而嚏，嚏則急起或不及衣，曰臥嚏者病也；不臥而語言，或戶外呼，則不應，曰呼者鬼也。」

北平人認爲大自然現象與疾病有密切關係。所以幼兒見新月，便唱，「月月月，拜三拜，休教兒生疥」。小兒遺溺者，夜間參星叩首，曰，「參兒，辰兒，可憐溺床人兒。」夜間不將小兒衣服放於星月下，曰，「女怕花星照，男怕賊星照」。

遇到日月蝕，便家家擊鼓盆等，謂之救日月，蝕時不飲不食，以免生瘡食病。

更認爲蠶魚怕雷震，所以初聞雷則抖衣，曰蠶魚不生。見虹相戒莫指，一指便生指頭瘡。第一次下雪，相戒不入口，曰毒。

北平有一種獎勵婦女運動的風俗，叫作「走百病」。這種風俗，在明朝已盛行，長安客話已經記載了。每到正月十五夜，婦女就往正陽門，過橋始回，稱之曰「走橋」，可以消百病，不過橋者不得長壽。閱周用走百病詩有云，「都門燈市由來盛，大家小家同晝夜，諸姨新婦及小姑，相約梳妝走百病。俗言此夜鬼穴空，百病盡歸塵廣土中；不然今年目多病，俜枯眼暗棠霞風。踏穿街頭雙繡履，勝飲醫方二鍾冰，貴家老婦不出門，羨殺隣姬妝束麗。」又北平俗曲「正月正」有「正月正，呀呀哟，娘家接我去看燈，問了婆婆問公公。嬤嬤說，去了你早早的回。媳婦說，我還要走走百病，媽媽呀，你也去罷，走走儕兒不腰疼。」

北平人認爲六十六歲爲不祥，曾還稱之爲「坎兒」，是不容易活過這個歲數的意思。七十三，八十四，也都是壽終的老人遇到坎兒，照例多報一歲或少說一歲；至

於這種年齡是否與「死」有關，現在還沒有統計上的憑據來證明。

其次我們說病。北平人有了病，忌諱很多，最怕的是烏鴉叫，遇到烏鴉叫便認爲不祥，想法竭力把他轟走。

看望病人，照例得在早晨，忌諱在下午，朔望也不能看望病人，年節照例不吃藥，不請醫生，元旦日尤其重要，所以元旦眞是醫生絕對的休息日。

每到歲暮，便將一年食餘的藥餌拋棄門外，並將所集藥方揀而焚之，稱曰「丟百病」。

北平人在父母或夫病重時，往往激於熱情，割股肱的肉合藥，相信有神效。這種愚笨的思想，以前很被士大夫獎勵，偶然散步郊外，還可見記載這類事的墓碑。(10)

北平人因貧富智愚之不同，有病以後，求治的方法也不同。大約極貧和極愚的人有病便求籤問卜，廟宇是他們的醫院。這種人在富庶區已佔居民十分之四（11），在偏僻區尤多（12）。北城兵馬司胡同有一座土地廟掛的匾多至數百塊，可見民衆的信仰了。其餘的人，大約先請中醫看，看不好，再看西醫。間或也有先請西醫後改請中醫的。由此可知北平一般病人的心理，只求病好，不問中西，根本不明白醫學是怎麼回事，正所謂有病亂投醫。至於專信中醫者，多是老年和極頑固一類人；專信西醫者，多是青年和科學家，後者僅佔極少數，不過百分之一二而已。

近年來，因宣傳教育的結果，北平人信仰西醫者，一天增加一天。就北平協和醫院來說，近幾年來內外科的病人掛號時需要預約，往往等一二十天始能與醫生見面。住院的人，更需等待空床。可見信西醫的人一天比一天增多了。

古時驗生死是用一塊新棉花放在病人的鼻子上，看棉花動不動，以定人的生死。禮記上稱之爲屬纊。現在北平仍然有這種風俗。

死後三日誦經，燒紙車，稱之曰「接三」。接三者，謂死過三天，鬼魂要登在望鄉臺上，望家鄉一番，所以生人要預備一切來迎接他。

北平正陽門自明朝便不准出喪，（見稗史彙編）徐皆不禁。民國以來，正陽門兩旁各闢二門洞，以利交通，此種禁令亦廢。

醫　生　藥　舖

在古時，醫藥是一種職業，大約醫生都兼製藥和賣藥，例如壺公和韓康，便是很明顯的例子。隋、唐時代，始在京師設立藥園，造就藥園師，從此醫藥兩種職業，才各自獨立起來。但是一人兼任醫藥兩業的人，在各鄉村仍是到處可見。北平的天橋，隆福寺，護國寺，白塔寺，土地廟以及朝陽市場等處，是平民會集的所在，仍然可見這一類江湖醫生。(·13)

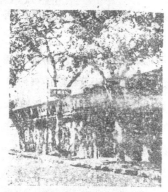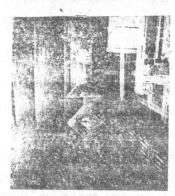

集中醫之門前懸　　　　　北平安定門大街餘慶
掛之區多至數十　　　　　堂所懸之壺(葫蘆)

就就天橋來說，還類藥攤，大約在五十處以上(14)。其中最著名的有專賣立止牙疼散的瑞馨堂，和賣麦瓜把眼藥的亮光明。還有蟲子王，癬藥到，瘊子王等等。有的手裏玩弄着大花蛇，有的陳列着一隻乾癟了的熊掌，有的用铁子壳垒成楼，有的將牙齒堆集成山，有的將自己的大腿割半尺長的大口，有的給病人在腿腰貼上黑油油的膏藥。還有先練刀槍後賣膏藥的，真是形形色色，無奇不有。

關於賣野藥的描寫，燕市負販有一段記載：

「賣野藥：門戶兒雖然不一，性質却是一樣，有拿着串鈴兒下街的，有扮成兵勇的樣兒出賣的，有印點子傳名單兒滿市片撒散的，有在各茅廁尿池粘貼報子的，有坐舖出攤帶賣鏠的(就是這批帶講)，有拿把戲場圍兒看兒的，甚至有以刀刺腿挑光子的(就是賣那點兒血)，什麼百步止嗽，甚麼吃了就好，以及春方兒，打胎，長腸，疳子，臌香看病，總名都叫老合(生意)，雖說哄人倆錢，實在與衛生有礙。」

以前賣藥常掛着一個葫蘆，或在藥攤上放着，作爲賣藥的標記，但是現在已很少

見。北城有一家老藥鋪名叫餘慶堂，仍然是用葫蘆作幌子，可算是絕無僅有的了。不過一般醫生開業，仍稱懸壺，按詩七月有「八月斷壺」，古今注作壺蘆，俗作葫蘆。從前稱壺公賣藥懸壺，大約是這種習俗的來源。

　　以前賣野藥人都搖鐵鈴，這種鐵鈴稱爲「報君知」。現在只有天橋一家美興周齊藥店還搖遣些鐵鈴。

　　近年衛生局按照管理成藥規則，賣藥者均須登記，遣般江湖醫生，也受了不少的限制。同時他們宣傳的方法也隨着時代進步了。例如，北平報紙上的廣告版，四分之三是賣成藥的，無線電放送的廣告也多半是賣藥的。這些成藥之所以盛行，因爲一般人的愚和窮。愚便不知道正當衛生的方法，窮便無力得到適宜的治療。愚和窮誠然是中國最大的問題！

　　北平還有很多的巫醫，普通稱之爲「跳香的」，意思是病人燒香以後，經他看了香火燃燒的情形，以卜病人的休咎。又稱之爲「跳神的」，這是因爲燒香以後，須行跳舞假寐等手戲的原故。笑讀士說，北方男子跳神叫作「端公」。

　　北平稱醫生爲「大夫」又稱「郎中」也有直稱「先生」者。近經衛生署規定中醫稱「醫士」西醫稱「醫師」，通稱爲「中醫」和「西醫」，總稱爲「大夫」。

　　北平中醫數據衛生局民國三十年九月所發開業執照整爲 1315 人。與間月居民數目 1,819,821 相比，每 1384 人即有一醫士。這些醫士的出身，一部是世醫，一部是藥鋪學徒，一部是不得意的士子，一部是醫療學校的畢業生。兆市演藝裏記載當時的醫家情形（仍可拿來作現在醫士的寫照。

　　「現在的醫家，只要念過一部湯頭歌兒，牛本兒藥性賦，就稱國手（如「八珍四物參蘇飲、白皮柴胡建中湯」之類）。不過是腰痛加杜仲，腿疼加牛膝，顛疼加白芷，疾盛瓜蔞皮。假如還個病人，渾身作痠，骨節酸痛，舌苦又黃，眼睛發勞，拿笙就開羌活，葛根，牛蒡子，要是皮膚生瘡，乾燥無汗，盜汗自汗，胃口不開，一定是青蒿，鱉甲，地骨皮。婦人調經養榮，小兒消藥化痰，眞正的拿手，就叫瞧事大吉。不信一個病人請！位先生，脈案準是十樣兒，往往頗能大差離格呢，所以能夠騙人者，賦在不能得病就死，即便死活各半，十個人之中遠有五個掛漏的哪。所以而今的醫家，眞不可勝計啦，大小胡同兒，無處沒有掛牌行醫的。」

　　中國舊醫是時代的落伍者，我們一時無法取消他，眞是一件憾事。北平市衞生局規定醫士須經考試始能開業，近來更規定凡考取的醫士都需要習解剖，傳染病以及其他中醫學科等一年，始准開業，可算是一種補救的方法。但是如能將時間延長爲二年或三年，分科授與新醫學科目，就其所專，造成若干醫師的副手，豈非很有益的事？

　　北平中醫門前，向例懸掛多數區額，多半假稱病家贈送，以廣沼徠。這種風氣，起始很早，明陳實功已列爲五戒十要之一（15）。清朝尤盛行，故光緖都門紀略行醫詩有云，「滿牆貼報博聲名，世代專門寫得淸，慈幼視朋途區額，封條也掛御醫生」（8）。

　　近來由送區而改送銀盾的，日見增多，大約名醫的客廳裏，都堆積若干銀盾。近年贈送醫生的禮物，大有銀盾代替區額的趨勢。

　　京都風俗志載醫生於每年十二月下旬製益人藥物，以送常所往來者，現在這種風氣已漸漸不見了。

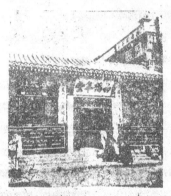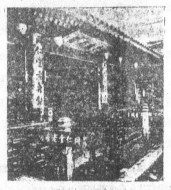

西鶴年堂之門面
（其內所懸區額爲嚴嵩手書）

同仁堂之門面
（因沿襲明代建築其地基
已較他家低窪四尺餘）

　　現在北平有幾位投機的中醫，彼此宏自以大名醫相標榜，於是門庭若市。大約有錢無知的人一病便要先請敎這些醫士，他們治不好，再改請西醫。

　　北平的西醫數在衞生局登記者，本年九月爲320人，僅佔中醫四分之一强。與居民之比例爲1:5666。西醫因爲數目少，又因近年來就診於醫院的病人漸多，各醫院皆

感人滿，大有供不應求的現象。這些西醫大部分供職在醫院裏，少數自設診所。

北平的醫院附屬於醫學校者，有協和醫院及北京大學醫學院附屬醫院。另外有市立醫院，傳染病醫院，和中央醫院。教會設立者有道濟醫院，婦嬰醫院，美國同仁醫院和曹仁醫院。各國僑民設立者有德國醫院，法國醫院，意國醫院和日本同仁醫院。其餘私人設立的醫院，大約都規模很小，年限很淺，不過一簡單診所而已。

西醫的出身，十分之九都是正式專學校畢業，所以論資格比中醫整齊。不過自施行西醫考試以後，也漸漸有少數無學的人攙雜其間了。

北平有專科開業的西醫，不過近十年的事。大約內科，婦科，小兒科，肺癆及花柳專科最早，其後有眼科，X光檢驗科，耳鼻喉科，精神病科。直到現在，尚沒有外科專門醫院，大約因為設備困難，和人材缺乏的原故。

醫生的報酬，通稱為馬錢，據燕京雜記載「京師醫生，不言謝金，不言藥資，惟說車馬錢耳。醫生車馬錢各有定價，視其醫之行否，以為豐嗇。價一定，雖咫尺之路不為減，十里之遙不為增。其有盛名者家累巨萬，雖太醫院不及也。」

現在醫費中有出診費，掛號費，手術費，住院費，檢驗費，注射費等等，已非馬錢二字所能包括。各種費用的數目，極不一致，大約中醫較西醫為廉，公立醫院較私立醫院為廉。

北平的中藥鋪，據藥行公會說，共有二百五十餘家，其餘不入會的小藥鋪還有不少。其中最老的藥鋪有西鶴年堂和同仁堂，都是明朝開的，大約西鶴年堂以飲片出名，同仁堂以丸散出名。他們的藥都曾銷售全國。此外還有多數專售人參，鹿茸，阿膠的參茸莊，參茸是以前富貴人常吃的補品，現在銷路已漸漸減少了。

藥鋪買來的是生藥，由他們自己去製造，所以藥鋪同時兼是藥廠。他們的製造法很簡單，大約分研碎，切片，酒浸，團丸，蒸窨等項。

關於製藥，北平有一有趣味的掌故，據長安客話載，「太醫院例於端陽日，差官至南海子捕蝦蟆擠蘇，以合藥製紫金錠，某張大其事，備鼓吹旗旛，喧闐以往，或嘲以詩曰：『抖擻威風出鳳城，喧闐鼓吹擁霓旌，穿林披莽如擒虎，捉得蝦蟆剜眼睛』」。

其次西藥房數目據衛生局統計共有八十餘個，佔中藥鋪三分之一強。這些藥房，

大致皆賣成藥。甚至沒有藥師，不管配方。北平現在還沒有藥廠，一切藥都由外國輸入。關於藥用器械，近年海京工廠已漸漸仿製，脫脂棉和酒精也有小規模製造廠，不過仍是幼稚得可憐。

結　論

1. 由北平祭神驅鬼風俗的盛行，呈方之多，神方的普遍，可見神權仍然統治故都的大衆。

2. 市民中無力求醫的人數多到十分之四，加以成藥的盛行等等，都足以表示社會經濟的窘迫。

3. 醫士數多到 1315，逐年還有增加的趨勢。由他們能以存在來推測，足見民衆仍然信仰他們。似乎應該想法教育他們，使平民間接受到他們的益處。

4. 醫師數僅有 320；與居民的比例數爲 1:5666。無怪各醫院都患人滿，北平誠有設立大規模市立醫院的必要。

5. 新醫學發達以後，無疑的需要新藥和器械材料製造廠來輔助。北平還沒有製藥機關，所以新藥的需要比較新醫還迫切。這也可說是全國一致的情況。

The Past and Present States of Medical Practice in Peiping

T'ao Lee

Division of Chinese Medical Literature

Peiping Union Medical College, Peiping

Peiping has been the capital of China for about eight hundred years, from 1156 to 1928. The number of inhabitants was 1,819,821 in September 1941. The population consists of mixed races of Chinese, Mongolian, Manchurian, Mohammedan, Tibetan and others. In this paper a detailed description has been given of the past and present states of medical practice in this city. The following conclusions have been reached.

1. From the prevalence of many superstitious customs we learn that demons and spirits still have a great influence over the people.

2. Forty or more per cent of patients are so poor that they can not visit a physician from sick to death. The majority of patients goes to see the native practitioners first and then modern physicians. Patent medicine floods the market.

3. The number of native practitioners was 1315 and modern physicians 320 in September 1941. The author suggested that a training school of two or three years course for the native practitioners should be established for teaching them some knowledge of modern medicine. He also suggested to open a big municipal hospital to take care of the poor patients.

4. There are 250 Chinese drug stores and 80 modern pharmacies.

參 攷 文 獻

（1）馬芷庠　北平旅行指南　民國二十五年

（2）許道齡　北平廟宇通檢　民國二十五年

（3）張江裁　北平歲時志　　民國二十五年

（4）劉澄園　七十六司考證

（5）李　濤　藥王廟與十大名醫　中華醫學雜誌 27 卷，第二期　民國三十年

（6）潘榮陛　帝京歲時記勝　乾隆二十三年　北平史蹟叢書本

（7）孫福熙　北京乎　民國十六年

（8）李家瑞　北平風俗類徵　民國二十六年

（9）國立北平大學醫學院一覽　民國二十五年

（10）第一助產學校年刊　民國十九年

（11）北平第一衛生事務所年報　民國二十五年

（12）李景漢　北平郊外之鄉村家庭　民國十八年

（13）陶亢德　北平一顧　民國二十五年

（14）張次溪　天橋一覽　民國二十五年

（15）陳實功　外科正宗　明萬歷十五年著，清康熙三十八年榮觀堂刊本。

鑑真和尚考

欧鑑庭

（一）導言

日本之文化，近年以來，固已蔚為大國，震耀全球，然夷考其源，則泰半係由吾華所輸入。當隋唐之世，遣使節，派留學生，來華學習，絡繹於途，無不虛心承教，探得精萃以歸。間有一二學科，傳入精深，非短期所能卒業者，乃不惜卑詞厚聘，延聘此土專家大師，蒞臨三島，從容傳授。如鑑真和尚之東渡，傳授醫藥學與佛學，即其例也。日本佛學之輸入，固不自鑑真和尚始；日本之醫藥學，固也不自鑑真和尚始，然日本佛教之戒律，自得鑑真之傳授，始得宏揚；日本醫藥之學術，自得鑑真之指授，乃現曙光。此則事實俱在，不容疑議。然則鑑真和尚，對於日本文化之貢獻，不其偉乎？余與鑑真為同里，知之較稔，爰作鑑真和尚考，以告夫研究中日文化者。

（二）鑑真和尚之身世

據真人元開撰過海大師東征傳及贊寧等撰宋高僧傳，知鑑真為揚州江陽（即今江都縣）人，俗姓淳于，乃齊辯士髡之後裔。其父先就揚州大雲寺智滿禪師受戒學禪門。時鑑真年十四，隨父入寺，見佛像感動夙心，因白父，求出家。父奇其志，遂許之。是時為周（則天）長安元年，詔天下諸州度僧，便就智滿禪師出家為沙彌，配住大雲寺，後改為龍興寺。唐中宗神龍元年，從道岸律師受菩薩戒。景龍初，抵長安，依荊州恒景律師稟具足戒灊寺，就融濟律師學南山鈔，依義威智全聽法礪疏，歷傳兩京講肄，誦三藏，研台教。壯歲旋淮，住揚州大明寺，為戒律宗匠。

（三）鑑眞赴日之動機

日僧榮叡普照等於日天平五年（開元二十一年），隨遣唐大使，來華留學，越十載（天寶元年），至揚州，時鑑眞在揚州大明寺講律，榮叡普照等頂禮曰：『我國在海之中，不知距齊州幾千萬里，雖有法，而無傳法人，譬猶終夜有求於幽室，非燭何見乎？願師可能穀此方之利樂，爲海東之導師乎？』鑑眞默許之。

（四）鑑眞赴日所遭遇之困難

鑑眞第一次出走，爲天寶二年，同行者有祥彥等二十一人。時浙東海盜蠭起，其徒衆又生內訌，復遭官府之干涉，遂不成行。是年十二月，率徒及工人，八十五人，同駕一舟（第二次），舉帆東下，途中遇風浪，飄泊至於明州（今鄞縣）。聞於太守，置之於鄮縣（今鄞縣境）阿育王寺。次歲（天寶三載）先後受越州（今紹興）杭州、湖州、宣州（今安徽宣城）之請，講律授戒，還至鄮山。時越州僧等，知其欲往日本，以告州官，鑑眞之行動，幾受限制，因先遣徒往福州，部署渡海事宜（第三次）。遂經台州、寧海、唐興、始豐、臨海、黃岩、取永嘉郡路，到禪林寺宿。翌晨擬向溫州前進，忽有採訪使牒來追。此因在揚弟子告密，由江東道採訪使下牒諸州，追尋所經諸寺，跟蹤而至，即於禪林寺中被捕，嚴密押令送回本寺。此行又成泡影矣。天寶七年春，榮叡普照從同安郡（今福建同安縣）至揚州崇福寺鑑眞住所，更議東渡之計，終於六月廿七日成行。一行計三十五人（第四次），發自崇福寺，由新河登舟，及至狼山，又遭風浪，飄流至越州（今紹興）界，三塔山，停住一月，署風山又停住一月。後輾轉入振州（今廣東崖縣南），居一載，入萬安州（今萬縣）。後經岸州、雷州、羅州、辯州、象州、白州、（今博白縣）傭州、藤州（今藤縣）、梧州、桂州。後受廣州太守之迎，由梧州、端州、至廣州，住一春，發向韶州（天寶九年）。頻經炎熱，眼乃失明。後至貞昌縣、過大庾嶺、經虔州、吉州、廬山、潯陽、江州、乘舟七日、抵潤州江寧縣，留棲霞寺。三日，過江自新河岸，入揚子亭旣濟寺。所至之地，無不講律授戒，度人逾四萬，而日本之行，仍未如願。迨天寶十二年冬十月，

日本大使特進藤原清河等，至揚州延光寺，懇請東渡，和尚乃與高徒三十五人（第五次），乘副使大伴胡萬之船。同年十二月，抵達日本。

（五）鑑眞赴日後對於佛教戒律之供獻

鑑眞於天寶十二年十二月二十六日，入日本太宰府。翌年二月，入南京，館於東大寺。神武天皇遣正議大夫吉備眞備傳宣　、　委以授戒傳律之任，勅授傳燈大法師位。四月，建壇於盧遮那。天皇登壇受菩薩戒，皇后皇太子亦登壇受戒，公卿以下，受法戒者，凡四百三十餘人。一時高德八十餘僧，棄舊受新。是爲日本登壇受戒之始。太平寶字元年，日皇賜鑑眞水田一百町，以供養四方來學戒律者。鑑眞復於寶字三年，創唐招提寺廣傳戒律。從此以來，日本律儀，乃漸底嚴備。鑑眞於寶字七年（唐代宗廣德元年）五月六日圓寂，壽七十七，臘五十五。

（六）鑑眞與日本醫藥之關係

淺田惟常皇國名醫傳云：「鑑眞又能醫　，　治療皇太后弗豫有功，任大僧正，賜備前水田一百町。時未能精西土藥品，鑑眞爲辨定之。邦人倣之，醫道益闡。世傳鑑上人祕方，又祀其像」。

陳捷譯木宮泰彥中日交通史中　，　關於鑑眞東渡之紀載，有云：「通醫學，尤精本草。當時日本人多不知藥物之眞僞，乃勅令辨正。鑑眞辨之以鼻，無一錯誤。後光明皇太后不豫之際，曾進藥石，頗有效驗云。藤原佐世之日本國現在書目錄，亦載有鑑上人祕方。故由日本醫學，本草學之發達上言之，鑑眞亦爲不可忽視之人」。

余僻處窮鄉，參考書無多，鑑上人祕方、亦未獲親覩。茲於東征傳中，將鑑眞攜帶赴日諸物中之藥物，香料等，錄之於下：

天寶二載十二月東下時，除用物法器外，帶「麝香二十臍，沉香、甲香、甘松香、龍腦香、膽唐香、安息香、棧香、零陵香，青木香、薰陸香、都六百餘斤。又有畢鉢、呵梨勒、胡椒、阿魏、石蜜、蔗糖等、五百餘斤。蜂蜜十斛，甘蔗八十束，…………」

天寶七年春，又擬東行。「買香藥、備辦百物，一如天寶二載所備」。

觀此可知鑑眞之東征，不僅爲傳戒矣。

（七）鑑眞今日之遺跡

據大醒和尙日本佛敎視察記，謂東大寺宗務所寶庫中，現仍藏有鑑眞和尙帶去之釋迦多寶二佛，並坐像，銅如意，鐵鉢等，皆已定爲國寶。唐招提寺，在奈良郊外之北方。寺內之開山堂，卽鑑眞之住宅；開山塔，卽鑑眞和尙塔，在宿草中。塔係方式，前有石燈台一對，小樹五六株。

鑑眞在揚州所居之大明寺，卽今之平山堂傍，法淨寺地址。民國十一年，日本文學博士常盤大定來揚，特樹碑紀念。高洲太助且翻印過海大師東征傳，分贈各界云。

（八）結　論

綜觀以上之紀載，知鑑眞爲高僧，爲醫學家，爲藥學家，爲探險家，冒險長征，開闢東瀛之學術。故日本之奉鑑眞爲律宗始祖，一若吾國之奉遠摩爲東土初祖。醫藥兩界，亦以先師目之。偉哉鑑眞，誠千古不朽之人傑矣。

Chien Chen, The Doctor-Priest

C. T. KENG

Chien Chen (鑑真), the Doctor-Priest, who lived in the Tang dynasty, was a son of the Shun Yü (淳于) family, Yangchow, Kiangsu. At the age of fourteen, he left his home to become a Buddhist monk at Ta Yun Monastery (大雲寺), Yangchow. Having devoted his life to the study of Buddhism and books on medicine, he became known as the most famous doctor-priest. He was not only specialized in the tenets of Buddhism, but also versed in medicine, especially in the P'en-Tsao (本草). In the twelfth year of Emperor Yuan Chung (玄宗) of Tang dynasty (753 A.D.), he was invited to Japan to preach Buddhism. With thirty-five of his disciples and a large quantity of drugs, he arrived at Japan in December of the same year. In course of time through his teachings, over four hundred people, both nobles and laymen, were initiated into the Buddhist priesthood. He also practised medicine, having cured the Queen's sickness, and was one of the pioneers in introducing Chinese medicine into Japan. He died in 763 A.D. at the age of seventy-seven.

參　考　文　獻

1. 元開撰　過海大師東征傳
2. 贊寧等撰　宋高僧傳卷十四
3. 淺田惟常撰　皇國名醫傳
4. 李肇　唐國史補
5. 陳捷譯木宮泰彥著　中日交通史
6. 大醒著　日本佛教視察記
7. 常盤大定撰　古大明寺唐鑑眞和尚遺址碑記
8. 江都志

一夕，吾友葉勁秋先生，持鈞先生此文過寒齋。予於鑑眞上人事略，所知甚尠，故雖賢懷研究其事蹟，未能也。今鈞先生能雖其所難而先我為之，寧非快事。鈞先生世為邦上巨族，而遠其疆邦先賢舊德，較洽灑懂在紙上識其歷史者，自為親切矣。此文取材，大抵為元開大和上東征傳，惟其所據之本，名過海大師東征傳，此書名與予所知者異（按以鑑眞為過海和上，始於李肇國史補），未知所據何本。予所據者為日本大正大藏經第五十一卷史傳部第四冊錄存者，而宋蘇其參據各本之注文。鑑眞上人之醫學上著述，有鑑眞方一書，滕原佐世現存書目有鑑眞上人祕方一卷，其書早佚。予輯「全漢魏六朝唐宋醫方」時，僅從日本康賴醫心方中輯得四方而已。但日本江深輔仁本草和名亦引鑑眞方，知此書在彼邦約當吾國宋後，猶獲存於世也。至將鑑眞攜吞藥至日本事，向於某說部中見之，當時未錄出，遠遜失之，迄今尋索無著，念之愴然。又鑑眞之雙目失明，由於在韶時，頻經炎熱，目光晴昧，被韻醫（即庸眼醫）誤治而失明者。至云以鼻辨藥虛偽，予竊不如云以舌辨別真偽為近似。惟失明之人，聽覺嗅覺轉靈，亦為今日心理學家所證實者。又按，鑑眞固非醫僧，惟彼時日本醫學，方處草昧時期，故雖得鑑眞之醫學，已如冥夜智燭，長津巨檝矣。是鑑眞不惟為彼邦律宗之祖，亦使邦醫學之啓蒙者。緬懷前哲，環顧目前，能不汗流至踵乎？乃國人於此宜勞異國之巨人，名氏有醫如之慨，而封墓式閭之事，反被異邦人士為之，不益滋國人之羞乎？愛亟蔣鈞先生此文紹介本刊，冀有心人同起研究之。常盤大定撰碑文拓本，予嘗索諸鈞先生，昨承惠寄一幀，云原石巳沒土中，此其舊拓矣。予即代其轉贈本會醫史博物館中。此文原題：「對於日本文化（醫藥學與佛學）曾有莫大貢獻之鑑眞和尚考」，繳其過冗，乃僭刪鑑字上十九字而存此名。其德原文，未贊一辭也。中華民國三十年八月十六日行準記。

報　告

王　吉　民

中華醫史學會五年來之回顧

本會沿革　醫史尙爲新穎學科，近始編入敎程。是以吾國醫學雖具悠久之歷史，而曩昔醫士鮮注意及之，致使豐富之史料乏人整理。然醫史研究早感需要，欲得一學術機關以從事此種工作者，亦久有人在。直至一九三五年廣州醫學大會時，乃第一次召集會議，着手組織醫史委員會。其宗旨爲促進醫史學術之探討與研究。當時推定杭州王吉民爲主席，上海伊博恩爲祕書，北平李濤，長沙楊濟時與上海胡美爲委員。翌年二月，本委員會遂正式經中華醫學會理事會之承認而產生。

一九三七年四月，上海第四屆大會中有建議將各分會升爲獨立學會。於是醫史委員會仍重行改組而成中華醫史學會，同時仍爲中華醫學會之醫史分組。由醫學會會長朱恒璧醫師主持舉行成立典禮，推選王吉民醫師爲會長，李濤醫師副之，伊博恩博士爲祕書，魯德馨醫師，楊濟時醫師爲委員。

根據會章規定，任期爲二年，至翌年大會時終止。第以中日戰起，乃由在昆明舉行之第五屆大會通過，職員得繼續連任，至下一期爲止。

一九四〇年十二月，本會經國際醫史學會承認爲該會會員之一，幷得於執行委員會中列席。

追溯醫史委員會於一九三六年二月正式生存，以迄今年，本會已具其五年歷史。上次年會時乃決議屆期舉行五週慶祝。

檢閱紀錄，下述數條爲成立初期所通過之建議：（1）搜集有關醫史之材料。（2）發行醫史雜誌。（3）編纂中醫典籍。（4）刊行會員醫史著作。（5）建立中醫圖書館。（6）籌設醫史博物館。

以上事工均經次第進行，成績尚堪自慰。茲爲便利起見，再行分述於下。

出版　本會每年出版醫史專號一期，按次分別刊載於中英文中華醫學雜誌內。歷年以來，刊印已有五次，計英文二次，中文三次。因限於經濟及其他困難，致出版醫史雜誌之計劃尚未見諸實現。

爲慶祝本會成立五週紀念起見，擬出一中英文合刊，現已付印，約十二月間出版。

李濤醫師之醫學史綱已於一九四〇年三月如期印行問世。此書於一九三七年四月第四屆大會中由本會委請編撰，可作教師及員生之敎科書，實爲中文醫史課本之創作。由中華醫學會出版委員會刊行。

一九四一年三月本會蒙澳門姚鈞石先生慨捐國幣一萬元以充出版基金。其用途爲（甲）出版及重印重要之中醫文獻，（乙）將有價值之中醫典籍繙繹或編成英文，以期將中醫學術輸入西方。徵稿章程業經擬就通過。并由三委員組織一出版委員會，從事處理外來稿件。

醫事圖畫之郵片一套，計十張，現已印就出售。第二套繪有名醫木刻圖像者，亦正在整備印行中。

圖書館　本會圖書館中文部之進展，實爲最大之成就。一九三六年前，中華醫學會所有中醫書籍不過九三種，在此短短五年中，已增至一六四四種，而雜誌尚不計在內。承伍連德博士慨捐法幣二千元購置醫書；王吉民醫師捐贈私人藏書暨雜誌小册等近五千册之譜；此外其他會員之零星捐贈亦復不少，宜乎本館有今日之成績也。爲酬答伍博士對於本會歷年之功績，理事會特決議將該項藏書名爲『伍連德醫史藏書』以表彰之。

中醫圖書館頗不乏珍祕稿本，明刊本以及醫學標準名著。中文雜誌亦甚豐富，且含有完整無缺之早期雜誌多種。

分卡二種已編製竣事，一爲分類。一爲分目，目錄索引亦正在編製中。

來館閱覽者續有增加，其中且不乏中醫。冶新舊醫學於一爐，思想見解得以相互交換，亦醫林韻事也。

余於此是得向古書專家范行準先生表示謝忱，蓋先生在會爲本會選購圖書，搜求珍

瀏稿本，并為整理庋劃，全力指導，不憚煩勞。尚有余巖曄醫師會慨允將其本人有價值之藏書供本會會員之借用，尤足稱道。

　　寶物館　一九三七年四月，由中華醫學會首先撥款三百元，备供歷届大會時醫史展覽物品之用。自王吉民醫師之『籌諸籌設醫史博物館』一文發表後，中華醫學會卽着手進行此事，將展覽會閉幕後剩餘之物品作為博物館之核心。然得各方之捐贈，借用，以及零星添購，本館卽於一九三八年七月正式開放。成立之始，範圍固極狹小，但日漸進展，迄無間斷，今已略具規模，燦然可觀矣。陳列物品初放置於中華醫學會圖書館之一隅，一九四〇年遷至樓上，地位較前寬敞。據管見所及，此實為中國惟一之醫史博物館，且得中華醫史學會之全力贊助，則前途之希望，豈可限量！按諸實際，所有陳列物品泰半係借自個人收藏者。

　　博物館有陳列品約四百件，計分醫事圖畫，手筆，明堂圖表，書法，印章，名醫肖像，仙方，符咒，藥神，各種藥瓶，銅器，象牙雕刻，醫藥用具，外科器械，以及其他藝術物品等。

　　該館因經濟來源有限，致不能購置更名貴之藝術物品。，然目前所有之收藏，均足以代表較具歷史及象徵之價值者。尚望以後能獲得大量款項俾增收藏之寶量。今攬會大好，蓋自事變以後，有使多數收藏者不得不出賣其珍品也。觀夫近年來海上之古玩店內不時有此種物品發現，與此不無關係。

　　展覽會　本會最值得紀念之事蹟，當推一九三七年四月在上海開第四次大會時所舉行之醫史文獻展覽會。展覽物品係陳列於楓林橋國立上海醫學院之藥學館內，曾引起極大之興趣，各大報章均有好評。會集全國各地收藏家三十餘人共同合作，其間且有中醫多人，陳列物品達千餘種，可謂盛矣。展覽物品計分四類，錄之如下：——

　　　一·圖書類：

　　　　（甲）·史傳，（乙）·目錄，（丙）·譯著，（丁）·期刊，（戊）·珍籍。

　　　二·畫像類：

　　　　（甲）·名醫肖像，（乙）·醫事圖畫，（丙）·表冊。

　　　三·物品類：

　　　　（甲）·外科儀器，（乙）·鍼灸器具，（丙）·內科用具，（丁）·藥用器

皿，（戊）·雕刻塑像。

四·醫俗類：

（甲）·醫藥神像，（乙）·神馬，（丙）·仙方，（丁）·符咒，（戊）·其他。

陳列品目錄印有專册，在大會時分發。

一九四〇年四月本會召集半年度之例會時，決議於秋季再行展覽一次。所有準備工作均已進行，款項亦經募集。惟將近舉行展覽之期，不意時局突變，致不得不暫為展緩。深望於最近將來，此舉得再實現。

會議　本會第一次全體會議，係於一九三七年四月中華醫學會大會時舉行。茲將會員宣讀之論文列下：——

1.組織中華醫史博物館之建議——王吉民

2.中國醫學之基礎——胡美

3.中國醫學史過去與現在之趨勢——伍連德

4.遠東麻瘋史上之人物——海深德

5.合信氏之中文醫學著述——楊濟時

6.中國舊醫與現代營養——侯祥川

7.中華藥物學，最近十年事工之檢討——伊博恩

8.中國舊醫學在今日教育上之進展——吳紹青

數月後，中日戰事爆發，所有會議均告停頓。然於一九三九年四月，多數會員游滬，乃決定每半年舉行例會一次；嗣後繼續按期舉行，迄未間斷。

會員　由於入會條例之嚴格，會員人數之增加，自屬緩慢。一九三七年開始時已有基本會員二十人。五年後，總數仍不過三十三人；其中三十人為正式會員，三人為贊助會員。此項數字雖包括有興趣研究中國醫史者。

如將會員加以分析，可得更新穎奇趣之事實。蓋其中不特有業國醫者三人，且又有國籍之不同，即中國人二十名，美國人七名，英國人三名以及德，奧，智利人各一名。足徵本會既無分派別，復不限國界也。

　　合作　本會與各方學術機關常有書籍，複印本，以及物品等之交換，幷與之保持密切聯繫。其最著者如美國包爾提摩爾霍布金大學之醫史研究院，英國倫敦韋爾康醫史博物館，智利大學之裴鈞博士，以及成都華西邊疆考察團等。

　　展望　對於各個會員之工作，余不擬加以詳述。會員等大都頗為活躍，除在各學會講演外，復著述醫史論文甚多，在國內外發表。幷編著若干書籍，行銷頗廣。

　　觀於以上簡略報告，可知五年來本會工作未嘗稍懈。但吾等決不以此些微成績而認為滿足或中止前進。中國醫史乃一廣博之科目；確係未開墾之園地，予研究者以絕好機會。光明之前途呈現於吾人之前。對於醫史之倡導與推進，本會負有極大之使命。余深信五年後本會必有更大之成就，當舉行十週紀念時，余將欣然向諸君作更滿意之報告也。

中華眼科學會之回顧與前瞻

周　誠　滸

民國二十六年以前，北平畢華德醫師，濟南陳耀眞醫師，及上海周誠滸醫師等在各該地分別促進研究眼科學術及組織團體。旋於是年中華醫學會在廣州舉行大會時，眼科組出席會員公推陳耀眞，周誠滸兩君負責籌備中華眼科學會，預定於醫學會下屆大會時成立。

民國二十八年中華醫學會在上海舉行第四屆大會，由會長朱恆璧醫師參加眼科學會成立典禮，并以該會爲醫學會眼科組，推定周誠滸醫師爲會長，林文秉醫師爲副會長，張福星醫師爲書記，劉以祥醫師爲編輯，陳耀眞醫師及P.C. Kromfeld, E. R. Cunninghan 兩醫師爲執行委員。嗣於醫學會大會結束後，在上海舉行眼科學會第一次執行委員會，籌劃兩年內本會工作，當決定程序如次：

　　一、發行中華眼科雜誌

　　二、編審中國眼科名詞

　　三、徵求及審定眼科學會會員

組織就緒後，值八一三事變發生，工作進行頗感困難，但同人等努力不懈，於暫時停頓後，上海分會先行恢復，每月開例會一次，討論學術研究臨床醫學及編審出版等事宜。翌年在中華醫學雜誌刊行第一次眼科專號，並規定嗣後以該雜誌之四月及十月號劃歸眼科學會編印專號。計自二十七年起出版專號，四月十月十一月各一次。又於二十八年四月及十月各一次。二十九年亦如之。三十年因中華醫學雜誌編輯部改組，以爲醫學各科分組甚多，眼科不宜多佔篇幅，乃改爲每年四月出版眼科專號一期。稿件雖大半由上海同人供給，而國內諸同人亦一致努力，不因交通困難，減少投稿，殊屬難能。尤當感謝者，爲眼科雜誌編輯方面各項事宜，如稿件之徵集，文字之潤飾，以及校閱等，統由劉以祥先生全力担任。際此困難時期，仍能按期發行專號，其熱心毅力，至堪矜

式。

　　關於眼科名詞編審事宜　自二十六年眼科學會成立後，即於五月起開始組織眼科名詞整理委員會，上海方面推周誠滸、劉以祥、陸潤之、陳任等為委員，參考英美德法日各國文獻着手編纂，時逾半載，編成名詞初稿，載於中華醫學雜誌二十四卷第一期，卽第一次眼科專號。幾經檢校，發見遺漏及錯誤頗多，亟宜補充，適逢時事多艱，工作不易，且陳任君又因事離滬，乃請孫成璧君加入工作。所列名詞由九四七字增至一六○六字，校稿既竣，擬分發各地會員集思廣益，乃以交通關係，未能實行，至為遺憾。不得已於三十年四月付梓，出版單行本，並將版權贈與中華醫學會。

　　關於臨床調查事宜　自八一三事變後，上海雜民麕集，各難民所分別成立，患沙眼及營養不良之眼病者，為數頗多。上海會員乃從事調查難民沙眼，加以統計。嗣在中華醫學雜誌二十六卷發表「上海難民沙眼之統計」一文。並鑒於治療工作未容遲緩，另就中華醫學會附設之衛生實驗區設立眼科門診部，對於治療沙眼，特加注意。

　　關於會員之徵求及審查事宜　因事變以來，交通阻礙，延未舉辦。本會此後對於促進眼科學術及診療之工作，至為重要，希望進行左列事項：

　　一、眼科雜誌應獨立出版，俾成醫學上重要刊物。

　　二、應在國內各大城市設立眼科進修班，訓練專門人才，從事治療及預防各種眼病工作。

　　三、由各地眼科專家與當地各界領袖聯絡，從事預防沙眼及盲目，以減少民眾所受眼病上之痛苦。

　　總之，吾人鑒於國內眼病患者之眾，失明人數之多，於社會經濟之損失，極為重大。眼科一門，應在醫學課程中，佔重要地位，並須喚起民眾，特別注意，以圖挽救。乃查最近教育部頒佈之醫學課程標準，對於眼科地位之重視，不及歐洲，殊有美中不足之感。亟盼同人努力提倡，使眼科學術日趨進步，減低國內盲目數字，為民眾解除疾苦。不佞無似，竊願執鞭以從其後也。

書　評

THE CHINESE WAY IN MEDICINE, BY DR. E. H. HUME

『中國之醫道』胡美醫師著，一八九頁，布面，插圖八幀
霍布金司大學書局一九四〇年出版

　　近年以來，世界各國人士對於吾國種種事物發生濃厚之興趣與注意，舉凡政治，文學，歷史，藝術，經濟，宗教，遊歷，民間傳說等等，均有著述，汗牛充棟，不可勝數，獨關於醫學之著作則如鳳毛麟角，殊屬罕觀，引爲憾事。本書出版，洵足以彌缺憾而應需要矣。

　　本書作者胡美醫師係長沙湘雅醫學院創辦人之一，旅華多年，夙著聲譽。在華時遍歷各地，以行醫傳道之餘暇，蒐集醫史材料，歷年所積至爲宏富。氏頗曉中文，並能寫作，實爲外人中不可多得之人材。現任美國教會醫事委員會海外幹事，並任霍布金司大學醫史學院講師。今出其平日對於吾國醫學之研究，著爲是書，左右逢源，愉快勝任。

　　作者積多年之研究而成此書，初於一九三七年在霍布金司大學醫學院演講，共分三講，至一九四〇年，集印成書，列爲該院第三種叢書中之第四部。

　　本書第一講：『中國醫學中之宇宙觀與人生觀』，略述吾國舊醫之哲理，謂人體內有陰陽二力存在活動，與宇宙間之原力相符合，代表善惡，生尅，光暗，生死，正反等理；不明此理，無以知吾國古代之人生哲學。次述鬼神之區別，謂吾人曩以鬼神爲精神之一大來源，鬼神和洽，人體康健。本篇最後數章，敍述昔人渴求長生不老之情況與方術。

　　第二講：『中國醫學之開創者與主要人物』，敍述三皇之史蹟，伏羲畫八卦，神農嘗百草，黃帝作內經，他若扁鵲爲診斷名家，張仲景爲醫聖，華佗精擅外科，孫思邈撰千金方，李時珍著本草綱目等，本書中均加敍述，簡潔可誦。

　　第三講：『中國醫學之特殊貢獻』，謂吾國良醫治病，必自天地，精神，藥餌三方，兼施並治。調和天人，辟除邪氣，益以藥餌，則二豎退避，轉危爲安。吾國醫學貢獻頗多，舉其犖犖大端如下：（一）圖書，（二）藥劑，（三）物

理療法，及（四）脈理診斷。國藥中之確著成效者，計有麻黃，麝香，鹿角，曼陀蘿，蟾酥，大風子油，當歸，砒，碘等，此外尚有其他動物及礦物久經採用，而其功效直至輓近始爲現代醫界所公認。

書內附詳細參考書目及索引，尤便攷查。

本書並非研究吾國醫史中某一科目或某一時期之專著，而係概論吾國醫術之著作。外人尤宜手此一編，俾能充份認識了解吾國之醫道。胡氏文筆優美，描寫生動，書中引述軼聞掌故，趣味濃厚，閱之令人不忍釋卷。

本書印刷精工，裝釘美觀，而書中華文錯誤極少，尤屬難能，蓋本書係在美國排印者也。檢出誤字數處，特列于下，望能於再版時更正。第五二頁，『海州』應作『瀛州』，第一三四頁，『來色傷寒』應作『夾色傷寒』。第一四九頁插圖，係自格羅脫所撰『中國之宗教制度』（De Groot's "The Religious System of China"）一書中複印，格氏於圖上標以『王氏收洗』四字，『洗』字實係『生』字之誤，胡氏書中未予改正。

書末結語謂：『往昔東西交通阻隔，鮮有往還，希臘與阿剌伯醫術爲歐洲醫學之中心，而中國醫學思想發生遠較希臘與阿剌伯爲早，適應東方文化之需要，二者自成系統，各不相謀。世人對於東西醫學發展情形現方開始明瞭，深望醫史學者致力搜求文獻，加以研究，藥物學者從事實驗本草所載千百種藥品之功能，庶幾現代科學界對於中國之醫道得有充份之認識。』吾人對此亦有同感焉。（王吉民撰評）

李 時 珍 傳 略 註 *

吳　雲　瑞

引　言

　　本草綱目著者李時珍氏，爲吾國藥物學綜集大成之功臣，其傳略之考證，當爲研究中國醫學史及藥物學者所引爲極有興趣之工作。茲將涉獵所得，彙錄補註，並就正於史學專家焉。

　　李氏事略最被援引者，當推張廷玉之明史方技傳，與本草綱目所載李建元進遺書疏。至於王橫雲之明史稿，陳夢雷之古今圖書集成醫部名流列傳，紀昀之四庫提要目錄，及現代所出之醫學辭典等所載，皆不過展轉抄錄，對於李氏之生卒年月，皆闕而不詳。卽王宏翰古今醫史續增中之時珍傳，亦殊簡略。作者爲搜覓較多之材料，乃就其他典籍中進行之。茲先彙作傳略而補註之，他日如續有發見，當再詳考焉。按時珍傳略，稍詳於雍正湖廣通志，亦見於郢州志，黃州府志；而該備詳盡者，當推顧景星所撰白茅堂集中之李時珍傳。顧氏爲明末遺儒，亦郢州籍，其先世與李氏互敦交誼。氏曾作李氏四賢傳，故知李氏家世詳而有徵也。此篇文字爰多採之白茅堂集而補註者。

傳　略

李時珍字東璧，郢州人，祖某，父言聞，世孝友，以醫爲業；王侯重之。

　　（註）李言聞傳見白茅堂集顧氏家傳附傳，稱『李言聞字子郁，號月池，性至孝，博洽經史，以醫爲業。里中有弟爭兄田，訟不休。言聞具酒食召欲解之；訟者亦來集，酗鬥如前。言聞大悲，入跪考靈牀下，曰：「無狀不能感閭里」。訟者聞之大笑。後數年，訟者死獄中，族人瓜分遺田，言聞爲斂葬焉。精於醫，官太醫，著有醫學八脈註。』郢州志孝友傳亦引之。

---

* 民國三十一年六月廿四日在中華醫史學會之演講稿

時珍綱目人參條稱『考月池翁，諱言聞，字子郁，衡太醫吏目，嘗著人參傳上下兩卷甚詳。不能備錄，亦略節要語於下……』

又綱目附刊瀕湖脈學時珍稱『四言舉要宋崔嘉彥(希範)撰，李言聞子郁刪補。』又綱目艾條載『先君月池，諱言聞，嘗著蘄艾傳一卷，有贊云：「產於山陽，采以端午，治病灸疾，亦非小補。」』

王宏翰古今醫史載。『李言聞字子郁，號月池，蘄州人，博學精醫，著四診發明八卷、痘疹證治、人參、艾葉傳行世。』

明史藝文志、雍正湖廣通志、蘄州志、亦並載上述李言聞之著作。

時珍生，白鹿入室，紫芝產庭，幼敦敏，以神仙自命，苦羸疾。

（註）時珍之誕生或爲嘉靖元年(卽公元1522年)，因時珍開始著本草綱目爲嘉靖壬子(卽1552年)。按之李建元進書疏稱『行年三十，躬自校讎』，則可假設公元1552年，時珍爲三十歲。若與自茅堂集所載時珍享年七十六計算，亦能相符（詳見後註）。倘將來能發見較詳之家傳或墓誌銘，則可完全確定，現在祇可存疑待考。所稱紫芝白鹿，神仙自命，大約依據時代風氣，含有道家信仰故也。道家與藥物本有密切關係，崇道而研究藥物，歷代已有多人，如葛洪陶宏景馬志等皆是也。羸疾，瘠弱之症，殆時珍幼年時曾有結核病歟？

年十四，補諸生，有聲。三試於鄉不售，發憤讀書，十年不出戶庭，博學無所弗窺，與顧日巖晤言相證，深契濂洛之旨。讀書以月出爲期，夜卽端坐。

（註）顧日巖名問，字子承，嘉靖戊寅進士，與弟桂巖、名闕、字子良，庚戌進士，均爲理學名家，嘗講學陽明與崇正兩書院。桂巖卽顧景星之曾祖，傳見白茅堂集顧氏家傳及邑乘。『桂巖與李言聞交厚。言聞卒，桂巖公哭之慟。子時珍亦以孝聞，師日巖公。日巖公嘗夢爲詩曰：「遠地隔林靜」，屬時珍對。對曰：「明霞濤客飛」。翌日言夢皆合，其神交如此！』見白茅堂集家傳桂巖公諸客附傳李言聞傳。顧問嘗爲時珍序奇經八脈考於萬曆丁丑（卽公元1577年），稱李氏一門父子兄弟富有著述。

瞿九思龐鹿門以師事之。

（註）瞿九思黃梅人，字睿夫，舉萬曆鄉試，官待詔，學極奧博，撰樂章、萬曆武功傳等書。龐鹿門傳見湖廣通志；圖書集成醫術名流列傳亦引之。鹿門爲蘄州人，幼從李時珍學，嘗助瀕湖作本草綱目，傳其醫術不肯輕出以試人，至老乃出。好說素問靈樞，醫家學有知者。可知時珍二得意弟子，一傳其理學文學，一傳其醫學。蘄州志方技序稱『蘄人通藝，自方脈以外，他技無聞。陳子訒：「不知醫者爲不孝，蓋技也進於道矣。」抑瀕湖鹿門諸前輩指授，淵源有獨得者歟？』

尤善醫，卽以醫自居。嘗投單方，愈病，多不取值。遠及千里就藥於門。富順王嬖庶孽適子疾，王欲廢之，因諷時珍。時珍以良藥進曰：「附子和氣湯。」

王感悟，卒立適。楚王聞其賢，聘爲奉祠，掌良醫所事。世子暴厥，時珍立活之。王妃自負金帛以謝，不受，薦於朝，授太醫院判。一歲告歸，結蕸所館。

　　（註）富順王爲明世藩至深藩旃嫡三子，萬歷四十四年封。

　　楚王爲楚蕭洪武庶六子楨之第八代子恭王英（嘉靖三十年至隆慶五年）皆見明史表。

　　太醫院判之職，按明史百官志，太醫院有院使一人（正五品），院判二人（正六品），其屬御醫四人，後增至十八人，隆慶五年定改十人，吏目一人（從九品），生藥庫惠民局各大使一人，副使一人。太醫院掌醫療之法。凡醫術分十三科，自御醫以下各專一科醫士，卽十三科中之醫員，由吏目經考核遞補。李時珍父言聞衛太醫吏目，時珍爲院判，其子建方爲醫士。可見李氏三代於太醫院俱有職位。良醫之制爲明代所特有，大約爲世藩之侍醫。洪武時周定王橚著救荒本草，留心醫學，有名侍醫李恒，稱爲周府良醫。

　　時珍在太醫院院判，祇有一年，見顧景星撰時珍傳；他傳皆稱數歲告歸，似以一歲爲近是。大約時珍因病告歸，槃蕸所館，所以示志也。詩經『碩人之蕸，碩人之軸』，言病困也。時珍官太醫院判，職位殊高，倘任職多年，必有所施。李建元上遺書疏中未提其父任太醫院職事，想亦係任職不久故也。時珍於嘉靖甲子（卽公元1554年）著瀕湖脈學，自序於蕸所館。

著本草綱目，蒐羅百家，博採四方，歷年三十，稿凡三易。

　　（註）本草綱目時珍自稱始於嘉靖壬子（卽公元1552年），至萬歷戊寅（卽公元1578年）成書，共計二十有六年。顧景星卽二十有八年，則照中歷計算者。若照簡首擬定之年齡，則書成時珍爲五十六歲。

　　時珍著刊綱目，其門弟子及諸子孫皆參與工作。金陵版本草綱目（世稱綱目第一版）載：『雲南永昌府通判男李建中，黃州府儒學生員男李建元校正；太醫院醫士男李建方，郢州儒學生員男李建木重訂；生員孫李樹宗李樹聲李樹勛次卷；荊州府禮生孫李樹本楷書。』又綱目附圖卷有『階文林郎蓬溪知縣李建中輯；庠學生李建元輯，及州學生李樹宗校。』弟子龐鹿門曾助成綱目，則見湖廣通志。又有儒學生黃甲高第曾爲校閱，或卽時珍之其他弟子。由此可見李氏一門父子多所著述爲事實矣。時珍子建中通志仕跡有傳，建木則志乘爲行誼選亦有傳。其諸孫中尙有一孫名樹初，爲建中嗣子，官山西按察副使，勾明季賊亂，諡節愍，傳見廣湖通志及白茅堂集。顧景星傳李氏四賢，卽時珍建中建木及樹初四人，俱祠郢州鄉賢，可見李氏一門富有書闈崇高之舊遺德，非僅以學問傳也。

以太倉王世貞海內博學，攜書就正。世貞序其書，稱爲北斗以南一人。

　　（註）綱目載王世貞序爲萬歷十八年庚寅（卽公元1590年）上元日。世貞有詩贈時珍，見弇州續，附序曰：『瀕湖李先生見訪之夕，卽仙師上昇時也。奉出所校定本草求序，歐贈之詩曰：『李叟維

稍直塘樹，便視仙眞跨龍去，却曰青囊肘後書，似求元宴先生序。華陽眞隱臨欲仙，誤註本草還十年。何如但付賢郎爲，羊角橫搏上九天。』』（君有子爲蜀中名令）其時時珍年已六十餘，故世貞尊之爲李叟。若按擬定生日，則六十有八歲矣。其時本草綱目已成書，因世貞詩中示意，故時珍生時未遽發行耶？

生平孝友，饒隱德，行善不令人知。年七十六預定死期，囑葬父母側，爲遺表授其子建元，令上之。神宗嘉其書，命禮部謄寫，發兩京各省布政刊行。時珍晚年自號瀕湖山人，人稱醫聖。又著蘁所館詩詞、詩話、醫案、脈學、奇經八脈考、五藏圖論、三焦客難命門考。以子建中貴，敕封文林郎四川蓬溪知縣。

（註）時珍死期或卽萬歷二十四年（卽公元1596年），因是年十一月建元進遺書疏帽：『甫及剞成，忽值數盡。』若按之上擬生日，則（1522年至1596年）適爲七十四。顧氏傳稱年七十六歲，則照中歷計算，恰能符合，一若上述綱目著述歷二十六年之爲二十八年也。將來如能發見李氏家傳或墓誌銘，或可就實焉。

湖廣通志稱李時珍墓在鄞州東五里竹林湖（通志卷八十一陵墓志）。明實錄載『神宗萬歷二十四年十一月，湖廣鄞州生員李建元奏進本草綱目五十八套章下禮部，書留覽。』

時珍著述流傳可考者，當推本草綱目，以其爲畢生精力所寄，爲不朽巨構也（自公元1552年至1578年始成書）。其他兩種著作，經後人採入綱目，亦得流傳者，爲瀕湖脈學一卷（成於嘉靖甲子卽1554年），及奇經八脈考一卷（成於隆慶壬申卽1572年）。奇經八脈考除有其師顧日巖序外，尚有吳道南（晢一）序，稱李氏博極羣書，參討古今，九流百氏，咸有撰述。圖書集成醫部亦採入上述二種著作。又瀕湖脈訣考證綱目亦有附刊者，則似非李氏所作。至其他著述，則均旱佚，不能查考。瀕湖醫案及集簡方二書，通志稱李氏所撰，則或爲其門子弟所輯，但亦未能接覆。此外尚有食物本草二十二卷，醫籍考引松平土龍本草正譌辯證爲明末姚可成托名時珍所作。康熙時有西湖沈李龍撰食物本草會纂，自序中則稱時珍既撰本草綱目，復於綱目擇其切於日用者另爲一編，曰食物本草，美備精詳，有功於世云云。未知沈氏何所據而云然。一說卽李東垣之食物本草嘗經時珍修輯者。關於此點，惟有留待醫籍考據專家之肯定耳。

顧景星爲傳贊曰：『李公份份，樂道遺榮，下學上達，以師古人，旣智且仁，道熟以成，遐以媲之，景純通明。』

本草綱目譯本考證

王吉民

（中華醫學會醫史博物館）

　　吾國藥物學之起源，殊爲悠久，相傳神農氏作有本草經三卷，爲藥物學之嚆矢。然上世未著文字，本草之名不載古籍。漢平帝紀云：元始五年，舉天下通知方術本草者遣詣京師。樓護傳稱：護少誦醫經本草方術數十萬言，本草二字始見於此。而是書究出自何人何代編成，後世學者聚訟紛紜，莫衷一是。據近人推測，謂神農本草經雖係假託，實爲最古藥物學專書，約於兩漢時編成，經文乃追記之作，尙屬確論。其後歷朝藥物學，時有進展，如梁陶弘景將本草經註脩，原載三百六十五種之藥品增加一倍。唐蘇恭補註而成新脩本草，復加藥品一百一十四種。迄於宋代，益形發達。開寶五年，帝命劉翰等勒脩，而成開寶本草，增藥一百三十三種。至嘉祐年間復成嘉祐本草，增藥九十五種。至元祐年間，唐慎徵復著經史證類備急本草三十二卷，增藥六百二十八種。至元代定宗四年，更將證類本草附加冠宗奭本草衍義之說，而成重修本草。至明萬歷庚寅，李時珍著本草綱目五十二卷，是可稱極盛時期，集本草學之大成矣。

　　李時珍字東璧，蘄州人，好讀醫書。醫家本草自神農所傳，止三百六十五種，梁陶弘景所增亦如之，唐蘇恭增一百一十四種，宋劉翰又增一百二十種，至掌禹錫唐慎徵輩先後增補合一千五百五十八種，時稱大備，然品數旣繁，名稱多雜，或一物而析爲二三，或二物而混爲一品。時珍病之，乃窮搜博探，芟繁補闕。歷三十年，閱書八百餘家，稿三易，而成書，曰本草綱目。增藥三百七十四種，釐爲一十六部，合成五十二卷，首表正名爲綱，餘各附釋爲目次，以集解詳其出產形色，又次以氣味主治附方。書成，將上之朝，時珍遽卒。未幾，神宗詔修國史，購四方書籍，其子建元以父遺表及是書奉獻，神宗命刊行天下，自是士大夫家有其書。時珍官楚王府奉祠正子建中四川蓬溪知縣（明史

方技傳）。

其書始於嘉靖壬子（一五五二年），終於萬歷戊寅（一五七八年），其間歷二十七星霜之久，稿凡三易，然後告成，誠皇皇鉅著。由其子獻於朝，萬歷二十四年（一五九六年）奉旨印行，王世貞爲之序，並有進疏一篇冠於卷首。一刊於金陵胡氏，一刊於豫章藩司。惜乎兵燹累經，藏版遂成灰燼，至淸順治，錢塘吳毓昌重訂付梓，於是業醫者無不家有一編焉。

此書不獨國內醫家奉爲圭臬，卽歐美日本學者亦頗重視，稱之爲「中醫寶藏」，屢有欲翻譯者；惟因工作浩繁，無從實現，斯誠醫林一憾事也。然局部之翻譯，代有其人。迨至今日，幾已全部譯就，謹將所知，臚列於後：

最先翻譯中國本草者，當推波人布姆氏。據柯靈之中國大辭典載：布姆氏（Boym）所著之書中，有「中國植物學」一書，用拉丁文作，一六五五年在奧京維也納印行。又有翻譯醫書一冊，內載藥物二百八十九種。王、伍二氏合著中國醫史布姆遺書中，有下列二種：

（一）中國植物學（Flora Sinensis）　一六五五年維也納出版，簡載多種植物及少數動物。

（二）中國醫學及脈理（Clavia Medica Chinarum Doctrinum de Pulsibus）此書分三部：甲，王叔和脈訣四卷；乙，舌辨；丙，卽本草。

查布氏波蘭人，一六一二年生，父爲波蘭王御醫。雖家學淵源，然性愛宗教。一六二九年，入耶穌會爲神父，一六四五年，受遣往安南東京。繼至中國海南，而江西。後奉明永樂帝御旨，攜帶要件返歸羅馬。事畢，再度囘華。半途在安南東京病歿。其遺稿於一六五八年，由高伯列神父寄百打威，轉歐州付印。詎其時耶穌會與荷蘭公司發生意見，著者之名，竟被取消，而易以嘉來也（Cleyer）之名。書亦略加增改，易名 'Specimen Medicina Sinica'。一六八二年在德國弗蘭克出版，而此僞印本遂行於世。至一六八六年，原書幸得仍以眞名發行（註一）。至所述藥物二百八十九種，究係根據本草綱目，抑譯自他著，因未見原本，無從考訂。

關心中國本草第一個學者爲法人都哈爾德（Du Halde）。都氏未嘗涉足中

註一：裴神父「泰西自然科學傳入中國贈錄」一文，列皮利阿之考證，謂嘉來也不獨並無偸印布姆之書，實則藉此得以保存，其功不可沒。

士，惟好研究東方醫術，著作等身；尤以其中國地理歷史年事政治紀錄一書（Description geographique, historique, chronologique, politique, de l'Empire de la Chine）聞名於世。書係根據二十七位耶穌會神父之稿件編成，於一七三五年在巴黎刊行。其譯本有二：一爲一七三六年卜羅氏（R. Brookes）所譯，不甚完備，且乏精彩。一爲克扶氏（E. Cave）所刊行，初版刊於一七三八年，再版刊於一七四一年。余所見者，一七三八年版也。全書共兩巨册。論及藥物者，係第二册二百○七至二百三十四面，由李時珍本草綱目節譯而成，分本草醫方二章。茲將已譯者，分別列後：本草章第一節係綱目總目錄；第二節係卷一上序例之歷代諸家本草，神農本草名例，陶隱居名醫別錄，合藥分劑（節譯），及七方等條。其醫方一章，係選譯綱目中下列各藥品，如人參、茶、象、駱駝、海馬、麝、冬蟲草、大黃、阿膠、當歸、白蠟、五倍子、烏臼木、三七等。查本草綱目全書，共五十二卷，都氏所譯者，僅卷一之一部份，及十六種藥品而已（註二）。

　　布都二氏對於介紹中國本草學於西方，尚無特殊貢獻，祇可謂爲開端。其真有研究價值者，當推美人斯密斯之「中國藥料品物略釋」（Smith's Contribution towards the Materia Medica and Natural History of China）。書共二百三十七面，一八七一年上海美華書館刊行，倫敦杜路拿書店經售。斯氏爲中國中部傳教醫師，原欲將合信氏所著之醫學辭語小册略事增訂，以備傳教醫師及中國醫學生之用。此書取材於爾雅，廣羣芳譜，海關報告，漢伯利之中國藥物學隨筆，亞洲文會紀錄，俄醫他他令那夫之五百藥名譜，印度藥名譜以及其他英文書報，但其大部份則譯自本草綱目，此外輔以在漢口實地採購中國生藥之經驗，前後經兩年之考證而書始成，所載藥品之數目，約在千種左右。

　　畢斯迺達（E. V. Bretschneider）之中國植物學（Botanicum Sinicum）對於吾國藥物發明甚多，皆取材本草綱目。畢氏俄籍，生於一八三三年，卒於一九○一年。自一八六六年曾充北京俄公使館醫官，著作宏富，極具價值，尤以本草論文爲多。最著者爲中國植物學，初發表於亞洲文會年報，繼發行單行本，一八八二年在倫敦出版。

註二：王興義神父以該書文辭古奥，不易了解，特將其增訂重譯，命名「中國植物藥材」，於一九四二年刊行。

　　斯氏之作爲早年唯一之本草參考書，初版無多，旋即售罄。每有欲再版者，然非大加修改不可，而一時難得其人，是故歷四十年無有繼起者。至一九〇〇年，有司徒柯德（Stuart）避亂滬濱，允担任脩編之責，無如工作開始不久，即爲其他任務羈身，進行甚緩，直至一九一一年，方告竣事。起初計劃，全書擬分植物動物礦物三册。不幸司徒氏第一册編就，即歸道山，未竟其志，殊可歎也。書名中國本草植物部，（Chinese Materia Medica Vegetable Kingdom），共五百五十八面，上海美華書館印行，定價六元，係照拉丁文字母依次序分排。所載各項，大致採譯本草綱目中十二卷至三十七卷之藥品。卷末附有三百六十六種尚未考訂之藥物。又有中文英文及植物三種索引，尤稱利便。凡研究中藥者，莫不推此書爲最有價值之鉅著也。

　　此外德人許寶德（F. Hübotter）之中國生藥學（Chinesischen pharmacologie），亦頗著名。是書計四百四十二面，一九一三年在柏林出版。許氏爲前柏林大學醫史副教授，研究中國醫學，極有心得，著有中華醫學（Die Chinesische Medizin）及中國醫學史等書行世。

　　高麗沙非倫協和醫校教授米路氏（Ralph Mills）早有翻譯本草綱目之志，以完成司徒氏之工作，經多年之努力搜集，所獲資料甚多。嗣因事返美，中途停頓，乃於一九二〇年將一切稿件標本，移交伊博恩（B. E. Read）氏收存採用。伊氏前係北平協和醫學院藥物學系主任，現任上海雷氏德醫學研究院生理學科主任，爲研究中藥之專家，歷年在中外雜誌發表醫藥論文不少，並刊行專册多種。茲採其有關於本草綱目之著作詳列於下：

（一）本草新註（Chinese Medicinal Plants）伊博恩劉汝強合編，北平協和醫學院印行，一九二七年出版，計一百另六面，爲中華植物考之一，有朱啓鈐序文一篇。十年間已重版三次，第三版已增脩至三百八十九面。一九三六年刊行是書，係就本草綱目所載草木部各主要藥品八百六十八種，依盎格拉氏方式（Engler's system）分類整理，重加審定。試求其本性，列有全表，搜集名論，依品附述，並縮記其化學及物理之組織效能。

（二）本草綱目金石部（A Compendium of Minerals and Stones.）伊博恩朴柱秉合編，北平博物學會印行，一九二八年初版，計一百二十面。

一九三六年再版，係選譯綱目第八至第十一卷而成。原書謂係第八第十一第十二卷，誤也。

（三）本草綱目獸部（Chinese Materia Medica: Animal Drugs）伊博恩編，北平博物學會印行，一九三一年出版，一八六四面，有插圖四，係選譯綱目第五十至五十二卷而成。

（四）本草綱目禽部（Chinese Materia Medica: Avian Drugs）伊博恩編，北平博物學會印行，一九三二年出版，共一百十二面，插圖二，係選譯綱目第四十七至四十九卷而成。

（五）本草綱目鱗部（Chinese Materia Medica: Dragon & Snake Drugs）伊博恩編，北平博物學會印行，一九三四年出版，共六十六面，插圖七，係選譯綱目第四十三卷鱗之一之二而成。

（六）本草綱目介部（Chinese Materia Medica: Turtle and Shellfish Drugs）伊博恩編，北平博物學會印行，一九三七年出版，共九十五面，插圖十二，係選譯綱目第四十五及四十六卷而成。

（七）本草綱目鱗部（Chinese Materia Medica: Fish Drugs）伊博恩編，北平博物學會印行，一九三九年出版，共一百三十六面，插圖六十，係選譯綱目四十四卷鱗之三之四而成。

（八）本草綱目蟲部（Chinese Materia Medica: Insect Drugs）．伊博恩編，北平博物學會印行，一九四一年出版，共一百六十四面，插圖四，係選譯綱目第三十九至四十二卷而成。

至本草綱目之傳至日本，約在明萬歷末年，即日本慶長十二年（一六一九年），由林道春得自長崎，獻於幕府。康熙十一年，即寬文十二年（一六七二年），有貝原益軒所著之校正本草綱目三十九卷問世。康熙四十八年，即寶永六年（一七〇九年），復成大和本草十六卷。嘉慶八年，即享和三年（一八〇三年），小野蘭山著本草綱目啓蒙四十八卷，釐訂正訛，發明新理，為極有價值之著作。

以上所述，皆對綱目譯本而言，此外尚有關於本草文獻，散見於各雜誌中者，為數亦不少，但非直譯綱目，不在本篇範圍，故從略。

茲為便利對照起見，將原書各卷及譯本書名，列表如下，以資參考。

本草綱目各卷及譯本書名對照表

綱目各卷	譯本書名
第一至第二卷	Du Halde: Description geographique, historique, chrono-logique, politique, de l'Empire de la Chine.
第三至第七卷	未譯
第八至十一卷	B. E. Read and C. Pak: A Compendium of Minerals and Stones. Peking Natural History Bulletin, 1928.
第十二至三十七卷	B. E. Read and Liu Ju-chiang: Chinese Medicinal Plants, Flora Sinensis, Series A. vol. I. Peking Union Medical College, 1927. Porter Smith: Contribution towards the Materia Medica and Natural History of China. American Presbyterian Mission Press, 1871. F. Hübotter: Chinesischen Pharmacologie, Berlin, 1913. G. A. Stuart: Chinese Materia Medica, Vegetable Kingdom. American Presbyterian Press; Shanghai, 1911.
第三十八卷	未譯
第三十九至四十卷二	B. E. Read: Chinese Materia Medica, Insect Drugs. Peking Natural History Balletin, 1941.
第四十三卷	B. E. Read: Chinese Materia Medica, Dragon & Snake Drugs. Peking Natural History Bulletin, 1934.
第四十四卷	B. E. Read: Chinese Materia Medica, Fish Drugs. Peking Natural History Bulletin. 1939.
第四十五卷至四十六卷	B. E. Read: Chinese Materia Medica, Turtle and Shellfish Drugs. Peking Natural History Bulletin, 1932.
第四十七至四十九卷	B. E. Read: Chinese Materia Medica, Avian Drugs. Peking Natural History Bulletin. 1932.
第五十至五十二卷	B. E. Read: Chinese Materia Medica, Animal Drugs. Peking Natural History Bulletin. 1931.

綜觀以上各種考據，可得下列結論：

（一）本草綱目已譯者，計有第一第二卷節譯，第八至第三十七及第三十九至五十二卷直譯或選譯。

（二）未譯者，有第三至第七卷及第三十八卷。

（三）是以全書五十二卷，已譯者共四十六卷；未譯者僅六卷，而此數卷

皆係不甚重要者。

（四）各書旣出自多人手筆，刊印時期又各不同，言語文字亦復相異，則搜集自難，缺點必多。尚望有能將全書用一國文字譯成，裝釘一册，則便利參考不少也。

NOTES ON THE DIFFERENT TRANSLATIONS OF THE PEN-TS'AO KANG-MU

K. C. WONG

Chinese Medical Association Historical Museun

A brief survey of Chinese books on materia medica from ancient times to the Ming dynasty, when the famous Pen-ts'ao Kang-mu appeared, is given. This is followed by a short biographical sketch of Li Shih-chen, the author. It is revealed that portions of the Pen-ts'ao have been translated into other languages by different writers at various times. The labours of Boym, Du Halde, Porter Smith, Bretschneider, Stuart, Ralph Mills, Hubotter and others are described. B. E. Read, however, has translated the greater part of the book into English for between 1927 to 1941 he has issued no less than 8 pamphlets on this subject. Several translations in Japanese have also been made. The earliest edition appeared in 1679. A summary of the present position regarding the various translations is as follows:-

1. Of the 52 volumes comprising this work, volumes 1 and 2 are partial translations, while volumes 8 to 37 and 39 to 52 are selections or full translations.

2. Volumes 3 to 7 and volume 38 are still untranslated.

3. Thus out of a total of 52 volumes, 46 have been rendered into a foreign language while only 6 volumes remain untranslated.

4. As the translations are in several languages and issued at different times it is self-evident that these books are not easily available for reference. A complete translation of the whole work in one language and published at one time is an urgent need.